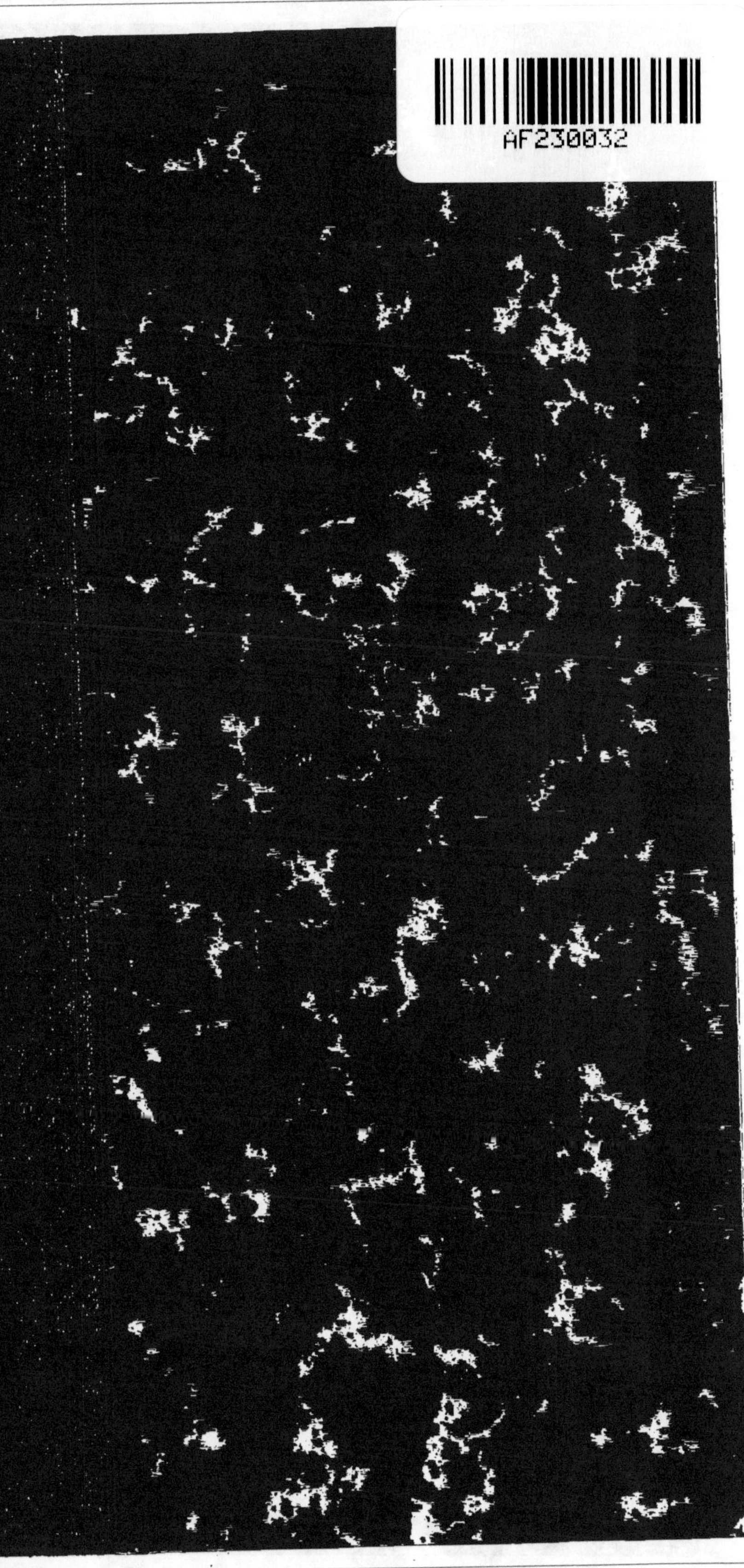

ANTHROPOLOGIE

ÉTUDE

DES ORGANES, FONCTIONS, MALADIES

DE L'HOMME, DE LA FEMME & DE L'ENFANT

OU

ANATOMIE, PHYSIOLOGIE, HYGIÈNE, PATHOLOGIE, THÉRAPEUTIQUE

NOTIONS DE MÉDECINE LÉGALE

AVEC

UN RECUEIL DE 20 PLANCHES D'ANATOMIE DESCRIPTIVE

45 FIGURES

Accompagnées de leurs légendes respectives, outre le texte principal

PAR

LE Dr ANTONIN BOSSU

MÉDECIN EN CHEF HONORAIRE DE L'INFIRMERIE MARIE-THÉRÈSE
ANCIEN MÉDECIN DE L'ASSISTANCE PUBLIQUE DE PARIS
ANCIEN PRÉSIDENT DE LA « SOCIÉTÉ DE MÉDECINE PRATIQUE DE PARIS », ETC., ETC.
CHEVALIER DE LA LÉGION D'HONNEUR

TREIZIÈME ÉDITION

Entièrement remaniée et mise au courant de la Science

TOME PREMIER

PARIS

LIBRAIRIE BLOUD ET BARRAL

4, RUE MADAME, ET RUE DE RENNES, 59

ANTHROPOLOGIE

ÉTUDE

DES ORGANES, FONCTIONS, MALADIES

DE L'HOMME, DE LA FEMME & DE L'ENFANT

ANTHROPOLOGIE

ÉTUDE

DES ORGANES, FONCTIONS, MALADIES

DE L'HOMME, DE LA FEMME & DE L'ENFANT

ou

ANATOMIE, PHYSIOLOGIE, HYGIÈNE, PATHOLOGIE, THÉRAPEUTIQUE
NOTIONS DE MÉDECINE LÉGALE

AVEC

ATLAS SÉPARÉ DE 20 PLANCHES D'ANATOMIE DESCRIPTIVE

45 FIGURES

Accompagnées de leurs légendes respectives, outre le texte principal

PAR

LE DR ANTONIN BOSSU

MÉDECIN EN CHEF HONORAIRE DE L'INFIRMERIE MARIE-THÉRÈSE
ANCIEN MÉDECIN DE L'ASSISTANCE PUBLIQUE DE PARIS
ANCIEN PRÉSIDENT DE LA « SOCIÉTÉ DE MÉDECINE PRATIQUE DE PARIS, » ETC., ETC.
CHEVALIER DE LA LÉGION D'HONNEUR

———

TRÉIZIÈME ÉDITION

Entièrement remaniée et mise au courant de la Science

———

TOME PREMIER

> J'ay seulement faict icy un amas de fleurs étrangières, n'y ayant fourny du mien que le filet à les lier. (MONTAIGNE, *Essais*.)

> De tous les livres de science, celui-ci est le plus nécessaire. (L'AUTEUR, *Avertissement*.)

PARIS

LIBRAIRIE BLOUD ET BARRAL

4, RUE MADAME, ET RUE DE RENNES, 59

BESANÇON. — IMPR. ET STÉRÉOT. DE PAUL JACQUIN.

PRÉFACE DE LA PREMIÈRE ÉDITION

Cet ouvrage a pour but non seulement d'initier le public éclairé à la connaissance de la structure, des fonctions et des maladies du corps humain, mais encore d'offrir aux médecins un traité complet et homogène de la Science médicale.

J'en ai conçu l'idée sous l'impression d'une énorme contradiction : la vive ardeur des esprits pour les sciences naturelles et l'ignorance presque générale des phénomènes de la vie.

Aux yeux de tout le monde, la médecine passe pour la plus utile et la plus curieuse de toutes les connaissances, et cependant c'est la moins répandue ou la plus mal interprétée. Pourquoi cela? Parce qu'il n'existe aucun livre qui l'expose d'une manière simple, vraie, complète.

On possède des traités de chimie, de physique, d'histoire naturelle, etc., dans lesquels on a réuni dans un petit cadre les éléments de ces sciences, posé les principes qui leur servent de base, et fait voir l'enchaînement des faits théoriques et pratiques qui les constituent. En médecine, rien de semblable : soit qu'on ait cru la chose trop difficile ou impossible, soit qu'on n'ait pas eu le courage ou la volonté de l'entreprendre, toujours est-il que personne, que je sache, n'a rassemblé en un seul faisceau les diverses branches de l'art de guérir.

L'ouvrage que j'offre au public n'est donc autre chose

qu'un COURS, une sorte d'*Encyclopédie médicale* dans laquelle sont posés et commentés, chacun dans son ordre de filiation, les principes d'après lesquels on peut se rendre compte de tous les phénomènes qui se passent dans l'Homme, considéré à l'état sain et à l'état malade. Sous ce rapport, j'ose le dire, c'est un travail original, qui doit piquer la curiosité autant qu'il renferme de choses entièrement nouvelles pour l'immense majorité des hommes, qui ne savent comment ils respirent, digèrent, marchent, etc.

Il se peut que quelques médecins blâment mon entreprise et trouvent mauvais que je veuille populariser une science que, suivant eux, les masses ne peuvent ni ne doivent comprendre. Ils sont dans l'erreur. Sous le rapport théorique, la médecine est une science naturelle, sinon exacte, qui doit être enseignée à tout le monde, comme le sont la chimie, la physique, la mécanique, etc., auxquelles d'ailleurs elle se rattache par des liens étroits et est redevable de ses plus belles découvertes ; elle doit l'être surtout par les services immenses qu'elle peut rendre à l'humanité et à l'art : à l'humanité, en faisant comprendre toute l'importance de l'hygiène, en apprenant à éviter les maladies et quelquefois à les guérir ; à l'art, en dissipant les erreurs et les préjugés qui entretiennent la plaie qui le ronge, le charlatanisme.

Quant à cette objection que les personnes étrangères à l'art ne peuvent rien comprendre aux phénomènes de la vie sans des études spéciales, objection fondée si l'on ne met entre leurs mains que des ouvrages incomplets ou systématiques, je laisse à l'*Anthropologie* le soin de la réfuter.

Au reste, je déclare à mes lecteurs que je n'ai pas la prétention de faire d'eux des médecins. Ce que je désire, c'est : 1° que les gens du monde sachent un peu de médecine, de véritable médecine, comme ils savent un peu de chimie, de physique, d'astronomie, et qu'ils puissent suivre les progrès de la science de l'homme, aujourd'hui surtout que des organes quotidiens vont la faire pénétrer dans toutes les classes de la société; 2° que les hommes de l'art possèdent un traité d'ensemble qui puisse leur servir de guide dans la pratique difficile de la médecine. S'ils en avaient quelque défiance à cause de sa double destination, je leur dirais que je ne comprends pas la science autrement qu'elle n'est; que j'ai pu la traduire mal, mais que je lui ai conservé ses formes graves et sévères; qu'enfin je compare l'*Anthropologie* au *Code*, dont les hommes de loi ne sauraient se passer, bien qu'il se trouve dans toutes les mains.

Cet ouvrage comprend l'*Anatomie*, la *Physiologie*, l'*Hygiène*, la *Pathologie* et la *Thérapeutique*. Comme j'en développe le plan ci-après dans les Notions préliminaires, je n'ai pas à en dire davantage. J'ajouterai cependant que les quatre premières parties se subdivisent chacune en trois autres, et que, dans toutes, les subdivisions se correspondent. Ainsi, en Anatomie, il y a trois classes d'organes; en Physiologie, trois classes de fonctions; en Hygiène, trois classes d'influences, et en Pathologie, trois classes de maladies : toutes se rapportent, les premières au système de la vie de relation, les secondes au système de la nutrition, et les troisièmes au système de la génération; si bien que la machine humaine est examinée sous toutes ses faces, non seulement dans son ensemble, mais encore dans ses principales parties et dans chaque organe pris isolément. Quant à la Thérapeutique, elle indique, par ordre alphabétique, les médicaments les plus employés, leurs usages, leurs doses et leur mode de préparation et d'administration.

J'éprouve le besoin de le dire : j'ai donné tous mes soins à ce travail et je l'ai fait consciencieusement. Il était peut-être au-dessus de mes forces, mais je n'ai rien à me reprocher. Comme la science possède de nombreux ouvrages dans lesquels j'ai dû puiser, il m'a fallu plus de patience, de temps et de jugement que d'érudition. J'ai pu avoir la patience, j'ai pu, pendant plusieurs années, sacrifier tout le temps que la clientèle n'a pas absorbé; mais au milieu de l'immense quantité de choses plus ou moins importantes ou insignifiantes, vraies ou fausses, étendues ou raccourcies, qui ont été offertes à mon choix, ai-je bien discerné le bon du mauvais, ai-je bien distingué la semence scientifique de l'ivraie?.... Rien ne m'appartient en propre, car j'ai voulu me faire historien en quelque sorte; mais tout a subi le contrôle de mes idées personnelles et a reçu, sous ma plume, une même couleur, qui fait de ce livre le seul ouvrage d'ensemble et uniforme que possède la Médecine.

J'ai fait mon possible pour aplanir les difficultés, tout en approfondissant les questions. L'étude de l'Anatomie exige le cadavre : à défaut de celui-ci, la nature morte a été fidèlement représentée sur 20 planches, accompagnées de notes explicatives en regard, outre le texte spécial. Pour familiariser le lecteur avec le langage technique de l'école, j'ai indiqué l'étymologie des mots quand il y a lieu; pour qu'il ne puisse s'égarer, j'ai jalonné sa route, et au moyen de *renvois* aux pages précédentes, j'ai fait que tout se lie, se tient mutuellement. Enfin j'ai dressé trois tables, deux sommaires pour les tomes I et II, et la troisième, alphabétique et analytique, à la fin du tome III, pouvant convertir au besoin l'ouvrage en Dictionnaire.

Toutefois, je dois avertir que les termes de chimie, de pharmacie et de matière médicale ne figurent pas dans la table générale, mais bien dans le *Dictionnaire de thérapeutique.*

AVERTISSEMENT SUR CETTE NOUVELLE ÉDITION

(1893)

Je n'aurais rien à ajouter à la préface première de ce livre, s'il ne s'était opéré, dans ces derniers temps, une véritable révolution en médecine.

Le lecteur comprend que je fais allusion à la doctrine microbienne.

Bien que chaque édition précédente ait été accompagnée de notes complémentaires relatives aux progrès de la science, l'ouvrage était resté en retard sur les questions de bactériologie, d'antisepsie, de désinfection, d'injections hypodermiques, de médicaments nouveaux, etc., si bien qu'il était devenu nécessaire de le récrire.

L'auteur s'est acquitté lui-même de ce soin.

Il a hâte, toutefois, d'ajouter qu'il n'a rien changé aux plan et divisions de son œuvre, auxquels il doit principalement un succès ininterrompu pendant bientôt un demi-siècle.

Je présente donc au public la treizième édition de l'*Anthropologie*, avec la confiance qu'elle obtiendra un accueil non moins bienveillant que les précédentes, et je crois pouvoir ajouter que de tous les livres de science, celui-ci est le plus « nécessaire. »

En disant adieu à tous ceux qui m'ont fait l'honneur de me lire, qu'il me soit pardonné de citer — c'est d'ailleurs la première et ce sera vraisemblablement l'unique fois — quelques-unes des lettres gracieuses qui m'ont été adressées.

« .... C'est avec un plaisir infini que j'ai lu et relu votre ouvrage, et je dois vous dire sans flatterie qu'il m'a paru réunir toutes les conditions nécessaires pour l'instruction des jeunes gens qui se destinent à l'étude de la médecine.... »

MERNY, médecin, Saint-Cydroine, 1847.

*a**

« .... Un aussi bon et pratique ouvrage ne saurait être trop payé.... »

Dr RENIER, novembre 1851.

« .... Votre *Anthropologie* est un ouvrage que tout médecin devrait avoir dans sa bibliothèque et que les hommes instruits de toute profession devraient posséder.... »

Dr GUINARD, Dinan, 28 juillet 1851.

« .... Je n'ai jamais trouvé un livre si précieux ; un rayon de ma bibliothèque est rempli d'ouvrages de médecine qui ne méritent plus que le feu dès que je possède le vôtre. »

EVEN, chan. honoraire, Trégonneau.

« Votre *Anthropologie*, à mes yeux, est un trésor, le second volume surtout. Vous avez composé un ouvrage éminemment pratique, d'une clarté admirable. »

BONIN, propriétaire, Saint-Martin-de-Ribérac, août 1871.

« .... Si vous êtes M. Bossu, l'auteur de l'*Anthropologie*, je vous dirai que nous sommes de vieilles connaissances, car votre ouvrage est le médecin de la famille.... »

GARNIER-CHEVRIER, propriétaire à Meursault, 1888.

(Lettre à l'occasion de rapports d'affaires)

« .... Ce bel ouvrage est arrivé à sa douzième édition. C'est un succès dont la littérature scientifique offre peu d'exemples et qui dispense de faire l'éloge d'un livre dont le mérite est depuis longtemps consacré. »

Stanislas MEUNIER. *La Nature*, février 1890.

« .... Nous saisissons avec plaisir l'occasion que nous offre l'apparition de la douzième édition de l'*Anthropologie*, pour dire tout le bien que nous pensons de l'ouvrage de M. Antonin Bossu. »

DE PARVILLE, *Journal des Débats*, 13 mars 1890.

J'ai choisi, dans le nombre, des lettres écrites à quarante ans de distance les unes des autres, afin de montrer que si, quoique encore bien imparfaite à son origine, l'*Anthropologie* a été favorablement accueillie, elle ne saurait l'être moins à sa treizième édition, alors surtout que la presse scientifique compétente vient de publier les appréciations ci-dessus de deux de ses représentants les plus distingués, MM. Stan. Meunier et de Parville.   A. B.

LE *CREDO* MÉDICAL DE L'AUTEUR

Amicus Plato, sed magis amica veritas.

Je le pansay, Dieu le guarit.
(AMBROISE PARÉ.)

Je me propose de rappeler dans ces lignes quelques remarques ou commentaires dont j'ai marqué certains chapitres de cet ouvrage, principalement ceux du ressort de la Pathologie générale, parce qu'elle est comme la Charte de la *Médecine pratique*, dont elle édicte les principes.

Je crois utile de les condenser de manière à leur donner comme un corps, qui frappe mieux l'esprit du lecteur, et lui fasse saisir les caractères qui distinguent la science de bon aloi de la charlatanerie.

On peut contester l'opportunité de l'entreprise, d'autant que je toucherai à l'arche sainte; mais j'affirme ma bonne foi, et certes, en cette affaire, je ferais preuve de courage si j'avais à compter sur la clientèle pour vivre. Comme pour vaincre les préjugés, dissiper l'erreur, il faut frapper fort, dans certains cas, mes critiques pourront friser parfois l'exagération, mais la vérité n'y perdra rien pour cela. Je m'en rapporte d'ailleurs au bon sens du lecteur, qui saurait ramener les choses au juste point, si je m'en éloignais trop.

Cela dit, ma proposition première passera, j'espère, sans protestation, savoir que : *plus longtemps on exerce la médecine, moins robuste demeure la confiance en elle* (1).

Si je n'écrivais que pour les médecins, je n'aurais rien à ajouter à ce nouvel aphorisme, car nous sommes, eux et moi, du même avis.

---

(1) Cette profession de foi figurerait peut-être mieux à la fin qu'au commencement de l'ouvrage, étant un résumé des opinions de l'auteur, mais elle y perdrait alors de sa saveur et de son intérêt, tandis qu'à cette place-ci, elle ne peut qu'accroître l'envie de lire.

Mais les gens du monde veulent être éclairés et demandent qu'on fasse la preuve, comme disent les jurisconsultes.

Ils n'exigent pas, toutefois, que ces preuves soient d'ordre mathématique.

C'est qu'en effet nous sommes en présence d'un mystère, d'un fait incompris, inexpliqué scientifiquement, la VIE.

Qu'est-ce que la vie? On dit bien que c'est « l'état des êtres animés tant qu'ils ont en eux le principe des sensations et du mouvement. » Mais qu'est ce principe, qui apparaît aussi bien dans le champignon microscopique que dans le géant des forêts? Toujours est-il que la vie nous offre à étudier des organes et des modes d'action, c'est-à-dire une physique et une métaphysique, et nous constatons tout d'abord qu'elle se trouve en lutte incessante avec diverses influences antagonistes.

Dans ce conflit, seule contre mille ennemis du dehors et du dedans, la vie rassemble toutes ses forces ; celles-ci n'en forment finalement qu'une seule, que le physiologiste appelle *Principe vital*.

Or, qu'est le principe vital? Quelles en sont l'origine, la nature, l'essence? Nous l'ignorons, et déjà notre ignorance s'affirme sur le point capital de la question à résoudre. Il est vrai que nous pouvons soumettre à notre examen le mouvement vital, agir sur lui par divers remèdes administrés sous des formes diverses, l'activer ou le modérer selon les cas, mais c'est tout.

Car le dominer, nous en rendre maître, c'est chose qui nous est interdite ; d'où il suit que, dans la pratique médicale, la prudence nous conseille de ne pas compter sur ses manifestations capricieuses, de peur d'éprouver des désillusions terribles, que nul médecin n'a pu éviter.

Une conséquence logique découle de ces prémisses, savoir que l'honneur des guérisons obtenues revient presque tout entier à la *Nature*, et que le médecin n'a d'autre rôle que celui d'auxiliaire, d'interprète des efforts de celle-ci.

La médecine n'est point une science faite ; la biologie elle-même, qui en constitue la base, partage le même sort. Son plus célèbre représentant, Cl. Bernard, en convient quand il dit ceci : « S'il arrive, ce qui n'est pas douteux, qu'à force de travail et de patience la physiologie soit définitivement fondée comme science, alors nous pourrons, par des modifications du milieu sanguin, exercer notre empire sur tout le monde organique. En connaissant les lois qui régissent les rapports, nous pourrons régler et modifier à notre gré les manifestations vitales. »

Il est difficile d'introduire plus d'hypothèses dans si peu de phrases. « S'il arrive, » dit Cl. Bernard (quand?....); « ce qui n'est pas douteux » (qu'en sait-il?); « en connaissant les lois, etc. » (pure espérance); « nous pourrons régler.... » (encore une supposition). Tout cela est donc sans portée. Mais ces mots : « à force de travail et de patience » m'arrêtent un instant, parce qu'ils font allusion aux vivisections. Or, s'il est incontestable que celles-ci ont fait faire à la physiologie de mémorables découvertes, on peut affirmer, à l'heure présente, que leur fécondité est épuisée, et que, vu la stérilité des hécatombes de milliers d'animaux sur les autels sanglants des laboratoires, on est en droit d'affirmer qu'elles ont donné tout ce qu'elles pouvaient, comme importance du moins. D'ailleurs, elles ont été stériles au point de vue de la thérapeutique et de l'accroissement de la vie humaine.

Il y a certainement des expériences *in anima vili* nécessaires : comme, par exemple, celles qui ont pour but d'étudier les effets de certaines substances ou opérations sur l'animal, pour en déduire leur plus ou moins d'utilité dans la médecine humaine. Mais ce que nous condamnons, comme inutiles et cruels, ce sont ces attentats à des existences qui ont bien le droit de vivre, après tout, étant de plus utiles à l'homme, ces tortures infligées tantôt par un élève qui verse le sang au hasard, tantôt par un professeur qui reproduit sans nécessité des expériences mille fois démontrées, acceptées dans leurs conséquences phénoménales, tantôt par un candidat aux Académies, voulant à tout prix grossir son bagage scientifique de faits physiologiques, qu'il sait n'être point vérifiées, par indifférence ou paresse de ses juges. C'est contre ce désordre moral que je me suis élevé (*Abeille méd.*, 1863) et que je demandais une réglementation.

Arrivons maintenant à la santé. Trois facteurs principaux concourent soit à sa conservation, soit à son rétablissement : 1° le *principe vital* (nature, âme, etc.), 2° l'*Hygiène*, 3° la *Thérapeutique*.

Le principe vie est sans contredit hors de pair, non seulement parce qu'il est Lui, mais parce qu'il peut, à lui seul, amener la guérison, l'imposer même malgré les fautes qui ont pu être commises au nom des deux autres.

L'Hygiène, à coup sûr, joue un rôle immense, non seulement comme agent préventif, mais comme auxiliaire obligé dans tout traitement de maladie. Si cette science était bien comprise, observée dans ses préceptes, elle rendrait inutile, la plupart du temps, l'intervention du médecin, tout au moins celle du thérapeute, et l'on verrait s'accroître le chiffre de la vie moyenne.

Quant à la Thérapeutique, n'en déplaise aux manieurs et inventeurs de formules, son utilité ne vient qu'en troisième ligne et même après un autre facteur que nous négligions, et qui se nomme *Espérance*. Et pourtant quelle orgie d'annonces de remèdes prétendus nouveaux, dont l'étiquette seule est de création d'hier.

Tout cela ne témoigne que trop, hélas! de l'état de souffrance de la pharmacie. L'officine était autrefois un sanctuaire de la science ; aujourd'hui les spécialités, les remèdes préparés d'avance, n'en font plus qu'une boutique.

La profession médicale, elle aussi, se débat dans des errements commerciaux, et y laisse le plus beau joyau de sa couronne, en attendant que son honneur s'y perde. Car il existe, entre certains cabinets de consultations et certaines officines, des associations inavouables ayant pour but : d'un côté de prescrire, formuler le plus d'ordonnances possible; de l'autre, de les exécuter, de les vendre; après quoi les bénéfices sont partagés entre les contractants, qui ne sont pas toujours les moins connus.

« Il est des pharmaciens qui offrent aux médecins une commission sur les ordonnances; d'un autre côté, il est des médecins assez peu soucieux de leur honneur et de leur dignité pour agréer ces offres, voire même pour demander positivement la remise en question quand elle ne leur est pas offerte. » (*Union méd.*)

Et l'auteur de ces lignes de s'indigner, comme s'il ignorait que tout est marchandise et trafic au temps où nous vivons!

Mais occupons-nous enfin de la maladie. Quelle qu'en soit l'origine, elle se manifeste toujours par une réaction vitale initiale. Quand celle-ci fait défaut, il n'y a pas maladie à proprement parler; car une fracture, par exemple, n'est qu'un accident, un trouble physique, mécanique, et n'est que cela tant que nul phénomène de réaction ne s'ensuit dans la région affectée. Mais presque aussitôt le principe vital est averti, et la lutte signalée plus haut commence; alors cette lutte amène à sa suite des modifications de nutrition, locales ou générales, auxquelles on donne le nom de *processus*, états organiques qui peuvent devenir plus tard rebelles à l'action réparatrice de la nature. Ce qui veut dire que « *la maladie n'est pas un être distinct, autonome, surajouté à l'organisme, mais simplement un dérangement de la physiologie.* »

Nous n'avons pas à parler en ce moment des causes pathogènes, pourtant il nous faut signaler la *Doctrine microbienne* qui, elle, tend à remplacer tous les systèmes antérieurs. On sait qu'elle tire son origine des découvertes de Pasteur, et qu'elle considère les maladies infectieuses — et le nombre en est grand — comme étant dues à des micro-organismes, si bien que la *microbiologie* ramène toutes les causes morbides à une seule, l'action des *Microbes*, et tous les traitements à un seul, l'*Antisepsie* microbicide.

On sait que les maladies se divisent en deux grandes classes : les *internes* ou médicales, et les *chirurgicales* ou externes. Les premières se traitent par des remèdes qui portent leur action sur le mouvement intime des tissus, tandis que les secondes exigent en plus des opérations manuelles ou instrumentales.

Les maladies *internes* forment trois groupes, suivant leur degré de curabilité : 1° celles pouvant guérir d'elles-mêmes ; 2° celles qui réclament impérieusement les secours de la médecine: 3° les états morbides qui restent réfractaires à toute espèce d'action thérapeutique. Un mot sur chacun d'eux.

Premier groupe. — A lui appartiennent les trois quarts des cas où la santé proprement dite n'existe plus. Ce sont : toutes les fièvres continues de moyenne intensité (éphémères, muqueuses, bilieuses, inflammatoires, typhoïdes même) ; les fièvres éruptives (rougeoles, scarlatines, varioles, etc.); les affections catarrhales (rhumes, bronchites, grippe) ; les rhumatismes, érysipèles, névralgies, névroses, dartres légères ; les dyspepsies de toute forme ; les hémorroïdes, migraines, dysménorrhées, troubles hystériformes ; les mille indispositions des enfants, etc. Or, tout cela, je le répète, peut disparaître par les seuls efforts de la Nature (*natura medicatrix*), pourvu qu'une médication inopportune ne soit point venue à la traverse ou qu'il n'existât antérieurement aucune altération organique de quelque gravité.

Deuxième groupe. — Il comprend les inflammations d'organes importants, aiguës, rapides dans leur marche ; des fièvres dites graves en raison de leur nature infectieuse; des empoisonnements violents, chimiques, microbiens ; des hémorragies menaçantes par leur abondance ; des accidents subits, tels que congestions, chutes, etc., etc. Dans ces états pathologiques, il faut recourir vite à l'intervention thérapeutique, et là est le triomphe de la médecine, triomphe pourtant encore discutable si l'on tient compte du rôle qu'a joué le principe-vie, mais complet dans un très petit nombre de cas, comme fièvre pernicieuse paludéenne, maladies virulentes dominées par une vaccination préventive, etc.; encore dans ces cas peut-on reprocher à la science de ne pouvoir expliquer le mode d'action des spécifiques et des virus.

Troisième groupe. — Quant aux maladies incurables, tels que troubles nerveux invétérés, héréditaires (hystérie, épilepsie, etc.), ou altérations organiques (cancers, tubercules, indurations, dilatations, ramollissements, etc.), ou enfin anévrismes, hémorragies incoercibles, ulcères, etc., lesquels états pathologiques échappent au pouvoir réparateur de la force-vie, quelques-unes disparaissent sous le couteau du chirurgien, mais pour reparaître trop souvent à la même place ou dans un autre organe.

Les choses étant ainsi, deux conséquences en découlent. 1° Si l'on rapproche la première catégorie de maladies de la troisième, on peut dire qu'en fait de pathologie, c'est « Rien ou Tout, » puisque, d'un côté, la guérison peut se faire toute seule la plupart du temps (rien), et que, de l'autre (tout), elle ne se produit pas, quoi qu'on fasse. Il ne faut donc pas attacher à ces mots un sens absolu : le premier ne veut pas dire que le cas soit fatalement mortel; ni le second que les affections auxquelles il s'applique ne puissent jamais devenir graves, attendu que des complications sont toujours possibles. 2° La catégorie première est une véritable Providence pour le médecin, puisqu'il a affaire à des états morbides qui, étant guérissables sans son secours, même malgré son ignorance, lui procurent honneur et profit, d'autant qu'ils sont extrèmement fréquents en toute saison.

Tout le monde admet que la Médecine est la plus complexe des sciences, et, comme profession, la plus difficile à exercer avec compétence. Cependant personne, dans le monde, ne convient de son ignorance, de son impuissance à son endroit : chacun croit être en possession d'un remède infaillible dans tel ou tel cas, ou se permet de critiquer les ordonnances de l'homme de l'art. En effet, tel qui n'oserait reprendre un maçon sur son travail juge un cas pathologique dont il ne sait pas le premier mot. Ce contraste s'explique par ce fait qu'en maçonnerie il y a des règles admises qui s'imposent, tandis qu'en médecine rien de semblable, pas de principes définis, immuables, ainsi qu'en témoignent les systèmes et les théories qui succèdent les uns aux autres, depuis l'origine de la médecine.

A ce propos, voici le résultat d'une interview auprès d'un certain nombre de médecins des hôpitaux de Paris, au sujet de leur manière de faire dans le traitement de la pneumonie. D'abord nul accord, si ce n'est sur la médication expectante et celle des symptômes. Hors de là, les uns sont pour les ventouses, les autres pour les vésicatoires, ceux-ci pour les contre-stimulants, ceux-là pour l'alcool (potion de Todd), d'autres préfèrent les antithermiques, la caféine, les bains froids ! (*Semaine méd.*)

Et les antiphlogistiques, et la médecine traditionnelle!.... on n'en parle plus.

Il est facile de se poser en guérisseur de ceci, de cela ! Le médecin seul (je parle du savant et honnête homme) se tait, n'ose rien promettre, sachant combien de mécomptes l'attendent.

Ces mécomptes proviennent de deux sources : l'incertitude du diagnostic, d'une part ; la mobilité incoercible de la force vitale, d'autre part.

Le diagnostic, pour être aussi exact que possible, exige la connaissance du siège, de la nature simple ou complexe, du degré d'évolution et de l'ordre de succession des lésions et des symptômes fonctionnels correspondants que présente le sujet affecté. En outre, il faut que le tempérament, la constitution, les diathèses, les prédispositions du sujet, voire même celles de ses ascendants, soient pris en grande considération ; enfin il n'est pas jusqu'au plus ou moins de perspicacité, de jugement chez celui qui veut diagnostiquer ou pronostiquer, dont il ne faille tenir compte. Or, je demande si jamais ces conditions nécessaires se trouvent remplies !

Veut-on un exemple des difficultés du diagnostic et du pronostic ? Voici deux personnes qui présentent les mêmes troubles : palpitations, essoufflement, battements de cœur, irrégularité du pouls. C'est la même maladie, en apparence du moins, chez chacune d'elles. Cependant l'une a chance de vivre très longtemps, tandis que l'autre succombera à une hydropisie dans peu d'années. C'est que la première n'a qu'un simple trouble nerveux, causé par un état d'anémie (notre « rien »), tandis que l'autre est affectée d'une lésion organique du cœur, telle qu'anévrisme, hypertrophie ou endocardite, etc. (le « tout, » qui peut être ralenti dans sa marche, mais non enrayé). Cela ne veut pas dire que le médecin ne puisse distinguer, pendant la vie, les deux cas l'un de l'autre.

Le médecin est donc obligé de tâtonner, de marcher au hasard, n'étant jamais sûr d'atteindre le but qu'il vise. En parlant ainsi, je fais allusion aussi bien au « prince de la science » qu'au modeste praticien de la campagne [1].

Toutefois n'allez pas croire, lecteur, que je me refuse à reconnaître la supériorité intellectuelle des uns sur les autres. Certes il y a dans la savante corporation médicale des hommes qui, s'ils ne se fussent

---

[1] Voici ce que rapporte l'*Union médicale* : La duchesse N. N. vient à Paris, accompagnée de son médecin ordinaire, pour consulter une de nos célébrités médicales. Le professeur Lasègue fut appelé. Une divergence d'opinion s'étant élevée, le jeune esculape s'écria : « Médecin de Son Altesse, je puis vous assurer que je ne me trompe pas. — Eh bien, répond Lasègue, moi, professeur à la Faculté de Paris, je puis vous assurer que je me trompe au moins dix fois par jour. »

pas faits médecins, auraient été de grands mathématiciens, ou ingénieurs, ou jurisconsultes, hommes de guerre, etc., mais eux ou n'importe lesquels se trouvent-ils au lit des malades, c'est l'égalité qui se fait, sous le rapport du pouvoir de modifier les actes vitaux. Il est entendu néanmoins que la plus juste interprétation des phénomènes appartient toujours au plus sagace, à celui qui est à la fois le plus instruit et le plus artiste, étant dit que la médecine est « l'art de guérir. »

Je n'ose traduire toutes les conséquences auxquelles conduit cette étude. Par exemple, du moment que les visites de médecins ont à peu près la même valeur, pourquoi les unes sont-elles rémunérées au centuple des autres? Certainement, les consultants choisis parmi les plus instruits (lesquels appartiennent généralement aux hôpitaux et à l'enseignement) ont droit à une récompense qui honore du moins la science, mais encore la voudrions-nous elle-même digne par sa modération. Et quand on pense que ce n'est pas encore là le grand abus : il règne, cet abus, dans certains cabinets de spécialistes, de charlatans souvent ignorants, dont la vogue s'est établie on ne sait comment.

En tout cas, ami lecteur, si vous voulez avoir l'avis d'un médecin de grande réputation, appelez-le dès la première période de la maladie et non au dernier moment, alors qu'il n'est plus temps de rectifier le diagnostic ni le traitement. Il doit être pénible à l'honnête praticien d'accepter — *pour l'honneur de la profession* — des honoraires disproportionnés relativement au service rendu, ou même en l'absence de tout service, quand il s'est agi d'un cas absolument incurable, sauf d'avoir apporté sans conviction des paroles d'espoir.

Le profane se fait une idée fausse de la médecine. Considérée en bloc, dans le monde entier, elle fait plus de mal que de bien. Cette proposition peut paraître paradoxale, mais elle est vraie pourtant. Vous me dites : vraie, quant à ce qui se passe dans les pays sauvages, plongés dans l'ignorance, mais en Europe, il en est tout autrement.... Je réponds! c'est une erreur; je dirai même qu'à Paris, la ville-lumière, si l'on pouvait compter les maux qui dérivent des fautes de diagnostic, de l'abus des remèdes, des traitements mal appropriés et surtout de la mauvaise direction de l'hygiène infantile, on serait effrayé de leurs conséquences : l'humanité finirait ou même aurait déjà disparu, si, heureusement, la bonne Nature n'était là, qui veille, lutte, enraie et répare le mal.

Vous ne croyez pas à la médecine, j'entends dire, et vous découragez ceux qui souffrent. Non. Je crois qu'il y a des moyens plus

ou moins efficaces de combattre la douleur, les troubles de l'organisme, de prévenir le mal surtout, etc., mais je crois aussi que ces
moyens sont très simples, peu nombreux, et que le principal consiste
à laisser agir la nature.

Quant à décourager les malades, je m'en ferais un crime, si la
chose était possible. De ce côté, vraiment, rien à craindre, à voir
l'engouement du public pour les pilules, pastilles, pâtes, vins médicamenteux, etc., qu'on lui fait avaler sous des étiquettes menteuses.
Et vraiment, il faut n'avoir jamais eu le moindre *bobo* pour ne pas
comprendre que celui qui souffre, qui, malade, ne peut jouir de rien,
puisse se résoudre à ne rien faire pour améliorer sa position, alors
même qu'il n'a aucune confiance dans la médecine ou ses remèdes.

La plus belle prérogative du médecin consiste dans son talent de
savoir plaire et inspirer la confiance, lors même qu'il désespère. C'est
trop qu'il perde tout espoir pour lui-même, quand il se sent atteint
d'un mal incurable; il lui faudrait le courage du professeur Trousseau
qui, affecté d'un cancer à l'estomac, dédaigna les consultations qu'il
savait impuissantes, et attendit stoïquement la mort au jour fixé par
lui-même.

A propos de scepticisme et de crédulité, citons, comme exemple de
l'intensité de celle-ci, les scrupules de certains patients, qui se croi-
raient perdus s'ils retardaient d'une minute la prise de la cuillerée
de la potion, s'ils remplaçaient la mauve par la violette, l'eau de sed-
litz par celle de Pullna, etc., ou *vice versa*, etc., etc. Aussi bien,
rions du malade imaginaire qui ne savait s'il devait faire sa prome-
nade dans sa chambre en long ou en large, M. Purgon étant resté
muet sur ce point.

Et vous tous, malades ou non, qui ne voudriez point changer une
virgule à la consultation que vous avez payée plus ou moins cher,
écoutez ceci : c'est une supposition, mais elle est topique.

Un malade veut avoir l'avis de plusieurs praticiens sur son cas,
chronique je suppose, et dont la nature est connue de tous ceux-
ci; ils examinent chacun séparément; ils sont tous également instruits
et portent le même diagnostic, pourtant leurs ordonnances écrites ne
concordent pas entre elles. De là grand embarras, quelle est celle
qu'il faut suivre ?.... Eh bien, je dis que toutes se valent, et voici
comment. Les agents thérapeutiques, dont le nombre est bien grand,
comme vous verrez, forment, d'après leurs propriétés, un certain
nombre de groupes ou classes répondant à autant d'indications fondamentales correspondantes à remplir. Or, chaque classe renferme
50 ou 100 médicaments, je suppose, jouissant de mêmes propriétés

ou à peu près. Chaque médecin choisit dans le groupe ceux qui lui inspirent le plus de confiance ou qu'il sait le mieux manier. Et c'est ainsi que nos consultants ont pu rédiger des ordonnances en apparence contradictoires, mais au fond poursuivant toutes le même but.

Mais c'est bien autre chose lorsque la maladie dont s'agit comporte différents systèmes de traitement, comme le rhumatisme articulaire, par exemple, la pneumonie, etc., etc.; et comment alors n'être pas en proie à l'incrédulité et au découragement?

Je sais que je ne convaincrai personne, hormis les médecins, néanmoins, qui, malgré leur croyance, céderont à la première menace de maladie. L'instinct de conservation domine tout sentiment comme tout raisonnement.

Je ne voudrais donc pas qu'on interprétât ces lignes comme tendant à faire négliger les secours de l'art. Je considère, au contraire, l'appel du médecin comme obligatoire, alors même qu'on ne croirait pas à sa science, attendu que des complications sont toujours possibles dans toute maladie. Mais au moins, n'ajoutons pas à la douleur l'humiliation de la duperie.

En attendant, je complète ma profession de foi en disant que je suis avec ceux qui admettent la dualité de l'homme, c'est-à-dire deux principes en lui, l'un périssable, inconscient : l'instinct ; l'autre immatériel, conscient : l'âme. Au terme de la vie ou au moment du danger, l'instinct, le premier, implore le médecin, l'âme se recommande à Dieu.

Dr A. Bossu.

PUBLICATIONS DE L'AUTEUR

I. — Ouvrages en cours de vente.

Anthropologie. Étude des organes, fonctions et maladies de l'homme, de la femme et de l'enfant, c'est-à-dire *Anatomie, Physiologie, Hygiène, Pathologie, Thérapeutique,* plus notions de médecine légale, etc. **3** vol. in-8 accompagnés d'un ATLAS de 20 planches d'anatomie, gravées sur acier, avec légende respective en regard, outre le texte dans le tome Ier. TREIZIÈME ÉDITION, remaniée. — Prix : avec l'atlas col., **25** fr. ; en noir, **21** fr.

Botanique et plantes médicinales, contenant : 1° Éléments de la science : organographie, physiologie, classification, familles, genres, etc. 2° Plantes officinales et leurs propriétés; 3° Dictionnaire des plantes : histoire, propriétés, applications, etc. 1 vol. in-18, enrichi de 1020 figures, représentant les types et leurs caractères botaniques concourant à leur reproduction. — Prix : **7** fr. **50.**

Lois et mystères des fonctions de reproduction considérés dans toute la série des êtres organisés. 1 vol. in-8 avec 2 pl. color. — Prix : **5** fr.

Les fonctions génératrices de l'espèce humaine sont particulièrement décrites; c'est un livre de physiologie, d'hygiène et de morale.

Petit compendium médical. Livre bijou de poche de gilet, contenant toute la médecine et la thérapeutique courante. — Prix : **1** fr. **25.**

II. — Publications épuisées.

Nouveau compendium médical, à l'usage des médecins praticiens. Ouvrage qui a été traduit en espagnol et a compté cinq éditions.

Nouveau dictionnaire d'histoire naturelle. 3 vol. gr. in-8 à 2 col., illustré de 1100 dessins.

Traité des plantes médicinales indigènes, précédé d'un *Cours botanique.* 1 vol. in-8, avec atlas de 60 pl. 3° édition.

Cet ouvrage, d'un prix élevé qui nuisait à son écoulement, a été remplacé par la *Botanique,* etc., ci-dessus.

III. — Publications périodiques.

L'Abeille médicale. Journal hebdomadaire. Dr ANTONIN BOSSU, directeur-rédacteur. (1855 à 1880.)

Agenda formulaire des médecins praticiens. Fondé par le Dr A. BOSSU. A paru chaque année de 1852 à 1886.

AVIS DES ÉDITEURS

L'auteur n'avait pas l'intention de reproduire dans cette nouvelle édition les pages qui contiennent son autobiographie. Mais sur notre remarque que celle-ci a paru dans deux précédentes éditions, et que son retrait nous exposerait à de justes réclamations, M. le Dr Bossu s'est très gracieusement rendu à nos observations.

C'est pourquoi la présente feuille, qui commence par cet Avis, et qui a été imprimée très tardivement, a dû, pour cette raison, être la première du tome I, précédant ainsi le titre lui-même de l'ouvrage.

Bloud et Barral.

ORIGINE DE L'OUVRAGE

ET

AUTOBIOGRAPHIE DE L'AUTEUR (1)

Ce double titre doit provoquer tout d'abord de la part du lecteur une réflexion : Que m'importe, dira-t-il, l'origine de cet ouvrage, et en quoi peut m'intéresser la biographie de son auteur, surtout émanant de sa plume ?

En effet, pourquoi, quand rien ne m'y oblige, me décider à entreprendre une tâche délicate, difficile, sans avoir pour excuse la notoriété du nom ni celle de l'écrivain ?

C'est que je veux montrer qu'avec un sens droit, un peu de jugement et beaucoup de travail, lors même que l'on est peu favorisé du côté de la mémoire, on est apte à faire œuvre utile de la propagation scientifique. Et puis, je l'avoue, le succès de ce livre me donne confiance en l'indulgence du public.

Je n'obéis point à un sentiment d'amour-propre ou de sotte vanité; pourtant — contradiction peut-être ! — quelque humble et monotone qu'ait été ma vie, j'ose croire que son histoire ne sera pas sans intérêt pour les hommes faits, ni sans enseignement pour la jeunesse de nos jours, si impatiente d'arriver à la fortune et de jouir.

Au surplus, parvenu à l'âge où je n'ai plus qu'à attendre, dans le repos, que sonne mon heure dernière, c'est une sorte de testament scientifique que je rédige plutôt que toute autre chose. C'est aussi un adieu adressé à tous ceux qui m'ont honoré de leur sympathie, de leurs encouragements et de leurs bontés.

(1) Ceci a été écrit en 1880.

Ma naissance remonte à 1809. Je suis le huitième garçon d'une humble famille, qui fut plus nombreuse que riche, et le seul survivant de neuf enfants. Le cadet se fit prêtre. Il était mon aîné de dix-sept ans, et j'étais son filleul. Il se chargea de mon éducation.

A onze ans j'allais à l'école à Tannay, petite ville de la Nièvre, distante de six kilomètres environ de Monceaux-le-Comte, mon pays natal, où il n'y avait point d'instituteur primaire. Comme il n'existait entre les deux localités aucun service public de voitures, il me fallait franchir à pied, chaque jour, plus de douze kilomètres pour apprendre tant bien que mal à lire et à écrire.

Le maître d'école, M. Bernay (je dois à sa mémoire un souvenir de gratitude) mit un jour devant les yeux du petit campagnard un rudiment ouvert à la page « *Rosa*, la rose. » Ce fut mon point de départ.

Au commencement de l'année 1822, mon frère l'abbé, alors vicaire à la Charité-sur-Loire, m'appela près de lui, et me donna des leçons de latinité. Au mois d'octobre de la même année, il me mit au petit séminaire de Nevers, où j'ai fait mes humanités.

Je n'ai point été gâté dans mon enfance. Je ne sortais du séminaire que les jours de promenades réglementaires : l'éloignement du foyer paternel et la difficulté des communications m'isolaient de ceux qui pouvaient me faire prendre quelques heures de liberté. Dailleurs, deux tiers des élèves étaient dans le même cas. Dix mois consécutifs sur les bancs, privé de sorties et ne voyant ni parents ni amis !..... Les élèves de nos lycées actuels ne comprendront jamais qu'il ait pu en être ainsi.

L'année suivante, en 1823, l'abbé Bossu fut nommé curé de la ville de Moulins-Engilbert. C'est près de lui que j'allais passer la plus grande partie de mes vacances. Il s'était persuadé, ce bon frère, qu'à son exemple, j'embrasserais l'état ecclésiastique. Il perdit cette illusion le jour où, m'ayant emmené visiter le Grand Séminaire, il remarqua mon air triste et embarrassé : « Rassure-toi, me dit-il, si tu ne peux être médecin de l'âme, nous essaierons que tu le sois du corps.

Nous prîmes la diligence de Laffitte et Caillard au mois d'octobre 1828, nous dirigeant sur Paris. Un sac d'écus de 1,200 fr., fruit des longues économies du curé de Moulins-Engilbert, avait été placé dans ma malle. Cette somme, énorme pour le temps et si précieuse par sa destination, fut laissée à l'entière discrétion du jeune étudiant. Eh bien ! — je puis m'en glorifier — elle fit face à toutes mes dépenses de logement, nourriture, inscriptions, etc., durant toute l'année scolaire. Mais ce qui paraîtra plus étonnant, c'est que, déposé dans un tiroir d'une petite commode en noyer qui fermait à peine, mon trésor ne fut visité par aucune main étrangère ! Il est vrai que je n'étais pas logé dans un hôtel, mais chez une vieille dame servie par une honnête domestique, rue du Petit-Pont.

Le budget de l'étudiant dut être un peu augmenté les années suivantes. Étais-je devenu moins économe ? Mon Dieu non, mais je sentais que ma santé et mes forces allaient faiblir si je n'usais d'un ordinaire un peu plus substantiel. Car c'était chez Rousseau (dit l'*aquatique*, parce que les étudiants n'y buvaient que de l'eau) que j'allais prendre mes deux repas, dont le principal, qui ne me coûtait d'abord que 80 centimes au plus, allait être porté à 0 fr. 95.

Pourtant on se tromperait si l'on s'imaginait que je menais une vie d'anachorète : j'aimais à m'amuser tout comme un autre. Seulement, la note platonique étant la dominante, celle des divers fournisseurs s'en allégeait. Ma plus forte dépense n'allait pas au delà de ce que coûtait une soirée de dimanche passée à la Grande-Chaumière, où, par parenthèse, on me tenait pour excellent valseur. Entrerai-je dans do vulgaires détails ? J'ajouterai que l'habitude des cafés ne fut jamais la mienne et que le tabac m'a toujours été odieux : du reste, il n'y avait pas grand mérite à cela à une époque où il était défendu de fumer dans le jardin des Tuileries, par exemple.

Parlerai-je des amis ? Je ne m'étais guère attaché qu'à un seul. Il se nommait Couture de Troismonts. Il étudiait les mathématiques et avait pour répétiteur Auguste Comte. Les doctrines philosophiques de ce professeur bouleversaient ses principes spiritualistes et agitèrent plus d'une fois son sommeil. « Vous conservez encore vos convictions, me dit-il un jour, vous êtes bien heureux. — Quelles que soient les vôtres, lui répondis-je, croyez-vous qu'elles soient le produit de la matière ?.... »

Abstraction faite de ses opinions religieuses, A. Comte inculqua à son élève une manière de discussion *positive* qui déteignit un peu sur celui qui trace ces lignes et ne fut pas sans influence sur ses tendances éclectiques, par contrecoup, sur ses modestes travaux.

Au temps de mes études à Paris, de 1829 à 1834, il m'a été donné d'assister à de grands et étranges spectacles, en politique, en religion, en littérature, etc. Depuis lors des événements encore plus extraordinaires, plus extravagants, dirais-je, se sont produits, qui attristent mes vieux jours.

J'ai vu succéder à l'antique monarchie celle des d'Orléans; à celle-ci la République de 1848; puis l'Empire; puis la troisième République, avec ses diverses nuances. En 1830, j'ai vu le roi Charles X suivre à pied, hors de l'église de Saint-Germain l'Auxerrois, le dais à la procession de la Fête-Dieu; et deux mois après, il prenait le chemin de l'exil. J'ai assisté en simple curieux à la prise du Louvre. Dix jours après, le hasard me fit apercevoir, au balcon du Palais-Royal, Louis-Philippe d'Orléans, qui, nommé lieutenant général du Royaume, saluait le peuple qui l'acclamait.

Dans un autre ordre de faits : le lugubre spectacle de la marque infligée aux condamnés aux galères a frappé mes regards. J'ai assisté aux prêches de l'abbé Chatel et des Saint-Simoniens. Le soir, c'était Chaudruc-Duclos qui étalait ses haillons sordides dans les galeries du Palais-Royal, frôlant les toilettes tapageuses et provocantes des filles de nuit. A cette époque le Palais-Royal était le centre d'attraction; la rue Vivienne n'allait point jusqu'au boulevard, auquel on accédait par le passage des Panoramas. Depuis, Paris s'est métamorphosé.

La période de 1830 à 1840 a été marquée par la querelle des romantiques et des classiques. On sait que Victor Hugo était le chef des premiers. *Hernani, Ruy-Blas, Marion De-*

lorme soulevaient, au théâtre, des applaudissements et des sifflets à outrance. Une caricature, qui fit beaucoup rire, représentait un groupe de jeunes gens chevelus, dansant en rond autour du buste de l'auteur d'Athalie, avec cette légende: « A bas Racine ! »

Bien des faiblesses, bien des erreurs, des défaillances se commettaient à cette époque, mais il se faisait aussi de grandes choses. Les sciences, les arts, la politique n'eurent jamais de plus illustres représentants. En quel temps la liberté fut-elle plus grande et mieux comprise ? Qu'on se rappelle aussi les luttes scientifiques de Cuvier et de Geoffroy-Saint-Hilaire à l'Académie des sciences, où François Arago, le secrétaire perpétuel, attirait un public de choix et empressé par l'incomparable talent qu'il apportait dans le dépouillement et les commentaires de la Correspondance. Dans l'art de la peinture, Ingres, Paul Delaroche, Delacroix, A. Cheffer, etc., brillaient au premier rang ; la sculpture comptait Pradier, Rude, David (d'Angers), Clésinger, Foyatier, etc.

La musique n'avait-elle pas Boïeldieu, Hérold, Auber, sans parler de Rossini, le dieu de l'harmonie? J'entendis son chef-d'œuvre, *Guillaume Tell*, à l'Opéra, en 1831. J'ajouterai enfin que l'archet magique de Paganini a vibré à mes oreilles ! Quelle époque que celle où, pour 5 fr., on pouvait assister aux représentations sélectes de l'Opéra !

Je ne puis oublier la médecine: Elle aussi comptait d'éminents représentants; la Faculté, d'illustres professeurs : Broussais, Dupuytren, Andral, Chomel, Récamier, Orfila, Bouillaud, Bretonneau, etc., quels noms ! J'ai suivi leurs leçons. Mais, hélas ! tous sont morts, excepté mon vénérable maître Bouillaud, dont les 85 ans n'ont pas porté la moindre atteinte à sa vaillante intelligence [1]. Le plus grand de tous, Laennec, serait en tête de cette liste écourtée, si la mort ne nous l'eût enlevé avant que je commençasse mes études.

Les temps ne sont plus les mêmes. L'enseignement de la médecine d'il y a cinquante ans avait pour objectif principal les principes et les règles de la pratique. Aujourdhui les ten-

---

(1) Ne pas oublier que ces lignes ont été écrites en 1880.

dances sont plutôt aux théories nébuleuses; on particularise pathologiquement tous les phénomènes, considérés autrefois comme des symptômes : de là un néologisme fantaisiste, déconcertant; ajoutons l'exagération dans les recherches de vivisection, comme si la vie, chez les animaux, pouvait être assimilée à celle de l'homme; comme si, torturée de mille façons, elle pouvait fournir quelques résultats utiles au point de vue du traitement des maladies !

Enfin me voici coiffé du bonnet de docteur. Je quitte Paris au mois de juin 1834. Je ne pus y prolonger davantage mon séjour, par ce triple motif : que les ressources de mon frère s'épuisaient, que ma santé s'était un peu ébranlée sous l'influence de l'épidémie cholérique de 1832; qu'enfin, m'étant toujours défié de ma mémoire, je n'eus pas le courage de me lancer dans la voie des concours. A ce propos, je crois pouvoir ajouter — quoique cela paraisse paradoxal — que c'est à cette imperfection mnémotechnique même que je dois mes succès de vulgarisateur scientifique : les difficultés ne rendent-elle pas ingénieux celui qui veut les vaincre ? La mémoire est assurément la plus brillante des facultés, mais elle n'est pas tout. P. Janet dit quelque part, à ce sujet : « On peut avoir une mémoire prodigieuse, une puissante imagination, être passé maître en abstraction, être capable même de raisonner à perte de vue, et n'être qu'un esprit borné. » — Je me suis donc consolé.

C'est à Entrains, petite ville de la Nièvre, où je ne sais quel vent me poussa, que j'ai fait mes débuts comme praticien. Tout médecin nouveau, surtout quand il arrive de Paris, est sûr de voir venir à sa consultation les incurables des environs. Je ne fis pas exception à la règle. A un autre point de vue, en province un jeune homme à qui l'on prête l'intention de prendre femme vient-il s'établir dans une localité, il peut s'attendre à être reçu gracieusement par les familles qui ont des filles à caser. Je m'en aperçus, mais je restai indifférent aux politesses qu'on pouvait remarquer.

Une famille des plus distinguées d'Entrains avait un de ses membres médecin à Paris. Je veux parler du docteur. Hervez de Chégoin, médecin des hôpitaux, chirurgien consultant du roi, etc. Avant de quitter la capitale, je lui fis une visite. Cette démarche n'avait d'autre portée que celle d'un acte de déférence envers un confrère d'une grande notoriété comme praticien; mais je m'en fis plus tard une sorte de prétexte pour approcher du foyer où s'asseyait sa nièce, Mlle Octavie, fille de Mme veuve Tartrat-Oisery, née de Chégoin; et j'ajoute bien vite qu'il n'y avait pas lieu de penser que c'était la fortune qui me séduisait. Bref, elle et moi nous nous convînmes, et le curé de Moulins-Engilbert vint bénir notre union. A nous deux, nous ne comptions pas 46 ans. Dieu nous a fait la grâce de ne pas nous séparer; nous espérons qu'il nous la continuera quatre années encore, pour que nous puissions célébrer nos noces d'or. Seulement, nous ne verrons point y assister de postérité, elle nous fait défaut.

Me voici tout simplement médecin de campagne. L'année 1834 a été merveilleusement belle et saine. Très peu de malades. Aussi, dans mes instants de loisir, je faisais de la musique; j'avais même aidé à fonder une sorte d'orphéon. La profession n'en souffrait nullement, la science moins encore; car j'écrivis, pour mon usage personnel, un petit *Formulaire memento* qui ne me quittait point.

Je me lassai bientôt d'essuyer de grandes fatigues pour un *honorarium* insuffisant. Il faut changer de poste, me disje un jour; et aussitôt consultant mes forces et interprétant à mon avantage le *quid valeant humeri* d'Horace, je me décidai pour Paris. D'ailleurs, disais-je à ma chère Octavie, ton oncle m'enverra des malades, en attendant qu'ils viennent à moi librement

Nous arrivâmes à Paris au mois de mars 1839. M. Hervez de Chégoin ne s'était point montré favorable à notre projet, nous faisant entrevoir toutes les difficultés de se créer une clientèle dans cette ville, où tant de médecins avaient de la peine à vivre. Néanmoins il me prit sous son patronage et je fus assez occupé. Joignant à tous ses autres titres celui de chirurgien de l'Infirmerie de Marie-Thérèse, il me fit présenter et accepter comme médecin adjoint de cet établissement, dont je fus nommé plus tard médecin en chef par Mgr Affre, d'héroïque mémoire.

Dès la première année de mon séjour à Paris, je me mis à écrire une sorte de Manuel de médecine, sur le plan de mon Formulaire embryonnaire d'Entrains. Ce livre parut en 1842, sous le titre de *Nouveau Compendium médical à l'usage des médecins praticiens* [1].

On ne peut être bon médecin si l'on ne possède la connaissance parfaite du corps humain, de ses manifestations physiologiques si variées. Comment se fait-il cependant que le public, que les hommes cultivés eux-mêmes soient si peu exigeants à cet égard, et que le premier charlatan venu, faisant parade d'une fausse érudition et de grands mots vides de sens, capte si facilement leur confiance ? Le plus ignare des hommes peut donc faire de la pratique médicale — et quelle pratique ! — sans savoir le premier mot d'anatomie et de physiologie, pourvu qu'il ait un peu de savoir-faire et qu'il paie d'audace. Combien il est décourageant, pour le médecin instruit, consciencieux, de se voir délaissé parce qu'il lui manque ce ton d'assurance imperturbable que le vrai savant ne connaît point !

De nos jours, toutes les sciences tendent à se vulgariser ; on sait un peu, souvent beaucoup de toutes choses, mais la Médecine semble se renfermer dans son Temple. Il y a bien des causes à cela : son langage technique, plutôt grec que francais, la difficulté que présente l'étude de l'anatomie, sans compter la répugnance que celle-ci excite, le manque d'ouvrages sur les matières de l'enseignement qui soient à la fois complets et condensés, scientifiques et populaires, etc. Or, c'est dans le but de remédier à cet état de choses, dans les limites du possible et de mes forces, que j'ai conçu le plan de l'*Anthropologie*.

D'ailleurs, j'avais compris de bonne heure, étant donné mon caractère indépendant, sans souplesse, antipathique à ces petites complaisances et ces jolis petits mensonges sur lesquels tant de médecins basent leurs succès de clientèle, que je ne devais compter que sur moi-même, en exer-

---

(1) In-12 de 700 pages. 5e édition. Il se vend encore aujourd'hui. Il a eu l'honneur d'une traduction en espagnol.

çant mes modestes aptitudes dans le silence du cabinet.

Je me remis donc à l'œuvre aussitôt qu'eut paru mon *Nouveau Compendium*. Une circonstance bien ordinaire m'ouvrit la voie à suivre. Un jour que j'entrai à la Charité pour écouter une leçon clinique du professeur Bouillaud, j'entendis ce médecin faire cette réflexion : « Il n'y a, dit-il, qu'un moyen de ruiner le charlatanisme, c'est d'instruire le peuple. » La chose est-elle donc si difficile, me demandai-je, comme frappé d'un rayon de lumière? Je vais l'essayer. Mais par où commencer ?.... Il ne me fallut pas longtemps pour comprendre que je devais commencer tout simplement par le commencement, pour continuer méthodiquement, en allant du simple au composé, du connu à l'inconnu, absolument comme cela se pratique dans les Écoles de médecine. Sans doute la clinique fera défaut, et c'est là le grand inconvénient, au point de vue d'un enseignement fructueux, car il faut voir les malades pour mettre à profit les descriptions des maladies, d'autant même qu'il est des hommes diplômés qui manquent de la sagacité nécessaire pour bien reconnaître l'état morbide, quoique mis en présence du sujet qui en est affecté. A ces objections je réponds que l'*Anthropologie* ne s'adresse pas spécialement au public, puisqu'elle respecte les formes austères de la science, son langage technique, ses saines doctrines; et qu'en la publiant je n'ai eu nullement la prétention de faire de mes lecteurs des médecins. J'ai essayé d'écrire un traité des connaissances médicales, traité d'ensemble, méthodiquement coordonné, complet, qui me semblait manquer. Mon ambition n'a point été au delà.

Telle a donc été l'origine de cet ouvrage. Il a paru en 1845, en 2 vol. in-12, accompagnés d'un atlas de planches *lithographiées*. Je fis seul les frais de l'impression, au risque d'y engloutir mon modeste avoir. L'exécution en était très imparfaite sous tous les rapports. Néanmoins il se vendit assez couramment en librairie.

Ce succès ranima mon courage. Je n'attendis pas l'entier écoulement de l'édition pour remettre l'ouvrage sur le métier. Moins de trois années après, la deuxième parut dans le format in-8, avec planches nouvelles, *gravées sur acier*, sur les dessins de Léveillé.

Je tiens à faire remarquer un fait inouï dans les fastes des souscriptions sollicitées. Médecin de l'Infirmerie Marie-Thérèse, établissement hospitalier destiné aux prêtres infirmes ou nécessiteux, je fondai sur cette qualité l'espérance de nombreuses adhésions parmi le clergé de France. Je ne me trompai point : 2,200 souscripteurs répondirent à mon appel.

Mais voici qui est encore plus caractérisque. Sur ces entrefaites la révolution de juillet éclata, cela n'empêcha pas que tous les exemplaires souscrits furent expédiés ; comme il régnait un grand trouble dans les esprits et dans les affaires, je craignis que l'argent des souscripteurs ne me vînt pas, ou du moins qu'il ne se fît longtemps attendre. Je comptais sans l'honnête ponctualité de mes débiteurs : les mandats de poste, accompagnés généralement de témoignages de satisfaction, m'arrivèrent avec le même entrain que les bulletins de souscription quelques mois auparavant.

La conception du plan de l'Anthropologie me conduisit à celle du *Traité des plantes précédé d'un cours de Botanique*. L'analogie est frappante, en effet, entre les deux genres d'études, car les végétaux exécutent, comme l'homme lui-même, des fonctions de nutrition, de respiration, de reproduction, etc. Or, pour bien connaître leur organisation, leurs propriétés ou modes de vie, leur culture ou hygiène, etc., il faut nécessairement en étudier et l'*anatomie* et la *physiologie*. Voilà comment ce double traité, réalisation d'une idée aussi simple que féconde, a eu le succès sur lequel je comptais. Paru en 1853, cet ouvrage est aujourd'hui à sa troisième édition.

Je veux clore cette revue bibliographique personnelle par le *Nouveau Dictionnaire d'histoire naturelle*, quoique j'aie encore écrit les *Lois et mystères des fonctions de reproduction*, ainsi qu'un *Annuaire médical*, qui est à sa 30° année.

Mon *Histoire naturelle* fut terminée en 1858, après six ans de travail. Son exécution matérielle absorba la plus grande partie de ce que m'avaient rapporté mes autres publications, et quoiqu'il n'en reste plus que quelques exemplaires, je ne saurais affirmer que le produit a balancé la mise de fonds.

En 1854, le propriétaire du journal *l'Abeille médicale* me chargea de la rédaction de cette Revue ; je m'en rendis acquéreur en 1856. Je l'ai dirigée jusqu'en 1879, où je l'ai cédée à de plus jeunes. Cette même année, j'ai prié Mgr l'archevêque de Paris, de qui relève Marie-Thérèse, de me donner un successeur au poste de médecin de cet hospice. Quoique très bien portant, très alerte encore, j'oserai dire, il me sembla que soixante-dix ans sur ma tête, quarante années de travaux de plume, sans compter les fatigues de la profession et dix années de soins prodigués aux pauvres du bureau de bienfaisance de mon arrondissement, me donnaient le droit de songer au repos.

Telle a été l'existence d'un bien modeste fils d'Esculape. Elle m'a rendu heureux, c'est le principal, d'autant que j'ai pu prendre, je ne dirai pas sur *mes*, mais sur *nos* économies de quoi nous construire une petite maison de campagne à Clamart, à une heure de Paris, où nous soignons fleurs, gazons, poules et pigeons, gardés par un magnifique chien du Saint-Bernard qui fait l'admiration de tous ceux qui le voient, sans parler du poney, l'enfant gâté de Madame. Nos relations de famille sont d'ailleurs des plus agréables, tant par la belle position de fortune des parents, qui ne nous a pas rendus jaloux, que par leur affabilité. Le dévouement de ma bonne femme, la simplicité de ses goûts, ses bons conseils auraient suffi à me rendre le plus heureux des hommes ; mais Dieu m'a donné, comme par surcroît, une santé de fer, une âme dégagée de toute passion ambitieuse, avec le dédain du respect humain et des louanges banales à recevoir ou à décerner.

J'avouerai cependant que j'ai été mordu du désir de la décoration, et que la non-satisfaction de ce désir troubla quelque temps la paix de mon âme. Ce n'est pas que je tinsse absolument à orner ma boutonnière, c'était plutôt chez moi une question d'amour-propre froissé, me considérant comme victime d'une injustice. Les hommes sont tous les mêmes !....

Quoi qu'il en soit, depuis longtemps je ne pensais plus du tout à la croix, quand un matin, c'était le 16 octobre 1873, une visite des dames de la Halle venant me féliciter, un bouquet à la main, m'apprit que mon nom était à l'*Officiel*. J'étais enfin nommé chevalier de la Légion d'honneur! Eh bien, cette nouvelle me causa un plaisir bien plus vif que je ne l'aurais cru.

Nous sommes dans un temps où la politique et l'esprit de parti troublent toutes les âmes : peut-être le lecteur désire-t-il que, sur ce point délicat, j'exprime ma manière de voir. Il la trouvera formulée dans l'article intitulé : *Passion politique*. Toutefois tout n'y est pas ; et quelque pénible que me soit cette confession, je dirai que la veille de la révolution de juillet, sous l'habit de garde national, je criai : Vive la réforme! et peut-être, ô remords! « A bas le ministère Guizot! » Je ne crois pas avoir commis, de ma vie, une action aussi dépourvue de sens commun. J'étais encore jeune.

Quoique je sois dans un moment d'effusion et de franchise, je ne ferai point escalader au lecteur le mur de ma vie privée. Pourtant je dirai que, bien que respectueux de la religion conjugale, il m'a manqué une égalité d'humeur et un caractère enclin aux démonstrations de tendresse pour être ce que l'on appelle un parfait mari. Cependant, ménage n'a jamais été plus égayé par instants que le nôtre, et couple plus recherché par les parents et par les amis, à cause de sa bonne humeur dans le monde. Élevé au sein d'une famille relativement déshéritée de la fortune dans mes premiers ans ; plus tard au séminaire, où je restais dix mois chaque année sans voir d'autres personnes que mes professeurs, comment aurais-je appris à rendre caresses pour caresses? Ma tendre Octavie comprenait parfaitement cela ; elle était tout indulgence, quand surtout les préoccupations de l'avenir me rendaient encore plus froid et sérieux.

Avec le caractère que l'on me connaît maintenant, n'ayant point les dehors apprêtés de l'homme du monde, quoique je fusse, comme l'on dit communément, un assez gentil garçon, portant un nom qui provoquait le sourire, pratiquant la vérité dans la médecine, où il faut au contraire la dissimuler le plus souvent [1], comment aurais-je pu réussir dans la haute clientèle ? J'eus assez de jugement pour le comprendre tout de suite. On m'avait bien conseillé d'imiter tant d'autres personnages qui répudient leur nom pour en prendre un plus sonore, plus ronflant ; mais, haïssant le mensonge sous quelque forme qu'il se présente, je gardai le mien, qui est d'ailleurs sans tache.

Et maintenant, cher et bienveillant lecteur, je vous quitte. Il en est temps, n'est-ce pas ? Je vous remercie, je remercie tous ceux de qui j'ai reçu des témoignages d'intérêt, d'encouragement et d'estime.

J'adresse surtout à Octavie, mon épouse bien-aimée, l'expression de mon inaltérable attachement et de ma profonde tendresse.

Et ma dernière parole sera celle-ci :

A LA MÉMOIRE DU MEILLEUR DES FRÈRES A QUI JE DOIS LE PEU QUE JE SAIS ET QUE JE SUIS.

Octobre 1880.

Janvier 1894.

Voilà donc plus de treize ans que cette notice biographique est écrite ! Si le lecteur voulait que je remplisse cette lacune, il ne trouverait dans ce supplément que notes tristes

---

[1] Un seul fait montrera la différence entre le médecin de mon caractère et le praticien assoupli aux exigences professionnelles.

Mme X. arrive de N.... à Paris, pour consulter le professeur P.... Étant ma parente, elle commence par me demander mon avis. Elle a cinquante-huit ans. Depuis cinq mois elle a perdu en poids 14 kil.; plus d'appétit, maux de cœur, etc. « Je sens, dit-elle, une dureté au creux de l'estomac, c'est comme une sorte de plastron (sic). » A ce mot, je dus avoir un air épouvanté. Au palper de la région, ma conviction est faite : c'est un cancer. Que dire, que conseiller? des choses insignifiantes ?.... Bref, je quitte ma pauvre cousine sans pouvoir la rassurer.

Le lendemain, elle va au rendez-vous que lui a assigné le professeur P.... Celui-ci l'examine longuement, sans montrer la moindre inquiétude relativement au pronostic. Une ordonnance détaillée est délivrée à la malade, qui s'en retourne à N...., complètement rassurée.

Seulement Mme X. a succombé à sa maladie, comme je l'avais annoncé.

N'empêche que le professeur consulté avait parfaitement reconnu le danger (il me l'a avoué), et qu'il vaut mieux consulter celui qui fait espérer, que le soussigné, qui n'a su ni dompter son émotion ni consoler.

inspirées par la perte successive de mes amis d'enfance, de mes condisciples de pension, de tous ceux avec qui j'ai partagé joies et peines.

Azaïs avait raison, à tout il y a compensation. Je n'ai qu'à me louer de la part qui m'a été faite. D'abord, grâce à mes yeux qui répudient les lunettes lorsque je veux lire et écrire, j'ai pu préparer les éditions de l'*Anthropologie*, jusqu'à la treizième inclusivement; ensuite je nourris l'espoir de célébrer, le 8 septembre 1894, le soixantième anniversaire de mon doctorat, en même temps que celui de mon mariage, c'est-à-dire nos *noces de diamant*, en commun avec ma noble épouse.

Le lecteur doit considérer ce livre comme l'édition *ne varietur* de l'auteur, ce qui ne veut pas dire qu'elle terminera la série. Je crois le contraire en tout cas.

Dr A. B.

ANTHROPOLOGIE

Le mot Anthropologie (du grec *anthropos*, homme, *logos*, discours [1]) signifie proprement : histoire naturelle de l'homme. Il a reçu plusieurs applications; les psychologues l'ont choisi pour titre à l'étude de l'intelligence et de la morale; les physiologistes pour description des conditions purement organiques ou mécaniques du corps humain; enfin les Sociétés savantes s'en sont emparées comme exprimant la synthèse des connaissances relatives à l'espèce humaine.

Pour nous l'*anthropologie* est l'ensemble des connaissances physiques, psychiques, physiologiques et pathologiques relatives à l'être humain.

NOTIONS PRÉLIMINAIRES

Tout s'enchaîne dans la nature par des rapports ou des caractères communs; les Sciences ne se complètent, ne se perfectionnent qu'en se rendant de continuels et mutuels services.

La connaissance des divers corps de la nature, des propriétés qui leur sont départies, des phénomènes résultant de la mise en jeu de ces propriétés, de l'ordre et des lois qui règlent le vaste ensemble, c'est la *Science universelle*, tronc commun à toutes les branches des sciences naturelles et de leurs divisions.

L'homme y occupe le premier rang; étant placée au sommet de l'échelle, pour s'élever jusqu'à elle il faut passer par tous les degrés inférieurs, commencer par l'étude des corps les plus simples pour arriver successivement aux plus complexes; de même qu'il faut connaître les propriétés physiques et chimiques des corps *bruts*, avant de chercher à comprendre les fonctions

1. Tous les mots grecs seront écrits en caractères italiques ordinaires.

multiples des êtres *organisés*. Essayons donc de rendre sensible le lien qui unit entre elles toutes les connaissances et les rend en quelque sorte solidaires.

Toute portion de matière, qui forme un tout individuel distinct est un *corps*.

Tous les corps de la nature, sans exception, se partagent en deux classes : 1º ceux qui n'offrent aucune trace d'organisation ; 2º ceux qui sont organisés.

CORPS INORGANIQUES.

Quatre branches principales de l'histoire naturelle appartiennent à la classe des corps inorganiques ou bruts :

1º La *Minéralogie*, — qui s'occupe des corps bruts sous le rapport des formes extérieures, des caractères physiques et des propriétés inhérentes à la matière inerte ;

2º La *Physique*, — qui étudie les corps bruts au point de vue de leurs propriétés générales et particulières, et des phénomènes produits par la mise en jeu de ces propriétés ;

3º La *Chimie*, — qui considère dans ces mêmes corps leur composition élémentaire et les phénomènes résultant de l'affinité moléculaire ;

4º L'*Astronomie*, — qui porte ses regards à des distances incommensurables, pour distinguer les grands corps célestes, et découvrir les lois qui président à leurs révolutions sous l'influence de l'attraction.

CORPS ORGANISÉS.

La classe des *corps organisés* comprend aussi quatre branches de l'histoire naturelle :

1º La *Zoologie*, — qui s'occupe des êtres vivants sous le rapport de leurs formes extérieures et des caractères particuliers qui servent à les distinguer : la *Phytologie* est aux végétaux ce qu'est la *Zoologie* aux animaux ;

2º L'*Anatomie*, — qui étudie les corps organisés, les dispositions générales et particulières de leurs organes ;

3º La *Physiologie*, — qui considère le jeu des organes, le mécanisme de leurs fonctions à l'état normal, s'exécutant à l'aide de propriétés spéciales, appelées vitales, lesquelles président aussi aux phénomènes psychiques.

4º La *Pathologie*, — qui a pour but l'étude des corps organisés au point de vue des altérations qu'ils éprouvent et des dérangements de leurs fonctions.

Donc, pour arriver à la connaissance complète de l'homme, il faut s'aider : 1° de la *Physique*, qui explique les lois de la lumière, du son, du calorique, de l'électricité, etc., dont l'action sur nos organes est évidente et pour ainsi dire continue; 2° de la *Chimie*, qui, par les notions qu'elle fournit sur les saveurs, les odeurs, les aliments, l'air, etc., éclaire l'histoire de la gustation, de l'olfaction, de la digestion, de la respiration, etc.; 3° de la *Mécanique*, qui, par la théorie du levier, des puissances et des résistances, rend facile l'intelligence du mécanisme des mouvements.

Ce n'est pas tout : pour entretenir, conserver ou rétablir la régularité des fonctions, l'état de bien-être que nous nommons la SANTÉ, il faut appeler à notre secours :

1° L'*Hygiène*, — qui fait connaître le mode d'action des divers corps et des divers milieux sur l'économie, ainsi que les règles à suivre pour en diriger l'emploi et les influences;

2° La *Thérapeutique*, — qui indique les propriétés des divers agents médicamenteux, et les cas où on peut les employer avantageusement en vue du rétablissement de la santé dérangée;

3° La *Pharmacologie*, — qui combine, prépare ou mélange les diverses substances supposées douées de vertus curatives, afin d'augmenter leur action bienfaisante;

4° La *Chirurgie*, — qui emploie les matières premières, manie les instruments fabriqués, etc., pour amener la guérison des maladies par des procédés mécaniques ou manuels.

Déjà, par ce court exposé, l'on peut voir combien est immense le domaine de l'ANTHROPOLOGIE, dont la partie utile par excellence est la Médecine.

ORIGINE ET DÉFINITION DE LA MÉDECINE.

A. La médecine est aussi ancienne que le monde. Pour qu'il en fût autrement, il faudrait qu'à une époque inconnue de nous l'homme eût été assez heureux pour être exempt de maladie. Malheureusement, soumis comme tous les êtres créés aux influences extérieures, il a dû en subir les effets; et, bien que dans les premiers âges, la pureté et la simplicité de mœurs durent épargner à notre espèce une foule de maux qui fondent aujourd'hui sur les populations civilisées, il n'est pas possible qu'il ne connût de tout temps les misères inséparables de sa nature, et que, souffrant, il ne cherchât à soulager ses douleurs, par conséquent à faire une médecine telle quelle.

Tout n'est qu'obscurité quand on remonte à l'origine de l'art de guérir. Les maladies furent d'abord attribuées à la colère divine; pour s'en délivrer, on ne faisait autre chose que sacrifier aux dieux. Combien de temps durèrent ces pratiques superstitieuses? On l'ignore; mais on comprend que, dans ces siècles d'ignorance et de mœurs primitives, des succès faciles durent les entretenir, car on sait quelle heureuse influence l'imagination, une foi profonde et la régularité des actes fonctionnels exercent sur les dérangements de la santé.

Plus tard, les ministres de la religion, s'emparant de la crédulité publique, se dirent les dépositaires des secrets et des volontés des dieux: aussi les malades se rendirent-ils auprès d'eux, dans les temples, où fut longtemps exercée la médecine. On pardonne aux prêtres de ces temps d'ignorance de s'être attribué des connaissances qu'ils ne possédaient pas et qu'on ne trouvait d'ailleurs chez personne; mais on comprend moins que des ministres de notre religion, bien que dans un but charitable, et sollicités d'ailleurs par la confiance qu'ils inspirent, fassent quelquefois parade d'un savoir auquel ils sont malheureusement trop étrangers. Nous espérons leur faire comprendre que s'ils ne font pas de mal, ils peuvent par leurs conseils, quoique prudents et discrets, faire naître une quiétude dangereuse et perdre un temps précieux pendant lequel la maladie fait quelquefois des progrès irrémédiables.

Il faut arriver jusqu'au temps des Grecs pour voir la médecine cultivée avec quelque succès. Hippocrate, qui vivait dans le ve siècle avant l'ère chrétienne, peut être considéré comme son véritable créateur. Cet homme extraordinaire observa le premier les maladies avec tant de justesse, que la plupart de ses préceptes sont encore des *oracles* dans nos écoles.

La médecine hippocratique fut, comme tous les autres progrès de la civilisation, ensevelie sous les ruines de l'empire romain. Plus tard, à la Renaissance des lettres et des arts, elle sortit des ténèbres et fut pour ainsi dire restaurée. Mais les médecins qui, à différentes époques, jetèrent de l'éclat, ne suivirent pas la voie de l'observation tracée par le *Père de la médecine*. Presque tous, en effet, au lieu d'observer la nature tout simplement, appliquèrent à l'étude des maladies les obscures et fausses notions de chimie, de physique, de mécanique, d'astronomie, que l'on possédait alors; et se livrant à des explications théoriques fantasques, ils créèrent des systèmes bizarres, absurdes, qui retardèrent pendant longtemps le progrès de l'art.

Ce ne fut qu'au xviiie siècle, lorsqu'elle subit l'heureuse influence des sciences exactes, que la Médecine changea tout à fait de face et marcha véritablement dans le progrès. Alors, en effet, on la vit s'avancer à la clarté de son soleil fécondant, l'Anatomie, que les préjugés des temps barbares avaient toujours repoussée; alors aussi l'observation, sans laquelle elle ne saurait exister, commença à subir l'épreuve expérimentale que fournit à l'étude des organes malades l'anatomie pathologique, à celle des fonctions organiques les expériences sur les animaux, à celle de la composition des tissus la chimie organique, enfin à l'explication des phénomènes physiques dont le corps humain est le théâtre, la mécanique et la physique.

Jusque-là la médecine avait été définie, avec raison : l'*art* de reconnaître et de traiter les maladies. Les données exactes faisant défaut, c'était à l'habitude, au discernement, au tact du médecin d'y suppléer.

Mais cette définition, juste encore sous un rapport, ne peut plus suffire aujourd'hui. En effet, si dans l'exercice de la médecine il y a quelque chose qui tient de l'*art*, son étude est marquée du sceau de la *science*, puisqu'elle repose sur l'observation de faits naturels dont on démontre l'existence d'une manière plus ou moins évidente. Sans doute beaucoup de questions sont encore en litige, beaucoup de points restent obscurs, mais cela tient à deux causes : d'une part la lenteur et la difficulté avec lesquelles progressent les sciences en général, et d'autre part, l'imperfection de nos moyens d'investigation, car nous voyons qu'on avance davantage dans l'explication des phénomènes de la vie au fur et à mesure que ces moyens d'investigation sont rendus plus parfaits [1] La chimie et la physique, qui nous sont d'un si grand secours et auxquelles on ne refuse pas le titre de sciences positives, sont d'ailleurs si loin de leurs dernières limites, qu'il n'est point étonnant que la Médecine soit en retard.

Ainsi donc, la Médecine se dépouille peu à peu des enveloppes

1. Rapproché de notre *Credo*, ce passage semble nous mettre en contradiction avec nous-même. Cependant il exprime un fait juste, jusque-là qu'il ne conclut pas à l'exactitude future de la Médecine.

problématiques que des esprits prévenus ou ignorants lui reprochent, pour revêtir un caractère d'exactitude approximative qu'on ne peut plus lui contester.

B. On peut donc appliquer à la Médecine la *définition* que voici : Branche de l'histoire naturelle, science complexe qui fait des emprunts à toutes les autres, dont la base est la connaissance des phénomènes de la vie, et le but le maintien de celle-ci dans son intégrité ou son fonctionnement régulier.

Plus simplement :

La *Médecine est la science qui vise à conserver la santé et à guérir les maladies.*

SANTÉ. — MALADIE.

En quoi l'homme diffère-t-il de lui-même, suivant qu'il est en santé on en maladie?

Il est en *santé* lorsque toutes ses fonctions s'exécutent avec aisance, sans malaise aucun, et s'harmonisent parfaitement; il est en *maladie*, lorsqu'une ou plusieurs de ses fonctions sont troublées, dérangées d'une manière quelconque.

Je prie le lecteur de me suivre attentivement quelques instants.

A. Par *fonctions*, les physiologistes entendent la mise en action des organes. Ceux-ci fonctionnent du moment qu'ils sont en exercice. Les fonctions sont donc sous la dépendance des organes; mais comme ces derniers sont soumis à un *principe* ou *force* qui les anime, il en résulte que ces mêmes fonctions sont sous la dépendance de ce principe. Or, lorsque les fonctions se dérangent, la cause du trouble doit consister nécessairement dans une altération soit des organes, soit du principe animant, soit des organes et de ce principe tout ensemble. Servons-nous d'une comparaison vulgaire mais assez juste, qui aidera notre intelligence.

Voici une horloge : cette machine est construite dans le but de fonctionner de telle façon qu'elle indique l'heure. Quand elle est en bon état, bien faite, elle remplit son rôle aussi bien que possible. Mais il arrive souvent qu'elle se dérange, que ses mouvements se ralentissent ou se précipitent, quelquefois même s'arrêtent : alors l'heure ne peut plus être indiquée avec exactitude. Si le mécanicien en recherche la cause, il la trouve de toute nécessité, soit dans la détérioration de quelqu'une des parties qui entrent dans la confection de la machine, soit dans une modification de la force qui fait mouvoir ces mêmes parties. De même pour la machine humaine, dans laquelle les rouages et les ressorts sont représentés par les organes (muscles, os, nerfs, cœur, poumons, estomac, etc.) ; la puissance motrice, par le *principe vital* ; le but final, par la *santé* qui est à l'organisme animal ce qu'est au mécanisme chronométrique l'indication de l'heure. Donc, aussitôt que quelque cause de trouble se manifeste dans les organes ou dans le principe qui les anime, aussitôt la régularité, l'harmonie des fonctions s'altère, tout comme nous voyons l'horloge cesser de marquer convenablement les divisions du temps, quand soit les rouages, soit l'action de la puissance motrice viennent à subir quelque altération.

B. Tout dérangement fonctionnel dans les êtres vivants est réputé maladie. Celle-ci, par conséquent, n'est qu'une modification, une manière d'être particulière d'une ou plusieurs fonctions en dehors de l'état normal. Et comme conclusion : *il faut étudier la vie dans sa manifestation normale, avant de la considérer dans ses dérangements.*

Dès lors, qu'est-ce que la vie ? La VIE est la manifestation des propriétés de la matière à l'état d'organisation placée dans certaines conditions de milieu : voilà tout ce que nous pouvons répondre, car quant à sa source, c'est le souffle de la divinité, on ne peut dire que cela.

L'organisme est donc l'objet que nous devons envisager tout d'abord. La connaissance des organes est indispensable, non seulement pour devenir médecin, mais pour comprendre les plus simples notions de physiologie et de thérapeutique. Que penserait-on de celui qui, n'ayant jamais jeté les yeux sur le mécanisme d'une horloge (qu'on me pardonne de revenir sur cette comparaison) aurait la ridicule prétention de la réparer ? Et cependant combien sont nombreux, en médecine, ces prétendus horlogers, ces charlatans qui, spéculant sur l'ignorance et la crédulité publiques, exercent une coupable industrie aux dépens de la santé et de la fortune de ceux même qui, par leur éducation et leur position sociale, devraient apercevoir le piège et savoir que le médecin modeste est le plus honnête, souvent le plus instruit, car le savoir véritable dédaigne le bruit, l'éclat, auxquels ne manquent jamais de recourir l'ignorance et la prétention vaniteuse.

C. Ainsi, nous l'avons bien compris, il est de toute évidence que nous devons débuter par l'étude des organes de l'homme. Cette connaissance étant acquise, nous passerons à celle des fonctions ; puis aux influences pouvant s'exercer sur ces fonctions, les influencer ; nous étudierons ensuite les troubles et altérations qui résultent de ces influences, pour enfin nous occuper des moyens que l'on peut mettre en usage en vue de faire disparaître les désordres produits et ramener, s'il est possible, l'organisme à son état normal. Tel est l'ordre naturel qu'il faut adopter ; il est conforme à l'exigence des matières et à la marche de l'esprit humain, qui procède toujours du simple au composé et du connu à l'inconnu. C'est pour ne l'avoir pas suivi que les auteurs, d'ailleurs estimables, qui ont écrit des ouvrages de médecine à l'usage des gens du monde, n'ont rien fait d'utile, et n'ont pu détruire les erreurs qui règnent dans le public à l'endroit de la science et de la pratique médicales.

LES CINQ BRANCHES DE LA SCIENCE MÉDICALE.

D'après ce qui vient d'être exposé, ces cinq parties ont pour titres respectifs définis :

1° ANATOMIE : description de tous les organes ;

2° PHYSIOLOGIE : étude de toutes les fonctions ;

3° HYGIÈNE : exposé de toutes les influences sanitaires et pathogènes ;

4° PATHOLOGIE : histoire de toutes les maladies ;

5° THÉRAPEUTIQUE : revue de tous traitements et médicaments.

Tel est notre programme. Ces sciences s'enchaînent et se succèdent méthodiquement de façon à constituer le merveilleux édifice et chef-d'œuvre de la création. Si l'on veut me permettre encore une comparaison, je dirai que ces sciences représentent comme cinq actes d'une action théâtrale dont l'intérêt va croissant, depuis le commencement jusqu'à la fin. En effet, l'Anatomie (1er acte) nous fait connaître les personnages, représentés par les organes ; la Physiologie (2e acte) nous montre le caractère, le rôle de chacun de ces personnages ; dans l'Hygiène (3e acte), nous nous rendons compte des causes, des passions diverses qui les agitent, qui troublent leur bonne intelligence, leur harmonie ; dans la Pathologie (4e acte), nous voyons les effets de ces agitations, de ces troubles divers ; et enfin la Thérapeutique (5e acte) nous conduit au dénoûment, qui a lieu soit par le retour à l'harmonie, à la paix (santé), soit par la destruction ou la mort. Et de même que dans une tragédie le premier acte est celui qui généralement captive le moins l'esprit, bien qu'il soit le plus nécessaire pour l'intelligence des suivants ; de même, la première partie de cet ouvrage sera celle dont la lecture aura le moins d'attrait, bien qu'étant la plus importante de toutes. C'est que rien n'est froid et ennuyeux comme de faire connaissance avec des personnages nouveaux. Mais que le lecteur ne se décourage pas : si ses premiers pas sont difficiles, incertains, bientôt le terrain s'aplanira, et l'horizon s'éclaircira pour lui faire apercevoir des contrées riches et d'un vif intérêt à parcourir.

Il est une branche de la médecine, qui soulève des questions de droit, lorsqu'il s'agit d'apprécier la valeur de telle ou telle trace médicale au point de vue de la criminalité. C'est :

6° LA MÉDECINE LÉGALE.

Le but de cet ouvrage ne comporte pas ce genre d'études spéciales, difficiles, qui exigerait de longs développements ; pourtant il est certaines notions que nous croyons utile autant qu'intéressant de répandre. A mesure que les sujets traités s'y prêteront, nous les signalerons à l'attention du lecteur.

Mais dès à présent nous croyons devoir exposer dans un tableau synoptique les principales divisions de ce travail,

ANTHROPOLOGIE

TABLEAU SYNOPTIQUE

DES DIVISIONS FONDAMENTALES DE L'OUVRAGE

SYSTÈMES D'ORGANES ET DE FONCTIONS				
RELATION	MOBILITÉ OU MOUVEMENTS.	de la tête....	crâne. / face.	
		du tronc	partie antérieure. / — postérieure.	
		des membres	supérieurs. / inférieurs.	
	SENSIBILITÉ OU SENSATIONS.	internes. / externes.		
		intellect.....	intelligence. / instinct. / sens moral.	
NUTRITION	DIGESTION.	chymification. / chylification. / défécation.		
	ABSORPTION DE	chyle. / lymphe. / graisse. / corps étrangers.		
	CIRCULATION	artérielle. / veineuse. / lymphatique.		
	SÉCRÉTIONS DE	mucus. / salive. / fluide pancréatique. / bile. / urine. / larmes. / lait. / sperme.		
REPRODUCTION	FONCTIONS DES	organes mâles..	érection. / copulation.	
		organes femelles.	conception. / grossesse. / accouchement. / lactation.	
MORT	DÉCOMPOSITION	retour des éléments matériels à leur état primitif.		

PREMIÈRE PARTIE

ANATOMIE

L'ANATOMIE (de *anatomé*, dissection) est la science qui a pour objet la connaissance des parties constituantes des corps organisés à l'état de repos ; elle étudie la forme, la situation, la structure, en un mot tous les caractères apparents de ces corps. Elle se divise en *végétale* et en *animale*, suivant qu'elle a pour objet les végétaux ou les animaux.

Considérée d'une manière générale, l'anatomie animale s'appelle *zootomie*; on lui donne le nom d'*anthropotomie*, ou tout simplement *anatomie*, quand elle a l'homme pour sujet d'étude.

L'anatomie est dite *physiologique*, lorsqu'elle s'occupe des organes à l'état sain ; *pathologique,* quand elle a pour but de rechercher et décrire les altérations qu'ont subies ces organes.

Au premier examen, le corps de l'homme présente une grande simplicité : une partie supérieure, sphérique, siège d'une force directrice ; une masse centrale, dans laquelle nombre d'appareils préparent et distribuent l'aliment ; quatre prolongements mobiles, affectés au service commun, voilà ce qui compose l'ensemble, lequel rappelle en quelque sorte une société bien organisée, où l'on trouve une direction supérieure (cerveau), une classe nombreuse de travailleurs (organes intérieurs) et une garde vigilante (sens et membres). Mais si l'on pénètre dans l'intérieur de l'édifice ; si, comme pour surprendre les secrets de la vie, l'on arrive aux minutieux détails du mécanisme, alors on se sent pris d'une admiration d'autant plus grande que l'on pousse plus loin ses recherches, et que l'harmonie qui règne entre tant d'actions diverses paraît plus parfaite.

Cependant, quelque nombreux et variés qu'ils soient, les actes fonctionnels qui s'accomplissent dans le corps de l'homme peuvent être rangés sous deux chefs : 1° ceux qui concourent à la *conservation de l'individu*; 2° ceux qui veillent à la *propagation de l'espèce*.

La conservation de l'individu repose sur le jeu d'une série d'organes qui forment deux catégories, auxquelles correspondent deux vies distinctes : la *vie de relation*, au moyen de laquelle l'homme se met en rapport avec tous les êtres vivants; et la *vie de nutrition*, qui assure l'entretien et l'accroissement du corps.

Quant à la propagation de l'espèce, elle est confiée à un système d'organes particulier auquel se rattache une série de *fonctions*, dites de *reproduction*.

La classification des organes étant établie sur cette triple distinction, nous avons à étudier :

1° **Les organes de relation;**

2° **Les organes de nutrition;**

3° **Les organes de reproduction.**

Mais avant d'aborder les détails que présente le magnifique tableau de la nature humaine, nous devons exposer quelques considérations sur les *corps en général ;* leur *classification*, leurs *caractères* propres et différentiels, leur *composition ;* dire ce qu'on entend par *principes immédiats* des corps organisés; étudier et classer les *tissus* dont ils sont formés, etc. De cette façon, nous ferons une *anatomie générale*, avant d'aborder l'*anatomie spéciale* ou *descriptive ;* et procédant toujours ainsi du simple au composé et du connu à l'inconnu, nous avancerons plus sûrement dans les sentiers difficiles de la plus curieuse et plus utile de toutes les sciences, car elle sert tout à la fois de base à l'histoire naturelle, à la physiologie, à l'hygiène, à la pathologie, à la médecine légale, aux arts d'imitation, et d'introduction à plusieurs autres genres de connaissances et d'applications.

ANATOMIE GÉNÉRALE

DES CORPS EN GÉNÉRAL.

Un *corps* est tout ce qui a une existence indépendante, frappe nos sens ou impressionne nos organes par ses qualités propres, comme l'air, la terre, un arbre, une pierre, un animal, etc. Une première division des corps est celle qui les distingue en pondérables et en impondérables, puis en solides et en fluides, etc.

Les *corps pondérables* sont ceux dont on peut déterminer le poids et l'existence matérielle parfaitement démontrée, par suite de leur action sur nos sens. Une pierre, un métal, un objet quelconque que l'on voit et touche, voilà des corps pondérables. Ils jouissent de propriétés générales et particulières. Leurs propriétés *générales* comprennent l'étendue, la divisibilité, l'impénétrabilité, la porosité, la pesanteur et la figure, qui sont communes à tous les corps. — Les propriétés *particulières* se nomment densité, fluidité, état gazeux, dureté, mollesse, couleur, volume, sapidité, odeur, température, etc., elles les distinguent les uns des autres. C'est à une certaine combinaison des propriétés générales et des secondaires qu'est dû l'état particulier, spécial à chaque corps; mais lorsque ce corps passe d'un état à un autre, quand, par exemple, de liquide il devient gazeux, ce résultat dépend d'un changement survenu dans les propriétés secondaires.

Les *corps impondérables* sont ceux qui ne produisent aucun effet sensible sur la balance la plus délicate; ils ne pèsent point, par conséquent n'ont pas d'existence matérielle démontrée, quoique leurs effets soient puissants; ils n'ont d'action, en général, que sur un seul de nos sens. Tels sont le calorique, la lumière, l'électricité, le fluide magnétique, l'attraction; ces corps seront étudiés dans l'hygiène.

Considérés au point de vue de leur composition, les corps forment deux autres classes distinctes, les simples et les composés.

Les *corps simples* sont ceux qui ne contiennent qu'une seule et même matière, et dont la décomposition paraît impossible puisqu'elle résiste à quelles épreuves qu'on la soumette. On peut changer leur état, les diviser, les rendre fluides ou gazeux, mais aucun procédé chimique ne les réduit en plusieurs sortes de matières. On les appelle encore *élémentaires*, parce qu'ils constituent les éléments de tous les autres corps. On appelle *métalloïdes* les corps qui ne présentent pas les caractères physiques des métaux proprement dits, bien qu'ils possèdent quelques-unes de leurs propriétés, tels : arsenic, azote, bore, brôme, carbone, chlore, fluor, hydrogène, iode, oxygène, phosphore, sélénium, silicium, soufre, tellure. — Quant aux métaux proprement dits, ils étaient au nombre de quarante-neuf, mais dans ces derniers temps la liste s'en **est augmentée** : **aluminium, antimoine, argent, baryum, bismuth,** cadmium, cœsium, calcium, cérium, chrome, cobalt, cuivre, didyme, erbium, étain, fer, gallium, glycynium, iridium, lantane, lithium, magnésium, maganèse, mercure, molybdène, nickel, niobium, or, osmium, paladium, pélopium, platine, plomb, potassium, rodhium, rubidium, ruthénium, scandium, sodium, strontium, tantale, terbium, thallium, thorinium, titane, tungstène, uranium, vanadium, yttrium, zinc, zirconium.

Les *corps composés*, au contraire, sont ceux qui renferment plusieurs éléments, séparables les uns des autres au moyen de procédés chimiques. Leur nombre est immense, puisqu'ils comprennent tous ceux qui ne font pas partie des corps simples ci-dessus énumérés.

Nous venons de voir comment les physiciens et les chimistes divisent les corps. Les naturalistes les considèrent d'une autre façon et en font trois grandes classes, auxquelles ils donnent le nom de règnes. Ainsi il y a : le *Règne minéral*, qui comprend les corps bruts, privés d'organes et de vie; le *Règne végétal*, dans lequel se groupent les êtres doués de vie, mais dépourvus de la faculté de sentir et d'exécuter des mouvements volontaires; enfin le *Règne animal*, auquel se rapportent les êtres doués de sensibilité et de mobilité spontanée. Au premier de ces trois règnes de la nature appartiennent les corps inorganiques ou inertes; aux deux autres les corps organisés ou vivants.

Les savants sont divisés sur la question de savoir s'il y a lieu d'établir un quatrième règne, sous le nom de *Règne hominal*. Sans doute, au point de vue purement anatomique, la différence n'est pas assez tranchée pour séparer l'espèce humaine du règne animal, car ce sont à peu près les mêmes systèmes organiques, les mêmes tissus, les mêmes parties, et physiologiquement les mêmes actions physico-chimiques et vitales dans les deux camps, outre que les instincts ont des ressemblances souvent frappantes. Mais quand on considère l'homme au point de vue psychique, moral, intellectuel, la séparation est radicale, et la chaîne est brisée. En effet, l'homme pense et sait qu'il pense; il a conscience du *moi*, de sa propre existence; son intelligence est éminemment perfectible; il possède la notion du juste et de l'injuste, l'idée d'une puissance créatrice supérieure, et sait qu'il va mourir un jour. Or ce sont là des conditions d'existence qui font défaut chez les animaux, même chez ceux de l'ordre le plus élevé, lesquels sont fatalement esclaves de leurs instincts imperfectibles, et dont l'intelligence n'a jamais franchi les premières limites.

Les corps inorganiques, encore appelés *bruts, inertes*, sont caractérisés par l'homogénéité de leur substance propre, par l'uniformité et l'invariabilité de leur composition. Chacune de leurs molécules représente un tout complet; point d'organe de nutrition, aucun instrument particulier d'action : rien enfin qui ressemble à la vie et établisse un individu.

Les *êtres organisés*, au contraire, sont composés de parties distinctes et dissemblables, elles-mêmes dues à des combinaisons sans cesse variables de corps élémentaires; ils ont des formes déterminées, exécutent certaines fonctions et réactions sur le milieu ambiant, d'où résultent des individus jouissant de *facultés* spéciales appelées *vitales*. Au reste, tout diffère entre les corps bruts et les corps organisés : structure, forme, modes de reproduction ou de naissance, d'existence et de destruction, etc. Il serait hors de propos de nous arrêter plus longtemps sur ces caractères distinctifs. Arrivons à des considérations plus importantes, touchant les organismes, spécialement l'organisme humain, sujet pour ainsi dire exclusif de notre étude.

CORPS ORGANISÉS, VÉGÉTAUX, ANIMAUX.

A. Les êtres organisés vivants sont des groupes d'organes et d'appareils fonctionnant dans un but déterminé, en vertu d'une force d'essence inconnue (force vitale), qui les fait résister pendant un certain laps de temps aux lois générales de la nature qui tendent sans cesse à les détruire, pour en recomposer de nouveaux. — Nous dirons bientôt ce que l'on doit entendre par *organe, appareil, force, principe vital*.

Nous avons vu que les corps organisés appartiennent au règne végétal et au règne animal. Mais les végétaux et les animaux diffèrent entre eux par une foule de caractères dont voici les principaux.

a. Le *végétal* est un être vivant, dépourvu de sentiment et de mouvement volontaire; quoique n'étant pas toujours insensible, il n'a jamais conscience de son existence; privé de la faculté de se mouvoir et de changer de place, il se fixe au sol au moyen de racines qui puisent dans la terre les matériaux de sa nutrition, et meurt à la place même où il a pris naissance et vécu.

b. L'*animal*, au contraire, sent et se meut volontairement; il a conscience de son existence et des rapports des objets extérieurs. Ne se fixant pas au sol et changeant de place à volonté, il porte en lui-même un réservoir d'alimentation (tube intestinal), où des vaisseaux spéciaux, véritables racines intérieures, puisent le fluide nourricier qui pénètre dans toutes ses parties. Son organisation est plus compliquée parce qu'il remplit des fonctions plus nombreuses et plus variées. En lui réside une *force* qui entretient la circulation des humeurs, force indépendante de l'influence de la chaleur et de la lumière auxquelles la plante doit le mouvement de ses fluides, et qui siège principalement dans le système nerveux et dans le cœur, celui-ci étant une espèce de pompe aspirante et foulante sans cesse en action pour distribuer par mille canaux le sang dans tous les organes. Les solides et les liquides qui constituent le corps de l'animal sont plus nombreux que ceux du végétal; la composition chimique de ses tissus est aussi bien plus compliquée.

c. Pour terminer ce parallèle, nous ajouterons que les végétaux et les animaux entretiennent avec l'atmosphère des rapports inverses. Ainsi, tandis que les premiers décomposent l'eau et l'acide carbonique pour s'assimiler le carbone et l'hydrogène et dégager l'oxygène, les seconds, au contraire, absorbent l'oxygène et dégagent de l'eau et de l'acide carbonique par la respiration (V. *Respiration*, *Nutrition*).

COMPOSITION DES CORPS ORGANISÉS ANIMAUX.

A. Des soixante-huit corps élémentaires connus, huit ou dix seulement entrent dans la composition des parties molles des animaux, tandis que les végétaux n'en contiennent généralement que quatre ou cinq. Ces éléments, chez l'homme, sont : l'oxygène, l'hydrogène, le carbone, l'azote (communs aux végétaux et aux animaux), le phosphore, le soufre, le chlore, le fer, l'iode. Si l'on ajoute le potassium, le calcium, le silicium, le sodium, etc., qui font partie de la substance inorganique (os), on a en tout quinze ou seize éléments composant toute la matière animale. D'autres corps, comme plomb, cuivre, arsenic, s'introduisent quelquefois dans les tissus des animaux, entraînés par les aliments ou de toute autre manière, mais ces métaux sont promptement éliminés par les excrétions ou deviennent cause d'accidents plus ou moins graves, à moins qu'ils ne soient en quantité trop minime pour nuire.

Avant que l'analyse ait poussé ses investigations jusqu'à isoler les corps élémentaires qui constituent, par des combinaisons dont la nature seule a le secret, la matière animale, on retire de celle-ci, au moyen de certaines manipulations et sans exercer d'action décomposante, des substances particulières, nommées *principes immédiats*.

PRINCIPES IMMÉDIATS DES CORPS ORGANISÉS.

B. Les *principes immédiats* ou *organiques* sont représentés par certaines substances que l'on retire des corps organisés par des procédés simples, pour ainsi dire *immédiatement,* sans décomposer la matière jusque dans ses éléments chimiques et microscopiques; substances composées qui, en se combinant et réagissant les unes sur les autres, constituent le corps vivant, soit végétal ou animal. L'oxygène, l'hydrogène, le carbone et l'azote sont les éléments constituants des principes immédiats. Le mode d'arrangement et de combinaison qu'emploie la nature pour former ces principes est tel, que chacun d'eux offre des propriétés respectivement distinctes, bien que la composition chimique semble être à peu près la même pour tous : or, ce fait est extrèmement important à noter, et c'est une première difficulté qui en présage bien d'autres dans l'explication des phénomènes de la vie.

C. Suivant qu'ils appartiennent au règne végétal ou au règne animal, les principes immédiats offrent cette différence que, tandis que les végétaux ont pour base de leur composition le carbone, dans les animaux c'est l'azote qui domine, fait important à connaître, en raison des conséquences physiologiques et hygiéniques qui en découlent et que nous signalerons plus tard.

D. Toutefois les principes immédiats animaux ne sont pas tous pourvus d'azote; ceux qui en contiennent sont *l'albumine*, la *fibrine*, la *gélatine*, le *mucus*, le *caséum*, *l'urée*, *l'acide urique*, *l'osmazôme*, le *principe colorant rouge* du sang et le *principe colorant jaune;* ceux privés de cet élément sont *l'oléine*, la *stéarine*, la *matière grasse* de la substance nerveuse, les *acides acétique, benzoïque, tartrique, oxalique, rosacique;* le *sucre* de lait, le *sucre des diabètes*, le *picromel*, la *cholestine* et les *principes colorants de la bile.* L'histoire de ces corps appartient à la chimie organique, dont nous n'avons pas à nous occuper en ce moment (V. *Nutrition*); mais nous en indiquerons les caractères et les propriétés les plus importants au fur et à mesure que l'occasion s'en présentera en physiologie, en hygiène, en pathologie. Répétons que la composition chimique des principes immédiats diffère très peu d'elle-même malgré la diversité de leurs propriétés, ce qui démontre la supériorité des procédés de la nature.

Ne quittons pas le chapitre de la composition élémentaire des corps vivants sans expliquer comment ils se décomposent après la mort, comment leurs éléments, retombant sous l'empire des lois physiques, se désagrègent et puis se combinent pour former de nouveaux composés.

DÉCOMPOSITION DES CORPS APRÈS LA MORT.

A. Formés d'oxygène, d'hydrogène, d'azote et de carbone en grande partie, les trois premiers de ces éléments du corps étant gazeux et à l'état libre, tendent continuellement à abandonner la forme solide; et cette tendance est encore augmentée par la température propre à l'économie vivante, et par l'affinité qui sollicite l'hydrogène et l'oxygène à s'unir pour former de l'eau, l'oxygène et le carbone pour former de l'acide carbonique. Comme l'azote et l'hydrogène ne trouvent pas, dans l'organisme, assez d'oxygène pour se convertir en acide carbonique, ils ont une tendance à absorber l'oxygène de l'air atmosphérique, et cette disposition s'accroît par l'élévation de température du corps et par le contact de l'eau, qui diminue la cohésion des composés et favorise ainsi leurs nouvelles combinaisons. De ces diverses causes résulte ce fait, connu de tout temps, que le cadavre des animaux a une grande tendance à se décomposer par l'effort continuel que font ces éléments pour reprendre l'état qui leur est départi d'après les lois générales de la nature. De là la fermentation putride.

B. Disons aussi que la *fermentation putride* s'opère par l'intervention de microbes particuliers (*anaérobies*), vivant à l'abri de l'oxygène. Ces infiniment petits sont partout répandus, ainsi que les autres espèces. Ils demeurent en nous à l'état latent, restant inoffensifs, tant que le mouvement de la vie les relie. Mais la mort étant arrivée, ils se réveillent et commencent leur rôle de destruction. Or, telle est l'importance de ce rôle que, sans eux, la surface de la terre serait encombrée de cadavres, car ils se chargent de leur destruction.

C. La putréfaction conduit toujours à la transformation des albuminoïdes ou corps gras azotés en acides gras, et en *ptomaïnes*, sortes d'alcaloïdes d'origine animale fabriqués les uns pendant la vie, les autres après la mort, en vertu d'actes microbiens. Les microbes n'agissent probablement que par leur sécrétion ou production chimique de ptomaïnes plus ou moins toxiques, analogues à celles qui se forment dans la putréfaction.

D. Il est un autre produit qui apparaît pendant la vie dans les tissus animaux (*leucomaïne*), et qui présente les réactions générales des alcaloïdes (Gautier).

ÉTUDE DU CORPS ANIMAL PAR DISSECTION

A. Lorsque l'on soumet le corps d'un animal à l'analyse mécanique, c'est-à-dire à la dissection, ce qui ressort du premier examen, c'est que ce corps paraît composé de fluides et de solides.

a. Les *fluides* sont en proportion très considérable, et leur poids est de beaucoup supérieur à celui des solides. Si, par exemple, l'on fait dessécher le cadavre d'un homme de 60 kilos, on peut le réduire à 5 kilos, attendu que les os eux-mêmes n'ont de solide que le tiers de leur poids. Ce fait cesse de surprendre quand on réfléchit que l'organisme, au commencement de son existence, n'est formé que de parties fluides.

Les principaux fluides de l'économie sont le *sang*, la *lymphe*, le *chyle*, la *bile*, la *sérosité*, le *mucus*, la *salive*, les *larmes*, le *sperme*, l'*urine*. Ils sont généralement le produit ou l'agent excitateur de certaines fonctions organiques, dès lors il n'y a pas lieu de les étudier avant ces fonctions.

b. Les parties *solides* résultent de l'assemblage de fibres ou lamelles qui, lorsqu'on pousse l'analyse mécanique aussi loin que possible, paraissent se subdiviser en fibrilles de plus en plus fines; celles-ci, vues au microscope, présentent des réunions de molécules dont le volume est estimé approximativement à un trois-centième de millimètre, et elles constituent les éléments anatomiques dont suit l'histoire sous la rubrique :

ÉTUDE DU CORPS AU MICROSCOPE. — HISTOLOGIE.

L'*Histologie* (de *istos*, tissu, et *logos*, discours) est l'histoire des tissus organiques. On y distingue : 1° les éléments anatomiques; 2° les tissus proprement dits.

Éléments anatomiques.

A. On donne ce nom à de très petits corps formés de matière organisée, de parties microscopiques, irréductibles anatomiquement, qui se montrent sous une forme *figurée*, ou sous celle d'une *matière amorphe;* ils constituent les liquides et les solides de l'économie, grâce à des dispositions particulières de plus en plus compliquées.

Éléments figurés.

a. Ils ont une configuration propre ; sont arrondis ou allongés; on les distingue en *cellules, fibres* et *tubes.* Dans chaque tissu en général, on trouve un élément prédominant, *fondamental,* d'où lui viennent ses propriétés spéciales. Par exemple la fibrille musculaire est l'élément *fondamental* du muscle; l'élément *accessoire,* au contraire, est celui qui entre dans la constitution du tissu pour le protéger, le nourrir, etc. — On divise encore les éléments anatomiques en *constituants* et en éléments *produits.* Ces derniers forment des tissus dépourvus de vaisseaux et de nerfs, et ne servent qu'à favoriser les actes des éléments constituants, qu'ils recouvrent presque toujours. Ces éléments, qui affectent généralement la forme de cellules, possèdent plus que les autres la propriété de se développer, de se reproduire par *hypergénèse,* par *prolifération,* etc.

b. Cellule. — La cellule existe dans le tissu végétal comme dans le tissu animal; mais des caractères tranchés la différencie dans l'un et l'autre règne. La cellule *végétale.* se compose d'une paroi limitant une cavité pleine d'un contenu de nature variable; c'est son caractère général. Mais elle se divise en plusieurs types qui sont les cellules proprement dites, les cellules fibreuses ou *fibres* et les cellules vasculaires ou *vaisseaux.*

Certaine école moderne veut que la cellule végétale soit considérée comme l'élément primordial de tous les corps organisés; elle serait la véritable unité anatomique primordiale, de laquelle dériverait le monde organique tout entier, par suite de genèses, de proliférations et de perfectionnements successifs des cellules, dans la longue période des siècles. Nous ne faisons qu'indiquer cette étrange théorie.

La cellule *animale,* quoique conservant une assez grande analogie avec la précédente, s'en distingue par plusieurs caractères dont le fondamental est de contenir à son centre un petit corpuscule appelé *noyau.* Il y a des cellules sans membrane d'enveloppé, on les appelle *globules.*

La cellule offre tous les attributs de la vie ; elle se nourrit, elle sécrète, se reproduit, s'use et meurt. Sa reproduction ou génération se fait par fissiparité ou formation endogène.

Les cellules de l'économie animale sont de différentes espèces ; on distingue les cellules spéciales à l'embryon ; les cellules adipeuses ; les cellules de la moelle des os ; les cellules nerveuses ; les cellules ou globules du sang ; les cellules épithéliales, et quelques autres moins importantes.

c. Fibres. — En histologie, petits filaments microscopiques allongés qui, bien que moins nombreux que les cellules, forment des masses considérables (*muscles*). On les distingue en fibres du tissu conjonctif, en fibres musculaires, fibres élastiques, et quelques autres.

d. Tubes. — Éléments anatomiques microscopiques creusés d'un canal dans toute leur étendue, canal plein d'une substance liquide ou demi-solide. Ils siègent dans le tissu nerveux, dans la plupart des organes glandulaires, les capillaires et dans le myolemme des muscles.

Éléments de matière amorphe.

B. Éléments non figurés, ne passent jamais par l'état cellulaire ; ils ont l'aspect de *granulations* sans figure, représentées par des petits grains de deux à trois millièmes de millimètre, suspendus dans les liquides de l'organisme et dans beaucoup de tissus. Elles se distinguent en graisseuses, qui sont d'une coloration ambrée ; en moléculaires, solubles dans l'acide acétique ; en grises ; enfin en granulations pigmentaires, etc. Mais quelle que soit leur espèce, lorsqu'elles se trouvent dans un liquide qui n'est pas trop visqueux, elles sont agitées d'un mouvement d'oscillation sur place, connu sous le nom de *mouvement brownien,* du nom de M. Brown, qui le premier en a étudié les caractères en 1832.

Les corps *amorphes* sont des matières demi-solides, unissantes, sans autre configuration que celles des interstices qu'elles comblent, ou bien encore des *plasmas,* substances intervasculaires, ou des *blastèmes,* liquides de formation servant à la régénération des éléments anatomiques.

Tels sont les éléments anatomiques. Il n'est possible de les distinguer, nous le répétons, qu'à l'aide du microscope grossissant de 300 à 600 fois. Le premier degré de l'organisation est une substance *amorphe,* sans forme déterminée, mais vivante. Dans un degré plus avancé, cette substance tend à devenir *figurée,* se présentant à l'état de *granulations ;* à un degré au-dessus apparaît la *cellule.* En résumé, les parties élémentaires qui entrent dans la constitution de la substance organisée forment, selon leurs diverses dispositions, trois groupes naturels qui se classent de la manière suivante :

a. Matières amorphes	Plasmas. Blastèmes.
b. Granulations	Graisseuses. Moléculaires. Grises. Pigmentaires.
c. Éléments figurés....................	Cellules. Fibres. Tubes.

Ch. Robin, dans ses études histologiques, place les granulations en première ligne.

d. D'après certains auteurs, les éléments cellulaires se coordonnent comme suit : globules rouges, globules blancs, cellules connectives, cellules contractiles (fibres), cellules nerveuses (tubes), cellules épithéliales. Ces dernières offrent, d'après leurs diverses formes, trois variétés principales : les pavimenteuses (cellules de l'épiderme), les prismatiques (cellules des muqueuses), les sphériques. Selon cette manière de voir, tous les éléments figurés sont réductibles à la *cellule*, diversement constituée.

e. Les partisans de la *génération spontanée* professent que la première cellule est née par la seule influence d'un milieu favorablement disposé pour sa formation, et que cette cellule est devenue la mère du monde organique tout entier, en modifiant sans cesse ses activités selon les influences actuelles des agents cosmiques. Cette hypothèse, taxée à bon droit de matérialiste, est combattue par ceux qui considèrent la vie comme un principe, une cause, et non comme un effet ou une propriété de la matière, prétendant avec raison que, lors même que les organismes proviendraient d'une *cellule initiale*, cette cellule a dû recevoir la vie d'une force supérieure, indépendante de la matière.

f. Là est donc le nœud du débat entre les *matérialistes* et les *vitalistes;* mais là n'est pas notre objet, et nous abandonnons bien vite ces vaines disputes, auxquelles devront mettre fin les beaux travaux de Pasteur, qui réfutent expérimentalement, jusqu'à ce jour, les hypothèses des *hétérogénistes.* Ajoutons, cependant, que, sans rejeter l'idée d'un principe surnaturel et éternel, l'on peut être matérialiste en tant que le mot dit que la vie est une force inhérente à la matière organique, et que cette force en est la propriété nécessaire, car il ne peut exister de matière sans mouvement ou force, ni force ou mouvement sans substratum matériel.

TISSUS PROPREMENT DITS. — SYSTÈMES ANATOMIQUES.

A. En anatomie, toute partie distincte par une structure particulière est un *tissu*. Un ensemble de tissus analogues forme un *système anatomique*.

Ces *systèmes* sont, par ordre alphabétique, les suivants :

Système adipeux,   Système nerveux,
— conjonctif ou cellulaire,   — osseux,
— élastique,   — séreux,
— épithélial,   — tégumentaire,
— fibreux,   — tendineux,
— glandulaire,   — vasculaire.
— musculaire.

a. Le *système adipeux* ou graisseux ne se rencontre que dans les régions où existe du tissu cellulaire. Il est plus ou moins abondant, surtout dans l'embonpoint, constituant comme une provision emmagasinée par l'économie, qui s'en sert au besoin.

b. Le *système cartilagineux* se compose des cartilages et de fibro-cartilages, tissus dépourvus de nerfs et peut-être aussi de vaisseaux, par conséquent jouissant d'une vie fort obscure.

c. Le *système cellulaire* ou *conjonctif* dénonce partout sa présence. Il est formé de lamelles minces limitant des aréoles qui communiquent toutes entre elles; il est très riche en vaisseaux et en nerfs.

d. Le *système élastique* a son type dans les ligaments jaunes des vertèbres; il est destiné à donner de l'élasticité à certains organes ou tissus.

e. Le *système épithélial* est constitué par des éléments anatomiques ayant la forme de cellules ou de noyaux, disposés sur des surfaces (muqueuses, cutanées, etc.) libres ou contiguës, quelquefois groupés par petites masses, comme cela s'observe dans les glandes. Les *épithéliums* ne contiennent ni vaisseaux ni nerfs; ils sont formés de cellules de formes variables, réunies par une substance amorphe. Les uns sont protecteurs, d'autres formateurs (glandes), d'autres cancéreux, etc.

f. Le *système fibreux* comprend les ligaments, le périoste, le périchondre, etc. Les nerfs y font défaut, mais non les vaisseaux.

g. Dans le *système glandulaire* on distingue : les *glandes en grappe*, celles dans lesquelles la partie sécrétante est disposée aux extrémités des conduits excréteurs (glande mammaire); les *glandes en tube*, celles dont la portion sécrétante est formée d'un assemblage de tubes plus ou moins ramifiés (testicules, reins); les *glandes vasculaires* (follicules), etc.

h. Le *système musculaire* comprend tous les tissus rétractiles (muscles); ils sont riches en vaisseaux et en nerfs.

i. Le *système nerveux* est formé par l'ensemble d'un grand nombre d'organes dus à un tissu particulier, le tissu nerveux.

Nous nous arrêterons ici, puisque aussi bien nous voulons nous en tenir à la classification ancienne, que nous avons adoptée dans les précédentes éditions et qui est plus simple et plus pratique. — Nous dirons ensuite un mot des tissus anormaux.

Tissus normaux.

1º Tissu cellulaire ou lamineux.
2º Tissu osseux.

3º Tissu fibreux.....................
- Aponévroses.
- Ligaments.
- Périoste.
- Cartilages.
- Tendons.
- Derme.

4º Tissu musculaire................
- Muscles volontaires.
- Muscles involontaires.

5º Tissu nerveux...................
- Cérébro-spinal.
- Ganglionnaire.

6º Tissu vasculaire................
- Artères.
- Veines.
- Lymphatiques.

7º Tissu érectile.
8º Tissu muqueux.
9º Tissu séreux.

10º Tissu parenchymateux...........
- Parenchymes.
- Glandes.

11º Tissu corné ....
- Corne.
- Poils.
- Épiderme.

Quelques vues générales sont ici indispensables.

A. Tissu cellulaire. — C'est celui qui remplit les interstices plus ou moins irréguliers des organes ou parties d'organes; il est répandu dans presque tout le corps, se composant d'une infinité de petites lames molles, blanchâtres, jetées au hasard, interceptant de petites aréoles qui communiquent toutes ensemble. Par sa disposition générale il donne l'idée d'une éponge qui aurait la forme du corps et se laisserait pénétrer par tous les organes. Le tissu cellulaire est, dans l'économie animale, l'élément générateur et réparateur par excellence : les membranes, les vaisseaux, la peau, etc., lui sont dus presque entièrement, selon qu'il est plus ou moins modifié, lâche ou condensé. Il est généralement plus riche en vaisseaux que les organes qu'il enveloppe.

B. Tissu osseux. — C'est celui qui forme la charpente du corps, dont il soutient et protège tous les organes. Blanchâtre, dur, résistant, il se compose de parties organiques et de substances inorganiques que nous ferons connaître bientôt en abordant l'histoire de l'*ostéologie*.

C. Tissu fibreux. — Tissu constitué par des fibres résistantes, élastiques, blanchâtres et plus ou moins serrées, qui, d'après un certain mode d'arrangement, donnent naissance : aux *aponévroses*, membranes blanches et résistantes qui enveloppent les muscles ou interrompent leur continuité pour augmenter leur puissance; aux *ligaments*, faisceaux fibreux qui fixent les os les uns aux autres; au *périoste*, membrane d'enveloppe propre aux os, auxquels elle transmet la vitalité, fournissant aussi des points d'attache aux muscles qui se fixent au tissu osseux; aux *tendons*, cordons blanchâtres qui terminent les fibres musculaires et vont s'insérer sur le périoste pour faire mouvoir les os, sous l'influence des contractions des muscles; aux *cartilages*, tissus élastiques, blanchâtres, qui recouvrent les surfaces articulaires des os; enfin au *derme*, ou seconde couche de la peau. Nous reviendrons sur chacun de ces tissus secondaires.

D. Tissu musculaire. — C'est celui qui forme toutes les parties rouges et essentiellement charnues de l'animal, parties appelées *muscles*. Il a pour double rôle de remplir en grande partie le vide compris entre la peau et les os, et d'imprimer des mouvements aux organes par la faculté qu'il possède de se raccourcir et de s'allonger. Ce tissu est le plus abondant, celui qui, chez les animaux, nous sert spécialement d'aliment.

E. Tissu nerveux. — Il se présente sous la forme d'une substance molle, pulpeuse, blanche ou grisâtre, tantôt accumulée en masses (*cerveau, moelle épinière, ganglions*), tantôt disposée en petits cordons (*nerfs*) qui se divisent et se subdivisent à l'infini pour se rendre dans toutes les parties.

F. Tissu vasculaire. — Celui dont sont composés tous les vaisseaux. Il se présente sous la forme de tuyaux, plus ou moins apparents, qui se divisent et se subdivisent à l'infini dans tous les organes pour la circulation des liquides. Les vaisseaux sont de trois sortes : 1° les *artères*, elles naissent d'un tronc commun dont la racine est au cœur, et envoient leurs branches dans toutes les parties du corps ; 2° les *veines*, disposées d'une manière analogue, mais en sens inverse ; elles sont chargées de ramener au cœur le sang distribué aux organes par les artères ; 3° les *lymphatiques*, vaisseaux qui ont pour mission de pomper les liquides blancs à la surface et dans l'intérieur des parties, de les charrier et de les verser dans les veines pour les mêler au sang.

Indépendamment de leurs usages spéciaux, ces trois ordres de vaisseaux ont des caractères anatomiques ou de texture dissemblables, ainsi que nous le verrons plus tard. Pour les distinguer plus facilement sur les dessins coloriés ou sur les cadavres injectés, on représente les artères en rouge, les veines en bleu et les lymphatiques en blanc.

G. Tissu érectile. — C'est un lacis compliqué de vaisseaux artériels, de vaisseaux veineux et de petites lames cellulaires, lacis criblé de vacuoles que le sang remplit et distend, surtout dans certaines circonstances d'éréthisme. Il est très peu répandu. Il existe normalement dans le pénis, dans le clitoris, dans le mamelon, organes susceptibles d'érection ; mais il se forme quelquefois pathologiquement dans d'autres parties.

H. Tissu muqueux. — Un des plus importants, se présente sous forme de membranes minces, molles, lisses ou comme fongueuses, sans cesse humectées par un liquide qu'elles sécrètent, membranes qui tapissent les surfaces internes des cavités ; elles communiquent directement ou indirectement, de près ou de loin, avec les ouvertures naturelles, c'est-à-dire avec l'extérieur, où elles se continuent avec la peau, qui, à cet endroit, revêt une organisation plus fine en passant du dehors au dedans, comme aux lèvres, à l'anus, à la vulve, aux narines, de telle sorte que les membranes muqueuses sont regardées comme une espèce de tégument ou de peau interne. En effet, les sympathies qui existent entre ces deux genres de membranes sont très propres à légitimer cette assimilation, ainsi que nous le verrons en traitant des fonctions et des maladies de la peau, des muqueuses intestinale, bronchique, etc.

Les muqueuses sont parsemées de *follicules* ou petits corps glanduleux qui sécrètent le fluide appelé mucus ; quelques-unes sont pourvues de *villosités*, espèces de petits prolongements très ténus qui rendent la surface muqueuse douce, comme veloutée ; d'autres enfin ont un *épithélium*, espèce d'épiderme extrêmement mince qui en recouvre la surface libre.

J. Tissu séreux — Celui-ci existe aussi sous forme membraneuse; mais ce sont des membranes extrêmement minces, transparentes et lisses, qui, sous forme de sacs sans ouverture et vides par l'application des deux surfaces internes l'une contre l'autre, s'appliquent sur ou autour de certains viscères et les enveloppent sans les contenir dans leur cavité, à la manière du bonnet de nuit sur la tête. Ces membranes sont humectées sans cesse dans leur intérieur par un liquide ténu, appelé *sérosité*, qu'elles exhalent et qui sert à favoriser les glissements des surfaces contiguës.

J. Tissu parenchymateux. — Les parenchymes sont des tissus complexes résultant de la combinaison de plusieurs autres tissus élémentaires, y compris des vaisseaux et des nerfs. Tels sont le foie, les reins, les poumons, les muscles, etc. Le parenchyme ne comporte pas de définition générale, car il diffère dans chaque partie suivant le nombre et la nature des éléments organiques qui le composent : aussi ce mot a-t-il une signification vague dans la science.

K. Tissu épidermique. — Sorte de tissu négatif, car il est dépourvu de vaisseaux et de nerfs, et partant insensible. C'est le produit d'une sécrétion, soit du derme (*épiderme*), soit des muqueuses (*épithélium*), soit des follicules cutanés (*poils*), soit d'organes particuliers (*ongles*), etc.

Tissus anormaux. — Néoplasmes.

Ce genre de tissus morbides a reçu le nom de *néoplasmes :* tissus accidentels résultant d'un trouble plus ou moins profond de la nutrition interstitielle. Ce sont des altérations matérielles, telles que *tubercules, scrofules, indurations, ramollissements, ulcérations, cancers, scléroses,* etc.

Résumé des notions précédentes.

L'*Anthropologie* est la Science qui conduit à la connaissance de la nature humaine. L'homme doit être considéré comme l'anneau d'or et terminal de la longue chaîne des corps. Ceux-ci sont *simples* ou *composés,* suivant qu'ils sont constitués par une seule et même substance indécomposable, ou qu'ils sont formés d'un nombre variable de corps simples que l'on peut désunir. Excepté soixante-huit corps considérés comme simples, tous les autres sont composés. Ils se divisent aussi en *inorganiques* et en *organisés ;*

les premiers sont homogènes, semblables à eux-mêmes dans toutes leurs parties, les seconds, au contraire, renferment des parties dissemblables et leurs éléments sont toujours en mouvement. En outre, les *corps organisés* se distinguent en *végétaux* et en *animaux*, leurs éléments ne sont pas en même nombre. En effet, les végétaux ne contiennent que quatre ou cinq principes élémentaires, mais les animaux huit ou dix, quinze ou seize même en comptant les substances calcaires répandues dans les os. — Sans aller jusqu'à leur décomposition complète, on trouve dans tous les corps organisés certaines substances composées, appelées *principes immédiats*, distinctes par certains caractères fixes. Ces principes sont composés d'oxygène, d'hydrogène, d'azote et de carbone; mais ils diffèrent dans les végétaux et les animaux : les premiers ont pour base de leur composition le carbone; les seconds, au contraire, l'azote. — Abstraction faite de tous ces éléments, on trouve, au premier examen, dans les corps organisés, des *liquides* et des *solides*. Les liquides dominent dans la proportion de 9 à 1 environ; pourtant les solides présentent, dans leur contexture, 11 tissus principaux. — Les *tissus* forment les *organes;* ceux-ci les *appareils;* enfin les tissus considérés dans leur ensemble et leur généralité constituent les *systèmes organiques*. Ajoutons que, d'après les données fournies par le microscope, tous les éléments matériels du corps sont réductibles à un seul, primitif, la *cellule :* cellule primitive veut dire qu'elle est unique au début de la fécondation, de laquelle proviendra avec le temps un éléphant!

Au reste, il y a peu d'utilité à retirer de l'histologie, bien qu'elle nous apprenne qu'il y a des millions de granulations dans un millimètre cube de sang, par exemple, sans compter les millions de microbes.

Essayons maintenant de décrire la forme, la disposition, les usages, etc., des organes de l'homme, en suivant notre division :

1º Organes de *Relation;* 2º organes de *Nutrition;* 3º organes de *Reproduction*.

ORGANES DE RELATION

L'homme se met en relation, établit des rapports avec les objets qui l'environnent à l'aide d'organes. Nous en formerons trois sections :

1° Les organes de locomotion ;

2° Les organes de phonation ou du langage articulé ;

3° Les organes des sens et de l'intelligence.

SECT. I. — ORGANES DE LA LOCOMOTION

La *locomotion* s'exécute au moyen d'organes spéciaux qui sont les *os* et les *muscles*. Nous disons spéciaux, non exclusifs, parce que, comme tout s'enchaîne dans l'organisme, os et muscles seraient impuissants s'ils ne recevaient des nerfs l'action nerveuse, de même que ces nerfs seraient sans influence sans l'excitation qui leur vient du cerveau et de la moelle épinière, lesquels sont eux-mêmes animés par le sang que leur envoie le cœur, ce dernier étant soumis, à son tour, au pouvoir du système ganglionnaire, que règle le principe Vie.

CHAP. I. — DES OS. — OSTÉOLOGIE. — SQUELETTOLOGIE [1].

A. L'*Ostéologie* est la partie de l'anatomie qui traite des os. Ainsi que nous l'avons déjà dit, les *os* sont des parties dures, blanches, résistantes, qui servent de soutien ou de protection aux autres parties, et déterminent les grandes formes du corps. Ils constituent le *squelette*, véritable charpente de l'édifice animal.

a. Les os sont composés de deux substances, l'une organique, l'autre inorganique ou terreuse. La *substance organique des os* est presque entièrement constituée par de la gélatine ; l'*inorganique*, principalement par des sels calcaires. Ceux-ci remplissent les mailles de la précédente et servent à donner de la solidité au

---

1. L'Anatomie s'étudie sur le cadavre, placé horizontalement. Alors, dans la description, la face antérieure du corps serait appelée supérieure, s'il n'était convenu que le sujet est considéré debout. Les épithètes interne, externe, etc., s'entendent par rapport au point central soit du corps entier, soit de l'organe en description.

tissu osseux. Il est facile d'isoler ces substances, soit en faisant macérer l'os dans l'acide hydrochlorique, qui détruit le sels, soit en le soumettant à la combustion, laquelle fait disparaître la partie organique : dans le premier cas il reste une espèce de cartilage, d'os mou sans résistance; dans le second cas, on n'obtient qu'un tissu blanc extrêmement friable, qui se réduit en cendres. Soumis à l'analyse chimique, ce résidu donne : phosphate de chaux, 53; carbonate de chaux, 11; phosphate et carbonate de magnésie, 1; carbonate de soude, 1. En ajoutant 34 de matière organique (gélatine, osséine, graisse), on trouve, pour cent parties, les proportions des substances composautes de l'os. Toutefois, ces proportions sont sujettes à varier suivant l'âge, la constitution, les maladies. Voilà pour la composition chimique.

Si l'on se borne à un simple examen physique ou mécanique, on distingue dans les os deux genres de tissus : 1° le *spongieux* ou *poreux*, qui occupe l'intérieur de l'organe, offrant une foule de cellules irrégulières résultant du croisement de mille petites fibres ou lamelles; 2° le *tissu compacte* ou *dur*, situé à l'extérieur et formant une sorte d'écorce résistante au premier.

b. Chaque os est enveloppé d'une membrane fibreuse, appelée *périoste*, qui lui adhère fortement par sa face interne. Le périoste est riche en vaisseaux sanguins et en nerfs; ils pénètrent aussi dans le tissu osseux, pour y porter la nourriture et la vie; par sa face externe le périoste offre des points d'attache aux *tendons*, aux *aponévroses* et aux *ligaments* (*p. 25, C*).

Il y a des os longs, des courts, des plats. — Les os *longs* présentent : une partie moyenne, cylindrique, dans laquelle domine la substance compacte; des extrémités renflées où abonde, au contraire, le tissu spongieux. La partie moyenne des os longs est creusée d'un canal central où est renfermée la *moelle*, substance grasse, enveloppée d'une membrane propre (*membrane médullaire*), douée de sensibilité. — Les os *plats* n'ont pas de canal, mais ne sont pas pour cela dépourvus de tout fluide graisseux; les tissus compact et le spongieux y prédominent tour à tour, suivant les régions. — Il faut en dire autant des os *courts*.

Outre les ramuscules vasculaires qui lui viennent du périoste, chaque os reçoit une petite artère et un nerf qui pénètrent dans son tissu par un petit trou, nommé *canal nourricier*, servant aussi de porte de sortie à la veine qui ramène le sang de ces mêmes os. Les parties dures reçoivent beaucoup moins de fluide rouge et d'influx nerveux que les autres; en outre, comme elles contiennent plus de moitié de leur poids en sels terreux, il en résulte qu'elles jouissent de peu de vitalité ; conséquemment leurs maladies sont plus lentes dans leur marche, et causent moins de réaction générale, comme nous le verrons.

B. Le *squelette* se compose de **248** os, pairs pour la plupart, c'est-à-dire doubles ; quelques-uns seulement sont impairs, uniques. Les os pairs sont situés sur les parties latérales ; les impairs sur la ligne médiane. Ces derniers sont symétriques, c'est-à-dire partageables en deux moitiés égales ; les autres, au contraire, sont irréguliers, dépourvus de toute symétrie. Des noms particuliers désignent certaines parties des os : ainsi on appelle *apophyses* leurs éminences saillantes ; *épines*, les éminences très allongées et peu volumineuses ; *condyles*, les éminences articulaires, arrondies dans un sens, aplaties dans l'autre, etc.

Les os se divisent en ceux de la *tête*, du *tronc* et des *membres ;* chacune de ces trois grandes divisions se partage en régions. Nous allons décrire un à un les os qui composent chaque région, puis celle-ci dans son ensemble, puis l'ensemble de toutes, sous le titre de *squelette*, après avoir parlé des *articulations*.

§ Ier. — DES OS DE LA TÊTE.

La tête du squelette offre à considérer le Crâne et la Face.

A. Os du crâne. — Ils sont au nombre de huit : le frontal, le pariétal (deux), l'occipital, le temporal (deux) ; le sphénoïde et l'ethmoïde. Excepté les deux derniers, tous sont aplatis, concaves par leur face interne, convexes par leur face externe, hérissés sur leurs bords d'aspérités qui s'engrènent avec celles des os voisins. Ces os forment la *voûte* du crâne. Ils sont constitués par deux couches de tissu compacte, appelées *tables*, l'une *interne*, l'autre *externe ;* entre ces deux tables existe un tissu spongieux connu sous le nom de *diploé.* Voilà pour leurs caractères communs. Étudions maintenant la constitution propre de chacun d'eux.

a. Le *frontal* (ou *coronal,* parce que c'est sur lui qu'est posée en partie la couronne des rois) rappelle par sa forme une valve de coquille (Pl. I, n° 1). Il offre trois faces : l'antérieure ou externe présente en bas les arcades sourcilières et orbitaires, en haut les bosses frontales ; la postérieure ou interne est en rapport avec la partie antérieure du cerveau ; la face inférieure, appelée orbitaire, concourt à former la paroi supérieure de l'orbite. Il existe dans l'épaisseur du frontal, au-dessus des orbites et du nez, des **cavités** appelées *sinus frontaux*, qui communiquent avec les fosses nasales et participent à leur inflammation dans le coryza.

b. Le *pariétal* (de *paries*, muraille) occupe la partie latérale du crâne (Pl. II, n° 1). Très aplati, de forme quadrilatère, cet os s'articule par son bord supérieur avec le pariétal du côté opposé (formant la *suture pariétale*), par son bord antérieur avec le frontal, par son bord postérieur avec l'occipital, enfin par l'inférieur avec l'occipital. On y voit le *trou pariétal*, servant au passage d'une artère et d'une veine.

c. L'*occipital* (de *occiput*, partie postérieure et inférieure du crâne) os symétrique, formant la paroi postérieure, inférieure de la cavité crânienne par suite d'une courbure qui en rend une portion obliquement verticale (Pl. II, n° 2) et l'autre horizontale (Pl. III, fig. 4 et 5). Celle-ci s'appuie sur la colonne vertébrale ; elle offre, à son milieu, le *trou occipital*, grande ouverture qui fait communiquer l'intérieur du crâne avec le canal vertébral, et offrant passage à la moelle épinière. Sur les côtés de cette ouverture sont les *condyles*, deux surfaces qui s'articulent avec la première vertèbre, ci-après. La forme de l'occipital est à peu près celle d'un losange courbé dont deux angles, les plus distants, sont dirigés l'un en arrière et en haut, l'autre en avant et horizontalement. Le premier de ces angles est arrondi et limite par son bord supérieur la fontanelle postérieure, dont nous parlerons bientôt ; le second, tronqué, s'articule avec le sphénoïde. Les côtés de l'os s'articulent avec les pariétaux et les temporaux, comme suit.

d. Le *temporal* (de *tempus*, temps, parce que c'est aux tempes que les cheveux accusent d'abord les traces du temps en blanchissant) occupe la partie latérale et inférieure du crâne (Pl. III, n° 3). On lui distingue trois parties : la première concourt à former la tempe, présentant à sa partie inférieure et postérieure le *trou auditif*, sur le contour duquel naît l'*apophyse zygomatique*, qui se dirige en avant et un peu en dehors pour s'articuler avec l'os de la pommette (n° 4) ; la seconde partie est constituée par l'*apophyse mastoïde* (de *mastos*, en forme de mamelon), située derrière l'oreille (n° 5) ; la troisième enfin, dirigée en dedans, concourt à former la base du crâne : c'est le *rocher* (à cause de sa dureté). Dans l'intérieur du rocher sont logés les organes délicats de l'audition ; à sa base se voit la *cavité glénoïde* (de *glêné*, petite cavité), destinée à recevoir la tête de l'os maxillaire inférieur.

e. Le *sphénoïde* (de *sphén*, coin, et *eïdos*, forme) est un os impair, placé comme un coin entre tous les os à la base du crâne.

On ne peut se faire une idée de sa forme bizarre sans l'avoir vu : on l'a comparé à une chauve-souris, de ce que sa partie moyenne (*corps*), et ses deux parties latérales (*ailes*), ressemblent aux ailes étendues de cet animal. Le corps du sphénoïde répond à l'angle antérieur de l'occipital par sa face postérieure, et à l'ethmoïde en avant; sa face supérieure concourt à former la base du crâne (Pl. III, fig. 5, n° 4), l'inférieure répond au gosier. (Pl. III, fig. 4.) De cette dernière se détachent deux prolongements, un de chaque côté, qui descendent verticalement : ce sont les *apophyses ptérygoïdes* (de *ptérux*, aile, *eïdos*, forme); elles donnent des attaches à plusieurs muscles. Les extrémités du sphénoïde concourent à former la tempe, l'orbite, les fosses moyennes du crâne.

f. L'éthmoïde (*éthmos*, crible, et *eïdos*, ressemblance). Os impair, de forme cuboïdale, composé d'une foule de lamelles minces et fragiles, qui interceptent autant de cellules destinées à multiplier les surfaces sans augmenter le volume et qui sont le siège de l'olfaction. Cet os est situé à la partie antérieure, inférieure et moyenne du crâne, dans l'échancrure du frontal, et concourt à former la base du crâne, les cavités nasales et l'orbite. Sa face supérieure ou cranienne se fait remarquer par la *lame criblée*, surface percée d'un grand nombre de trous, où passent les nerfs olfactifs. (Pl. III, fig. 5, n° 6).

B. Os de la face. — Ils comprennent : 2 maxillaires supérieurs, 2 malaires, 2 unguis, 2 palatins, les cornets, le vomer, le maxillaire inférieur et les dents.

a. Le *maxillaire supérieur* (de *maxilla*, mâchoire), est situé à la partie antérieure et latérale de la face (Pl. I, n° 4); s'unit à son congénère sur la ligne médiane, et, tous les deux étant échancrés en haut, produisent par leur union un vide qui forme l'ouverture des fosses nasales. Ils concourent à former : en haut, la paroi inférieure ou plancher de l'orbite; en bas, le bord alvéolaire où s'implantent les dents supérieures. La face antérieure de l'os offre : en haut la *fosse nasale*, au-dessous d'elle le *trou sous-orbitaire*, par lequel passent des vaisseaux et des nerfs; plus bas et en dehors la *fosse canine*, puis une éminence qui s'articule avec l'os malaire, enfin derrière celle-ci une portion qui fait partie de l'arcade zygomatique, dont nous reparlerons. Ces deux os contiennent dans leur épaisseur des cavités (*sinus maxillaires*), qui communiquent avec les fosses nasales et, par celles-ci, avec les sinus frontaux. Ces divers *sinus* ont des usages qui seront indiqués plus loin.

b. Le *malaire* (de *mala*, jouc) ou *os de la pommette*, petit, irrégulièrement quadrilatère, situé à la partie supérieure, latérale et postérieure de la face, dont il constitue la partie la plus saillante (Pl. I. n° 3), concourt, lui aussi, à former la cavité orbitaire ; en s'unissant avec l'apophyse zygomatique, il complète l'*arcade zygomatique*. (Pl. III, fig. 4, n° 9.)

c. L'*unguis* (en forme d'ongle), os petit, mince, qui, conjointement avec son congénère, remplit un petit espace entre les deux orbites, formant ainsi la racine du nez. A sa face externe se voit la *gouttière lacrymale*, que convertit en canal complet la peau, etc., et qui conduit les larmes dans le sac lacrymal, dont il sera parlé dans la Physiologie.

d. Le *maxillaire inférieur*, os impair, constitue la mâchoire inférieure. (Pl. I, n° 5.) Sa forme peut être comparée à celle d'un fer à cheval dont les branches se recourberaient dans une grande partie de leur étendue ; ces branches se dirigent en haut, en formant chacune un angle obtus, appelé *angle de la mâchoire* (Pl. II, n° 5) ; et cette partie recourbée se termine par deux apophyses, l'antérieure est appelée *coronoïde* (de *coroné*, corneille, parce qu'on lui a trouvé de la ressemblance avec le bec de cet oiseau), la postérieure est le *condyle* dont la tête se loge et se meut dans la cavité glénoïde du temporal (p. 33, *d*). L'os maxillaire inférieur présente en avant la *symphyse du menton ;* son bord supérieur, qui est horizontal, constitue le bord alvéolaire inférieur, où sont implantées les dents du bas. Le corps de l'os est creusé intérieurement d'un canal (*canal dentaire inférieur*), où siègent les vaisseaux et les nerfs destinés aux dents ainsi qu'à l'os lui-même.

e. Les *os palatins* (qui appartiennent au palais) sont plats et forment le plancher des fosses nasales et la voûte palatine, ou paroi supérieure de la bouche. (Pl. III, fig. 4, n° 3.)

C. Les *dents*, au nombre de trente-deux, dont seize au maxillaire supérieur, seize à l'inférieur, sont distinguées en *incisives, canines* et *molaires*. Chacune a une racine, unique ou multiple, cachée dans l'alvéole, et une couronne apparente à l'extérieur. La *racine* dentaire est creusée d'une cavité qui contient une substance molle, très riche en nerfs et en vaisseaux, appelée *germe, pulpe* ou *bulbe ;* elle est enveloppée d'un périoste qui lui adhère, ainsi qu'à l'alvéole. — La *couronne* dentaire est constituée par deux substances : l'*émail*, couche extérieure, solide, dure, brillante, peu riche en matière animale et très attaquable par les acides; l'*ivoire*, dont la composition diffère peu de celle des autres os. Quant au mode d'éruption des dents, ce sujet appartient à la Physiologie.

La tête dans son ensemble.

Dépouillé de ses parties molles, du bel appareil musculaire qui s'étalait avec orgueil, réduit maintenant aux derniers restes solides dont l'ensemble constitue le squelette, l'homme n'offre plus au vulgaire qu'une image effrayante, et n'éveille que des idées de destruction et de mort. Cependant la charpente rappelle encore ce que fut l'édifice, et, à la seule disposition des os, on peut reconnaître la supériorité de la nature humaine. Que l'on examine la tête, par exemple, cette sphère osseuse, cet objet repoussant que dépeint ce mot : *tête de mort*, ne semble-t-elle pas, à l'immobilité de sa pose, à la fixité du regard, à la gravité du sérieux, plongée dans la méditation la plus profonde?... — Elle se réduit au crâne et à la face.

A. Le *crâne* est la cavité osseuse destinée à loger et à protéger le cerveau. On lui distingue deux surfaces.

a. La surface externe du crâne est convexe en haut et plane en bas. — La partie convexe ou *voûte du crâne* présente les régions frontale, occipitale et les pariétales, correspondant toutes aux os de même nom. (Pl. I et II.) Ces régions sont limitées par des jointures osseuses appelées (*sutures*), incomplètes dans le bas âge. On a ainsi la *suture fronto-pariétale*, la *temporo-pariétale* et la *pariétale* ou *longitudinale;* leur connaissance est utile, en obstétrique, pour guider le doigt de l'accoucheur et lui faire reconnaître la position de la tête. Une chose importante encore à noter sur le crâne de l'enfant, ce sont les *fontanelles* (vulgairement *fontaines*), espaces triangulaires où les os ne se joignent pas encore et où la paroi cranienne est formée tout simplement par les deux périostes (l'externe et l'interne adossés) et la peau. Les deux fontanelles les plus remarquables se trouvent aux deux extrémités de la suture longitudinale; elles diminuent peu à peu à mesure que, par l'âge, l'ossification se complète, et finissent par disparaître. — La partie plane ou *base du crâne* repose sur la colonne vertébrale, en arrière; sur les os de la face en avant. Elle est fort inégale et percée de plusieurs trous pour le passage de vaisseaux et de nerfs. (Pl. III, fig. 4, nᵒˢ 5, 6, 7, 8.)

b. La surface interne des os du crâne se moule sur la masse du cerveau, aux éminences et dépressions duquel elle se conforme.

C'est surtout la base de cette grande cavité qui mérite d'être étudiée. (Pl. III, fig. 5.) Elle présente trois plans : le plan antérieur (*id.*, n° 1) est celui sur lequel reposent les lobes antérieurs du cerveau; il offre la *lame criblée* de l'ethmoïde, par laquelle pénètrent et sortent du crâne, de chaque côté de l'*apophyse crista-galli*, les nerfs olfactifs. Le plan moyen (*id.*, n° 2) présente sur les côtés les *fosses moyennes*, où reposent les lobes moyens du cerveau; à la partie médiane est l'*apophyse basilaire* ou *selle turcique*, formée par l'angle de l'occipital. Quant au plan postérieur (*id.*, n° 3) il offre les *fosses occipitales*, qui logent les hémisphères du cervelet. Les mêmes trous existant à la face externe de la base du crâne se voient à la face interne (n°s 8, 9, 10, 11, 12, 13, 14, 15, 16) : des vaisseaux et des nerfs les traversent.

B. La *face* n'est pas régulière comme le crâne; elle est creusée de nombreuses cavités, et hérissée de saillies qui lui donnent une expression ténébreuse qui glace d'effroi. (Pl. I.) Signalons les principales choses. Au haut sont les *orbites*, deux cavités profondes destinées à loger les yeux, et sur le contour desquelles se dessine en saillie l'*arcade sourcilière*, laquelle offre près de la racine du nez le *trou sourcilier*, pour le passage de vaisseaux et de nerfs. En pénétrant dans la cavité orbitaire, on voit, en dedans et en haut, une dépression où loge la glande lacrymale; plus profondément est la *fente sphénoïdale* et les *trous* qui donnent passage aux nerfs et aux vaisseaux appartenant à l'œil et à ses muscles.

a. Plus bas et à son milieu, la face présente l'*ouverture du nez*, rendue double par une lame osseuse perpendiculaire qui est la (*cloison des fosses nasales*). Sur les côtés sont les *fosses canines*, surmontées du *trou sous-orbitaire*, pour le passage de vaisseaux et de nerfs; plus en dehors est la *pommette*, qui fait une forte saillie; en arrière de celle-ci sont la *fosse temporale* et l'*arcade zygomatique*. Cette dernière représente, en effet, une espèce de pont, sous lequel il y a un grand vide (*fosse zygomatique*) que remplissent, en partie, la branche ascendante de l'os maxillaire inférieur (Pl. II) et le muscle temporal; enfin, plus bas et au milieu sont les *arcades dentaires*, la *symphyse* du menton, et de chaque côté de celle-ci les *trous mentonniers*, pour le passage de vaisseaux et de nerfs.

b. Quant à la *bouche*, son ouverture est dessinée par les arcades dentaires; sa paroi supérieure (*voûte palatine*) sert de plancher aux fosses nasales, lesquelles ont leur ouverture postérieure au fond de la gorge. (Pl. III, fig. 4, n° 4.)

§ II. — DES OS DU TRONC.

La *colonne vertébrale*, la *poitrine* et le *bassin* constituent le tronc : c'est ce qui reste du squelette lorsqu'on supprime la tête et les membres.

A. Colonne vertébrale. — Vingt-quatre os superposés (*vertèbres*) forment la colonne vertébrale ou rachidienne :

Les *vertèbres* (de *vertere*, tourner) sont des espèces d'anneaux osseux, superposés les uns aux autres, et dont le canal commun est occupé par la moelle épinière et ses enveloppes. (Pl. I et II.) Os courts, épais, arrondis en avant, hérissés d'aspérités en arrière. On en décrit le corps et les apophyses. Le *corps* des vertèbres est ovalaire, convexe en devant, concave en arrière pour concourir à former le *trou vertébral* (Pl. III) (non visible sur les figures de cette planche). Ce trou se complète de la manière suivante : de chaque côté de l'os naît une lame osseuse qui, après s'être dirigée d'abord en dehors, se recourbe en dedans pour se réunir à celle du côté opposé ; de la réunion de ces deux lames naît un prolongement en arrière, c'est l'*apophyse épineuse ;* l'extrémité de cette apophyse est recouverte par la peau, et d'autant plus saillante sur le vivant que le sujet est plus maigre. A l'angle saillant formé par la courbure de chaque lame, naissent : 1° deux *apophyses* dites *articulaires*, dirigées l'une en haut, l'autre en bas, s'articulant avec les apophyses de même espèce des vertèbres supérieure et inférieure ; 2° une *apophyse transverse*, dont la direction est, en effet, transversale. A la racine des lames vertébrales, tout près du corps de la vertèbre, sont deux *échancrures*, l'une supérieure et l'autre inférieure ; elles correspondent avec pareilles échancrures appartenant aux vertèbres supérieure et inférieure, complétant ainsi des ouvertures, qu'on appelle *trous de conjugaison*, par lesquelles sortent les nerfs qui, nés de la moelle épinière, vont se répandre dans les organes auxquels ils sont destinés.

B. Les vertèbres diffèrent de forme suivant qu'elles appartiennent au cou, au dos ou aux lombes.

a. Les premières, appelées *cervicales*, sont au nombre de sept ; ce sont les plus petites, quoique formant le plus grand trou vertébral ; leurs apophyses épineuses sont dirigées horizontalement et bifurquées à l'extrémité ; leurs apophyses transverses sont aussi bifurquées au sommet, et leur base est percée d'un *trou* par où passe une artère. (Pl. III, fig. 1.) Les deux premières vertèbres cervicales se distinguent des cinq autres : la supérieure, nommée *atlas* (parce qu'elle supporte la tête, comme Atlas le globe, suivant la Fable), n'a ni corps ni apophyses : c'est une sorte d'anneau osseux dont l'axe antérieur, très petit, reçoit l'apophyse axoïdienne de la seconde vertèbre. — Celle-ci, appelée *axis*, a le corps surmonté, en avant, de ladite *apophyse axoïdienne*, qui est comme un pivot autour duquel se meut l'atlas, celui-ci portant la tête elle-même, en exécutant des mouvements latéraux. — La septième vertèbre cervicale se distingue par son apophyse épineuse très saillante.

b. Les vertèbres *dorsales*, au nombre de douze, augmentent progressivement de volume : leurs apophyses épineuses sont longues; dirigées obliquement de haut en bas, elles se recouvrent les unes les autres à la manière des tuiles sur un toit (fig. 2). Il existe à chaque côté du corps vertébral deux demi-facettes, une en haut et une en bas; chacune d'elles forme avec la similaire de la vertèbre supérieure ou de l'inférieure une facette entière sur laquelle se fixe la *tête de la côte* correspondante.

c. Les vertèbres *lombaires*, au nombre de cinq, sont les plus volumineuses : corps épais, apophyse épineuse, moins longue et dirigée horizontalement (fig. 3). Notons que c'est à l'apophyse transverse qu'il faut demander le caractère différentiel des vertèbres suivant la région : au cou, elle est bifurquée à son sommet et trouée à sa base; au dos, elle présente une facette articulaire sur sa face antérieure; aux lombes, ces deux caractères manquent.

La colonne vertébrale dans son ensemble.

La *colonne vertébrale* ou *rachidienne*, encore nommée *rachis* (de *rachis*, épine dorsale), est une sorte de pilier qui soutient la tête, reposant lui-même sur le bassin. Elle est formée de vingt-quatre os superposés, et creusée d'un *canal* (*rachidien* ou *vertébral*) qui loge la moelle épinière et la protège; sur ses côtés sont les *trous de conjugaison*, pour le passage des nerfs qui émanent de cette moelle épinière. — Les vertèbres s'appuient les unes sur les autres par leur corps; elles sont séparées et unies tout à la fois par l'interposition de *fibro-cartilages* et par leurs apophyses épineuses, lesquelles sont douées de mobilité, bien que le *ligament sus-épineux* les unisse entre elles, offrant de plus des points d'attaches aux muscles de la partie postérieure du tronc.

Les corps vertébraux étant inégalement épais en avant et en arrière, il en résulte que la colonne rachidienne offre des concavités et des convexités. En effet, vue par devant, elle montre une convexité à la région cervicale, puis une concavité à la région dorsale, et encore une convexité à la région lombaire. Mais de côté elle est droite, sauf chez les rachitiques, les bossus. Cependant, au niveau des trois, quatre et cinq vertèbres dorsales, on peut remarquer que le rachis offre normalement une légère inclinaison latérale, à concavité gauche chez les droitiers, à concavité droite chez les individus gauchers.

Les *apophyses* des vertèbres ont des usages fort importants : les *épineuses* et les *transverses* reçoivent les insertions des muscles qui font mouvoir la colonne, elles leur servent de levier ; les *articulaires* sont unies les unes aux autres par des ligaments, et offrent des points d'appui aux côtes. Il résulte de la merveilleuse disposition des pièces qui composent la colonne vertébrale, que cette tige présente une grande solidité, jointe à beaucoup de mobilité et de flexibilité. Il faut bien qu'il en soit ainsi pour que les clowns exécutent les poses et les mouvements excentriques que l'on sait.

B. Poitrine. — Vingt-cinq os, non compris les vertèbres dorsales, forment la poitrine. Ce sont les vingt-quatre côtes et le sternum.

a. Côtes. Os longs, durs, élastiques, courbés en forme d'arcs et comme tordus sur eux-mêmes, situés à la partie supérieure du tronc, au nombre de douze de chaque côté, correspondant aux douze vertèbres dorsales. (Pl. I.) L'extrémité postérieure, appelée *tête*, s'articule avec les deux vertèbres dont les demi-facettes signalées ci-dessus, correspondent aux deux facettes que présente cette tête costale ; leur extrémité antérieure est garnie d'un cartilage dont la longueur et la direction varient suivant la côte à laquelle il appartient. De plus, chaque côte s'articule avec l'apophyse transverse de la vertèbre correspondante.

La longueur des côtes varie selon la région : elle augmente progressivement, depuis la première jusqu'à la huitième, ce qui agrandit dans le même sens la capacité de la poitrine ; elle diminue ensuite jusqu'à la douzième, mais sans que cette cavité en soit rétrécie, en raison de la direction particulière que ces côtes et leurs cartilages affectent. Les sept ou huit premières côtes sont terminées par un cartilage court, qui va joindre le sternum directement : on les nomme *vraies côtes ;* les quatre ou cinq autres ont un cartilage qui s'unit au cartilage qui lui est supérieur, en prenant une direction ascendante : on les appelle *fausses côtes.* La direction de tous ces os n'est pas la même : la première côte est horizontale, les autres sont de plus en plus obliques d'arrière en avant et de haut en bas.

b. Sternum (de *sternon*, partie antérieure de la poitrine). Os impair, aplati, allongé, situé en avant et au milieu de la poitrine, dans une direction oblique d'arrière en avant et de haut en bas. (Pl. 1, n° 6.) Sur ses côtés viennent s'insérer les cartilages des vraies côtes. Sur chaque angle à son extrémité supérieure s'articule l'extrémité interne de la clavicule ; à son extrémité inférieure est un prolongement cartilagineux ou osseux, connu sous le nom d'*appendice xiphoïde* (vulgairement *fourchette*).

La poitrine dans son ensemble.

La *poitrine*, ou *thorax, cavité thoracique* est une cavité destinée à contenir les organes de la respiration et l'organe central de la circulation. C'est une espèce de cage osseuse, conoïde, formée par les côtes sur les côtés, par le sternum en avant, et par les corps des vertèbres dorsales en arrière. Arrondie et un peu aplatie d'avant en arrière, sa forme est celle d'un cône tronqué dont le sommet regarde en haut et la base en bas. Sur le vivant, surtout chez la femme emprisonnée dans le corset, cette disposition paraît être inverse, mais cela tient à ce que l'espace compris entre le sommet du cône et les épaules est rempli par les masses charnues qui unissent les bras au tronc. La base de la cage pectorale, échancrée obliquement de haut en bas et d'avant en arrière, est circonscrite par les cartilages des fausses côtes et les deux dernières côtes, qui manquent de cartilage, depuis l'appendice xiphoïde jusqu'à la douzième vertèbre dorsale. La poitrine jouit de la faculté de se dilater et de se resserrer, sous l'action des muscles qui agissent sur les côtes.

C. Bassin. — Quatre os entrent dans la composition du bassin : le sacrum, le coccyx et les deux iliaques.

a. L'*os sacrum* (sacré, parce qu'il concourt à protéger les organes de la génération) est impair, occupant la partie postérieure et médiane du bassin. Sa forme est celle d'une pyramide triangulaire dont la base regarde en haut, supportant la colonne vertébrale, et le sommet en bas. Cet os est courbé de manière à offrir une concavité en avant (Pl. I, n° 14), une convexité en arrière. (Pl. II, n° 11.) Sa face antérieure concave est lisse, et présente deux rangs perpendiculaires de quatre trous, appelés *trous sacrés*, par lesquels passent les nerfs de même nom ; sa face postérieure, convexe, est rugueuse, comme hérissée d'apophyses épineuses qui semblent faire suite à celles de la colonne vertébrale; elle offre aussi huit *trous sacrés postérieurs*, sur deux rangées. Creusé de haut en bas par le *canal sacré*, qui fait suite au canal vertébral, le sacrum semble être une dépendance de la colonne rachidienne.

b. Les *os iliaques* (de *ilia*, flancs), ou *coxaux* (de *coxa*, hanche), ou *os des îles*, sont les plus volumineux du squelette. Ils forment les parties latérales (hanches) et antérieures (pubis) du bassin, par suite d'une espèce de torsion sur eux-mêmes. Ils offrent à considérer deux surfaces et une circonférence. — La surface externe présente deux parties : l'une supérieure, qui regarde en dehors et en arrière, est appelée *fosse iliaque externe* (Pl. II, *f i e*); l'autre inférieure, regarde en avant et présente une large ouverture, appelée *trou ovalaire* (Pl. I, *t o*); entre elles est creusée la *cavité cotyloïde* (de *cotulé*, creux), qui reçoit la tête du fémur. — La face interne de l'iliaque offre une disposition analogue mais inverse : la partie supérieure regarde en avant; l'inférieure, un peu en arrière, et présente le trou ovalaire sus-indiqué; entre ces deux parties ou faces se dessine une ligne horizontale saillante qui circonscrit le *détroit supérieur* du bassin.

c. Quant à la circonférence de l'os, en la parcourant d'arrière en avant, à partir de l'articulation sacro-coxale, on trouve successivement : la *crête iliaque*, l'*épine antérieure et supérieure*, au-dessous de celle-ci l'*épine inférieure*, plus bas la *branche horizontale du pubis*, en avant le bord supérieur de la *symphyse du pubis* (*sumphuô*, je réunis) qui unit les deux os iliaques en avant; on arrive ensuite à la *branche descendante* du pubis, qui va joindre la grosse tubérosité, sur laquelle le tronc appuie lorsqu'on est assis, on la nomme *ischion*; derrière celle-ci est l'*échancrure sciatique*, et enfin le bord qui s'articule avec le sacrum, c'est-à-dire la *symphyse sacro-iliaque*.

d. *Coccyx* (de *coccux*, coucou, à cause de sa ressemblance avec le bec de cet oiseau). Appendice osseux qui termine en bas le sacrum, dont il a la forme et sur lequel il est mobile.

Le bassin dans son ensemble.

A. Le *bassin* (*pelvis, cavité pelvienne*) est une manière de ceinture osseuse, irrégulière, formée par les deux os iliaques et le sacrum, et placée entre le tronc qu'elle supporte et les membres inférieurs, sur lesquels elle s'appuie. C'est une sorte de canal conique brisé, dont la base, à large ouverture, regarde en haut, le sommet en bas et un peu en avant. Sa courbure permet de le diviser en deux cavités distinctes : La supérieure, appelée *grand bassin*, est comprise entre les fosses iliaques internes sur les côtés, le sacrum en arrière et les parois du ventre en avant, limitée en bas par cette ligne saillante que nous avons signalée comme séparant les deux faces internes de l'os iliaque, et par les branches horizontales du pubis. La seconde cavité (l'inférieure), nommée *petit bassin*, est circonscrite : par la concavité du sacrum en arrière: sur les côtés par les *trous ovalaires*, qu'une membrane et des muscles bouchent; par les *ischions* et les *ligaments* qui, en allant du sacrum à l'ischion, convertissent la grande échancrure sciatique en trou.

a. On appelle *détroit supérieur* la circonférence du grand bassin, intermédiaire aux deux cavités; *détroit inférieur*, les limites inférieures du petit bassin, limites que circonscrivent la symphyse du pubis en haut, les branches descendantes du pubis et les ischions sur les côtés, les ligaments sacro-sciatiques et le coccyx en arrière.

b. L'étude des *détroits du bassin* est très importante au point de vue des accouchements; car, lorsqu'ils n'ont pas des diamètres normaux et suffisants, comme chez certaines rachitiques, ils mettent obstacle au travail de l'enfantement. Nous y reviendrons en physiologie.

§ III. — DES OS DES MEMBRES SUPÉRIEURS.

Le membre supérieur se compose de l'*épaule*, du *bras*, de l'*avant-bras* et de la *main*.

A. Épaule. — Elle ne présente que deux os, l'omoplate et la clavicule.

a. L'*omoplate* ou *scapulum* (de ômos, épaule, et *platé*, surface plate) est un os large, aplati, triangulaire, situé à la partie supérieure et postérieure du thorax (Pl. I et II), où le fixent des muscles qui prennent leur point d'attache à la tête, à l'épine dorsale et aux côtes. Il offre deux faces, trois angles et trois bords. — La face interne répond aux côtes, elle est plane et unie; la face externe est divisée en deux faces par une saillie transversale appelée *crête* ou *épine de l'omoplate;* la partie située au-dessus de la crête est la *fosse sus-épineuse;* celle au-dessous, bien plus étendue que la précédente, est la *fosse sous-épineuse.* L'épine de l'omoplate se prolonge en avant et forme l'*apophyse acromion* (ainsi appelée de *acros*, sommet, et *ômos*, épaule). — Des trois angles de l'omoplate, l'antérieur, comme tronqué, offre une surface concave appelée *cavité glénoïde* (de *gléné*, petite cavité articulaire), avec laquelle la tête de l'humérus est en rapport. Les deux autres angles n'ont rien de remarquable. — Des trois bords, le supérieur se prolonge en avant pour former l'*apophyse coracoïde*, que l'on voit au-dessus de la cavité glénoïde.

b. La *clavicule* (de *clavis*, clef, parce qu'on l'a comparée à la clef d'une voûte) forme comme un arc-boutant à l'épaule. (Pl. I.) Légèrement recourbée en S, et placée transversalement et horizontalement à la partie supérieure du thorax, elle s'articule avec le sternum par son extrémité interne, et avec l'apophyse acromion par l'autre extrémité, en s'appuyant sur l'apophyse coracoïde et croisant ainsi la direction de la première côte.

B. Bras. — Il n'a qu'un os.

L'*humérus*, os très long et fort, occupe l'espace compris entre l'épaule et le coude. (Pl. I, n° 10.) Il présente le corps et deux extrémités. Le *corps* de l'humérus est cylindrique et porte des traces d'empreintes musculaires; l'extrémité supérieure est arrondie, et porte le nom de *tête de l'humérus* : celle-ci est supportée par une partie rétrécie très courte, appelée *col*. Sur le côté antérieur et interne de l'os sont deux *tubérosités*, qui servent à des insertions musculaires. L'extrémité inférieure de l'humérus, aplatie d'avant en arrière et élargie dans le sens transversal, présente les objets suivants : d'abord, en allant de dehors en dedans, le *condyle*, qui s'articule avec le radius; une *crête* qui se loge dans le radius et le cubitus; la *trochlée* ou poulie, reçue dans la cavité sygmoïde du cubitus. En avant, est une cavité destinée à recevoir l'apophyse coronoïde du cubitus quand l'avant-bras se fléchit; en arrière en est une autre, plus grande, où se loge l'apophyse olécrâne du même cubitus, lorsqu'il s'étend.

C. Avant-bras. — Deux os placés l'un à côté de l'autre forment l'avant-bras : ce sont le radius et le cubitus.

a. Le *radius* occupe le côté externe de l'avant-bras. (Pl. I, n° 12.) Il est plus mince en haut qu'en bas. Son extrémité supérieure offre une éminence arrondie, appelée *tête*, soutenue par une partie rétrécie (*col*) au bas de laquelle on voit l'*éminence bicipitale*, qui donne attache au tendon du muscle biceps. L'extrémité inférieure s'articule avec les deux premiers os du carpe; on voit sur son côté externe le prolongement nommé *apophyse styloïde*, et sur son côté interne une facette qui est en contact avec le cubitus.

b. Le *cubitus*, placé au côté interne de l'avant-bras (Pl. I, n° 11), est plus volumineux en haut qu'en bas. L'extrémité supérieure est creusée par la *cavité sygmoïde*, où pénètre la trochlée de l'humérus; en arrière est l'*apophyse olécrâne* (Pl. II, *a o*), en avant l'*apophyse coronoïde;* la première se loge dans la cavité postérieure de l'extrémité de l'humérus, la seconde dans la cavité antérieure lors de l'extension et de la flexion de l'avant-bras. L'extrémité inférieure, appelée *tête*, correspond à un fibro-cartilage qui la sépare du carpe, présentant en dedans un petit prolongement appelé *apophyse styloïde*, et sur son côté externe une surface qui s'articule avec le radius.

D. Main. — Elle est formée de plusieurs séries d'os, le carpe, le métacarpe et les phalanges.

a. Le *carpe* (de *carpos*, poignet) se compose de huit os courts, petits, de forme irrégulière, disposés sur deux rangées transversales, entre l'avant-bras et le métacarpe. (Pl. I, C.) Ces petits os ont chacun un nom propre dérivé de leur forme, mais on les distingue plutôt par leur numéro d'ordre.

b. Le *métacarpe* (de *méta*, après; *carpos*, poignet), comprend cinq os, allongés, placés à côté les uns des autres dans une direction verticale et parallèle. (Pl. I, D.) Ils ont, comme tous les os longs, un corps et deux extrémités. L'extrémité supérieure concave s'articule avec le carpe; l'inférieure offre une tête hémisphérique en rapport avec l'extrémité supérieure des phalanges.

c. Les *phalanges* sont de petits os longs, ajoutés les uns au bout des autres pour former les doigts. (Pl. I, E.) Le pouce a deux phalanges; les autres doigts en ont trois, la *phalange*, la *phalangine*, la *phalangette;* leur extrémité supérieure présente une concavité, l'inférieure une convexité.

Le membre supérieur dans son ensemble.

Le membre supérieur (ou *thoracique*, parce qu'il s'unit au thorax), est merveilleusement disposé pour les fonctions auxquelles il est destiné, et dont nous étudierons le mécanisme plus tard. En récapitulant ce que présente de plus remarquable le bras osseux de l'homme, nous trouvons, en commençant par le haut :

— l'*épaule*, formée par l'omoplate, l'extrémité externe de la clavicule et la tête de l'humérus : des mouvements s'y exécutent dans tous les sens, par la raison que la tête humérale est appliquée lâchement contre une surface demi-concave dans laquelle elle n'est pas emboîtée. — Le *bras* n'est formé que par l'humérus, mais cet os suffit, tant par sa force que par l'étendue et la variété de ses mouvements. — Il y a, au contraire, deux os à l'*avant-bras* : ils y étaient nécessaires pour remplir les conditions de solidité et de mobilité de cette partie; car l'avant-bras devait être solidement fixé au bras, et la main ne devait pas être moins fortement attachée à l'avant-bras. L'articulation du coude se trouvant entre le cubitus et l'humérus, si le *carpe* (c'est-à-dire la main) eût été articulée avec le cubitus, ses mouvements auraient été bornés à la flexion et à l'extension; au contraire, s'articulant avec le radius, et celui-ci pouvant rouler autour du cubitus, il en résulte que le poignet peut exécuter des mouvements de rotation (*pronation* et *supination*), sans que l'articulation du coude se meuve. On peut admirer aussi et ces deux rangées d'os du carpe, si propres à amoindrir les chocs, et la disposition des os du *métacarpe*, et surtout celle des *phalanges* qui rendent, grâce au grand nombre de muscles qui les font mouvoir, la main de l'homme si parfaite au point de vue des formes et des usages qu'elle remplit.

Le membre inférieur ou *pelvien* se compose de la **cuisse**, de la *jambe* et du *pied*.

A. Cuisse. — Comme le bras, elle n'est formée que d'un seul os, le fémur.

Le *fémur*, le plus fort et le plus long de tous les os du squelette (Pl. I, n° 15), s'étend depuis le bassin jusqu'au genou. Il est un peu convexe en devant, et oblique en dedans, de façon à se rapprocher, en bas, de celui du côté opposé. Il offre à étudier deux extrémités et le corps. L'extrémité supérieure du fémur présente une grosse éminence sphérique (*tête*), supportée par une partie rétrécie (*col*). La tête et le col du fémur forment avec le corps de l'os, un angle obtus. Au sommet de cet angle, en dehors, est une grosse apophyse, connue sous le nom de *grand trochanter* (de *trocazeïn*, tourner), elle donne attache aux muscles rotateurs de la cuisse. Un peu plus bas et en dedans, est une autre éminence plus petite, nommée *petit trochanter*, elle fournit aussi des insertions aux muscles. — L'extrémité inférieure du fémur est formée par deux grosses tubérosités, l'une interne, l'autre externe, appelées *condyles* (de *condulos*, nœud); elles s'articulent avec le tibia. — Le corps du fémur, un peu arqué, comme il a été dit déjà, présente en arrière une ligne saillante, qui se bifurque en haut pour joindre le grand et le petit trochanters; en bas, pour gagner les deux condyles : c'est la *ligne âpre* (Pl. II), rugueuse, offrant des points d'attache aux muscles.

B. Jambe. — La jambe possède deux os, comme l'avant-bras, le tibia et le péroné ; plus un os qui n'appartient en propre ni à la cuisse ni à la jambe, la rotule.

a. Le *tibia* est l'os principal de la jambe. Étant le plus gros, il supporte tout le poids du corps. (Pl. I, n° 17.) Son extrémité supérieure, la plus volumineuse, présente deux larges facettes articulaires en rapport avec les condyles du fémur, et séparées par une saillie nommée *épine du tibia ;* sur le côté externe de cette extrémité est une saillie qui s'articule avec le péroné. L'extrémité inférieure offre une surface concave qui s'articule avec l'astragale, laquelle fait partie du tarse ; en dedans est un prolongement saillant qui forme la *malléole interne* (vulgair. *cheville du pied*). Le corps du tibia présente trois bords, dont l'intérieur, le plus prononcé, porte le nom de *crête du tibia.*

b. Le *péroné* (de *péroné*, agrafe, à cause de sa forme), est grêle, placé à la partie externe de la jambe, parallèlement au tibia dont il est séparé, dans toute sa partie moyenne, par l'*espace interosseux* que remplit le *ligament interosseux.* Il s'articule avec le tibia par son extrémité supérieure ou *tête du péroné*, et par l'inférieure (Pl. I, n° 18), saillante et formant en se prolongeant, la *malléole externe.*

c. La *rotule* est un os qui, comme il a été dit déjà, n'appartient en propre ni à la cuisse, ni à la jambe, mais à tous les deux. (Pl. I, n° 16.) Court, aplati, assez épais cependant, triangulaire, à bords arrondis, il est situé à la partie antérieure du genou, et maintenu là par un gros muscle de la cuisse, et par un ligament qui va de son extrémité inférieure au tibia.

C. Pied. — Le pied se compose du tarse, du métatarse et des phalanges.

a. Le *tarse* (de *tarsos*, composé de plusieurs pièces rangées avec ordre), situé à la partie postérieure du pied (Pl. I, I), est formé de sept os, enclavés les uns dans les autres : le *calcanéum* (de *calx*, talon), parce qu'il forme cette partie ; l'*astragale* (de *astragalos*, en forme de dé), situé au-dessus du calcanéum, entre les deux malléoles ; le *scaphoïde* (de *scaphé*, nacelle), situé à la partie interne du tarse, en rapport avec l'astragale en arrière, avec les cunéiformes en avant ; les *cunéiformes*, au nombre de trois, situés comme des coins sur un plan uniforme à côté les uns des autres, entre le scaphoïde et les trois premiers métatarsiens.

b. Le *métatarse* se compose d'os analogues à ceux du métacarpe. (Pl. I, K.)

c. Les *phalanges des orteils* sont aussi analogues aux phalanges des doigts. (Pl. I, L.)

Le membre inférieur dans son ensemble.

Le membre inférieur (ou *pelvien*, parce qu'il s'unit au pelvis), présente des analogies et des différences avec le membre thoracique : 1° le *fémur* peut exécuter des mouvements dans tous les sens sur le bassin, mais ces mouvements sont plus bornés que ceux de l'humérus, à cause de la profondeur de la cavité cotyloïde et des masses musculaires qui enveloppent l'articulation coxofémorale et en gênent le jeu. La *téte* du fémur est supportée par son *col*, plus allongé, qui se fracture aussi plus souvent que le col très court de l'humérus; au-dessous de la tète articulaire de chacun de ces os, humérus et fémur, il y a des éminences sur lesquelles se fixent les muscles rotateurs du membre, mais ces éminences sont très prononcées au fémur.

2° La *jambe* est, comme l'avant-bras, composée de deux os; mais au genou et au pied les mouvements n'étant nécessaires que dans deux sens (flexion et extension), le *tibia* a dû avoir un volume assez considérable pour supporter seul tout le poids du corps; car le *péroné* n'est accolé à lui que pour fournir des points d'attache aux muscles et ajouter à la grâce des formes. A l'avant-bras, ainsi que nous l'avons vu, les choses sont très différentes.

3° Nous ne dirons rien du *pied*, dont toutes les parties résistantes sont admirablement disposées pour les divers usages qu'elles ont à remplir.

A ces descriptions des os, il nous reste à ajouter celle de leurs divers modes d'union.

§ IV. — ARTICULATIONS.

En anatomie, *articulation* est le mode de connexion de deux ou plusieurs os, qu'ils soient ou non mobiles l'un sur l'autre. Les os s'unissent suivant certains modes et au moyen de certaines parties que nous allons décrire brièvement.

A. Les parties qui entrent dans la composition des articulations sont : les cartilages, les fibro-cartilages, les ligaments, les capsules articulaires et synoviales et la synovie. Excepté les **membranes** synoviales, qui sont séreuses, toutes ces parties appartiennent au système fibreux. (*P. 25, C.*)

a. Les *cartilages* sont des parties dures, moins consistantes que les os pourtant, très élastiques, blanches ou jaunâtres, qui recouvrent les surfaces articulaires, auxquelles elles adhèrent. Ce sont ces plaques fibreuses qui, dans nos mets, croquent sous la dent. Les cartilages dégénèrent insensiblement en tissus osseux. Aux articulations mobiles leur surface libre est polie, lisse, humectée de synovie, laquelle toutefois manque totalement dans les articulations rendues immobiles par quelque cause que ce soit. Les cartilages sont pour la plupart dépourvus de vaisseaux, ils se nourrissent par simple imbibition. Quand on les fait bouillir avec de l'eau, ils se dissolvent presque en entier et se convertissent en une substance appelée *chondrine*.

b. Les *fibro-cartilages* sont dus à un tissu fibreux, dans les mailles duquel est déposée la substance cartilagineuse. Ce sont des parties denses, résistantes, élastiques, d'une teinte jaunâtre, dont le type se trouve entre le corps des vertèbres, qu'elles unissent les uns aux autres.

c. Les *ligaments* sont des faisceaux fibreux d'un tissu blanc argenté, serré et très résistant, diversement disposés autour des articulations, dont ils sont les véritables moyens d'union (*lig. articulaires*). Les ligaments sont ces parties qui crient sous le couteau lorsqu'on détache l'aile du tronc du poulet. — Il y a des ligaments qui bouchent des trous, remplissent des espaces interosseux, maintiennent certains organes à leur place respective, comme vessie, matrice, foie, etc.

d. Les *capsules articulaires* sont des espèces de toiles fibreuses, de sacs ouverts à chaque extrémité pour embrasser les extrémités articulaires des os, et les maintenir en rapport. Il n'y a que quatre articulations ainsi maintenues au moyen d'un *ligament capsulaire :* les épaules (*artic. scapulo-humérale*), et les hanches (*artic. coxofémorale*).

e. Les *capsules synoviales* sont de petites membranes séreuses déployées sur les surfaces articulaires mobiles, pour en faciliter les glissements au moyen de l'humeur qu'elles exhalent (*synovie*). Comme les autres séreuses en général, elles constituent des espèces de sacs sans ouverture (Pl. XXVII, *i*) à parois très minces, molles, transparentes, en rapport avec les surfaces articulaires par leur face externe, leur face interne étant contiguë à elle-même.

B. Suivant la manière dont les os sont unis, les articulations sont dites mobiles, immobiles et mixtes.

a. Les *articulations mobiles* (*diarthroses*) se distinguent en continues et en contiguës. — Les *artic. continues* sont celles dont les surfaces osseuses sont maintenues dans une espèce de continuité par l'interposition d'un fibro-cartilage et dont les mouvements sont très bornés : Témoin la colonne vertébrale composée d'une suite d'articulations continues, et dont les vertèbres sont unies les unes aux autres par un fibro-cartilage qui leur adhère fortement et ne permet qu'une mobilité peu étendue. — Les *artic. contiguës* sont celles dans lesquelles les extrémités articulaires sont simplement rapprochées, mises en contact et libres. Elles sont douées de mouvements variés, qui toutefois diffèrent beaucoup suivant le mode articulaire. S'exécutant dans tous les sens à l'épaule et à la hanche, parce qu'il y a là une tête osseuse lâchement fixée dans une cavité, ces mouvements sont réduits à la flexion et à l'extension au genou et au coude.

b. Les *articulations immobiles* (*synarthroses*) se font tantôt par *juxtaposition*, les deux os maxillaires ; tantôt par *engrenure,* os du crâne ; tantôt par *implantation*, les dents.

c. Les *articulations mixtes* (*amphiarthroses*) ne sont autre chose que les diarthroses de continuité (*vertèbres*).

Le squelette considéré dans son ensemble.

Nous venons d'étudier séparément les os du squelette de l'homme. Il offre des différences notables suivant les races ; ce fait est le premier sur lequel s'est donné carrière la *Société d'anthropologie*. Nos observations se bornent à noter ce point de la *Philosophie anatomique* de Geoffroy Saint-Hilaire, savoir : que le squelette est la base de l'organisation de tout animal vertébré. Malgré les différences qui les distinguent, les séparent, il y a unité d'organisation dans toutes les espèces. Leur type est uniforme. Toutes les fois que deux organes sont dans la même position, dans les mêmes relations, les mêmes dépendances, aussi bien dans les poissons que chez l'homme, ces organes sont semblables.

Dans les diverses espèces, les os subissent des modifications remarquables : ils descendent progressivement de leur plus haut degré de perfection à une dégénération qui va jusqu'à l'état rudimentaire et jusqu'à l'absence de tout vestige de matière osseuse.

Le squelette des oiseaux est l'intermédiaire qui lie celui des mammifères à celui des poissons. Ce dernier diffère beaucoup du squelette des animaux vertébrés : tous les organes de la circulation et de la respiration ont été entassés dans le cerveau des poissons ; on ne peut trouver aucune identité entre leurs os et ceux des mammifères, si l'on n'a égard qu'aux formes ; cependant cette identité remarquable existe. L'opercule est l'analogue du conduit auditif ; l'auteur de la *Philosophie anatomique* a expliqué les différences qui existent entre le sternum et l'hyoïde des poissons et les mêmes os chez les oiseaux et les mammifères ; il a trouvé chez ces derniers les analogies des os pharyngiens et des arcs branchiaux, etc.

Les insectes ont aussi des anneaux vertébraux et possèdent un squelette, mais celui-ci est extérieur et l'animal habite dedans sa colonne vertébrale.

CHAP. II. — DES MUSCLES. — MYOLOGIE.

La *Myologie* (de *muôn*, muscle, dérivé de *muein*, mouvoir) est la partie de l'anatomie qui traite des muscles. On appelle *muscles* les organes charnus, rouges, contractiles, qui, par leurs masses, dessinent les formes extérieures, et par leur contractilité impriment des mouvements aux parties auxquelles ils s'insèrent. Leur ensemble constitue le *système musculaire* (Pl. IV et V). — Cette définition s'applique spécialement aux *muscles extérieurs*, qui sont ceux *de la vie de Relation*.

Mais le système musculaire comprend un autre ordre de muscles, ceux *intérieurs* ou *de la vie de Nutrition*.

Quoique ce ne soit pas le moment de parler de ces derniers, nous ne pouvons les séparer dans l'étude générale préliminaire qui suit.

Muscles extérieurs ou de la vie de relation.

A. Ils se dessinent en général sur les parties osseuses et se montrent toujours plus ou moins apparents, volumineux. Fixés aux os par leurs extrémités, comme le serait un fil attaché aux deux branches d'un compas ouvert, ils constituent les organes essentiels du mouvement, en vertu de la propriété qu'ils ont de se rétracter et de se relâcher. Plusieurs parties distinctes entrent dans leur composition : faisceaux musculaires, tissu cellulaire, tendons, aponévroses, gaînes fibreuses, vaisseaux, nerfs.

B. Tout muscle est constitué par des *faisceaux musculaires.* Chaque faisceau est formé de plusieurs autres moins volumineux, dus eux-mêmes à la réunion d'un plus ou moins grand nombre de faisceaux plus petits, jusqu'aux *primitifs,* qui sont d'un diamètre miscroscopique, renfermant dans une enveloppe commune (*sarcolemme*) des éléments encore plus déliés, auxquels on réserve le nom de *fibrilles.* Les faisceaux primitifs sont *striés* transversalement, infléchis, et ce sont ces inflexions qui donnent à la chair musculaire son aspect *ridé.* La propriété dominante, spécifique des faisceaux musculaires est la *contractilité.* Dans la contraction musculaire les fibres se fléchissent en zigzag, présentent des ondulations anguleuses, de là leur raccourcissement. Les muscles prennent naissance et terminaison, en général, au moyen d'aponévroses et de tendons qui servent à les fixer aux os.

C. Les *tendons* (de *tendere,* tendre) sont des corps fibreux plus ou moins gros et aplatis, ou plus ou moins longs et cylindriques, selon la position et les usages des muscles, d'un blanc bleuâtre et luisant, qui terminent les faisceaux charnus et vont se fixer le plus ordinairement aux os, auxquels ils transmettent le mouvement imprimé par la contraction des fibres musculaires. Ces espèces de cordes sont nécessaires pour communiquer le mouvement aux parties éloignées, comme sont, par exemple, les extrémités des doigts, des orteils, où les fibres musculaires ne pourraient se rendre sans être exposées à se rompre au moindre effort, à moins d'être en gros faisceaux, ce qui nuirait singulièrement à l'élégance des formes. Aussi les tendons ont-ils une longueur, une grosseur, une direction variables suivant leurs usages particuliers. En certains endroits, comme au bas de l'avant-bras et de la jambe (Pl. IV), ils se dessinent souvent en saillies remarquables ; le vulgaire les appelle *nerfs,* disant d'un homme musculeux qu'il est nerveux, ce qui est contraire à la vérité et au langage de la science. Certains tendons longs et grêles sont logés dans des dépressions que leur fournissent les os, et y sont enveloppés d'une petite membrane séreuse, appelée *capsule* ou *bourse synoviale tendineuse,* laquelle facilite leur glissement.

D. Le *tissu cellulaire* ou *aréolaire* est dû à un assemblage de lamelles blanchâtres, courtes, molles, entre-croisées et rapprochées en divers sens, laissant entre elles des vides ou aréoles dans lesquelles se fait une exhalation séreuse ou graisseuse. Nous l'avons déjà dit, considéré en masse, le système cellulaire offre la configuration du corps (p. 23, *A*). Il est pénétré par toutes les parties. Il se montre plus ou moins lâche ou serré selon les régions où on l'observe, et il établit des rapports de continuité avec toutes les parties au moyen de vaisseaux et de nerfs.

Chaque organe a son tissu cellulaire spécial, qui peut être considéré comme un tissu générateur. « Il est un élément important du système musculaire ; il unit les fibres charnues entre elles, il est peu visible entre les plus déliées, mais il le devient davantage à mesure qu'elles se réunissent en faisceaux plus considérables, et il forme à chacun de ceux-ci une gaîne qui le renferme. Après avoir rassemblé plusieurs de ces vaisseaux pour en faire un muscle entier, le tissu cellulaire constitue une couche très marquée autour de lui, et cette couche est le plus ordinairement comme membraneuse, peu serrée et remplie de graisse, en plus ou moins grande quantité, suivant les sujets. »

E. Les *aponévroses* (dérivé de *neuron*, nerf, parce que les anciens, qui appelaient *neuron* toutes les parties blanches, les regardaient comme des expansions nerveuses) sont des membranes fibreuses, sortes de toiles composées de fibres blanches luisantes, résistantes, entre-croisées d'une manière plus ou moins serrée (Pl. IV). Elles ont pour usage d'envelopper les muscles et de soutenir leurs faisceaux dans leurs contractions ; pénétrant dans leur intérieur, elles multiplient leurs points d'insertion en diminuant la longueur de leurs fibres ; enfin et le plus souvent elles facilitent leurs attaches aux os, toujours en vue d'augmenter leur force et leur puissance.

Ce que le vulgaire appelle *peaux*, *tirants*, dans quelques mets de nos tables, dans la blanquette de veau par exemple, n'est autre chose que des aponévroses. La qualité ou plutôt la tendreté de la viande est en rapport avec la moindre quantité de parties aponévrotiques et tendineuses qu'elle contient. Le filet de bœuf, fourni par le muscle psoas, n'est si recherché que parce qu'étant à peu près dépourvu de ces fibres dures, il est très tendre.

F. Les *gaines fibreuses* sont des espèces de brides inextensibles qui, placées au-dessus et en travers des tendons, les maintiennent en place et empêchent qu'ils dévient pendant qu'a lieu la contraction des muscles. Les unes sont spéciales à certains tendons, comme aux doigts ; d'autres en compriment plusieurs, comme cela se voit au poignet, au cou-de-pied ; on leur donne le nom de *ligaments annulaires* (Pl. IV, nᵒˢ 36, 59).

G. Les vaisseaux *sanguins* sont très nombreux dans les muscles ; ils s'y divisent en capillaires d'une finesse telle que chaque fibre primitive est en rapport avec deux capillaires sanguins au moins. Plus les fibres sont fines, plus le muscle reçoit de sang. Les tendons et les aponévroses sont au contraire très pauvres en vaisseaux. — Les vaisseaux *lymphatiques* ne sont pas bien démontrés dans le muscle proprement dit.

H. Les *nerfs* se distribuent et se divisent en nombreux rameaux dans les muscles ; ils s'y disposent en plans terminaux.

Muscles intérieurs ou de la vie de nutrition.

A. Les muscles intérieurs se présentent généralement sous forme de membranes très minces, souvent même invisibles à l'œil nu (tuniques musculeuses de l'intestin, de la vessie, de la trachée-artère, des bronches, etc.), quelquefois au contraire sous forme de poche contractile (cœur, utérus). Ces muscles ou plutôt tissus musculeux sont d'une texture élémentaire un peu différente de celle des muscles extérieurs : leurs *fibres primitives* ont des dimensions beaucoup plus faibles, et surtout, principal caractère, elles sont *lisses* au lieu d'être *striées*. Un seul muscle fait exception, c'est le cœur, qui est constitué par des faisceaux striés. En outre, elles sont moins longues et moins rouges. Comme elles sont bien loin de mesurer toute la circonférence des parties sur lesquelles elles se déploient, elles ont besoin, pour exercer leur action contractile sur ces parties, de se fixer par leurs extrémités à la membrane fibreuse (cellule condensée), qui forme la charpente de ces organes mous et sans résistance.

Les muscles intérieurs sont animés par le grand sympathique.

Revenons à la myologie de Relation.

Nous avons à étudier.

1° Les *muscles de la tête ;*

2° Les *muscles du tronc ;*

3° Les *muscles des membres.*

Dans chacune de ces trois grandes régions, nous distinguerons des régions secondaires. Nous procéderons aussi de la superficie au centre. Quant aux noms par lesquels on désigne chaque muscle, on remarquera que presque tous sont dérivés de quelque qualité physique de ce muscle, comme forme, grosseur, direction, étendue, ou de ses usages spéciaux.

§ Ier. — MUSCLES DE LA TÉTE.

Ces muscles appartiennent les uns au crâne, les autres à la face.

A. Muscles du crâne. — On en compte cinq, tous très minces et peu apparents, parce qu'il y a peu de mouvements à faire exécuter au cuir chevelu, dont ils sont en quelque sorte une doublure.

a. Le *muscle frontal* est une espèce de membrane musculeuse à fibres perpendiculaires, couchée et mobile sur le front, adhérente au cuir chevelu (Pl. IV, n° 1). Il se perd en haut sur l'aponévrose épicranienne, décrite ci-après.

b. Le *muscle occipital*, analogue au précédent par sa forme et ses usages, est étendu sur l'os dont il porte le nom (Pl. V, n° 2).

Entre ces deux muscles, à fibres fines peu apparentes, est *l'aponévrose épicranienne* (Pl. IV, n° 5), espèce de coiffe fibreuse, mobile sur la tête, mais adhérente à la peau du crâne, qu'elle entraîne dans le sens des mouvements que lui impriment les muscles frontal et occipital, entre lesquels elle s'étend comme un trait d'union.

c. Les *auriculaires* sont trois petits muscles ou faisceaux musculaires qui, de la partie supérieure de l'oreille, vont se perdre, deux sur l'aponévrose épicranienne, le postérieur sur l'apophyse mastoïde (Pl. IV, n° 6). — Leur action sur le pavillon de l'oreille est à peu près nulle chez l'homme ; elle est puissante chez le cheval, le lièvre, etc., lesquels, en effet, ont la faculté de diriger cet organe au-devant des sons qui leur arrivent.

B. Muscles de la face. Au nombre de dix-neuf, ces muscles appartiennent aux paupières, nez, lèvres et joues. De formes très diverses, mais en général, courts et aplatis, ils se perdent pour la plupart dans les téguments, auxquels ils impriment les rides, les plis et mouvements divers qui caractérisent la physionomie.

a. Sourcilier. Petit faisceau court et étroit, couché sur l'arcade sourcilière. — Il attire le sourcil vers le nez, et agit surtout dans la colère.

b. Palpébral ou *orbiculaire des paupières.* Muscle très mince, couché dans l'épaisseur de la paupière, dont il forme le tissu fondamental (Pl. IV, n° 2). Nées de la partie interne du contour de l'orbite, ses fibres décrivent des courbes en forme d'ovale ; elles se séparent en deux moitiés, une pour chaque paupière (supérieure, inférieure), qu'elles ont pour but de fermer et d'ouvrir.

c. Pyramidal. Très petit faisceau, dépendance du frontal, longe la partie antérieure et supérieure du nez.

d. Dilatateur du nez. Petit muscle couché en travers sur le cartilage et l'aile du nez, sert à dilater celle-ci.

e. Élévateur commun de l'aile du nez et de la lèvre supérieure. Muscle mince, placé sur la partie latérale du nez (Pl. IV, n° 8). De l'os maxillaire supérieur il se rend aux tissus de l'aile du nez et de la lèvre supérieure, dans lesquels il se perd. — En dilatant le nez, sert à la respiration ; en agissant en même temps sur l'aile nasale et la lèvre supérieure, donnne à la physionomie le caractère qui exprime le dédain.

f. Abaisseur de l'aile du nez. Situé dans l'épaisseur de la lèvre supérieure, au-dessous de l'aile du nez ; naît de l'os maxillaire supérieur, au voisinage des alvéoles supérieures, et se dirige dehors pour s'insérer sur le cartilage de l'aile nasale, en confondant ses fibres avec celles du dilatateur. Il est plus large à ses extrémités qu'à son milieu.

g. Labial ou *orbiculaire des lèvres.* Muscle aplati, couché dans l'épaisseur des lèvres (Pl. IV, n° 3), composé de deux portions, séparées par l'ouverture de la bouche et formées de fibres concentriques, demi-elliptiques, dont la courbure présente sa concavité en sens opposé pour chaque portion. — Il est constricteur des lèvres ; analogue au palpébral, il ouvre et ferme la bouche. Il agit dans la succion, dans le jeu des instruments à vent ; c'est lui qui, par sa contraction exagérée, donne à la bouche une expression de mauvaise humeur.

h. Buccinateur. Né du bord alvéolaire supérieur et postérieur, profondément situé dans la joue, ce muscle, allongé, va se perdre dans les fibres du labial, près de la commissure des lèvres. — En attirant celle-ci de son côté, il agrandit transversalement l'ouverture buccale. Lorsque la bouche est remplie d'aliments, en se contractant il les presse et les pousse entre les dents. Il agit de même pour chasser l'air dans une embouchure d'instrument à vent : de là son nom, dérivé de *buccina*, trompette.

i. Élévateur propre de la lèvre supérieure. Inséré à l'os maxillaire supérieur, près de la base de l'orbite, ce muscle, mince et à peu près quadrilatère, se dirige en dedans, uni à l'élévateur commun, et se confond avec le labial. — Il relève la lèvre supérieure et la porte un peu en dehors.

j. Canin. Faisceau triangulaire profond qui, partant de la fosse canine, se perd dans la commissure des lèvres, — qu'il élève en la portant en dedans.

k. Zygomatiques. Deux petits muscles, le *grand* et le *petit*, allongés, fixés d'une part à l'os de la pommette, et de l'autre à la commissure des lèvres (Pl. IV, n° 7), — qu'ils relèvent.

Ainsi donc l'*élévateur*, le *canin* et les *zygomatiques*, sans compter le *buccinateur*, confondent leurs fibres à la commissure labiale. Ces muscles concourent par conséquent à l'expression de la gaieté en épanouissant les traits. C'est le contraire pour les trois muscles suivants, qui agissent dans les passions tristes en abaissant la lèvre inférieure et la commissure labiale, et en fronçant la peau au menton :

l. Abaisseur de la commissure des lèvres, appelé encore *triangulaire*. Naît à la base et sur le côté de l'os maxillaire inférieur, et gagne, en se rétrécissant, la commissure labiale, — qu'il abaisse.

m. Abaisseur de la lèvre inférieure. Connu encore sous le nom de *carré* du menton (Pl. IV, n° 4), est attaché à la base de la mâchoire inférieure, étant recouvert en partie par le précédent, et se termine à la peau de la lèvre. — Son nom indique ses usages.

n. Releveur du menton. Caché presque entièrement par le précédent, se fixe à la base de la symphyse du menton et se perd dans la peau de cette partie.

o. Masséter. Muscle épais, très fort, situé sur les côtés de la face (Pl. IV, n° 9). Une partie de ses fibres prennent naissance au bord inférieur de l'os malaire, l'autre partie au bord inférieur et à la face interne de l'arcade zygomatique : les premières descendent obliquement d'avant en arrière vers l'angle de la mâchoire inférieure, les secondes se dirigent en sens inverse, cachées en bas par les précédentes; puis ce muscle s'insère inférieurement sur l'apophyse coronoïde de l'os maxillaire inférieur, sur le corps et sur l'angle de cet os. — Ainsi que l'indique son nom, le masséter agit dans la mastication, en relevant le maxillaire, qu'abaissent ensuite d'autres muscles que nous étudierons à la partie antérieure du cou.

p. Temporal. Muscle puissant qui remplit la fosse temporale, recouvert et caché par l'aponévrose temporale, sur laquelle on voit les muscles auriculaires (Pl. IV). Après être nées de divers points de cette fosse et de l'aponévrose, ses fibres descendent en convergeant, et passent en gros faisceau sous l'arcade zygomatique, pour embrasser l'apophyse coronoïde du maxillaire inférieur. —

Comme le masséter, le temporal agit surtout dans la mastication en élevant la mâchoire inférieure.

q. Ptérygoïdiens. Deux petits muscles courts qui s'implantent, l'un dans la fosse ptérygoïde, l'autre à la partie externe de l'apophyse de même nom, et qui se dirigent, le premier en bas et en arrière pour s'insérer sur la face interne de l'angle du maxillaire inférieur, le second horizontalement pour se fixer sur le col du condyle du même os (ptér. externe). — Ils agissent dans la mastication, élèvent la mâchoire inférieure et la dirigent en avant.

Il y a encore d'autres muscles à la tête, qui n'appartiennent ni au crâne ni à la face. Il en sera question en parlant des yeux, de la langue et du voile du palais.

§ II. — MUSCLES DU TRONC.

Le tronc possède un très grand nombre de muscles. Nous les distinguerons comme suit : 1° ceux de la partie postérieure, 2° ceux du cou, 3° ceux du thorax, 4° ceux de l'abdomen et du bassin.

Muscles de la partie postérieure du tronc.

A. Ces muscles forment deux plans : l'un, superficiel, présentant des muscles très étendus qui agissent sur la tête, les épaules et les côtes ; l'autre, profond, qui n'a d'action pour ainsi dire que sur les vertèbres. — Étudions-les en procédant du plan superficiel au profond.

a. Trapèze. Muscle triangulaire, large, aplati (Pl. V, n° 7), dont les insertions se font, d'une part sur l'occipital et sur les apophyses épineuses cervicales et dorsales, pour ses fibres se diriger en dehors, les supérieures de haut en bas, les moyennes transversalement, les inférieures de bas en haut ; d'autre part, leur insertion se fait sur le tiers externe de la clavicule, sur l'acromion et sur l'épine de l'omoplate. — L'action du trapèze est complexe : selon que ses contractions prennent leur point d'appui à l'épaule ou à la tête, la tête est attirée en arrière ou l'épaule est élevée ; les fibres moyennes et les inférieures agissent sur l'omoplate, pour l'entraîner en dedans ou en bas.

b. Grand dorsal. Muscle triangulaire, étendu de la partie inférieure du dos jusqu'au bras (Pl. V, n° 8). Nées de la crête iliaque, des apophyses épineuses sacrées, lombaires et des six dernières vertèbres dorsales, ses fibres se dirigent en haut, en dehors et en avant, en se rapprochant les unes des autres ; elles passent sur l'angle inférieur de l'omoplate, et forment bientôt un gros faisceau qui s'attache au haut de l'humérus, derrière l'insertion du grand pectoral. — Le grand dorsal rapproche le bras du tronc, et le porte en arrière quand il prend son point d'appui à l'humérus. Lorsqu'on se tient suspendu par les mains, il soutient en partie le poids du corps. Il agit encore dans l'action de grimper, de monter à l'échelle, etc.

c. Rhomboïde. Placé en travers, s'étend du ligament sus-épineux des premières vertèbres dorsales au tiers inférieur du bord postérieur de l'omoplate (Pl. V, n° 9), en dirigeant ses fibres parallèles en bas et en dehors. — Il élève un peu l'angle inférieur de l'omoplate et le porte en dehors.

d. Angulaire. Faisceau très allongé, s'étend obliquement de haut en bas et de dedans en dehors, des premières vertèbres cervicales à l'angle postérieur et supérieur de l'omoplate (Pl. V, n° 6). — Il élève cet angle ou attire le cou en arrière, selon que la contraction part de l'insertion supérieure ou de l'inférieure.

e. Petits dentelés. Deux muscles très minces, couchés en travers du dos, s'étendent du ligament sus-épineux cervical et dorsal à la face externe des côtes. L'un est supérieur, l'autre inférieur, étant unis par une mince aponévrose. Le premier (non visible sur la planche), dirigé de dedans en dehors et de haut en bas, élève les côtes ; le second, dirigé en sens inverse (Pl. V, n° 11), abaisse ces os : — de sorte qu'ils agissent en sens opposé sur la cage thoracique dans la respiration.

f. Splénius. Recouvert par la plupart des précédents, il naît des six premières apophyses épineuses dorsales et des inférieures cervicales ; se dirige en haut et en dehors et se fixe à l'occipital et au bord postérieur de l'apophyse mastoïde (Pl. V, n° 4). — Il porte la tête en arrière, en tournant la face de son côté. Lorsqu'il agit de concert avec son congénère, il renverse la tête directement en arrière.

g. Grand complexus. Partant des apophyses transverses et des apophyses articulaires des dernières vertèbres du cou et des premières du dos, ses fibres vont s'insérer à l'occipital, en dedans et au-dessous du muscle précédent, dont il croise un peu la direction (Pl. V, n° 5), — et dont il est l'antagoniste, car il fait exécuter à la tête un mouvement de rotation en dirigeant la face du côté opposé.

h. Petit complexus. Languette charnue couchée le long du bord externe du précédent muscle, allant des vertèbres cervicales à l'apophyse mastoïde. — Incline la tête de son côté.

B. Sacro-lombaire, nommé encore *sacro-spinal*, grosse colonne charnue, qui remplit, une de chaque côté, la gouttière du rachis en arrière. Situé sous le grand dorsal et les dentelés (n'est point visible sur la planche V). Il prend ses insertions, inférieurement dans les environs du sacrum, où il est recouvert par une large aponévrose, laquelle s'attache à la partie postérieure de la crête iliaque, à l'épine du sacrum, aux apophyses épineuses des vertèbres lombaires et des dernières dorsales, aponévrose qui donne naissance à la plus grande partie de ses fibres; puis le muscle se partage bientôt en deux faisceaux : — *a*. Le faisceau externe (*sacro-lombaire* proprement dit) est épais en bas, et se termine en pointe supérieurement. Ses fibres ont des origines et des terminaisons très différentes : celles qui naissent de la crête iliaque vont s'attacher, par de tout petits tendons, à l'angle des six dernières côtes; celles qui partent de la partie supérieure de l'angle des douze côtes, s'implantent sur les côtes supérieures et sur les apophyses transverses cervicales. — *b*. Le faisceau interne (*long dorsal*), plus volumineux que le précédent, monte verticalement dans la gouttière du rachis qu'il remplit, et se divise en multiples languettes qui s'attachent, les unes en dehors au bord inférieur des sept ou huit dernières côtes, les autres en dedans aux apophyses tranverses des vertèbres lombaires et dorsales.

C. Transversaire. Placé profondément à la partie postérieure latérale du cou et supérieure du dos, ce muscle, grêle, allongé et court, naît par six petits tendons, des apophyses transverses des 8e, 7e, 6e, 5e, 4e vertèbres dorsales et se termine de même, par de petits tendons, sur les apophyses transverses des 6e, 5e, 3e, 2e vertèbres cervicales; sa direction est presque verticale par conséquent; ses languettes charnues se recouvrent mutuellement et se confondent entre elles.

D. Transrersaires-épineux. Longue série de courts faisceaux, placés à la partie interne de chaque gouttière vertébrale, depuis l'axis jusqu'à la face postérieure du sacrum. Ils se dirigent obliquement des apophyses transverses des vertèbres dorsales aux apophyses épineuses des cinq premières vertèbres dorsales et des cinq dernières cervicales, etc., s'insérant à ces os par de tout petits tendons. Ces muscles, très courts, sont profondément situés et cachés par tous ceux de la région postérieure du tronc. — Leurs usages sont très bornés.

E. Les muscles *sacro-lombaire, long-dorsal, transversaire* et *transversaires-épineux* (ces derniers ne constituant pour ainsi dire qu'un seul et même muscle) ont pour usages de redresser la colonne vertébrale, de la maintenir en rectitude, de la renverser en arrière. Leurs diverses portions peuvent agir chacune isolément : quand la partie lombaire de la colonne vertébrale est rendue immobile par la portion inférieure du long-dorsal et des transversaires épineux, elle devient un appui pour les autres faisceaux de ce dernier muscle, destinés à fixer la région dorsale ; celle-ci forme à son tour point de départ des contractions au moyen desquelles le reste de ces mêmes transversaires-épineux assujettit le cou. L'action des transversaires-épineux d'un seul côté détermine la rotation de la colonne vertébrale, mouvement qui se produit très manifestement au cou dans l'action de détourner la tête pour regarder de côté et en arrière, etc.

F. Inter-épineux et *inter-transversaires.* Tout petits muscles, très courts, qui n'agissent que sur les vertèbres. Les premiers sont des faisceaux minces, placés deux à deux entre les apophyses épineuses des vertèbres cervicales, qu'ils rapprochent l'une de l'autre ou qu'ils fixent; les seconds occupent les intervalles que laissent entre elles les apophyses transverses des vertèbres depuis le cou jusqu'aux lombes.

G. Droits et obliques de la tête. Quatre petits muscles dont l'action se passe entre les deux premières vertèbres et la tête, savoir : 1º le *grand droit supérieur*, qui s'insère à l'apophyse épineuse de l'axis, et en haut à l'occipital; 2º le *petit droit*, qui s'attache à l'arc postérieur de l'atlas, et en haut à l'occipital près du trou de ce nom; 3º le *grand oblique*, qui s'implante au sommet de l'apophyse axoïdienne d'une part, et à l'apophyse transverse de l'atlas de l'autre, ayant une direction presque horizontale de dedans en dehors et en avant; 4º le *petit oblique,* qui s'étend du sommet de l'apophyse transverse de l'atlas à l'occipital. (Ces muscles ne sont pas visibles sur nos planches.) Il est aisé de voir que les deux premiers de ces muscles, le grand et le petit droits, concourent à assurer la rectitude de la tête, et complètent en quelque sorte la série des inter-épineux. Les deux autres produisent une légère inclinaison latérale de la tête et un mouvement de rotation qui se passe dans l'articulation de l'atlas avec l'axis (*p. 37, a*).

Voilà pour la myologie de la partie postérieure du tronc. Voir ci-après : muscles du thorax, pour ceux de la partie antérieure.

Muscles du cou.

Il y a à considérer ceux des régions antérieure, supérieure, inférieure, profonde et latérale.

A. Région *antérieure du cou*. Quoique peu étendue, elle comprend 32 muscles, 16 de chaque côté.

1° Région *superficielle*, deux muscles de chaque côté.

a. Peaucier. Muscle très mince, à fibres pâles et peu apparentes, adhérant à la peau du cou dont il semble faire partie en quelque sorte (Pl. IV, n° 10). — Usages peu importants.

b. Sterno-cléido-mastoïdien. Couché sur la face latérale du cou et étendu obliquement de bas en haut et d'avant en arrière (Pl. IV, n° 11), long et aplati, il s'attache inférieurement par un double faisceau au sternum et au quart interne de la clavicule. Puis ces deux faisceaux se réunissent bientôt en un seul, lequel va se fixer à l'apophyse mastoïde. — Il fléchit la tête en avant en l'inclinant de son côté; mais s'il agit conjointement avec son congénère, la tête est penchée directement en avant.

c. Région *supérieure*. Quatre muscles de chaque côté, situés entre l'os hyoïde et l'os maxillaire inférieur. (Faisons remarquer, que le premier de ces os n'a pas encore été décrit, parce qu'il appartient au larynx.) Ces muscles ne sont pas visibles sur nos planches; mais voici leur disposition.

d. Digastrique. Ce muscle a deux ventres, c'est-à-dire deux faisceaux musculeux unis bout à bout par un tendon; se fixe, en arrière, dans la rainure de l'apophyse mastoïde du temporal, se dirige en bas et en avant, engage son tendon dans un anneau fibreux attaché à l'os hyoïde; puis, redevenant charnu et remontant en haut et en avant, il s'insère à la face interne de l'os maxillaire inférieur, près de la symphyse du menton. — Ce muscle agit différemment suivant le point d'appui qu'il prend : lorsque la mâchoire inférieure reste immobile et fixe, il élève l'os hyoïde, ce qui explique pourquoi il est impossible d'avaler la bouche étant ouverte; dans le cas contraire. il contribue à abaisser la mâchoire.

e. Stylo-hyoïdien. Ce nom indique les insertions à l'apophyse styloïde du temporal en haut; en bas sur le côté de l'os hyoïde. — Ce muscle porte cet os en haut et en arrière.

f. Mylo-hyoïdien. Petit, triangulaire et mince, s'insère, par sa base, à la face interne de la symphyse du menton, et par son sommet, au bord supérieur de l'os hyoïde. — Selon que la résistance est à l'os hyoïde ou au maxillaire inférieur, il abaisse la mâchoire ou élève le larynx.

g. Génio-hyoïdien. Autre petit muscle qui de la symphyse du menton va à l'os hyoïde, et qui remplit les mêmes usages que le précédent.

B. Région *inférieure.* Quatre muscles de chaque côté; ils agissent directement, ou indirectement, sur l'os hyoïdien pour l'abaisser, ainsi qu'il va être expliqué tout à l'heure.

a. Omoplat-hyoïdien. Muscles long et grêle, placé obliquement sur le côté et en avant du cou, se fixe en bas au bord supérieur de l'omoplate, en haut au bord inférieur du corps de l'os hyoïde.

b. Sterno-hyoïdien. Comme un morceau de ruban charnu couché au-devant du cou, allant du bord supérieur et postérieur du sternum à la partie inférieure du corps de l'os hyoïde.

c. Sterno-thyroïdien. Autre bout de ruban charnu couché sous le précédent, s'étendant de la face postérieure du sternum au cartilage thyroïde, dont il sera parlé plus loin. (Pl. IV, n° 12.)

d. Thyro-hyoïdien. Muscle court, presque carré, fixé en bas sur le cartilage thyroïde où il semble se continuer avec le précédent, et en haut à la face postérieure et sur la grande corne de l'os hyoïde.

e. Comme on le voit, ces quatre muscles, prenant leur point fixe en bas, abaissent ou rendent fixe l'os hyoïde; les deux premiers agissent directement, puisqu'ils s'insèrent précisément sur cet os; le sterno-thyroïdien agit directement en attirant le cartilage thyroïde; le thyro-hyoïdien agit en prenant un point d'appui sur ce cartilage. Il résulte de là que les muscles des régions supérieure et inférieure du cou sont antagonistes; et que ceux de la première région ne peuvent abaisser la mâchoire inférieure que quand ceux de la seconde fixent l'os hyoïde qui doit leur donner un point d'appui.

C. Région *profonde* du cou. Trois muscles qui occupent la partie antérieure de la colonne cervicale, invisibles sur la planche de notre Atlas.

a. Grand droit antérieur de la tête. Naissant des apophyses transverses des six dernières vertèbres cervicales par six petits tendons, il se dirige en haut, en devenant plus épais, et se fixe à l'apophyse basilaire de l'occipital. — C'est un fléchisseur de la tête en avant.

b. Petit droit. Étroit faisceau obliquement situé entre la partie externe et latérale de l'atlas et l'apophyse basilaire de l'occipital.

c. Long du cou. Muscle allongé, fusiforme, s'attachant inférieurement à la face antérieure du corps des trois premières vertèbres dorsales et des six dernières cervicales, aux apophyses transverses des cinq dernières vertèbres du cou, et supérieurement au tubercule de l'arc antérieur de l'atlas.

De ces trois muscles, les deux premiers ramènent en avant la tête et la fléchissent : ils sont par conséquent antagonistes des muscles postérieurs du cou. Le troisième agit sur la colonne vertébrale.

C. Région *latérale* du cou. Nous trouvons trois muscles :

a. Scalènes. Deux muscles allongés sont placés sur chaque côté du cou. Le scalène *antérieur* naît sur le milieu de la 1re côte, et, remontant, se fixe aux apophyses transverses des 3e, 4e, 5e et 6e vertèbres cervicales par autant de petits tendons qui succèdent à des languettes charnues. Le scalène *postérieur* naît de la 1re et de la 2e côte par deux faisceaux qui se confondent bientôt et vont aboutir aux apophyses transverses des six dernières vertèbres cervicales, par autant de petits tendons. Ces deux muscles inclinent latéralement la tête. Entre eux passent, ainsi qu'on le voit imparfaitement sur la planche XVI, l'artère et la veine sous-clavières.

b. Droit latéral de la tête. Mince faisceau musculeux, situé entre l'apophyse transverse de l'atlas et l'occipital.

Il y a encore d'autres muscles au cou, qui appartiennent au larynx et au pharynx, organes que nous étudierons plus tard.

§III. — MUSCLES DU TRONC OU THORAX.

A. Les muscles du *thorax* sont situés en avant et sur les côtés de la poitrine, entre les côtes, et aussi ceux appartenant aux cavités pectorale et abdominale.

a. Grand pectoral. Placé entre la partie antérieure et supérieure de la poitrine, au-devant de l'aisselle dont il forme le bord antérieur (Pl. IV, n° 14), ce muscle est comme un grand triangle dont la base répond à la poitrine et le sommet au bras. En effet, nées de l'extrémité interne de la clavicule, de la face antérieure du sternum et des cartilages des 2e, 3e, 4e, 5e et 6e côtes, quelquefois même de l'aponévrose du grand oblique de l'abdomen, ses fibres se dirigent en dehors, les supérieures de haut en bas, les moyennes horizontalement, les inférieures de bas en haut; toutes se rapprochent en convergeant, et se terminent par un gros tendon qui se fixe à la partie supérieure et antérieure de l'humérus. — Ce muscle agit de deux manières : s'il prend son point d'appui sur la poitrine, il abaisse le bras en le dirigeant en dedans et en avant;

s'il le prend sur l'humérus préalablement fixé, il soulève les côtes et sert à la respiration, comme le prouvent les asthmatiques qui se cramponnent aux corps résistants pour augmenter les forces d'inspiration. Il agit aussi, comme le dorsal, dans l'action de grimper, en soulevant le tronc et le rapprochant du membre supérieur, rendu fixe.

b. Petit pectoral. Caché sous le précédent (Pl. IV, n° 16), il s'insère aux 3ᵉ, 4ᵉ et 5ᵉ côtes, et s'implante en dehors, par un tendon étroit, à l'apophyse coracoïde de l'omoplate. — Ce muscle agit soit comme abaisseur du moignon de l'épaule ou comme élévateur des côtes, selon qu'il prend son point fixe sur le thorax ou sur l'omoplate.

c. Grand dentelé. Muscle très étendu, mais mince, couché sur le côté du thorax (Pl. IV, n° 17). Voici sa disposition. Sur la face externe des huit ou neuf premières côtes naissent des languettes charnues, espèces de dentelures formant autant de faisceaux distincts, lesquels se réunissent en trois portions principales qui se dirigent en dehors et en haut pour se fixer, la supérieure à l'angle postérieur et supérieur de l'omoplate, la moyenne au bord spinal de l'os, l'inférieure à l'angle inférieur; si bien que la face externe du muscle est en rapport, sous l'omoplate, avec le muscle sous-scapulaire, en bas et en avant avec la peau, en arrière avec le grand dorsal. — Il agit tantôt sur l'omoplate d'une manière qui varie selon la portion qui se contracte, tantôt sur les côtes, qu'il soulève lorsqu'il prend son point d'appui sur l'omoplate.

d. Intercostaux. Muscles minces et courts qui remplissent les intervalles des côtes, où ils forment deux plans superposés. Le plan *externe* ou *superficiel*, dont on peut voir une portion (Pl. IV), dirige ses fibres obliquement, de haut en bas et d'arrière en avant, du bord supérieur costal au bord inférieur de la côte située au-dessus. Le plan *interne* ou *profond*, caché derrière le précédent, a ses fibres dirigées en sens inverse. — Ces muscles sont élévateurs des côtes; vu le croisement oblique de leurs fibres, ils réalisent des conditions de résistance et d'élasticité remarquables pour les parois de la poitrine.

e. Diaphragme. Muscle situé dans l'intérieur du corps, moitié aponévrotique, moitié charnu, séparant la cavité thoracique de la cavité abdominale, en forme de voûte (Pl. VI, fig. 1). C'est une cloison bombée à convexité supérieure, étendue à tout l'espace limité par les parois inférieures de la poitrine. Charnue dans sa circonférence, elle est aponévrotique au centre. Cette aponévrose *centrale*, de forme trilobée, a reçu le nom de *centre phré-nique* ou *tendineux*, parce que toutes les fibres charnues du muscle, nées de la circonférence du thorax, viennent y aboutir, ou, si l'on aime mieux, partant du centre, vont en rayonnant vers la circonférence, où se fixent : les fibres antérieures, à la face postérieure et inférieure du sternum ; les latérales, à la face interne des cartilages des six dernières côtes et au bord inférieur de la dernière côte ; les postérieures, enfin, qui descendent bien plus bas, se fixent sur les côtes et au-devant de la colonne lombaire. Ces dernières forment, ainsi, deux prolongements, appelés *piliers du diaphragme*, le pilier droit étant plus long que le gauche, séparés l'un de l'autre par un intervalle que traverse l'œsophage, et qui est converti en ouverture arrondie par deux bandelettes musculaires croisées en sautoir. De la rencontre de ces bandelettes résulte une arcade, sous laquelle passent l'aorte, le canal thoracique et la veine azygos, que nous connaîtrons plus tard. Au centre phrénique existe une troisième ouverture, appelée *anneau diaphragmatique*, par laquelle passe la veine cave inférieure.

B. Les usages du diaphragme sont des plus importants à étudier. Pour bien les comprendre, il faut se rappeler que les fibres musculaires ou charnues prennent leur point d'appui au centre phrénique, lequel est rendu fixe par les piliers. Or, en se contractant, c'est-à-dire en se rétrécissant, ces fibres tendent à devenir horizontales, partant à effacer la voûte diaphragmatique, ce qui agrandit le diamètre vertical de la poitrine ; par contre elles diminuent porportionnellement la cavité abdominale. Ainsi, suivant qu'il se contracte ou se relâche, le diaphragme agit comme muscle inspirateur ou comme expirateur : dans le premier cas, en effet, abaissant sa voûte, il agrandit la poitrine et y provoque l'entrée de l'air respiré ; dans le second cas, reprenant sa forme convexe, il chasse cet air des poumons en les refoulant de bas en haut.

Muscles de l'abdomen et du bassin.

Les muscles *de l'abdomen et du bassin* sont généralement très étendus ; et la plupart jouent un grand rôle dans plusieurs fonctions importantes, notamment dans la respiration, l'accouchement, la défécation, etc. Nous distinguerons ces muscles suivant qu'ils constituent la paroi antérieure ou latérale de ces cavités, la paroi postérieure et la paroi inférieure.

A. Muscles de la paroi antérieure et latérale. Ils sont au nombre de cinq, dont quatre très étendus, un seul petit.

a. Droit de l'abdomen. Muscle long et plat, quoique assez épais, situé verticalement en avant du ventre (Pl. IV, n° 19), séparé de son congénère par la *ligne blanche*, ci-après indiquée. Il s'insère, en haut, à la partie antérieure des cartilages des trois dernières vraies côtes ; en bas, au bord supérieur du pubis, étant coupé d'espace en espace par des intersections aponévrotiques qui. augmentent sa puissance, et contenu dans une gaine formée par les *aponévroses abdominales*, qui appartiennent aux autres muscles abdominaux dont nous allons étudier tout à l'heure la disposition. — Lorsque les muscles droits de l'abdomen prennent leur point fixe au pubis, ils abaissent le thorax et concourent à l'expiration ; s'ils le prennent aux côtes, ils relèvent le bassin et agissent puissamment dans l'action de grimper.

b. Grand oblique. C'est le plus étendu de tous les muscles (Pl. VI, n° 18) ; il s'attache : en haut, à la face externe et au bord inférieur des sept ou huit dernières côtes ; en bas, au tiers antérieur de la crête iliaque ; en avant, à la ligne blanche au moyen d'une large aponévrose décrite ci-après ; en arrière, il se perd dans les tissus musculaires et aponévrotiques de ces parties. Nées de ces différents points, ses fibres charnues se dirigent de haut en bas et d'arrière en avant. — En se contractant, elles compriment les viscères contenus dans l'abdomen, et agissent dans les efforts d'expulsion des matières fécales. Ce muscle est expirateur, parce qu'il abaisse les côtes, en prenant son point d'appui au bassin.

c. Petit oblique. Situé sous le *grand* (Pl. IV, n° 20), ce muscle s'étend du bord des quatre fausses côtes aux trois quarts antérieurs de la crête iliaque, et des apophyses épineuses des vertèbres lombaires à la *ligne blanche ;* avant d'arriver à cette ligne blanche, il se termine par une aponévrose qui s'unit à celle du grand oblique, comme il est expliqué en *B*. Ses fibres ont une direction oblique de bas en haut et d'arrière en avant, et croisent par conséquent la direction de celles du précédent muscle.

d. Transverse. Encore plus profondément situé que le grand et le petit obliques, sous lesquels il s'étale, ses fibres sont dirigées transversalement depuis les lombes jusqu'à la *ligne blanche*, et de la face interne des sept dernières côtes, où il mêle ses insertions à celles du diaphragme, aux trois quarts antérieurs de la crête iliaque. (Pl. IV, E.)

B. Les *aponévroses abdominales*, dont nous venons de parler, sont des toiles fibreuses destinées à renforcer les muscles de l'abdomen. Leur disposition est remarquable (Pl. IV); pour les étudier, prenons-les à la ligne médiane, et les suivons ainsi en allant de dedans en dehors.

a. Il existe, entre les deux muscles droits, depuis l'appendice xiphoïde jusqu'au pubis, une espèce de cordon tendineux, connu sous le nom de *ligne blanche.* Vers le milieu de cette ligne blanche est l'*ombilic,* cicatrice enfoncée qui remplace le *trou* par lequel passait le cordon ombilical chez le fœtus. De chaque côté de la ligne blanche partent deux aponévroses : l'une passe devant le muscle droit, l'autre derrière. — L'aponévrose antérieure, dès qu'elle est arrivée au bord externe du muscle droit, se divise en deux feuillets, dont l'antérieur reçoit les insertions des fibres charnues du grand oblique, et le postérieur celles du petit oblique,

b. Le feuillet antérieur occupe toute la surface abdominale correspondante (Pl. IV); au bas de l'abdomen il se replie, s'épaissit beaucoup et s'insère et à l'épine supérieure antérieure de l'os iliaque et au pubis, formant ainsi une arcade qui convertit la grande échancrure du bord antérieur de cet os en une ouverture ou arcade : c'est l'*arcade crurale* (n° 21), sous laquelle passent des muscles, des vaisseaux et des nerfs. Un peu avant d'arriver sur le pubis, ce feuillet replié, appelé *ligament de Fallope,* formant le bord supérieur de l'arcade crurale, se partage en deux bandelettes qui se fixent au dit pubis, l'une un peu plus haut que l'autre, de manière à laisser entre elles un intervalle qu'on nomme *anneau inguinal* (n 22); cet anneau donne passage au cordon du *testicule* chez l'homme et au *ligament rond* chez la femme. — Quant à l'aponévrose postérieure, qui passe derrière le muscle droit, elle se divise aussi en deux feuillets : l'antérieur se perd dans le muscle petit oblique, le postérieur dans le muscle transverse.

C. Muscles de la paroi postérieure de l'abdomen. Ils sont quatre.

a. Carré des lombes. A peu près quadrilatère, il s'insère en bas à la partie postérieure de la crête iliaque, en haut à la dernière côte, en dedans aux apophyses transverses des quatre premières vertèbres lombaires. Son bord externe est en rapport avec les aponévroses abdominales. (Pl. VI, fig. 1, n° 6.)

b. Grand psoas. Muscle couché dans la profondeur du ventre, sur les côtés des lombes (Pl. VI, fig. 1, n° 2); s'attache en haut au côté des corps de la dernière vertèbre dorsale et des premières lombaires; se dirige en bas, longe la partie latérale du bassin, et se résume en un tendon qui passe sous le ligament de Fallope ou *arcade crurale* (*p. 67, b*), et s'échappe du bassin pour s'enfoncer dans la partie supérieure interne de la cuisse, et s'implanter sur le petit trochanter du fémur. — Il fléchit la cuisse sur le bassin, ou le tronc sur la cuisse, suivant qu'il prend son point d'appui à la colonne vertébrale ou au fémur. — Les mouvements exigés pour l'acte générateur de la part du mâle, lui sont dus en partie.

c. Iliaque. Il occupe dans le bassin la fosse iliaque interne. Ses fibres se terminent à un tendon qui se joint à celui du psoas. (Pl. VI, fig. 1, n° 5.)

d. Petit psoas. Très petit, couché le long du grand psoas ; son tendon s'arrête sur le bord du bassin. (Pl. VI, fig. 1, n° 3.) Le petit psoas manque souvent.

D. Muscles de la paroi inférieure de l'abdomen. Ces sortes d'appareils musculaires font partie intégrante du rectum et de l'anus, nous ne séparerons pas leur étude de celle de ces organes.

L'abdomen dans son ensemble.

L'*abdomen* (de *abdere*, cacher), appelé souvent *ventre, bas-ventre*, est la plus grande des cavités splanchniques [1]. Cette cavité est bornée

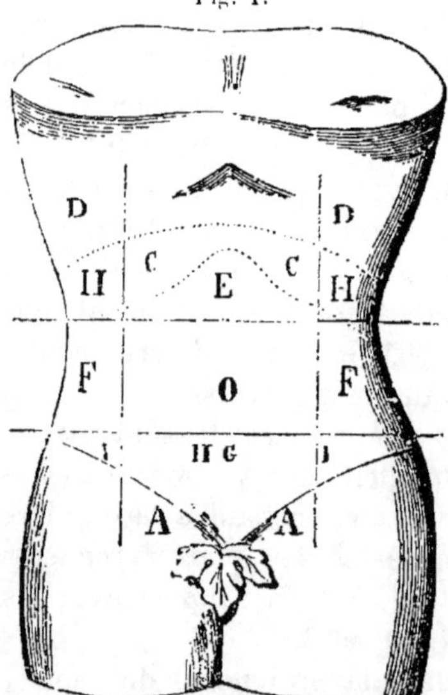

Fig. 1.

en haut par le diaphragme, en bas par le bassin, en arrière par les vertèbres lombaires, sur les côtes et en avant par les plans musculeux que nous venons d'étudier. Vue à l'extérieur, on la divise en trois régions, qui sont, en procédant de haut en bas, l'*épigastre*, l'*ombilicale* et l'*hypogastre*. Chacune de ces régions est elle-même divisée en trois autres : une moyenne et deux latérales. Ainsi la région épigastrique comprend l'*épigastre* E, et les *hypocondres* H, H ; la région ombilicale comprend l'*ombilic* O, et les *flancs* F, F ; la région hypogastrique comprend l'*hypogastre* II, G, et les *fosses iliaques* I, I ; A A indiquent les

1. Les cavités splanchniques sont le *crâne*, la *poitrine* et le *ventre*. On les appelle ainsi (de *splanchnon*), parce qu'elles contiennent les *viscères*, mot qui vient lui-même de *vesci*, se nourrir.

aines ; la ligne courbe pointillée D, D correspond au diaphragme et limite la poitrine en bas, et l'abdomen en haut ; la ligne anguleuse C C indique le lieu où viennent aboutir les cartilages de prolongement des côtes inférieures.

§ IV. — MUSCLES DES MEMBRES.

1° *Membre supérieur ou thoracique.*

Les membres, surtout les supérieurs, sont sans contredit les parties le plus abondamment pourvues de muscles : c'est qu'aussi l'importance et la variété des mouvements qu'ils exécutent sont considérables. Les *muscles du membre thoracique* se divisent, comme les os, en ceux de l'épaule, du bras, de l'avant-bras, de la main. Ils sont enveloppés, comme nous le redirons plus tard et comme on le voit aux figures XVII et XVIII (le bras droit), par une *aponévrose commune* qui leur forme une espèce de gaine ou de fourreau.

Muscles de l'épaule.

A. Les *muscles de l'épaule* sont au nombre de six ; ils prennent leur point résistant à l'omoplate, et vont s'insérer à la partie supérieure de l'humérus, agissant sur le bras de la manière que nous allons expliquer.

a. Deltoïde. Le plus fort muscle de l'épaule ; il en occupe la partie externe et forme le *moignon.* (Pl. V, n° 12.) Ses fibres naissent de la clavicule, de l'acromion et de l'épine de l'omoplate ; se dirigent en dehors, en se rapprochant les unes des autres, embrassent l'articulation qu'elles recouvrent, et se fixent par un fort tendon à la partie externe et moyenne de l'humérus. — Le deltoïde élève le bras, en le portant en dehors, en avant ou en arrière, suivant que ses fibres moyennes, antérieures ou postérieures agissent.

b. Sous-épineux. Muscle qui occupe la fosse sous-épineuse de l'omoplate ; se fixe aussi par un tendon à la tête de l'humérus. (Pl. V, n° 13.) — Il concourt à élever le bras.

c. Sous-épineux. Couché dans la fosse sous-épineuse de l'omoplate, se fixe aussi par un tendon à la tête de l'humérus, en arrière du précédent. (Pl. V, n° 14.) — Il est rotateur du bras en dehors.

d. Sous-scapulaire. Tapisse la face interne de l'omoplate qui, comme l'on sait, est appliquée sur la cage thoracique ; par conséquent est invisible sur notre planche. Il s'implante sur la tête de l'humérus, en dedans, par un tendon de terminaison qui s'identifie avec la capsule de l'articulation. — Ce muscle est rotateur du bras en dedans.

e. Petit et grand ronds. Deux muscles parallèlement situés, l'un à côté de l'autre, le long du bord inférieur de l'omoplate (Pl. V, nos 15 et 16), s'insèrent à cet os et, d'autre part, à la partie supérieure de l'humérus, le premier sur la grosse tubérosité de la tête de l'os, le second en dedans à la coulisse bicipitale. — Le *grand rond* est rotateur du bras en dedans ; le *petit rond* est rotateur en dehors.

Muscles du bras.

A. Les *muscles du bras* sont au nombre de quatre, tous plus ou moins allongés et forts. Leur insertion supérieure est à l'omoplate ou à l'humérus ; l'inférieure se fait sur les os de l'avant-bras.

a. Biceps. Ce muscle est situé à la partie antérieure du bras (Pl. IV, n° 24) ; son insertion supérieure est double, et se fait, d'une part, sur le pourtour de la cavité glénoïde de l'omoplate par un tendon grêle qui pénètre dans la capsule articulaire ; d'autre part, sur l'apophyse coracoïde par un autre tendon qui est commun avec le muscle coraco-brachial (n° 37). Divisé en deux portions supérieurement, il ne forme bientôt qu'un seul corps, saillant, qui descend le long du bras pour aller se terminer par un tendon sur l'éminence bicipitale du radius. — Ce muscle, bien connu des hercules, fléchit l'avant-bras sur le bras, et est l'agent le plus puissant de cette flexion.

b Coraco-brachial. Partant de l'apophyse coracoïde au moyen d'un tendon qui lui est commun avec celui du biceps (Pl. IV, n° 38), ce muscle descend le long de l'humérus, pour se fixer par une aponévrose vers le milieu de la face interne de cet os. — Il élève le bras et le porte aussi en avant et en dedans.

c. Brachial antérieur. Occupant la moitié inférieure du bras, il naît immédiatement au-dessous de l'insertion du deltoïde à l'humérus, et descend jusqu'au-dessous de l'aponévrose coronoïde du cubitus (Pl. IV, n° 39) ; large en haut, il est plus étroit en bas. — Il fléchit l'avant-bras sur le bras, à la manière du biceps.

d. Triceps brachial. C'est le plus volumineux des muscles du bras, dont il occupe toute la région postérieure. (Pl. V, n°17.) Formé en haut par trois portions qui naissent : 1° du bord externe de l'humérus, près de la tête de cet os ; 2° du bord inférieur de l'omoplate, en passant entre les muscles ronds ; 3° de l'humérus, au-dessous des insertions du grand dorsal, ces trois portions se réunissent en une seule, qui embrasse toute la face postérieure de l'humérus ainsi que le coude, et qui se fixe par un tendon sur l'olécrâne (du radius), qu'elle enveloppe et cache complètement. — Ce muscle est antagoniste des précédents ; il étend l'avant-bras sur le bras, est extenseur, en un mot.

Muscles de l'avant-bras.

A. Les *muscles de l'avant-bras* sont très nombreux ; c'est là en effet qu'ils devaient l'être, puisqu'ils sont destinés à exécuter tous les mouvements du poignet et des doigts. Un ou deux exceptés, ils sont généralement allongés, fusiformes, terminés par des tendons grêles qui s'insèrent aux os du carpe et aux phalanges. En raison de leur mode d'action, ces muscles ont été distingués en *fléchisseurs, extenseurs, pronateurs* et *supinateurs*. Les *fléchisseurs* fléchissent l'avant-bras sur le bras, le poignet sur l'avant-bras et les doigts sur le poignet ; les *extenseurs* agissent en sens opposé ; les *pronateurs* font exécuter un mouvement par lequel l'extrémité inférieure du radius se porte au-devant du cubitus, et la main exécute une sorte de rotation de dehors en dedans ; les *supinateurs* produisent le mouvement inverse [1]. Nous considérons trois régions à l'avant-bras, une antérieure, une postérieure, la troisième latérale externe ou radiale.

B. Région antérieure de l'avant-bras, se distingue elle-même en superficielle et en profonde. 1° La première compte cinq muscles qui s'attachent, en haut, par un tendon commun, à la tubérosité interne de l'humérus, et dont les insertions inférieures varient pour chacun d'eux comme il suit : — le *rond pronateur* (Pl. IV, n° 28) se termine sur le milieu de la face externe du radius ; — le *grand palmaire* ou *radial antérieur* (n° 30) sur le second os du métacarpe ; — le *petit palmaire* (n° 32) perd son tendon dans l'aponévrose palmaire ; — le *cubital antérieur* (n° 33) s'implante par un fort tendon sur l'os pisiforme du carpe ; — le *fléchisseur superficiel des doigts*, qui est recouvert par les précédents (n° 31), se divise bientôt en quatre portions, terminées par quatre tendons, qui passent sous le ligament annulaire du carpe, puis s'écartent les uns des autres et vont, un pour chaque doigt, s'attacher aux parties antérieures et latérales de la phalange moyenne.

---

1. La planche I représente l'avant-bras gauche en *pronation*, et l'avant-bras droit en *supination*.

2° La région *profonde* possède trois muscles : Le *fléchisseur profond des doigts* (n° 41), recouvert par le fléchisseur superficiel, naît du cubitus et du ligament qui remplit l'intervalle des deux os de l'avant-bras (*ligam. interrosseux*), se partage inférieurement en quatre faisceaux, terminés par autant de tendons qui vont s'implanter au-devant de l'extrémité articulaire de la phalange de l'ongle, en traversant une fente que leur offre le tendon du muscle fléchisseur superficiel, au niveau de la seconde phalange ; — le *long fléchisseur du pouce* (n° 43), attaché à la face extérieure et supérieure du radius et au ligament interosseux, engage son tendon sous le ligament annulaire du carpe, avec ceux des fléchisseurs, et va se fixer au-devant de la base de la dernière phalange du pouce ; — le *petit pronateur* ou *carré pronateur* est un muscle mince, quadrilatère, placé transversalement sur le quart inférieur de la face antérieure des deux os de l'avant-bras, derrière les muscles précédents.

C. Région postérieure de l'avant-bras. Comme l'antérieure, elle se distingue en superficielle et en profonde. 1° La première compte quatre muscles qui, sauf le dernier ci-dessous dénommé, se fixent : en haut, sur la tubérosité externe de l'humérus ; en bas, de la manière suivante : l'*extenseur commun des doigts* (Pl. V, n° 22) se divise en quatre portions qui envoient chacune un long tendon s'attacher à la face postérieure des dernières phalanges des quatr doigts ; — l'*extenseur propre du petit doigt* (n° 22 *bis*) attache so tendon aux deux dernières phalanges du doigt auriculaire ; — l *cubital postérieur* fixe le sien à l'extrémité supérieure de l'os d métacarpe qui répond au petit doigt (n° 29) ; — l'*anconé* (n° 19 muscle court et triangulaire, situé au-dessous du coude, s'implan sur la tubérosité externe de l'extrémité cubitale de l'huméru (épicondyle) et sur le côté de l'olécrâne, d'autre part sur la fac postérieure et supérieure du cubitus.

2° La région postérieure *profonde* de l'avant-bras présente auss quatre muscles ; ils s'insèrent, en haut, les uns contre les autr sur la face postérieure du cubitus, en bas aux os comme suit : — le *grand abducteur du pouce* (n° 25), sur le premier os du méta carpe ; — le *court extenseur du pouce* (n° 27), sur l'extrémité supé rieure de la première phalange du pouce ; — le *long extenseur du pouce* (n° 26), sur la seconde phalange du pouce ; — l'*extenseu propre de l'index* (n° 28), sur les deux dernières phalanges du doigt indicateur.

D. Région externe ou *radiale.* Elle possède également quatre muscles : — *long supinateur* (Pl. IV, n° 26), très allongé, s'insère, en haut, au bord externe de l'humérus, entre le cubital antérieur et le triceps ; en bas, par un tendon long sur l'apophyse styloïde du radius ; — *premier* ou *long radial externe* (n° 27), s'attache supérieurement au bord externe et tout à fait inférieur de l'humérus et à la tubérosité externe de cet os, inférieurement à l'extrémité supérieure du métacarpien de l'index ; — *second* ou *court radial*, situé sous le précédent qui le cache, naît de l'épicondyle au moyen du tendon commun aux muscles de la région postérieure superficielle, et se fixe en bas à l'extrémité supérieure de l'os métacarpien du doigt médius ; — *court supinateur*, s'insère à la tubérosité externe de l'humérus, et en bas au tiers supérieur du radius qu'il contourne et embrasse.

E. Une *gaine fibreuse* ou *tendineuse* (Pl. V, n° 24), croise la direction des muscles de l'avant-bras, près du poignet, à la manière d'un bracelet ou d'un anneau (*ligament annulaire du carpe*), et bride en avant et en arrière les tendons fléchisseurs et extenseurs, afin qu'ils ne s'écartent pas.

Muscles de la main.

A. Les *muscles de la main* sont très petits en général. Ils occupent la région palmaire et les espaces interosseux.

La région palmaire offre deux groupes de petits muscles qui constituent deux éminences : — l'*éminence thénar* (Pl. IV, n° 34), composée de muscles fléchisseurs naissant sur le ligament annulaire du carpe, et se dirigeant en dehors pour s'insérer à l'os métacarpien du pouce et aux phalanges de ce doigt ; — l'*éminence hypothénar* (n° 46), née en dedans de la précédente, dont elle est séparée par les tendons fléchisseurs des doigts, se dirige en dehors vers le petit doigt. Il y a encore, à la région palmaire, les *muscles lombricaux*, très petits faisceaux couchés le long des tendons fléchisseurs profonds des doigts, dont ils sont auxiliaires.

Nous passerons sous silence les *muscles interosseux* du métacarpe.

Aponévroses du membre supérieur.

B. Le membre supérieur est enveloppé d'une *aponévrose commune* qui lui forme comme un étui. (Pl. XVI et XVII, bras droit.) Après s'être étalée sur les muscles de l'épaule et s'être fixée aux saillies osseuses de cette région, cette aponévrose composée de fibres entre-croisées, se porte sur le bras (*aponévrose brachiale*), puis sur l'avant-bras (*aponévrose anti-brachiale*), enfin sur la main (*aponévrose palmaire*), fournissant des cloisons qui s'enfoncent entre les muscles, des insertions aux fibres musculaires, et s'attachant aux saillies osseuses, etc. Autour du poignet, elle constitue une sorte de bracelet qui bride en avant et en arrière les tendons des muscles de l'avant-bras (*ligament annulaire du carpe*). La moitié antérieure de ce ligament convertit en canal la gouttière profonde de la face palmaire du carpe, dans laquelle sont couchés les tendons des fléchisseurs (Pl. IV); la moitié postérieure, plus superficielle, envoie des prolongements qui concourent à former des gaines ou coulisses spéciales aux tendons extenseurs. (Pl. V.) À la main, l'aponévrose dont il est question se divise en : *palmaire superficielle* (Pl. IV, n° 35), elle adhère à la peau et se termine sur les côtés de l'extrémité inférieure des os métacarpiens par des lanières bifurquées, sous lesquelles passent les tendons fléchisseurs, les vaisseaux et les nerfs; *palmaire profonde;* enfin en *aponévrose dorsale*, qui se perd dans le tissu cellulaire sur la racine des doigts.

Entre l'aponévrose d'enveloppe et la peau rampent les veines et les vaisseaux lymphatiques *superficiels*.

2° *Membre inférieur ou pelvien.*

Nous distinguerons ces muscles suivant qu'ils appartiennent à la hanche, à la cuisse, à la jambe, au pied. Une aponévrose commune les enveloppe, comme cela a lieu au bras.

Muscles de la hanche.

A. Au nombre de neuf, presque tous puissants, les *muscles de la hanche* naissent de divers points sur le bassin, et vont se fixer sur ou autour du grand trochanter. — Conséquemment, ils agissent sur le fémur et sur le bassin.

a. Grand fessier. Le plus volumineux muscle de la fesse (Pl. V, n° 30), s'insère supérieurement à la crête iliaque, au sacrum et au coccyx, inférieurement à la face externe et supérieure du fémur. Ses fibres se terminent par un large tendon qui glisse sur la face externe du grand trochanter, et qui s'attache aux rugosités étendues de cette éminence à la ligne âpre (*p. 45, A*). — Le grand fessier tend la cuisse, la porte et la tourne en dehors.

b. Moyen fessier. Situé sous le précédent, surtout en avant

(Pl. V, n° 31), de forme triangulaire, il naît de la face externe de l'os iliaque (fosse iliaque externe) par des fibres convergentes qui se fixent, au moyen d'une épaisse aponévrose, sur le grand trochanter. — Il agit comme le grand fessier.

c. Petit fessier. Situé sous le moyen fessier, et de même forme que lui, s'insère à la partie inférieure de la fosse iliaque externe, et se fixe aussi par un tendon au grand trochanter.

Les trois fessiers ont les mêmes usages : ils portent et tournent la cuisse en dehors lorsque le point d'appui est au bassin ; dans l'état de fixité du fémur, ils inclinent le bassin de leur côté.

Les muscles qui suivent vont être rotateurs ou abducteurs, suivant les cas.

d. Pyramidal. Muscle triangulaire, situé en partie dans le bassin, en partie dans la région supérieure et postérieure de la cuisse (Pl. V, n° 32), naît à la face interne du sacrum et du ligament sacro-sciatique (n° 29), sort du bassin par l'échancrure sciatique (*p. 41, c*), et implante son tendon par la face externe du grand trochanter.

e. Obturateur interne. Né dans le bassin et de la face interne du ligament obturateur, contourne l'ischion (*p. 41, c*), se fixe hors de la cavité pelvienne, dans la cavité du grand trochanter. (Pl. V, n° 33.)

f. Jumeaux. Deux petits muscles allongés et arrondis qui vont de l'épine sciatique et de l'ischion au grand trochanter. (Pl. V, n° 33.)

g. Carré. Faisceau quadrilatère, s'insère à l'ischion et à la partie inférieure et postérieure du grand trochanter. (Pl. V, n° 34.)

h. Obturateur externe. Né sur le pourtour du trou ovalaire, est triangulaire et aplati ; se fixe par un tendon dans le fond de la cavité du grand trochanter. (Pl. V, fig. 1, n° 7.)

B. Ces quatre derniers muscles sont rotateurs de la cuisse en dehors, dans la position verticale du membre ; abducteurs dans la position assise. Dans la station sur un pied, prenant leur appui sur le fémur rendu fixe, ils deviennent rotateurs du bassin, action qui se produit dans maintes attitudes que prennent les danseurs.

Muscles de la cuisse.

Les *muscles de la cuisse* sont nombreux, forts et allongés ; ils s'insèrent, en haut, au bassin ; en bas, aux os de la jambe ou même au fémur, agissant plus particulièrement sur la jambe qu'ils fléchissent ou étendent. Ils occupent trois régions, l'antérieure, la postérieure et l'interne.

A. Région antérieure de la cuisse. Elle comprend trois muscles :

a. Couturier. Le plus long du corps (Pl. IV, n° 48), ce muscle s'étend, sous forme de ruban, de l'épine antérieure et supérieure de l'os iliaque (*p. 41, e*), où son insertion est aponévrotique, jusqu'au-dessous de la tubérosité interne du tibia, où il se fixe par un tendon aplati qui envoie en avant et en arrière des expansions, donnant lieu à ce qu'on appelle la *patte-d'oie.* Sa direction est oblique de haut en bas et de dehors en dedans, surtout chez les tailleurs dans la position assise, d'où son nom de *couturier.*

b. Droit antérieur ou *crural.* Long, fusiforme (Pl. IV, n° 50), il s'attache, en haut, par un double tendon, à l'épine antérieure et inférieure de l'os iliaque et au-dessous du rebord de la cavité cotyloïde; en bas, sur le bord supérieur de la rotule par un tendon qui s'unit à celui du triceps. — Il est extenseur de la jambe.

c. Triceps crural. Vaste muscle qui embrasse le fémur en avant et latéralement. (Pl. IV, n° 64.) Divisé en trois portions supérieurement, simple en bas. Ces trois portions s'attachent au fémur, sur les côtés de la ligne âpre, depuis la base des trochanters jusque près du genou, l'interne étant plus volumineuse en bas qu'en haut, l'externe, au contraire, plus grosse supérieurement; puis elles n'en forment qu'une seule, qui s'implante par un large tendon à la rotule et aux tubérosités tibiales. — Le triceps est extenseur, il étend la jambe sur la cuisse pendant la marche et le saut. Lorsqu'on est assis et qu'on veut se lever, prenant son point d'appui à la rotule, il étend la cuisse sur la jambe et soulève le tronc.

B. Région postérieure de la cuisse. Trois muscles, qui sont fléchisseurs de la jambe.

a. Demi-tendineux. Allongé, fusiforme, charnu en haut, tendineux en bas, s'insère supérieurement à l'ischion, inférieurement à la partie inférieure de la tubérosité interne du tibia. (Pl. V, n° 36.) Son tendon supérieur se confond avec la longue portion du biceps crural; l'inférieur est uni à celui du droit interne. Sa direction est légèrement oblique en dedans. — Il fléchit la cuisse ou *vice versâ,* selon le point d'appui.

b. Demi-aponévrotique. Caché sous le précédent et ayant la même direction (Pl. V, n° 37), ce muscle, mince en haut, et épais en bas, naît de l'ischion par une aponévrose qui en forme presque la moitié, et se fixe en bas à la tubérosité interne du tibia par un tendon qui commence à la hauteur du point où finit l'aponévrose, celle-ci étant externe et le tendon interne par rapport au muscle. — Mêmes usages que le demi-tendineux.

c. Biceps crural. — Muscle volumineux, allongé, situé en dehors de la face postérieure de la cuisse. (Pl. V, n° 35.) Bifurqué en haut, simple en bas, s'attache supérieurement à la tubérosité de l'ischion, conjointement avec le demi-tendineux, et au fémur sur la ligne âpre, entre le triceps et les adducteurs (n° 39); en bas, la réunion des deux portions en une seule s'implante à la tubérosité externe du tibia et au péroné au moyen d'un fort tendon. — Ce muscle fléchit aussi la cuisse.

C. Région interne de la cuisse. Ces muscles, au nombre de cinq, sont adducteurs et fléchisseurs de la jambe et de la cuisse.

a. Droit interne. Muscle mince, triangulaire, dont la base s'implante sur le corps du pubis et sa branche descendante (Pl. IV, 49; VI, fig. 2, *a*), le sommet sur la tubérosité interne du tibia par un tendon grêle. — Il est fléchisseur et adducteur de la jambe.

b. Adducteurs. Situés derrière le précédent, au nombre de trois, ces muscles, de forme triangulaire, s'attachent, en haut au bassin, au voisinage du pubis, en bas sur le fémur. (Pl. IV, 62, 63; VI, fig. 2, *b*, *c*.) L'antérieur, ou *moyen adducteur* (d'après sa grandeur) se fixe à l'épine du pubis et au tiers moyen de la ligne âpre; celui qui vient derrière, *petit adducteur*, s'insère au voisinage du trou obturateur et au haut de la ligne âpre; le postérieur ou *grand adducteur* s'attache à la branche descendante du pubis et près de l'ischion, en bas à la ligne rugueuse qui va du grand trochanter à la ligne âpre, figurant un triangle à base inférieure et à sommet supérieur; il offre une sorte d'*anneau* ou *trou* par lequel passe l'artère crurale. — Ces muscles sont tout à la fois adducteurs, fléchisseurs et rotateurs en dehors de la cuisse.

c. Nous passons sous silence deux muscles moins importants, le *pectiné* et le *tenseur de l'aponévrose crurale*. (Pl. IV, n°s 61 et 47.)

Muscles de la jambe.

Les *muscles de la jambe*, comme ceux de l'avant-bras, sont nombreux. Allongés, fusiformes, ils se terminent par des tendons grêles qui vont se fixer aux os du métatarse et aux phalanges, et que bride sur le cou-de-pied le *ligament annulaire*, analogue à celui du poignet. Nous distinguerons trois régions : antérieure, postérieure, externe.

A. Région antérieure de la jambe. Elle comprend quatre

muscles qui s'insèrent comme masse, en haut à la tubérosité externe du tibia, au ligament interosseux et à la face interne et supérieure du péroné; puis ils se dessinent pour s'attacher : en bas le *jambier antérieur* (Pl. IV, n° 54), au premier os cunéiforme; — l'*extenseur propre du gros orteil* (n° 57) à la face dorsale de ce doigt; — l'*extenseur commun des orteils* (n° 55) à la face dorsale des secondes phalanges des orteils, de là quatre tendons semblables à ceux de l'extenseur des doigts; — le *péronier antérieur* (n° 56) va au cinquième os du métatarse. Ces muscles se dirigent sur le dos du pied et sur les orteils qu'ils fléchissent sur la jambe.

B. Région postérieure de la jambe. Les muscles vont à la partie inférieure du pied, les uns fléchissent celui-ci en élevant le talon, les autres les orteils en abaissant la pointe du pied. Ce sont : *a*, les *jumeaux* (Pl. V, n° 40, 44), deux masses charnues fixées à chaque condyle du fémur et qui se réunissent bientôt en une seule, implantée sur le calcanéum à l'aide du plus fort tendon du corps, le *tendon d'Achille* (n° 45); — *b*, le *soléaire* (n° 43), situé sous le précédent, s'attachant en haut à la face postérieure du tibia et du péroné, et en bas au tendon d'Achille qu'il concourt à former; — *c*, le *plantaire grêle* (n° 42), petit muscle situé sous le jumeau externe, s'attachant aux mêmes points que lui.

C. Région postérieure profonde. Ces muscles sont : — le *poplité*, petit, mince, triangulaire, occupant le creux du jarret (creux *poplité*) et allant du condyle externe du fémur à la face postérieure et supérieure du tibia; — le *fléchisseur commun des orteils*, caché par les jumeaux et le soléaire, se réfléchit sous l'astragale et le calcanéum, et se divise sous la plante du pied en quatre tendons destinés aux quatre derniers orteils; — le *jambier postérieur*, placé entre le fléchisseur commun et le fléchisseur propre du gros orteil, recouvert par eux et par le soléaire, est appliqué sur le ligament interosseux, il implante en bas son tendon sur l'os scaphoïde, en se courbant derrière la malléole interne; — le *fléchisseur du gros orteil*, caché de même dans la région postérieure profonde, engage son tendon sous la voûte formée par l'astragale et le calcanéum, et s'attache à la phalange onguéale du gros orteil.

D. Région externe, long péronier latéral (Pl. IV, n° 58), allant de la partie supérieure du péroné au premier os du métatarse; — *court péronier latéral*, se fixant au cinquième métatarsien. Les tendons de ces deux muscles passent derrière la malléole externe, dans une coulisse qui leur est destinée.

Muscles du pied.

A. Les *muscles du pied* occupent la face plantaire et la face dorsale. Les premiers sont : — *petit fléchisseur des orteils*, né du calcanéum, se divise en quatre tendons, lesquels suivent d'abord ceux du long fléchisseur, au-dessous desquels ils sont situés, puis offrent une fente par laquelle passent ces derniers, et enfin se fixent sur chaque côté de l'extrémité inférieure de la seconde phalange des orteils ; — *abducteur du gros orteil* va des os du métatarse au côté externe de la première phalange ; — *petit fléchisseur du gros orteil*, s'étendant des os du métatarse à la première phalange du gros orteil ; — les *abducteurs du gros et du petit orteil*, — le *fléchisseur propre du petit orteil*, — les *lombricaux*, très petits muscles analogues à ceux de la face palmaire de la main.

La *face dorsale du pied* n'a que le muscle *pédieux*, qui, fixé sur les parties fibreuses de l'articulation du calcanéum avec l'astragale, se termine en quatre tendons grêles qui s'implantent aux phalanges. — Les *muscles interosseux métatarsiens* ne nous offrent point d'intérêt.

Aponévrose commune du membre inférieur.

B. Le membre inférieur, de même que le supérieur, est enveloppé par une *aponévrose* générale qui lui forme étui. (Pl. XVII et XVIII, jambe gauche.) A la cuisse, cette aponévrose se nomme *fascia lata ;* à la jambe, *jambière ;* au pied, *pédieuse :* cette dernière se distingue en *plantaire* et en *dorsale*. Ces enveloppes fibreuses ont une parfaite analogie de structure, de disposition et d'usages avec celles du membre thoracique.

SÈCT. II. — ORGANES DE PHONATION OU DE LA VOIX.

L'organe de la voix est le *larynx*. Sans doute l'émission des sons dépend aussi des organes respiratoires, les sons articulés exigent l'action de la langue et du palais ; mais le larynx seul est l'instrument spécial de la phonation, laquelle, comme nous l'avons déjà dit, fait partie de la vie de Relation. Nous allons donc borner notre étude au larynx, dont nous examinerons les parties composantes avant de considérer l'ensemble.

CHAP. I. — DU LARYNX.

Le *larynx* est un organe creux dans la composition duquel entrent des cartilages, des ligaments et des muscles. (Pl. VII, fig. 1, 2, 3, 4.)

Cartilages du larynx.

A. Les cartilages du larynx sont au nombre de quatre, décrits ci-après ; sans compter l'épiglotte, qu'on lui rattache.

a. Cartilage thyroïde (de *thueros*, bouclier, et *eidos*, forme). — Pièce principale du larynx, elle en forme les parties antérieure et latérales. Ce cartilage est convexe en devant, concave en arrière, et semble formé par la réunion de deux lames quadrilatères qui produisent, par leur jonction, un angle saillant chez l'homme adulte, appelé *pomme d'Adam* (fig. 1, C). A sa face postérieure ou interne correspond un angle rentrant où sont disposés les cartilages aryténoïdes et les cordes vocales, comme nous allons voir ci-après. Les bords postérieurs, verticaux, se terminent, en haut par un prolongement appelé *grande corne* (fig. 2), en bas par un autre, *petite corne*, lesquelles se déjettent en arrière et en dedans.

b. Le cartilage thyroïde est situé entre l'os hyoïde [1], situé au-dessus de lui, et le cartilage cricoïde au-dessous, uni au premier par la *membrane thyro-hyoïdienne* (fig. 2, n° 4), au second par la *membrane crico-thyroïdienne.*

c. Cartilage cricoïde (de *cricos*, anneau). — Espèce d'anneau cartilagineux, plus large d'un côté que de l'autre, situé au-dessous du cartilage thyroïde, auquel il est uni en avant par la *membrane crico-thyroïdienne.* (Pl. VII, fig. 2, n° 5.) La partie la plus large est en arrière ; sur le bord supérieur de celle-ci s'articulent les cartilages aryténoïdes. Sur les côtés s'articulent les petites cornes du cartilage thyroïde. Le cartilage cricoïde est uni par sa circonférence inférieure au premier anneau de la trachée-artère.

B. Cartilages aryténoïdes (de *arutaïna*, entonnoir). — Deux petits cartilages en forme de pyramide triangulaire, placés l'un à côté de l'autre et appuyés par leur base sur le bord supérieur du cartilage cricoïde. Un petit muscle, appelé *aryténoïdien* (Pl. VII, fig. 4, n° 13), se dirige transversalement de l'un à l'autre sur leur face postérieure, il les fait mouvoir dans le mécanisme de la voix.

Ligaments laryngiens.

Les *ligaments du larynx* ou *cordes vocales* sont deux replis muqueux plutôt que fibreux, qui se dirigent parallèlement d'avant

---

1. Il sera question de *l'os hyoïde* lors de la description de la langue.

en arrière, de l'angle rentrant du cartilage thyroïde sur les cartilages aryténoïdes, en laissant entre eux un intervalle ou ouverture qu'on appelle *glotte*. (Pl. VII, fig. 3, n° 4.)

Épiglotte.

L'*Épiglotte* est une lame fibreuse, un *fibro-cartilage* de forme ovalaire, mobile au-dessus de la glotte (Pl. VII, fig. 4, n° 4), fixée par son bord inférieur à la partie supérieure du larynx et à la base de la langue, libre par les autres points. L'épiglotte se tient dans une direction verticale, mais s'abaisse pour fermer la glotte lors du passage des aliments de la bouche dans l'œsophage.

Muscles du larynx.

Les *muscles du larynx*, très petits faisceaux musculeux qui font mouvoir les diverses pièces mobiles du larynx les unes sur les autres. Sont : l'*aryténoïdien*, dont nous avons parlé, il rapproche l'un de l'autre les deux cartilages aryténoïdes (Pl. VII, fig. 4, n° 13) ; — le *thyro-aryténoïdien* (invisible sur la planche), il rétrécit la glotte en avant, comme l'aryténoïdien ; les *crico-aryténoïdiens*, postérieur et latéral (fig. 4, n° 14), qui dilatent la glotte en éloignant les cartilages aryténoïdes l'un de l'autre ; — le *crico-thyroïdien* (fig. 1, n° 5), placé sur la face externe inférieure du larynx, élève le cartilage cricoïde vers le thyroïde.

Le larynx dans son ensemble.

A. Le *larynx* est une sorte de boîte conoïde ouverte en haut et en bas, située à la partie antérieure et supérieure du cou, entre la base de la langue et la trachée-artère. (Pl. VII, fig. 1 et 2.) Sa face externe présente : l'angle saillant du cartilage thyroïde (*pomme d'Adam*) ; sur les côtés, les surfaces où s'insèrent les muscles de la région inférieure du cou ; en arrière, la saillie formée par les cartilages aryténoïdes ; en haut l'os hyoïde, et en bas le cartilage cricoïde, lesquels sont unis au thyroïde par une membrane.

B. Examinant le larynx dans son intérieur, on remarque : d'abord la circonférence supérieure, plus évasée que l'inférieure, limitée par le bord supérieur du cartilage thyroïde (fig. 3) ; au-dessous, l'épiglotte, qui se tient relevée (fig. 4, n° 4) et de chaque côté de laquelle part un repli muqueux se dirigeant en arrière, sous le nom de *ligament supérieur de la glotte* ; au-dessous encore sont deux autres replis, un de chaque côté, qui vont, d'avant en arrière, se fixer au sommet de chaque cartilage aryténoïde : ce sont les *cordes vocales* (fig. 3, n° 4), lesquelles sont disposées à peu près comme les bords d'une boutonnière et laissent entre elles une ouverture, appelée *glotte* ou ouverture propre du larynx. Les renfoncements qui séparent les ligaments supérieurs et les cordes vocales sont appelés *ventricules du larynx* (fig. 3, n° 3); ils logent de petits corps glanduleux.

C. Toute la face interne du larynx est tapissée par une membrane muqueuse semée de beaucoup de follicules. La moindre atteinte à cette membrane, au niveau des cordes vocales surtout, altère la voix ou l'éteint tout à fait.

SECT. III. — ORGANES DES SENSATIONS ET DE L'INTELLIGENCE.

La double faculté de sentir et de percevoir les impressions du dehors et du dedans et de créer des idées, a pour organe multiple le système nerveux. Dans la faculté de sentir, il faut distinguer la sensibilité externe et la sensibilité interne. La première appartient à des appareils organiques spéciaux, tels que les yeux, les oreilles, la peau, etc. ; la seconde relève des centres nerveux et de leurs dépendances.

Nous allons donc suivre la division que voici : 1° *Organes de sensibilité générale* ou *interne*, 2° *Organes des sensations externes ;* bien que les seconds soient le point de départ, la source des sensations internes et même des idées, nous commencerons notre étude par les organes de sensibilité générale, parce que leur connaissance fera mieux comprendre le mécanisme des sensations spéciales.

Organes de sensibilité générale.

Nous entendons par là l'ensemble du *système nerveux*. Il se divise en : 1° système *cérébro-spinal*, lequel appartient exclusivement à la vie animale ou de relation ; 2° système *ganglionnaire*, qui préside aux fonctions de la vie de nutrition ou végétative. Leur étude reçoit le nom collectif de *Névrologie*.

CHAP. Iᵉʳ. — SYSTÈME NERVEUX CÉRÉBRO-SPINAL.

Ce *système nerveux*, encore appelé *encéphalo-rachidien*, comprend : 1° l'encéphale ; 2° la moelle épinière ; 3° les membranes qui les protègent (méninges) ; 4° les nerfs qui naissent de la masse encéphalo-rachidienne. (Pl. VIII.)

Après avoir décrit successivement toutes ces parties, nous examinerons le système nerveux dans son ensemble et en étudierons histologiquement la composition moléculaire et la texture

§ Ier. — ENCÉPHALE.

L'*encéphale* (de *en*, dans, *kephalé*, tête) est cette masse de substance nerveuse qui remplit la cavité cranienne. Les anatomistes la divisent en cerveau, cervelet, et protubérance cérébrale ou annulaire.

Cerveau.

A. Le *cerveau* est la portion la plus considérable de la masse encéphalique (Pl. VIII, fig. 1.) Il remplit la voûte cranienne en s'y moulant pour ainsi dire. Convexe supérieurement, étant aplati inférieurement, il s'appuie sur la base du crâne, en avant sur les voûtes orbitaires, plus en arrière sur les fosses moyennes (Pl. III, fig. 5, n° 2), et tout à fait postérieurement sur une cloison inférieure, fibreuse qui sépare le cerveau proprement dit du cervelet, lequel remplit les fosses occipitales, ainsi qu'il va être expliqué (n° 3). De ces trois portions du cerveau, la première comprend les *lobes antérieurs* (Pl. VIII, fig. 2, *a*) ; la seconde, les *lobes moyens* (fig. 2, *c*) ; la troisième, les *lobes postérieurs* (fig. 2, *f*).

a. La face supérieure, convexe, est divisée en deux moitiés égales, appelées *hémisphères*, par une fente profonde connue sous le nom de *scissure longitudinale*, laquelle se dirige d'avant en arrière, c'est-à-dire de la partie frontale à l'occipitale (Pl. VIII, fig. I, A B) ; cette face présente un grand nombre d'éminences arrondies, ondulées, nommées *circonvolutions*, séparées par des sillons sinueux, appelés *anfractuosités*. Les deux hémisphères sont unis, à leur base, par une espèce de plancher commun, dit *corps calleux*, au-dessous duquel se trouvent des cavités et différentes parties que nous allons nommer.

b. La face inférieure du cerveau est inégale (fig. 2), comme l'est la base du crâne sur laquelle elle se moule et s'appuie. Elle offre d'avant en arrière : d'abord le commencement de la *scissure longitudinale*, que nous venons d'indiquer ; tout à côté de cette scissure les *nerfs olfactifs* (fig. 2, n° 1), logés dans un sillon spécial (n° 2) ; plus loin, sur la ligne médiane, la *commissure des nerfs optiques* (n° 3), le *tubercule cendré*, la *glande pituitaire*, les *tubercules mamillaires*, enfin la *protubérance cérébrale*, décrite ci-après. Sur les parties latérales sont les lobes cérébraux, distincts, séparés les uns des autres, l'antérieur par une fente qu'on appelle *scissure de Sylvius* (fig. 2, *b*); le moyen, du postérieur par un sillon peu profond.

c. Si l'on examine l'intérieur de la masse, on trouve entre les hémisphères et dans leur épaisseur, des cavités appelées *ventricules*, et diverses particularités d'organisation, telles que *corps strié*, *couche optique*, etc., dont les usages sont encore peu connus.

d. Le cerveau est composé de deux substances nerveuses : l'une, *substance blanche*, en occupe le centre ; l'autre, *substance grise*, est étendue sur la surface

Cervelet.

B. Le *cervelet* est une masse nerveuse située sous la partie postérieure du cerveau (Pl. VIII, fig. 2, *g*); il en est séparé par une cloison horizontale, dite *tente du cervelet*. Il est 5 à 6 fois moins volumineux que le cerveau, et occupe les fosses occipitales du crâne. Le cervelet s'unit au cerveau et à la moelle épinière par sa face antérieure ; jonction opérée par la *protubérance annulaire* (fig. 2, *e*). Le cervelet est divisé, comme le cerveau, par une rainure en deux hémisphères. Sa surface externe présente une série de lames concentriques, séparées par des sillons ; dans l'intérieur se trouve une cavité qui est le *quatrième ventricule*, dont les parois sont formées par le cervelet, la protubérance annulaire et la moelle ; si l'on fait avec le bistouri une section, l'on voit les substances *grise* et *blanche* disposées de telle sorte qu'elles figurent une espèce d'arborisation, appelée *arbre de vie*.

Bulbe

C. La *protubérance annulaire* (*protubérance cérébrale, pont de Varole*), est cette partie de l'encéphale, assez petite, qui embrasse les pédoncules du cerveau à la manière d'un anneau : éminence saillante à la face inférieure du cerveau et du cervelet, placée en avant de ce dernier, en arrière du cerveau, au-dessus et au-devant du commencement de la moelle épinière. (Pl. VIII, fig. 2, *e*.) Elle sert de lien de communication entre ces diverses parties au moyen de quatre prolongements intérieurs, dont deux en avant donnent naissance aux *pédoncules du cerveau*, et deux autres, en arrière, constituent les *pédoncules du cervelet*. C'est même à cette disposition que la protubérance doit d'avoir été appelée *pont de Varole*, du nom de Varoli, qui l'a décrite un des premiers, parce qu'elle est comme un pont renversé sous lequel viendraient se réunir quatre bras de rivière (les quatre pédoncules).

§ II. — MOELLE ÉPINIÈRE.

A. La *moelle épinière* est un gros cordon nerveux qui commence à la protubérance annulaire et se termine en pointe au niveau de la deuxième vertèbre lombaire, occupant ainsi le canal vertébral. (Pl. VIII, fig. 2, *k*.) Son extrémité supérieure est contenue dans le crâne, où elle est en rapport avec le cervelet et avec la base du crâne, près du trou occipital, dans lequel elle s'engage bientôt.

a. La partie intra-cranienne de la moelle, appelée *moelle allongée*, *bulbe*, est renflée, et présente quatre petites éminences, dont deux en dedans, appelées *pyramides* (fig. 2, *h*), et deux en dehors, dites *olivaires*. Les *éminences pyramides* entre-croisent leurs fibres nerveuses supérieurement, et c'est par cette disposition qu'on explique les *effets croisés* des altérations cérébrales, comme, par exemple, la paralysie des membres du côté opposé à celui du cerveau malade.

b. La moelle épinière n'occupe pas toute la longueur du canal vertébral : au niveau de la deuxième vertèbre lombaire, elle se termine par deux *renflements*, d'où naît le faisceau des nerfs lombaires et sacrés, appelé *queue de cheval*. Elle est composée de deux substances, comme le cerveau, avec cette différence toutefois que la substance *grise* est au centre et la *blanche* à la surface.

c. La moelle présente en avant et en arrière un *sillon* qui la partage dans toute sa longueur en deux moitiés égales; chacune d'elles forme deux gros cordons étroitement unis : sur ses côtés naissent des *nerfs*, comme nous l'expliquerons bientôt.

Méninges.

A. Le cerveau, le cervelet, la protubérance annulaire et la moelle épinière sont enveloppés et protégés par trois membranes superposées : la *dure-mère*, l'*arachnoïde* et la *pie-mère*. Elles ont reçu le nom collectif de *méninges* (du grec *menynx*, membrane).

a. *Dure-mère*. — C'est la plus extérieure et la plus résistante des trois membranes encéphalo-rachidiennes. (Pl. XIV, n°s 1 et 4.)

C'est une toile fibreuse, assez épaisse, qui se colle sur la surface interne des os du crâne, auxquels elle sert de périoste, et qui est en rapport par son autre face avec l'arachnoïde. Elle forme dans la cavité cranienne plusieurs replis ou expansions membraneuses, qui sont : 1° la *faux du cerveau*, lame tendue d'avant en arrière, s'enfonçant perpendiculairement dans la scissure longitudinale du cerveau et séparant les deux hémisphères ; 2° la *tente du cervelet*, autre lame située transversalement, horizontalement en arrière, entre les lobes postérieurs du cerveau et le cervelet ; 3° des *sinus* ou canaux mi-fibreux et mi-veineux qui, généralement, longent les bords de la *faux* et de la *tente* et servent à conduire le sang veineux du crâne dans les veines qui doivent le ramener au torrent circulatoire.

Dans le canal vertébral la dure-mère est simplement appliquée contre les parois osseuses, auxquelles elle adhère. C'est à elle qu'est dû un ligament, *ligament dentelé*, qui fixe la moelle sur ses côtés.

b. Arachnoïde (du grec *arachné*, toile d'araignée). — On donne ce nom à une membrane séreuse, très ténue, qui, à la manière de ses semblables (*p. 27, I*), enveloppe l'encéphale, sans le contenir dans sa cavité. Intermédiaire entre la dure-mère et la pie-mère ci-après, elle est en rapport avec celle-ci du côté de l'encéphale (Pl. XIV, n° 2), et avec celle-là du côté des parois du crâne. For-mée de deux feuillets qui représentent un sac sans ouverture et qu sont contigus l'un à l'autre, elle se réfléchit sur les vaisseaux et les nerfs, dans le crâne et dans le canal vertébral, sans contenir rien dans sa cavité, si ce n'est de la sérosité qui facilite les glissements de ses parois superposées. Le feuillet qui est en rapport avec l'encéphale pénètre dans le ventricule moyen, dans les ventricules latéraux, dans le quatrième ventricule, et tapisse l'intérieur de ces cavités cérébrales.

c. Pie-mère. — Membrane très fine, demi-transparente, en rapport immédiat avec les surfaces du cerveau, du cervelet, de la protubérance et de la moelle épinière, et plongeant dans toutes ses anfractuosités, scissures et ventricules. Cellulo-vasculaire de sa nature, la pie-mère adhère à la substance nerveuse au moyen de très petits vaisseaux qui la pénètrent.

En physiologie, nous indiquerons les usages respectifs du ...veau, du cervelet et de la moelle épinière.

§ III. — DES NERFS.

A. Les *nerfs* sont des espèces de cordons ou fils blanchâtres plus ou moins apparents, gros ou déliés, qui, nés des centres nerveux (cerveau, moelle), se divisent à l'infini, et se distribuent dans tous les organes, recevant les impressions et les transmettant au centre de perception pour de là rapporter aux organes le sentiment de la sensation et déterminer leurs actions.

a. Les nerfs sont composés de fibres particulières distinctes. Au moment où elles naissent du cerveau ou de la moelle épinière, elles forment des petits faisceaux, appelés *racines* (Pl. VIII, fig. 2, n° 14), qui se réunissent pour former un *tronc*, d'où partent des *branches*, elles-mêmes subdivisées en *rameaux*, puis en *ramuscules*, et enfin en *fibrilles* si fines que l'œil nu cesse de poursuivre leurs trajets au sein des tissus. Les nerfs sont pourvus d'une gaîne celluleuse, nommée *névrilème*, dont la force ou l'épaisseur augmente ou diminue avec leur volume.

b. Lorsque des nerfs rencontrent d'autres nerfs, ils se confondent, se continuent, se fusionnent et donnent naissance aux *anastomoses* (de *ana*, ensemble, et *stoma*, bouche, abouchement). Ces communications sont établies entre nerfs différents, afin qu'ils se suppléent les uns les autres. Les anastomoses sont très nombreuses, tant entre les nerfs du système cérébro-spinal qu'entre ces derniers et ceux du système ganglionnaire.

c. Dans d'autres cas les nerfs s'entremêlent, se confondent par juxtaposition ou par anastomose, pour former des entrelacements qu'on nomme *plexus nerveux*. Ces plexus sont plus nombreux dans le système ganglionnaire que dans le cérébro-spinal; ils sont constants aux mêmes endroits, et de leur réseau se dégagent des nerfs isolés qui suivent chacun un trajet déterminé.

d. Les *nerfs cérébro-spinaux* ou *cérébro-rachidiens* sont ceux qui ont leur point d'origine au cerveau, au bulbe et à la moelle épinière. Ils naissent symétriquement de chaque côté de ces centres nerveux, formant ainsi des couples qui ont reçu le nom de *paires de nerfs*.

Dans les nerfs cérébro-rachidiens il faut étudier séparément les cérébraux et les rachidiens.

Nerfs cérébraux ou craniens.

Les nerfs *cérébraux* sont ceux qui naissent du cerveau ou plutôt qui paraissent en provenir, sortant du crâne, mais en réalité, qui tirent leur origine, pour la plupart, non de la substance cérébrale proprement dite, mais de la protubérance annulaire et de la moelle allongée ou bulbe. Ces nerfs sont au nombre de 12 de chaque côté, soit 12 *paires*. On les désigne, tantôt par leur nom numérique de 1re, 2e, 3e, etc. paire, tantôt par un adjectif qui rappelle leurs usages spéciaux. Ils sont tous apparents sur la face inférieure du cerveau (Pl. VIII, fig. 2), avant leur sortie du crâne.

A. Première paire : Nerfs olfactifs. — Moux, pulpeux, ils prennent naissance chacun par trois racines dans l'intérieur de la substance cérébrale; ils émergent de la partie postérieure et inférieure du lobe antérieur, et se dirigent en avant, logés dans un sillon que leur offre ce lobe cérébral. (Pl. VIII, fig. 2, n° 1.) Arrivés à la partie antérieure de la base du crâne, au niveau de la lame criblée de l'ethmoïde, ils se divisent en filets nombreux pour passer, comme une pluie nerveuse, à travers les ouvertures de cette lame criblée (*p. 35, b*), et se distribuer dans les muqueuses des diverses cavités nasales (Pl. IX, fig. 1, n° 7), où ils sont chargés de percevoir les odeurs.

B. Deuxième paire : Nerfs optiques. — Ils émanent aussi du cerveau; la dissection en suit les racines sur le côté de la protubérance annulaire, jusqu'aux couches optiques. (Pl. VIII, fig. 2, n° 3.) Plats à leur naissance, ils sont arrondis lorsqu'ils deviennent apparents, en avant de la protubérance. Ils vont aussitôt à la rencontre l'un de l'autre, et forment par leur entre-croisement la *commissure des nerfs optiques;* puis s'écartent en se dirigeant en avant, et chacun pénètre dans l'orbite correspondant par le trou optique, puis dans la partie postérieure de l'enveloppe externe du globe de l'œil, et, l'ayant franchie, forme ce que l'on appelle la *papille* nerveuse optique (fig. 3, n° 1), avant de s'épanouir dans la membrane nerveuse oculaire ou rétine. — Les nerfs optiques transmettent au cerveau les impressions visuelles reçues par la rétine.

C. Troisième paire : Nerfs moteurs oculaires communs. — Leur origine a lieu sur le côté interne du pédoncule du cerveau, entre celui-ci et la protubérance annulaire. (Pl. VIII, fig. 2, n° 4.) Chacun d'eux se dirige en avant, en haut et en dehors, dans l'intérieur du crâne, pour s'introduire dans l'orbite par la fente sphénoïdale (fig. 3, n° 2), où il se divise en deux branches : la supérieure se distribue au muscle droit de l'œil; l'inférieure fournit trois rameaux aux muscles abducteur, abaisseur et petit oblique de l'œil. — Le nerf moteur oculaire commun imprime le mouvement à tous les muscles de l'œil, sauf le grand oblique ou oblique supérieur et l'oblique inférieur ou abducteur, lesquels sont sous l'influence de la 6e paire.

D. Quatrième paire : Nerfs pathétiques. — Ils prennent naissance par trois ou quatre racines sous les tubercules quadrijumeaux. (Pl. VIII, fig. 2, no 5.) Très grêles, ils contournent le pédoncule du cervelet et la protubérance annulaire, deviennent libres en dehors et en arrière de la troisième paire, pénètrent dans la paroi externe du sinus caverneux, puis dans l'orbite par la fente sphénoïdale, pour s'épanouir entièrement dans le muscle grand oblique de l'œil. — Le nerf pathétique fait exécuter à l'organe visuel ce mouvement qui exprime les sentiments tendres, l'amour, la pitié.

E. Cinquième paire : Nerfs trifaciaux ou *trijumeaux.* — Ils naissent de la partie latérale et postérieure de la protubérance annulaire par deux racines de volume inégal, composées chacune d'un grand nombre de filets (Pl. VIII, fig. 2, no 6.) Ce double faisceau se dirige en avant, en haut et en dehors, passe sur le rocher et arrive dans la fosse temporale interne, où il aboutit à un renflement ganglionnaire (fig. 3, no 3), duquel naissent trois branches principales : l'*ophthalmique*, la *maxillaire supérieure*, la *maxillaire inférieure*, lesquelles vont aux différentes parties de la face, d'où le nom de *trifacial* ou *trijumeau*. Ces trois branches de nerfs, très importantes, se comportent comme suit.

a. Le *nerf ophthalmique* (Pl. VIII, fig. 3, no 4), première et petite branche du trifacial, se dirige en avant, et se divise lui-même en trois branches qui traversent la fente sphénoïdale, pour pénétrer dans l'orbite : la première branche, *nerf lacrymal* (fig. 3, *b*), distribue plusieurs filets à la glande lacrymale, et se termine dans la paupière supérieure et la tempe; la seconde, *nerf frontal* (fig. 3, *c*), chemine entre la paroi supérieure de l'orbite et le muscle élévateur de la paupière; se divise ensuite en deux rameaux, dont l'un sort de l'orbite pour se répandre dans les téguments du front, de la paupière et du dos du nez, et l'autre traverse le trou sus-orbitaire pour se distribuer aux parties molles du front et du crâne (Pl. IX, no 1); quant à la troisième branche, *nerf nasal* (Pl. VIII, fig. 3, *a*), elle se dirige vers la paroi externe de l'orbite et se divise en deux rameaux : l'un, interne, s'introduit dans le crâne; l'autre, externe, sort de l'orbite, pour se diviser en filets nombreux sur le front, le nez, la paupière supérieure.

b. Le *nerf maxillaire supérieur*, branche moyenne du trifacial

(Pl. VIII, fig. 3, n° 5), sort du crâne par le trou grand-rond, paraît dans la fosse ptérygo-maxillaire qu'il traverse, et s'engage dans le canal sous-orbitaire ; il parcourt ce canal et en sort par le trou sous-orbitaire pour s'épanouir dans la joue (fig. 3, *d*). Il fournit : 1° au sortir du crâne, le *nerf orbitaire*, qui pénètre dans l'orbite et envoie un rameau à la glande lacrymale, et par ses anastomoses fait communiquer entre elles les trois branches du trifacial ; dans la fente sphéno-maxillaire, les *rameaux dentaires postérieurs*, qui se terminent dans l'os maxillaire supérieur, au-dessus des alvéoles des grosses molaires ; 3° dans le conduit sous-orbitaire, le *nerf dentaire antérieur*, qui fournit un petit filet à chaque dent, depuis la petite molaire inclusivement.

c. Le *nerf maxillaire inférieur*, troisième branche du trifacial (Pl. VIII, fig. 3, n° 6), sort du crâne par le trou ovale (Pl. III, fig. 5, n° 11), plonge dans la fosse zygomatique, et se divise en huit rameaux qui suivent les divisions de l'artère maxillaire interne. Ces rameaux se distribuent aux muscles temporal, masseter, buccinateur, à la muqueuses de la bouche, à l'oreille, à la tempe, à la langue et aux dents inférieures. Le rameau qui va à la langue, *nerf lingual* (fig. 3, *f*), s'épanouit dans l'épaisseur de cet organe en un grand nombre de filaments tortueux qui se terminent aux papilles linguales ; celui des dents, *nerf dentaire inférieur* (fig. 3, *g*), s'engage dans le canal dentaire, où il donne un filament à chaque dent, et sort par le trou mentonnier (fig. 3, *h*), pour s'épanouir dans la lèvre inférieure et les parties environnantes. — Le nerf maxillaire inférieur préside à la sensibilité.

Nous aurons à revenir sur la disposition générale du nerf trifacial ou trijumeau (cinquième paire), sur ses anastomoses avec le facial, et sur ses fonctions, consistant à communiquer la sensibilité aux parties molles de la face.

F. Sixième paire : Nerfs moteurs oculaires externes. — Sortis du sillon qui sépare la protubérance annulaire du commencement de la moelle épinière ou bulbe rachidien (Pl. VIII, fig. 2, n° 7), ces nerfs pénètrent chacun dans l'orbite correspondant par la fente sphénoïdale, et se perd dans le muscle moteur oculaire externe, auquel il communique le mouvement.

On voit ce nerf sur la figure 2 de la planche X, *m*.

G. Septième paire : Nerf facial. — Le facial, réuni d'abord à *l'acoustique*, s'introduit avec lui dans le conduit auditif interne (Pl. VIII, fig. 2, n° 8) ; là ils se séparent pour prendre chacun une route opposée. Ainsi :

Le *nerf facial* (*portion dure* de la 7ᵉ paire de quelques anatomistes) pénètre dans l'oreille, dans *l'aqueduc de Fallope*, canal pratiqué dans le rocher, en sort par un trou situé derrière l'oreille, traverse la glande parotide, et vient couvrir de ses rameaux une moitié de la face. (Pl. IX, n° 4.) Dans l'intérieur de l'oreille, il fournit le rameau appelé *corde du tympan;* à sa sortie trois autres petits rameaux s'en détachent pour les muscles de l'oreille. — Ce nerf communique le mouvement aux muscles de la face et préside à l'expression de la physionomie.

H. Huitième paire : Nerf auditif ou *acoustique* (*portion molle* de la 7ᵉ paire de quelques auteurs) pénètre dans cette partie de l'oreille interne qu'on nomme *labyrinthe*, et s'y divise en deux branches qui se ramifient dans les diverses cavités de l'oreille (Pl. XII, fig. 1 *bis*, n° 1.) — C'est le nerf qui donne la faculté de percevoir les sons.

I. Neuvième paire : Nerfs glosso-pharyngiens. — Regardés par beaucoup d'auteurs comme une portion de la 8ᵉ paire ancienne, ils naissent des parties supérieures latérales de la moelle épinière, entre les nerfs faciaux et pneumo-gastriques, dans le sillon placé en arrière des éminences olivaires. Ils se portent d'arrière en avant (Pl. VIII, fig. 3, n° 8); arrivés à la base de la langue, ils se divisent en branches de terminaison, destinées à cet organe et au pharynx, dans les muqueuses desquels elles se ramifient. Ces nerfs rendent ces organes sensibles aux saveurs.

J. Dixième paire : Nerfs pneumo-gastriques. — Le pneumo-gastrique, connu encore sous le nom de *nerf vague*, à cause de ses nombreuses ramifications et de l'étendue du trajet qu'il parcourt, naît du bulbe rachidien (Pl. VIII, fig. 2, n° 9), immédiatement au-dessous du glosso-pharyngien, et sort du crâne par le trou déchiré postérieur, traversant un canal qui lui est commun avec le nerf spinal, et distinct du conduit propre au glosso-pharyngien. Il descend le long du cou, étant profondément situé, en dehors de l'artère carotide primitive et en arrière de la veine jugulaire interne; entre dans la poitrine en se glissant derrière la veine sous-clavière, puis s'accole à l'œsophage, qu'il accompagne jusqu'à l'estomac où il se termine. Dans ce trajet il fournit des rameaux importants (voir la note explicative en regard de la fig. 3), ce sont : le *pharyngien*, pour le pharynx; les quatre *laryngés*, dont deux supérieurs et deux inférieurs, appelés *récurrents*, pour les muscles intrinsèques du larynx; les filets *cardiaques*, pour le cœur. Par l'entrelacement de leurs divisions avec les nerfs ganglionnaires du cou, ces rameaux forment le *plexus pulmonaire* et le *plexus cardiaque*, dont il sera parlé en étudiant les nerfs ganglionnaires. — Le pneumo-gastrique joue un multiple rôle dans la phonation, la respiration, la circulation et la digestion.

K. Onzième paire : Nerfs hypoglosses. — L'hypoglosse naît par plusieurs filets, sur les côtés du bulbe rachidien et du sillon qui sépare les éminences pyramidales et olivaires. (Pl. VIII, fig. 2, n° 10.) Ils sortent du crâne par le trou condyloïdien antérieur respectif, et arrivé vers l'angle de la mâchoire inférieure (fig. 3, n° 11), le nerf se divise en deux branches : l'une (*branche cervicale descendante*) forme avec le plexus cervical une grande arcade anastomotique; l'autre (la *linguale*) se divise et se perd dans les muscles de la langue, — auxquels elle communique le mouvement.

L. Douzième paire : Nerfs spinaux. — Ceux-ci font exception, comme point de départ. Le *spinal* naît de la moelle épinière, au-dessous du trou occipital (Pl. VIII, fig. 2, n° 11); il remonte, accolé à la moelle épinière, pénètre dans le crâne par ce même trou occipital, puis en sort par le trou déchiré postérieur, en compagnie du pneumo-gastrique (fig. 3, n° 9); il se divise ensuite en trois branches, qui se rendent aux muscles du cou, etc.

Nerfs rachidiens ou spinaux.

A. Les nerfs *rachidiens* sont ceux que fournit la moelle épinière après sa sortie du crâne, c'est-à-dire au-dessous du trou occipital; nous venons de voir que le nerf spinal, bien qu'il sorte de la cavité cranienne, appartient à la moelle rachidienne. Ces nerfs sont au nombre de trente paires. (Pl. VIII, fig. 2.) Chaque nerf naît par une double série de filets qui composent deux racines : *racine antérieure* et *racine postérieure* (*p. 91, a*). Elles se réunissent dans le trou de conjugaison de la vertèbre qui leur correspond, et forment un renflement d'où naissent, au sortir de ce trou, trois branches : branche *antérieure*, destinée aux parties antérieures et latérales du tronc; branche *postérieure*, plus petite, destinée aux parties postérieures; enfin branche *d'anastomose* avec le système nerveux ganglionnaire (V. ci-après).

Les paires de nerfs rachidiens, d'après la région de la moelle dont elles émanent, se divisent en cervicales, dorsales, lombaires, sacrées.

B. Paires cervicales : Nerfs qu'elles fournissent. — Les premières paires rachidiennes sont appelées *cervicales,* parce qu'elles sortent du rachis par les trous de conjugaison des vertèbres du *cou.* Elles sont au nombre de sept; la branche postérieure de chacune se perd, en se subdivisant, dans les parties molles de la région dorsale du cou; les branches antérieures de toutes s'entrelacent entre elles et forment deux *plexus,* le cervical et le brachial (Pl. IX), dont voici la disposition :

a. Le *plexus cervical* résulte de l'entrelacement d'un rameau antérieur provenant des deuxième, troisième et quatrième paires cervicales. Couché entre les plans superficiel et profond des muscles de la partie latérale du cou, il fournit des branches superficielles et ascendantes (Pl. IX, nᵒˢ 8, 9) aux téguments, à l'oreille et aux parties environnantes; et des branches descendantes, dont proviennent, entre autres nerfs nombreux, le *phrénique* ou *diaphragmatique,* qui pénètre dans le thorax et arrive au diaphragme, où il se ramifie.

b. Le *plexus brachial* est formé par les quatre dernières paires cervicales et la première dorsale. (Pl. IX, nᵒ 10.) Il s'étend de la partie latérale et inférieure du cou au creux de l'aisselle, en passant entre les muscles scalènes. Il donne naissance à beaucoup de nerfs pour le membre supérieur, ce sont :

c. Le *nerf axillaire* ou *circonflexe,* né du plexus brachial, se distribue à l'épaule et principalement au muscle deltoïde. (Pl. IX, nᵒ 12.)

d. Le *nerf brachial cutané interne,* descend sur la surface interne du bras, au-dessous de l'aponévrose brachiale, et se partage, avant d'arriver au coude, en deux branches : l'une, *externe* et antérieure, devient sous-cutanée en traversant de dedans en dehors l'aponévrose d'enveloppe, pour se ramifier sur la face antérieure de l'avant-bras, du côté radial surtout; l'autre, *interne,* distribue ses filets à la peau de l'avant-bras du côté cubital.

e. Le *nerf cutané externe* ou *musculo-cutané* (nᵒ 13), émane aussi du plexus brachial, se dirige obliquement de dedans en dehors et d'arrière en avant; traverse le muscle coraco-brachial, se place au devant du bras, perce l'aponévrose brachiale dans le pli du coude, et continue de descendre sous la peau de la partie externe et antérieure de l'avant-bras, se terminant par deux filets sur la face palmaire et sur la face dorsale de la main.

f. Le *nerf médian* est formé des 6ᵉ et 7ᵉ paires cervicales et de la 1ʳᵉ dorsale. (Pl. IX, nᵒ 14.) Il descend le long de la partie interne du bras, accompagné par l'artère brachiale; traverse le pli du coude en passant au-devant de ladite artère; s'enfonce entre les muscles superficiels et les profonds de l'avant-bras, passe sous le ligament annulaire du carpe avec les tendons fléchisseurs, et se divise dans la paume de la main en plusieurs rameaux, qui vont aux doigts (n° 14 *bis*) en accompagnant les artères collatérales.

g. Le *nerf cubital* part aussi du plexus brachial, descend le long de la face interne du bras (Pl. IX, n° 15), traverse le coude, entre la tubérosité interne de l'humérus et l'olécrâne, où la pression le rend souvent douloureux; descend le long de la partie interne de l'avant-bras, et, près du poignet, se divise en deux branches qui vont à la partie interne et antérieure de la main et aux deux derniers doigts.

h. Le *nerf radial* se porte en arrière, contourne l'humérus de dedans en dehors, descend sur le côté externe du bras, arrive au pli du coude, et se termine par deux branches : l'une, *antérieure*, côtoie l'artère radiale (Pl. IX, n° 17), et se divise elle-même en deux rameaux pour les premiers doigts; l'autre, *postérieure*, se ramifie dans les muscles postérieurs de l'avant-bras.

C. Paires dorsales : Nerfs qu'elles fournissent. — Les *nerfs dorsaux* sortent du canal vertébral par les douze trous de conjugaison de la région dorsale. Leurs *branches postérieures* se dirigent en arrière, se perdent dans les muscles et téguments de la partie postérieure du tronc; les *branches antérieures* constituent les *nerfs intercostaux* (Pl. IX, n° 18), lesquels s'engagent entre les deux plans des muscles intercostaux, suivent le bord inférieur des côtes, et se partagent au milieu de leur trajet en deux branches, dont l'une continue la direction première du nerf, et l'autre perfore de dedans en dehors le muscle intercostal externe, pour se perdre en filets dans les muscles de la partie latérale du tronc.

D. Paires lombaires : Nerfs qu'elles fournissent. — Naissant de la portion lombaire de la moelle épinière et sortant du canal vertébral par les trous de conjugaison qui leur correspondent, ces *nerfs* dirigent et distribuent leurs *branches postérieures* dans les muscles des lombes, de la fesse, de la hanche, tandis que les *branches antérieures* forment le plexus lombaire, dont suit description.

Dû à la réunion des branches antérieures des cinq nerfs lombaires, le *plexus lombaire* (Pl. IX, n° 19) est couché profondément au-devant des apophyses transverses lombaires, derrière le muscle psoas; il fournit des *branches externes*, qui se distribuent aux parois abdominales, une *branche interne* pour les organes génitaux, et trois *branches inférieures*, qui sont les nerfs dont les noms suivent :

a. Nerf crural, il passe sous l'arcade crurale, et s'éparpille dans la partie supérieure de la cuisse en un grand nombre de rameaux superficiels et profonds. (Pl. IX, n° 22.)

b. Nerf obturateur, sort du bassin par le trou de même nom, et s'épanouit sur la partie interne et supérieure de la cuisse en petites branches, pour les muscles adducteurs et le droit interne. (Pl. IX, n° 25.)

c. Nerf lombo-sacré, descend dans le bassin pour s'unir au plexus sciatique décrit ci-dessous. Un petit nerf s'en détache, c'est le *fessier*, qui va dans la fesse par l'échancrure sciatique.

E. Paires sacrées : Nerfs qu'elles fournissent. — Les *nerfs sacrés* proviennent de la terminaison de la moelle épinière, et sortent par les trous sacrés antérieurs et postérieurs. Les *branches antérieures* forment, par leur entrelacement, auquel participe le nerf lombo-sacré, le *plexus sciatique* ou *sacré*, lequel occupe, sous forme d'un gros nerf aplati, la partie latérale de l'excavation du bassin. (Pl. IX, n° 27.)

a. Le *plexus sciatique* fournit les *nerfs vésicaux, hémorrhoïdaux, vaginaux, utérins, honteux* et *fessiers.* De ce dernier émane, entre autres, un rameau qui devient *sous-cutané* et qui se distribue dans le tégument de la partie postérieure de la cuisse, jusqu'au jarret et même plus bas.

b. La branche la plus considérable fournie par le plexus sciatique est le *nerf sciatique* (Pl. X, fig. 1); il sort du bassin par l'échancrure ischiatique, descend le long de la partie postérieure de la cuisse et se divise, au niveau du jarret, en branche *poplitée externe*, laquelle suit la direction du péroné, et en *poplitée interne*, qui descend le long de la partie postérieure de la jambe, passant sous la voûte du calcanéum et se divisant sous la plante du pied.

CHAP. II. — SYSTÈME NERVEUX GANGLIONNAIRE OU GRAND-SYMPATHIQUE.

A. Le *système ganglionnaire* ou *grand-sympathique*, encore dénommé *trisplanchnique* (parce qu'il s'étend à trois viscères (*splanchnon*) se compose d'une double série de petits pelotons nerveux nommés *ganglions*, et d'une multitude de nerfs émanant de ces ganglions, connus sous le nom de *nerfs ganglionnaires*. (Pl. X, fig. 2.)

a. Les deux séries de ces ganglions communiquent l'une avec l'autre, par jonctions supérieure et inférieure. La jonction supérieure forme ce que l'on nomme *cordon cervical.*

b. Les *ganglions nerveux* en question sont de petits corps de substance nerveuse, rougeâtre ou grisâtre, situés : dans la tête et sur les côtés de la colonne vertébrale, profondément, au cou, dans la poitrine, l'abdomen, aux lombes et à la région sacrée. Ils communiquent entre eux par des filets qu'ils s'envoient mutuellement. Ces petites masses nerveuses sont considérées comme autant de petits centres nerveux ou petits cerveaux rudimentaires, recevant et renvoyant l'influx nerveux aux parties soumises à leur influence, ou comme des points de jonction et de croisement de filets nerveux de toutes sortes, établissant des relations sympathiques dans tous les organes : d'où le nom de *grand-sympathique* donné à l'ensemble du système. Toujours est-il que cet appareil nerveux, bien qu'il jouisse d'une action propre et indépendante de la volonté, est relié au système cérébro-spinal par des *anastomoses (p. 87, b)*; car il communique, au niveau des trous de conjugaison, avec les nerfs rachidiens, au moyen de *filets d'union* qui se détachent de ces nerfs et par une foule d'anastomoses nerveuses.

c. Les *nerfs du grand-sympathique* sont très fins, et déliés, extrêmement nombreux, dirigés en tous sens; ils forment des plexus autour des organes de la vie de nutrition, principalement autour des vaisseux sanguins, *nerfs vaso-moteurs.*

B. Ganglions de la tête : Nerfs qui en émanent. — Il y a deux ganglions (deux paires) de chaque côté, situés à la base de la tête.

a. Le *ganglion ophthalmique,* situé dans l'orbite, au côté externe du nerf optique, communique avec le ganglion du cou supérieur; mais il établit aussi des relations avec la plupart des nerfs cérébraux qui pénètrent dans la cavité orbitaire; c'est lui qui fournit les *nerfs ciliaires* de l'œil.

b. Le *ganglion sphéno-palatin* ou *de Mekel* occupe la fosse ptérygo-maxillaire, fournit les *nerfs palatins, ptérygoïdiens, sphéno-palatins,* qui se répandent dans le voile du palais, les gencives, les amygdales, la cloison du nez, le pharynx, etc. Un filet, le *nerf vidien,* entre dans le crâne par le trou déchiré antérieur et se jette dans l'oreille interne, où il s'accole au nerf facial pour former la *corde du tympan.* Le ganglion dont il est question communique en haut avec le nerf maxillaire supérieur.

C. Ganglions du cou ou *cervicaux : Nerfs qui en émanent.* — Trois paires existent au cou :

a. Ganglion cervical supérieur (Pl. X, fig. 2, n° 1), situé sous la base du crâne, envoie des filets à l'artère carotide, au larynx, au pharynx, etc.

b. Ganglion moyen (fig. 2, n° 2), donne des filets aux vaisseaux sous-claviculaires, à l'œsophage, à la trachée, etc.

c. Ganglion inférieur (fig. 2, n° 3), situé près du col de la première côte, envoie des filets dans tous les sens.

d. Ces trois ganglions communiquent entre eux et concourent à former les *nerfs cardiaques* ou nerfs du cœur, lesquels sont au nombre de trois. Nés des ganglions cervicaux (Pl. X, fig, 2, n° 28), les cardiaques pénètrent dans la poitrine, gagnent la crosse de l'aorte et se mêlent aux filets du nerf pneumo-gastrique pour constituer, en correspondant avec ceux du côté opposé, le *plexus cardiaque* (fig. 2, n° 29), lequel enveloppe le cœur et la crosse de l'aorte, et envoie des plexus secondaires aux vaisseaux voisins et aux poumons, etc.

D. Ganglions thoraciques : Nerfs qui en émanent. — Ce sont douze paires de ganglions (Pl. X, fig. 2, n° 4 à 15) situés dans la profondeur de la poitrine, de chaque côté de la colonne vertébrale. Par des filets internes ils communiquent les uns avec les autres ; par des filets externes, se mettent en rapport avec les branches antérieures des nerfs rachidiens. Les rameaux internes, très grêles, entourent l'origine des artères intercostales et se perdent sur les parois de l'aorte. Quelques filets vont au plexus pulmonaire ; mais le plus grand nombre forment les racines des deux *nerfs splanchniques* (fig. 2, n° 35), lesquels pénètrent dans l'abdomen à travers un écartement des fibres du diaphragme, et vont se terminer : le plus grand au ganglion semi-lunaire (n° 15) et au plexus rénal.

E. Ganglions abdominaux : Nerfs qui en émanent. — Une seule paire ganglionnaire existe dans le ventre : Ce sont les *ganglions semi-lunaires* (en forme de demi-lune), couchés sur l'aorte et les piliers du diaphragme. (Pl. X, fig. 2. n° 15.) Comme les précédents, ils communiquent entre eux, ainsi qu'avec les autres ganglions. Leurs nerfs forment plusieurs plexus : 1° le *plexus solaire* (fig. 2, n° 33), envoie des filets rayonnants à l'aorte, dont il accompagne les principales divisions ; 2° le *diaphragmatique* se répand sur les vaisseaux du diaphragme ; 3° le *cœliaque*, pour artères de même nom ; 4° enfin les *plexus coronaire, hépatique, splénique, mésentérique, rénal* et *spermatique*, destinés à l'estomac, au foie, à la rate, au mésentère, aux reins et au cordon spermatique, dont ils accompagnent surtout les artères.

F. Ganglions lombaires : Nerfs qui en émanent. — Ces ganglions forment cinq paires, situées sur les côtés des vertèbres lombaires. (Pl. X, fig. 2.) Ils s'envoient réciproquement des filets nerveux, communiquent avec les ganglions dorsaux et sacrés, et répandent leurs nerfs dans les environs, à la plupart des plexus sus-mentionnés, ainsi qu'à celui qui nous reste à décrire, le plexus hypogastrique.

G. Ganglions sacrés : Nerfs qui en émanent. — Situés sur la surface antérieure du sacrum (Pl. X, fig. 2, n° 20), ils communiquent entre eux et avec les nerfs sacrés antérieurs de la moelle épinière. Comme les précédents, ils sont en relation avec les nerfs correspondants du système cérébro-spinal, et forment le *plexus hypogastrique* (fig. 2, n° 37), lequel envoie des filets nombreux au rectum, au vagin, à l'utérus, à l'anus, en accompagnant surtout les artères de ces organes.

H. Nerfs vaso-moteurs. On donne ce nom à des filaments nerveux d'une extrême ténuité, appartenant au grand-sympathique, qui forment des *plexus* aux artères, même les plus fines. Les uns sont *constricteurs* de ces capillaires, les autres *dilatateurs.* (V. *Cours du sang.*)

Le système nerveux dans son ensemble.

L'ensemble du système comprend : 1° la masse encéphalo-rachidienne, c'est le système cérébro-spinal ; 2° le grand-sympathique ou système ganglionnaire. Le premier préside à la vie de relation, le second à la vie de nutrition et de génération.

A. La masse *encéphalo-rachidienne* se compose de l'*encéphale* (cerveau, cervelet, protubérance annulaire et bulbe rachidien), contenus dans le crâne, et de la *moelle épinière* qui remplit le canal vertébral. Ces diverses parties sont liées les unes aux autres au moyen de la *protubérance annulaire*, qui peut être considérée comme le siège du principe d'action : c'est le *nœud vital* des physiologistes.

a. Le *cerveau*, la *protubérance* et le *bulbe* fournissent douze paires de nerfs, appelés *nerfs cérébraux* ou *crâniens* parce qu'ils sortent du crâne ; ils sont destinés aux organes de l'olfaction et de la vision, aux muscles des yeux, à la face et aux dents, aux organes de l'audition, de la gustation, au pharynx, aux poumons et à l'estomac, enfin aux muscles de la langue. — Ils ont pour usages de communiquer à ces parties, soit la sensibilité générale commune, soit une sensibilité spéciale, soit le mouvement, suivant leur destination respective.

b. La *moelle épinière*, de son côté, fournit trente paires de nerfs, appelés *nerfs rachidiens* ou *spinaux ;* ils naissent par deux racines, lesquelles, en sortant du canal vertébral par les trous de conjugaison des vertèbres qui leur correspondent, se confondent dans un renflement de leur substance ; de ce renflement partent deux *branches :* la *postérieure* se divise dans les muscles et la peau de la partie postérieure du tronc ; l'*antérieure* se comporte de même, comme division, en avant. Les nerfs rachidiens forment des *plexus nerveux* d'où naissent les nerfs des membres, etc. — Ils communiquent les uns la sensibilité générale, la sensibilité tactile, les autres le mouvement. Comme nous le redirons ailleurs, la faculté de sentir est due à leurs racines postérieures, tandis que celle de mouvement est soumise à l'influence des racines antérieures.

B. Le *grand-sympathique* ou *système ganglionnaire* est constitué par de petits corps nerveux, appelés *ganglions*, placés sur les côtés de la colonne vertébrale, et formant par leurs anastomoses une chaîne qui s'étend sans interruption de la base du crâne au sommet du sacrum. Ils envoient des *filets nerveux* et des *plexus* aux viscères de la vie de nutrition, poumons, cœur, canal intestinal, foie, reins, etc., aux fonctions desquels ils président *sans* la participation de la volonté, bien qu'ils aient des communications anastomotiques nombreuses avec les nerfs de la vie de relation.

Sur la structure du système nerveux.

A. Le poids moyen du *cerveau* chez l'homme est de 1,250 grammes ; il dépasse de beaucoup celui du cerveau des plus grands mammifères. Nous l'avons dit plus haut, ce centre se compose de deux substances distinctes, l'une *grise*, l'autre *blanche :* la première règne à la surface des circonvolutions, entourant une partie blanche continue avec le centre de chaque hémisphère.

La substance grise, examinée au microscope, présente beaucoup de *matière amorphe*, de *noyaux*, de *cellules* de diverses formes ; dans la substance blanche, ce sont au contraire des *tubes nerveux*, minces, disposés en fascicules plongés dans la substance amorphe, des vaisseaux capillaires, etc.

La chimie retire de la substance cérébrale, de l'eau, des sels (chlorure et carbonate de potasse et de soude, phosphates et carbonate de chaux), de la cholestérine en quantité, de l'oléine, une matière grasse phosphorée, de la neurine ou albumine cérébrale, etc., tous mal déterminés du reste.

a. Le *cervelet* est au cerveau comme 1 à 8, en poids. Sa partie périphérique est formée de substance grise disposée en deux couches différentes assez mal limitées, dont la supérieure offre des cellules d'une dimension plus considérable que celles de la couche inférieure. Elle est fort remarquable, au point de vue histologique, par la très grande quantité de capillaires sanguins qu'elle contient. Du reste, même composition chimique qu'au cerveau.

b. La *protubérance annulaire* comprend, dans son épaisseur, des fibres nerveuses transversales et longitudinales, ainsi qu'un grand nombre de cellules nerveuses, éparpillées entre les différentes couches de fibres.

c. La *moelle épinière* est formée, comme le cerveau, de deux substances, l'une *blanche*, l'autre *grise;* mais elles présentent une disposition inverse à celle qu'elles affectent dans l'encéphale, la blanche étant à l'extérieur et à la surface, la cendrée au centre. La substance blanche des cordons postérieurs jouit de sensibilité et de transmissibilité des impressions qu'on lui fait éprouver; tandis que la substance grise possède seulement la faculté de transmission, sans la sensibilité. Elles sont formées histologiquement de tubes primitifs, de fibres grises, de fibres à noyaux, etc.

d. Quant aux *nerfs rachidiens*, les racines postérieures, celles pourvues d'un *ganglion*, président au sentiment seul; les racines antérieures sont destinées au mouvement; les tubes primitifs de ces racines, après s'être réunis en un cordon nerveux, se mêlent ensemble pour se distribuer à la peau et aux muscles. Les tubes des nerfs de la vie animale sont blancs et plus larges que ceux des nerfs du grand-sympathique; leur contenu est visqueux, demi-fluide. On distingue les tubes sensibles des tubes moteurs, en ce que anatomiquement chaque tube sensible porte un corpuscule (cellule ganglionnaire) du diamètre de $0^{mm},005$, ayant une cavité remplie d'un contenu solide, avec un noyau clair au centre; les tubes moteurs, qui sont d'ailleurs plus minces, sont dépourvus de ce contenu.

e. Les *nerfs du grand-sympathique* sont composés de tubes cendrés. Les ganglions nerveux dont ils émanent sont formés de corpuscules; ceux-ci, en effet, sont les éléments caractéristiques du tissu ganglionnaire, comme les tubes caractérisent les cordons nerveux, et comme le faisceau musculaire strié est caractéristique du muscle de la vie animale.

SECT. IV. — ORGANES DE SENSIBILITÉ SPÉCIALE OU DES SENS

Les *organes des sens* forment des appareils plus ou moins compliqués, destinés à percevoir les impressions que font sur eux les agents extérieurs, impressions que des nerfs spéciaux transmettent au centre sensitif, le cerveau. Ces appareils, au nombre de cinq, sont ceux de : *olfaction, vision, ouïe, goût* et *toucher*, représentés par le nez, l'œil, l'oreille, la langue et la peau.

CHAP. I. — APPAREIL DE L'OLFACTION.

L'*appareil olfactif* se compose du *nez*, des *fosses nasales* et de la *membrane muqueuse* qui tapisse l'intérieur de ces cavités.

A. Nez. — Eminence en forme de pyramide, placée verticalement au milieu du visage et dont chacun connaît les variétés de forme et de volume. Outre ses parties osseuses et musculaires, que nous connaissons déjà, le nez se compose d'un cartilage, de quatre fibro-cartilages et d'une membrane externe cutanée.

Le *cartilage du nez* est en trois portions ; il occupe les parties latérales de l'organe et concourt à parfaire la cloison des fosses nasales par une lame médiane perpendiculaire.

Des quatre *fibro-cartilages* deux sont adossés pour compléter en bas la *cloison des fosses nasales;* les deux autres forment les parties latérales inférieures (*ailes du nez*).

La *couche cutanée* qui recouvre le nez est fine et semée de follicules d'où suinte une humeur huileuse douce, et dans lesquels se concrète quelquefois une matière sébacée qui apparaît comme un point noir, dû à la poussière qui l'imprègne ; la pression le fait sortir sous forme de vermisseau.

B. Fosses nasales. — Ce sont deux cavités, isolées l'une de l'autre par une cloison commune, commençant à la base du nez et se terminant à la partie supérieure du pharynx, dans l'arrière-gorge. (Pl. XI, fig. 1.) Leur direction diffère de celle du nez : en effet, la tête osseuse, dénudée, nous les montre étroites, s'étendant d'avant en arrière et en bas. Leurs parois sont formées : la *supérieure*, par la lame criblée de l'ethmoïde ; l'*inférieure*, par l'os maxillaire supérieur qui, avec son congénère et les os palatins, constitue la *voûte palatine* et le plancher des fosses nasales ; l'*interne*, par la cloison médiane ; l'*externe*, par la lame latérale de l'ethmoïde, et par des os appelés *cornets*, lesquels forment trois saillies longitudinales ayant le même nom qu'eux, et trois enfoncements ou gouttières intermédiaires, nommées *méats*.

C. Membrane muqueuse du nez. — Appelée *olfactive*, parce qu'elle est le siège de l'olfaction, ou *pituitaire*, parce que, selon les anciens, elle exhalait la pituite, elle tapisse toutes les parois des cavités nasales. Commençant à la peau, au moment où celle-ci va pénétrer dans les narines, elle se déploie sur toutes les éminences (cornets), dans toutes les anfractuosités (méats), dans les sinus frontaux et maxillaires, pour se continuer avec la muqueuse du pharynx et du voile du palais. Elle sécrète un *mucus* qui sert à la fonction olfactive, et qui, chez certains sujets lymphatiques, est très abondant et même doué d'odeur plus ou moins forte. Dans le coryza, cette humeur varie de quantité et de consistance, etc.

CHAP. II. — APPAREIL DE LA VISION.

L'*appareil visuel* est le plus compliqué des cinq sens. Il se compose de l'œil et des *organes lacrymaux;* mais ces derniers, constituant un appareil de sécrétion, seront étudiés plus tard.

L'*œil* se compose de plusieurs objets délicats dont il est essentiel de connaître la disposition. Ce sont les *paupières*, le *globe oculaire*, les *muscles de l'œil* et la *membrane muqueuse oculaire*.

Paupières.

A. Les *paupières* sont deux voiles mobiles placés au-devant de l'œil pour le protéger. Elles sont constituées par une peau fine lâchement unie au muscle orbiculaire ou palpébral, et par une membrane muqueuse qui tapisse leur face interne. C'est à la souplesse de leur tissu cellulaire qu'elles doivent de s'infiltrer de sang aux moindres violences extérieures (œil poché).

a. Le bord libre de chaque paupière doit sa consistance à un fibro-cartilage (*cartilage-tarse*), qui le constitue pour ainsi dire. Ce cartilage offre une coupe oblique d'avant en arrière, si bien que les deux paupières, lorsqu'elles sont fermées, ne se touchent que par leur bord le plus antérieur, et qu'elles laissent entre elles un très petit espace triangulaire, transversal, qui conduit les larmes aux points lacrymaux. Les deux cartilages tarses, inférieur et supérieur, se joignent aux deux extrémités de l'ouverture palpébrale, en formant angles : dans l'angle interne (*grand angle*), on

voit une petite tumeur molle, nommée *caroncule lacrymale* (Pl. XI,
fig. 2, n° 4), qui n'est autre chose qu'un amas de petits cryptes
muqueux garnis de poils d'une excessive finesse, visibles seulement à la loupe.

b. Il faut remarquer : sur le bord des paupières les *cils*, poils
qui servent à modérer l'action de la lumière et à écarter les atomes
de poussière ; les *glandes de Meïbomius*, follicules logés entre la
muqueuse et le cartilage tarse, et qui secrètent l'humeur appelée
chassie, si abondante dans certaines maladies des paupières ;
près de l'angle interne est l'*orifice des conduits lacrymaux*, dont il
sera question dans l'histoire de la secrétion des larmes.

Globe oculaire.

B. Il représente une petite sphère membraneuse pleine
d'humeurs, retenue au fond de l'orbite par une sorte de pédicule
que lui forme le nerf optique (*p. 88, B*). Elle est mue par six
muscles. C'est l'*œil* proprement dit.

Les *membranes* de l'œil se nomment : sclérotique, cornée,
choroïde, rétine, iris, conjonctive ; les humeurs : corps vitré,
humeur aqueuse.

a. Sclérotique (de *scléros*, dur). — Membrane fibreuse, blanche,
résistante, forme l'enveloppe extérieure de l'œil, jusqu'à la
cornée, occupant les quatre cinquièmes postérieurs de la sphère.
(Pl. XI, fig. 4, n° 1.) Sa portion antérieure, seule visible, est ce
qu'on appelle vulgairement le *blanc de l'œil ;* plus en arrière elle
donne insertion aux muscles moteurs oculaires, ci-après ; tout à
fait en arrière, elle est trouée pour laisser passer le nerf optique.
Tout à l'heure, nous dirons les rapports de sa face interne.

b. Cornée. — Membrane antérieure du globe de l'œil, enchâssée
dans la sclérotique par un biseau de sa face externe, à peu près
comme un verre de montre dans le cercle métallique qui le retient.
(Pl. XI, fig. 4, n° 8.) Elle est circulaire, *transparente*, et ressemble,
comme l'indique son nom, à de la corne. Elle est composée de *six
lames superposées*, dépourvues de vaisseaux sanguins et de nerfs.
Elle offre une couleur variable suivant les sujets, mais cette coloration ne lui est point propre, c'est celle de l'iris que sa transparence
permet de voir.

c. Choroïde (de *choréin*, contenir). — Membrane mince et
vasculaire, servant de doublure exacte à la sclérotique, qu'elle
sépare de la rétine, (Pl. XI, fig. 4, n° 2.) Elle résulte d'une mul-

titude de ramifications artérielles et veineuses, unies par du tissu cellulaire, et est enduite, sur ses deux faces, d'un *pigment* noir, analogue à celui de la peau du nègre, lequel absorbe la lumière après qu'elle a traversé la rétine. C'est ce pigment qui fait paraître, par transparence, la sclérotique (blanc de l'œil) bleuâtre.

d. Rétine. — Membrane essentiellement nerveuse, mince, pulpeuse, placée entre la choroïde et le corps vitré (Pl. XI, fig. 4, n° 5), résultant de l'épanouissement du nerf optique opéré à son point de pénétration dans la sclérotique. C'est l'organe propre essentiel de la vision. A l'entrée du nerf optique se trouve la *papille* optique, soulèvement situé au centre d'une tache blanche, circulaire, d'où partent les vaisseaux centraux de la rétine, et qui joue un rôle très important dans la vision. — La rétine, vue au *microscope*, se compose de cinq couches formées d'éléments différents superposés, dont les deux plus importants sont : *bâtonnets*, couches de petits corps cylindriques mesurant l'épaisseur de la membrane, et *cônes*. Ces bâtonnets et cônes paraissent constituer les organes impressionnables à la lumière.

e. Corps vitré. — Masse molle, demi-fluide, transparente et tremblotante comme de la gelée, qui remplit les trois quarts postérieurs de l'œil, et à laquelle les membranes précédentes semblent faire une triple enveloppe. (Pl. XI, fig. 4, n° 7.) Le corps vitré offre en avant une fossette dans laquelle loge le *cristallin ;* une membrane très mince, transparente, appelée *membrane hyaloïde* (de *ualos*, verre), retient le cristallin au moyen d'un dédoublement qui l'embrasse et l'enveloppe (fig. 4, n° 13).

f. Cristallin. — Petit corps ayant la forme et l'apparence d'une lentille en cristal, assez consistant, situé au-devant du corps vitré qui le loge en partie, et fixé là, comme il vient d'être dit, par une lame de la membrane hyaloïde qui passe au-devant de lui. (Pl. XI, fig. 4, n° 12.) Le cristallin est revêtu d'une membrane transparente, à lui propre, appelée *capsule cristalline ;* entre cette capsule et lui existe un liquide connu sous le nom d'*humeur de Morgagni.* — Voilà ce qui compose les deux tiers postérieurs de l'œil. Maintenant que trouvons-nous dans le quart antérieur, limité par la cornée et le corps vitré ? l'iris, l'humeur aqueuse et le corps ciliaire.

g. Iris. — Espèce de cloison mobile, trouée à son centre, placée verticalement au milieu de l'espace qui forme le tiers antérieur du globe oculaire. (Pl. XI, fig. 4, n° 9.) L'iris est composée de fibres longitudinales concentriques et de fibres circulaires très contractiles; son ouverture centrale, arrondie, est appelée *pupille* (fig. 2, nº 3), vulgairement *prunelle;* mais comme cette cloison est éminemment mobile et contractile, cette ouverture change facilement de dimensions, selon le plus ou moins d'intensité des rayons lumineux. L'iris partage en deux espaces le tiers antérieur de la cavité du globe oculaire : c'est la *chambre antérieure* et la *chambre postérieure* (fig. 2, nºs 10 et 11), qui communiquent ensemble par la pupille et sont remplis par l'*humeur aqueuse.* L'iris s'attache par sa grande circonférence un peu en arrière de l'union de la cornée avec la sclérotique. Sa face antérieure offre des couleurs variées dont les nuances diffèrent selon les sujets; sa face postérieure est revêtue d'une couche de pigment (*uvée*), qui se continue avec la choroïde.

h. Humeur aqueuse. — C'est un liquide transparent qui remplit les deux *chambres* de l'œil (Pl. XI, fig. 4), et est contenu dans une membrane très mince (*membrane hyaloïde*), qui ne tapisse que la chambre antérieure.

i. Corps ciliaire. — Espèce d'anneau grisâtre, sorte de ligament situé entre l'iris et la choroïde, entourant le cristallin en manière de couronne, derrière l'iris et le *cercle ciliaire.* Il ressemble au disque d'une fleur radiée, et résulte de la réunion des *procès ciliaires*, c'est-à-dire de replis saillants de la choroïde placés les uns à côté des autres, au nombre de 60 à 80, logés dans des enfoncements de la partie antérieure du corps vitré et formant des rayons convergents derrière l'iris. (Pl. XI, fig. 4, nº 4.)

Telle est la constitution propre du globe oculaire; examinons maintenant les agents de ses mouvements.

Muscles de l'œil.

C. L'œil est mû par six muscles, grêles et allongés, se fixant aux parties profondes de l'orbite :

Le *droit supérieur* s'insère sur la partie supérieure du globe oculaire;

Le *droit inférieur*, sur la partie inférieure;

Le *droit interne*, sur le côté interne;

Le *droit externe*, sur le côté externe.

Ces quatre muscles dirigent par conséquent la prunelle en haut, ou en bas, ou en dedans, ou en dehors, chacun dans le sens de son action spéciale. (Pl. XI, fig. 3.)

L'oblique supérieur se dirige en dehors et en haut vers l'apophyse orbitaire interne; il engage son tendon dans un anneau cartilagineux (fig. 5, nᵒ 5), puis se recourbe de haut en bas et de dedans en dehors pour se fixer à la partie externe et postérieure de l'œil, en passant au-dessous du droit supérieur. — Il est rotateur de l'œil en dedans.

L'*oblique inférieur* est disposé d'une manière inverse, c'est-à-dire qu'il se dirige obliquement d'avant en arrière, s'attachant à la partie interne et moyenne de l'orbite et sur la partie postérieure du globe de l'œil. — Il est rotateur de l'œil en dehors.

Membrane muqueuse oculo-palpébrale, ou conjonctive.

D. La face interne des paupières et la partie du globe de l'œil recouverte par elle sont tapissées par une *membrane muqueuse* que l'on nomme *conjonctive*, parce qu'elle se porte des paupières sur le globe oculaire, cachant les insertions musculaires. Elle se distingue en *palpébrale* et en *oculaire*. La conjonctive *palpébrale* se réfléchit sur la sclérotique (c'est alors l'oculaire), et sur la cornée; mais visible et mobile sur la première de ces membranes, elle est fixe, peu apparente et très adhérente sur la seconde. (Pl. XI, fig. 3, nᵒ 6.) Au grand angle de l'œil, elle forme un repli, appelé *membrane clignotante* (fig. 2, nᵒ 5), peu marqué chez l'homme, mais très apparent chez certains animaux, le chat, le chien et quelques oiseaux, dont il cache parfois l'œil comme par un voile. Cette muqueuse est très vasculaire; de plus, celle des paupières est semée d'un grand nombre de follicules.

CHAP. III. — APPAREIL DE L'AUDITION

Cet appareil est constitué extérieurement par des parties qui forment une sorte de trompe ou porte-son, et par des cavités internes profondes dans lesquelles les rayons sonores sont successivement réfléchis, reçus, jusqu'à ce qu'ils soient parvenus à la pulpe du nerf auditif. — Cet appareil compliqué offre à étudier l'oreille *externe*, l'oreille *moyenne* et l'oreille *interne*.

Oreille externe.

A. L'*oreille externe* est représentée par les parties visibles à l'extérieur, et se compose du pavillon et du conduit auditif externe. (Pl. XII, fig. 1.)

a. Pavillon de l'oreille. — C'est cette partie ovalaire, saillante, courbée en divers sens, constituée par un fibro-cartilage que recouvre une peau fine très adhérente : replis, cavités, *lobes* et *fosses*, qui ont reçu des noms particuliers, sans intérêt pour nous. Il suffit de dire que ces éminences et ces anfractuosités servent à rassembler et à réfléchir les ondes sonores ; que le plus grand de ces creux est la *conque*, laquelle précède le conduit auditif.

b. Conduit auditif. — Canal mi-cartilagineux et mi-osseux faisant suite à la conque ; s'étend jusqu'à l'oreille moyenne, dont il est séparé par la membrane du tympan (fig. 1, n⁰ˢ 1 et 2). La peau qui le tapisse est fine ; profondément, elle se tranforme en membrane *muqueuse*, laquelle est semée de follicules qui sécrètent une humeur huileuse, épaisse, jaunâtre, appelée *cérumen* (de *cera*, cire).

Oreille moyenne.

B. L'oreille moyenne fait suite au conduit auditif externe, et est intermédiaire entre lui et l'oreille interne. Elle offre à considérer la caisse et la trompe d'Eustache.

a. Caisse ou *tympan.* — Cavité située entre le conduit auditif externe et l'oreille interne, ayant son siège dans la *base du rocher* (*p. 33, d*). Comme la caisse d'un tambour, elle offre une circonférence, deux parois et l'intérieur. 1⁰ La circonférence présente : en arrière, une ouverture qui aboutit aux *cellules mastoïdiennes*, lesquelles sont creusées dans l'apophyse mastoïde du temporal, remplies d'air et renforcent le son en le réfléchissant ; en avant, une autre ouverture qui communique avec la trompe d'Eustache. 2⁰ Quant aux parois, l'externe est due à la *membrane du tympan* (Pl. XII, fig. 1, n⁰ 2), tendue verticalement entre le conduit auditif et la caisse, susceptible de tension et de relâchement, et ne permettant aucune communication avec le conduit auditif, c'est-à-dire l'extérieur. La paroi interne présente deux ouvertures : la *fenêtre ovale*, qui communique avec l'oreille interne, et la *fenêtre ronde*, formée par une membrane. 3⁰ L'intérieur de la caisse contient quatre petits osselets : le *marteau*, l'*enclume*, l'*étrier* et l'*os lenticulaire*, articulés entre eux de manière à former une *chaîne* anguleuse qui traverse de dehors en dedans l'oreille moyenne, tenant par une de ses extrémités à la membrane du tympan, et par l'autre à la *fenêtre ovale*.

b. Trompe d'Eustache. — C'est un canal moitié osseux, moitié fibreux, long de quatre à cinq centimètres, qui s'étend de l'oreille moyenne à l'arrière-gorge : là, son ouverture, un peu évasée et ovalaire, aboutit à la partie supérieure et latérale du pharynx, au niveau de l'ouverture postérieure de la fosse nasale correspordante. (Pl. XII, fig. 1, n° 3.) Sa direction est oblique d'arrière en avant, de haut en bas et de dehors en dedans. Elle sert à renouveler l'air dans l'oreille moyenne, et à donner issue par le pharynx aux mucosités qui pourraient s'y accumuler et altérer l'audition.

Oreille interne.

C. L'*oreille interne* ou *labyrinthe* est la portion la plus délicate de l'appareil auditif. C'est là que l'impression des sons s'opère, parce que le nerf acoustique s'y distribue. (Pl. XII, fig. 1 *bis*, n° 1.) Elle communique avec l'oreille moyenne par la *fenêtre ovale*, et avec l'intérieur du crâne par le *conduit auditif interne*, fermé par une lame mince percée d'ouvertures extrêmement petites pour le passage des filets du nerf auditif. Le labyrinthe ne contient pas d'air, comme le tympan, mais il présente plusieurs objets minutieux à étudier.

a. Ces objets sont des conduits ou canaux d'un très petit calibre, diversement contournés sur eux-mêmes, logés dans le rocher précité. On les nomme *canaux demi-circulaires :* trois sont disposés en demi-cercle (fig. 1 *bis*, n° 3), un autre est roulé en spirale (n° 4). Ce dernier est appelé *limaçon*. Tous s'ouvrent dans une ampoule, appelée *vestibule*.

b. Les canaux demi-circulaires s'ouvrent par leurs deux extrémités dans le vestibule; mais le limaçon communique par une extrémité avec le labyrinthe au moyen de la fenêtre ovale, et par l'autre extrémité avec l'oreille moyenne. Le labyrinthe est rempli d'un liquide assez semblable à de l'eau, appelé *liquide de Cotugno*. — L'intégrité de tous ces objets délicats doit être parfaite pour que l'audition le soit elle-même, et l'on conçoit la fragilité de celle-ci comme son peu de curabilité, une fois disparue.

CHAP. IV. — APPAREIL DE GUSTATION.

Les lèvres, les joues, la muqueuse buccale tout entière, la *langue* surtout, organe *spécial* de la fonction gustative, en même temps qu'elle sert à la mastication, à la déglutition et à l'articulation des sons, constituent cet appareil.

Langue.

A. La *langue* est un organe charnu, mobile dans la bouche, libre en avant et sur les côtés, mais attaché en arrière à l'os hyoïde, aux apophyses styloïdes des temporaux et à la mâchoire inférieure par des muscles qui la constituent pour ainsi dire tout entière. (Pl. XII, fig. 2.) — Étudions l'os hyoïde, les muscles et la muqueuse de la langue.

a. Os hyoïde. — Petite pièce osseuse de forme parabolique, située entre la langue et le larynx (Pl. VII, fig. 1, D; fig. 2, n° 1), ayant sa convexité tournée en avant, et donnant attache aux divers muscles qui se rendent à la langue. On y distingue : une partie moyenne, presque quadrilatère, *corps* de l'os; deux parties latérales ou *grandes cornes*, qui se prolongent sur les côtés et s'unissent aux cornes supérieures du cartilage thyroïde; deux autres, placées sur les précédentes, nommées *petites cornes*, du sommet desquelles part un *ligament* qui va se fixer à l'extrémité de l'apophyse styloïde du temporal.

b. Muscles de la langue. — Quatre principaux sont à noter (Pl. VII, fig. 1) : L'*hyoglosse* (n° 2), mince, quadrilatère, fixé au corps de l'os hyoïde et au bord antérieur de sa grande corne, se dirige en haut presque verticalement et se termine sur la partie inférieure et latérale de la langue. — Le *génioglosse* (n° 3), triangulaire, aplati transversalement, s'attache par sa pointe à l'apophyse géni, sur la face interne et antérieure du maxillaire inférieur, et de là dirige ses fibres divergentes vers la pointe, le milieu et la base de la langue, jusque sur l'os hyoïde, étant uni à son congénère par du tissu cellulaire. — 3° Le *stylo-glosse*, allongé, s'insère en haut de l'apophyse styloïde du temporal, en bas sur le côté de la base de la langue; quelques-unes de ses fibres suivent le bord de l'organe jusqu'à sa pointe, d'autres s'enfoncent transversalement dans son tissu. — 4° Le *lingual*, seul muscle intrinsèque de la langue, étendu sur la face inférieure de cet organe depuis sa base jusqu'à sa pointe, est recouvert par la muqueuse buccale.

c. Ces muscles, auxquels la langue doit les mouvements qu'elle exécute dans tous les sens, occupent profondément la région antérieure et supérieure du cou, cachés qu'ils sont par les muscles sus-hyoïdiens et par l'os maxillaire.

La langue dans son ensemble.

La *langue* est formée de plusieurs muscles à fibres serrées, et recouverte d'une membrane muqueuse. Celle-ci offre certaines particularités. (Pl. XII, fig. 2.) Sur sa face supérieure cette muqueuse offre un grand nombre de *papilles* ou aspérités dues à des extrémités nerveuses et vasculaires, susceptibles d'une sorte d'érection, et diversement disposées : les unes sont situées sur deux lignes obliques qui vont se réunir à la partie postérieure de la langue et aboutir à une ouverture, appelée *trou borgne*, dans laquelle s'ouvrent les conduits follicules voisins (*glandes* solitaires); d'autres, agglomérées sans ordre près des bords et de la pointe de l'organe; d'autres enfin sont disséminées sur toute sa surface. Les premières sont appelées *papilles caliciniformes* ou *lenticulaires;* les secondes, *papilles filiformes;* les troisièmes, *papilles coniques.* — La face inférieure de la langue est libre dans son tiers antérieur, où la membrane muqueuse forme un repli, *frein de la langue* ou *filet,* lequel est parfois très étendu et gêne souvent les mouvements de l'organe, principalement chez les enfants qui tettent.

CHAP. V. — APPAREIL DU TOUCHER OU TACTION.

L'*appareil du toucher* est le plus simple de ceux des sens, car la *peau* seule le compose. Il est vrai que les *doigts* jouent un rôle indispensable dans l'exercice tactile, mais c'est encore par l'intermédiaire de la peau qu'ils acquièrent la notion des propriétés physiques des corps. — Voyons d'abord la peau dans sa constitution anatomique, puis dans son ensemble.

La peau.

A. Membrane extérieure plus ou moins épaisse, dense, serrée et résistante, selon les régions; elle forme l'enveloppe générale du corps. Elle se compose de quatre couches superposées, qui sont, en procédant de dedans en dehors, le derme, le réseau muqueux, le corps papillaire et l'épiderme. (Pl. XII, fig. 3.)

a. Le *derme* (de *derein,* écorcher) est la couche la plus profonde et la plus épaisse de la peau; elle en constitue la partie fondamentale. C'est un lacis de fibres et de lamelles serrées et entrecroisées, présentant des orifices glandulaires nombreux et couvert de *papilles,* ou petites saillies vasculaires et nerveuses douées d'une grande sensibilité. (Voir la légende de la fig. 3.) C'est le derme de la peau de certains animaux qui, préparé par le tannage, donne le *cuir.*

b. Le *corps muqueux* (*de Malpighi*) est une couche gélatiniforme molle, très mince, placée entre le derme et l'épiderme ; elle est le siège du *pigmentum,* matière colorante de couleur terreuse chez l'habitant du Nord, cuivreuse chez les peuples méridionaux, noire dans la race nègre.

c. L'*épiderme,* couche inorganique fort mince, espèce de vernis sécrété par la peau, jeté sur le corps *papillaire,* et couvrant cette membrane dans toute son étendue. Il ne reçoit ni nerfs ni vaisseaux, mais est semé d'orifices nombreux, les uns traversés par des *poils,* les autres livrant passage au *fluide perspiratoire,* d'autres encore constituant le *goulot* des follicules.

La peau dans son ensemble.

A. La *peau* est l'enveloppe générale du corps, membrane plus ou moins souple, élastique, épaisse, colorée, selon les régions du corps, les individus et les races. Cette vaste membrane recouvre les chairs ou parties musculeuses, dont elle est séparée par une couche de tissu cellulaire, et par l'aponévrose d'enveloppe aux membres. Sa surface externe est criblée de *pores* et d'aspérités, dues au relief des papilles du derme (*corps papillaire*), lesquelles s'érigent et soulèvent l'épiderme dans certains troubles nerveux, comme ceux qu'occasionnent le froid, les émotions, etc., et qu'on désigne vulgairement par *avoir la chair de poule.*

La peau comporte les parties accessoires que voici :

a. Les *follicules sébacés.* Petites ampoules qui sécrètent une matière huileuse et s'ouvrent à l'extérieur par un très petit orifice ; nuls à la paume des mains, rares en d'autres endroits, ils sont nombreux à l'aiselle, à l'aine et sur le nez. Il ne faut pas les confondre avec les *pores,* destinés à la transpiration cutanée, à verser la sueur.

b. Les *glandes sudoripares* (*pores*) font partie des appareils de sécrétion. Il en sera parlé au sujet des fonctions de secrétion.

c. Les *ongles.* Lames de tissu corné naissant dans un repli de la peau, à l'extrémité supérieure des doigts et des orteils, et adhérant par leur face interne aux tissus sous-jacents. Si l'ongle est arraché, le corps papillaire, qui est sa véritable *matrice,* est

mis à nu et secrète bientôt une matière muqueuse qui se durcit à
sa surface, matière poussée en avant par une seconde, celle-ci par
une autre, de façon que l'ongle croît par une succession de lames
cornées, emboîtées les unes dans les autres.

d. Les *poils* sont des filaments cornés, distribués inégalement
chez les deux sexes, dans l'espèce humaine, et appelés *cheveux*,
barbe, selon les régions qu'ils occupent. (Pl. XII, fig. 4.) Ils offrent
à considérer : le *bulbe*, partie vivante qui secrète, dans le *follicule
pileux*, la matière qui forme la série des cornets épidermiques
dont se compose le poil.

e. Comme enveloppe générale, la peau semble offrir des solu-
tions de continuité au pourtour des ouvertures naturelles qui conduisent dans les organes intérieurs ; dans ces endroits elle ne fait
que modifier son organisation, pour revêtir les caractères des
membranes muqueuses. Aussi bien les anatomistes, comme nous
l'avons dit déjà, regardent l'ensemble de ces dernières comme
une *peau interne*, une peau retournée : de telle sorte qu'il y a, peut-
on dire, deux téguments, l'un externe, épais et résistant (peau) ;
l'autre interne, plus fin et mou (muqueuse). Entre eux se trouvent
placés tous les organes.

———

DEUXIÈME CLASSE D'ORGANES

ORGANES DE NUTRITION

La *Nutrition* s'opère à l'aide d'appareils divers qui, bien
qu'exécutant des actes très différents les uns des autres, concourent
à l'accomplissement du double mouvement de *composition* et de
décomposition, nécessaire à la fonction principale. Ces appareils
sont ceux : 1° de digestion ; 2° de respiration ; 3° de circulation ;
4° d'absorption ; 5° de sécrétion.

SECT. Ire. — ORGANES DE DIGESTION

L'*appareil digestif* offre à notre étude le tube intestinal, et les
parties accessoires.

§ Ier. — TUBE INTESTINAL. — CANAL DIGESTIF.

Le *canal intestinal* est formé par une succession de tubes membraneux, ajoutés les uns aux autres sans discontinuité, et chargés,
chacun en particulier, d'un rôle spécial pour concourir à un même

résultat, qui est la *digestion*. Ces organes commencent aux lèvres et se terminent à l'anus : *bouche, pharynx, œsophage, estomac, petit intestin* ou *intestin grêle* et *gros intestin*.

Bouche.

A. Cavité ovalaire située entre les deux mâchoires, au-dessous des fosses nasales, au-dessus et en avant du pharynx ; elle forme comme une sorte d'ampoule à l'origine du tube intestinal. A l'exception du voile du palais, des amygdales, du pharynx et autres objets qui ne méritent pas de nous y arrêter, toutes ses parties nous sont connues.

Voile du palais.

B. Le *voile du palais* est une espèce de cloison molle et mobile qui, appendue à l'extrémité postérieure de la voûte palatine, sépare la bouche proprement dite de l'arrière-bouche ou *pharynx*. (Pl. VII, fig. 4.) Le bord supérieur de ce voile est fixé au bord postérieur de la susdite voûte, tandis que l'inférieur est libre et flottant au-dessus de la base de la langue. Au milieu de ce bord inférieur est un prolongement conoïde, nommé *luette* ; aux extrémités sont les *piliers du voile du palais*, soit deux replis muqueux de chaque côté, dont l'un, antérieur, se termine au côté de la base de la langue ; l'autre, postérieur, sur la partie latérale du pharynx. Entre les deux replis se loge l'amygdale.

Amygdales ou Tonsilles.

C. L'*amygdale* ou *tonsille* est un corps glanduleux, conoïde, d'un tissu pulpeux, rougeâtre, formé par un amas de follicules muqueux que recouvre la membrane muqueuse buccale, et qui est situé dans l'intervalle qui sépare les deux piliers du voile du palais, de chaque côté. Les orifices qui en criblent la surface fournissent un mucus destiné à lubrifier le pharynx et faciliter ainsi le passage du bol alimentaire de la bouche dans ce vestibule de l'œsophage.

Pharynx.

D. Le *pharynx* (de *pharunx*, arrière-bouche) est une cavité toujours béante en avant, située derrière le voile du palais, entre la bouche et le corps des vertèbres cervicales ; il s'étend de la base du crâne au niveau du larynx. (Pl. VII, fig. 1) [1]. Il est fixé à l'apophyse basilaire de l'occipital en haut, latéralement aux ailes ptérygoïdiennes, incomplet en avant, où il n'a pas de paroi et dans lequel les ouvertures postérieures des fosses nasales et de la bouche s'ouvrent (fig. 4). En bas, au niveau du larynx, le pharynx se fait canal complet et prend nom *œsophage*.

Le pharynx est composé de couches musculaires doublées intérieurement d'une membrane muqueuse (*p. 27, 4*). Ses muscles, au nombre de quatre de chaque côté, sont : le *constricteur supérieur*, le *constricteur moyen*, le *constricteur inférieur*, muscles très aplatis, s'appliquant l'un sur l'autre en s'imbriquant ; puis le *stylo-pharyngien*, qui va de l'apophyse styloïde du temporal dans l'intervalle des deux premiers constricteurs. Inutile de décrire ces muscles ; nous renvoyons le lecteur à la planche qui les représente. (Pl. VII, fig. 1.)

Œsophage.

E. L'*œsophage* (de *oïsen*, porter, *phagein*, manger) succède et fait suite au pharynx pour se continuer jusqu'à l'estomac. C'est un canal musculeux (Pl. VII, fig. 4, n° 5 ; fig. 3, n° 10 ; pl. XIII, n° 1), cylindrique, placé au-devant des dernières vertèbres cervicales, derrière la trachée-artère ci-près, et plus bas au-devant des premières vertèbres dorsales ; il traverse le diaphragme (*p. 64, c*) et se termine à l'orifice supérieur de l'estomac. Ses parois sont formées par deux couches minces de fibres musculaires, fibres dont les externes sont verticales ou longitudinales, les internes circulaires ; une membrane muqueuse, continuation de celle du pharynx, en tapisse l'intérieur.

Estomac.

F. L'*estomac* est une grande poche musculo-fibreuse, servant de réservoir aux aliments et étant l'organe principal de la digestion [2]. (Pl. XIII, n° 2.) Cette portion du tube digestif, très renflée, est située à la partie supérieure de l'abdomen, au-dessous du diaphragme (Pl. XIV, n° 11), et fait suite à l'œsophage. Sa forme est celle d'un cône allongé, dirigé de gauche à droite, et courbé de

---

1. La figure 1 fait voir le côté droit externe du pharynx et ses muscles ; la figure 4, le pharynx ouvert en arrière.

2. La figure représente un estomac dont on a enlevé la paroi antérieure pour montrer l'intérieur du viscère.

manière à offrir une concavité en haut et en arrière, et une convexité en bas et en avant. Ce que l'estomac présente de plus remarquable, c'est la disposition de ses orifices et la composition de ses parois.

a. L'orifice supérieur de l'estomac est appelé *cardia* : il répond à la fin de l'œsophage. Il n'offre aucune valvule intérieurement.

b. L'orifice inférieur, connu sous le nom de *pylore* (de *pulouros*, portier), répond à l'entrée du duodénum. Il est plus étroit que le cardia et présente un bourrelet circulaire, dû à un repli des membranes musculeuse et muqueuse, appelé *valvule du pylore*, qui ferme et ouvre l'entrée des intestins. (Pl. XIII, n° 4.)

c. Les parois de l'estomac sont constituées par trois membranes superposées. L'externe est *séreuse*, due au péritoine, mais manque au niveau des courbures ; la moyenne est *musculeuse*, à fibres molles, lâches, minces, affectant des directions longitudinales, circulaires et obliques ; enfin la membrane *muqueuse* (n° 3) ou interne est remarquable par son épaisseur et par son aspect mou, fongueux, comme marbrée et couverte de villosités.

Duodénum.

G. Le *duodénum* (ainsi appelé de ce que sa longueur est de douze travers de doigt environ) est, après l'estomac, la portion la plus volumineuse du canal intestinal [1]. (Pl. XIII, n° 5.) Commençant à l'orifice pylorique, il se termine à l'intestin grêle. Il est situé sous l'estomac, masqué par le foie et courbé de manière à former un demi-cercle dont la convexité regarde à droite. Il est formé par une *couche musculeuse* dont la face interne est tapissée par une *membrane muqueuse* qui offre une foule de replis circulaires, appelés *valvules conniventes*. Le duodénum reçoit, près du pylore, l'abouchement de l'orifice commun des conduits de la bile et du fluide pancréatique.

Intestin grêle ou petit intestin.

H. L'*intestin grêle* s'étend du duodénum au gros intestin, en se repliant un grand nombre de fois sur lui-même; s'il est petit de capacité, il a une longueur qu'on estime à quatre fois celle totale du corps, soit 6 à 7 mètres environ. (Pl. XIII, n°ˢ 6, 6, 6.) Le tiers

---

1. La paroi intérieure du duodénum est enlevée pour faire voir l'intérieur de cet intestin.

supérieur est appelé *jejunum*, parce qu'on le trouve toujours vide ;
la partie inférieure est l'*iléon* (de *eilein*, entortiller), à cause de ses
circonvolutions.

a. Les *circonvolutions intestinales* présentent, dans leur masse,
une convexité en avant (Pl. XIV, nº 13), une concavité en arrière,
et se fixent à la colonne vertébrale par un repli du péritoine
(V. ci-après), qui provient de l'adossement de cette membrane
séreuse en arrière.

b. On donne le nom de *mésentère* (de *mesos*, au milieu, *enteron*,
intestin) au repli en question, lequel attache toutes les circonvolutions les unes aux autres. (Pl. X, fig. 2, on peut voir, nº 34, une
portion de mésentère.)

c. L'intestin grêle offre les trois tuniques déjà étudiées dans
l'estomac : l'extérieure est *séreuse* ou *péritonéale*, dont il vient
d'être question ; vient après la *musculeuse*, dont les fibres sont
disposées en faisceaux circulaires et en faisceaux longitudinaux ;
enfin en dedans la *muqueuse*, qui présente de nombreux replis
(*valvules conniventes*). Dans l'iléon, il existe des glandes sans
conduits excréteurs ou vésicules closes qu'on nomme *glandes de
Peyer*. Dans la fièvre typhoïde, ces glandes s'ulcèrent souvent et
s'ouvrent dans l'intestin, avec *plaques ulcérées*, dites *de Brunner*.
Ces cas sont toujours mortels.

Gros intestin.

Le *gros intestin* est la portion du canal intestinal qui s'étend
de l'intestin grêle à l'anus. Il offre trois parties qu'il importe de
distinguer : le *cœcum*, le *côlon* et le *rectum*.

Cœcum.

I. Le *cœcum* (de *cœcus*, aveugle, parce qu'il forme une espèce
de cul-de-sac) commence à l'intestin grêle et se termine au côlon.
(Pl. XIII, nº 7.) Il occupe la fosse iliaque droite et n'a qu'une longueur de 3 à 4 travers de doigt. Bosselé à sa surface externe, il
présente à l'intérieur des dépressions et des saillies correspondantes à ces inégalités. A son union avec l'intestin grêle, il offre
intérieurement la *valvule ilio-cœcale* ou *de Bauhin*, qui est un repli
muqueux destiné à empêcher les matières fécales de rétrograder ;
en bas et à gauche est une espèce d'impasse, un prolongement
grêle, appelé *appendice vermiculaire*, qui offre aussi un étroit canal

en cul-de-sac, s'ouvrant dans la cavité du cœcum, sans autre issue. Ses usages sont inconnus.

Côlon.

J. Le *côlon* (de *côluôn,* j'arrête, parce que ses replis arrêtent longtemps les matières fécales) constitue le *gros intestin* proprement dit ; longueur de 1ᵐ,25 environ, calibre assez considérable. Il décrit dans la partie profonde de l'abdomen un grand arc qui entoure la masse des circonvolutions de l'intestin grêle. (Pl. XIII, nᵒˢ 8, 9 et 10.) En effet, commençant au cœcum, dans le flanc droit, il se dirige d'abord en haut et en arrière (*côlon ascendant*); puis se porte en travers, allant d'un hypochondre à l'autre (*côlon transverse*); enfin il descend dans le côté gauche (*côlon descendant*) pour se terminer au rectum, en se contournant dans la fosse iliaque à la manière d'un S (l'*S du côlon*).

Rectum.

K. Le *rectum*, dernière portion du gros intestin (Pl. XIII, nᵒ 12), fait suite à l'S du côlon et s'étend du détroit supérieur du bassin à l'anus, en s'accommodant à la courbure du sacrum. Parvenu au fond de la cavité pelvienne, il s'ouvre à l'extérieur : c'est l'anus. Là se trouvent des muscles importants à étudier (Pl. VI, fig. 2, nᵒˢ 2, 3 et 4) : 1ᵒ Le *sphincter de l'anus*, muscle constricteur de l'ouverture anale, de forme orbiculaire, impair, à fibres périphériques, s'attache en arrière au sommet du coccyx, en avant aux muscles bulbo-caverneux, et sur les côtés se confond avec le releveur de l'anus. — 2ᵒ Le *transverse du périnée*, faisceau charnu qui naît de la branche de l'ischion et s'unit à son semblable du côté opposé, au bulbo-caverneux et au sphincter de l'anus. — 3ᵒ Le *releveur de l'anus*, muscle plat qui part de la paroi latérale du petit bassin et se dirige en bas et en dedans vers le détroit inférieur, où ses fibres touchent celles du côté opposé, s'entre-croisant même avec elles et se confondant avec celles du transverse du périnée et avec la couche profonde du sphincter.

L. Les *muscles du périnée* forment un plan mi-charnu et aponévrotique qui ferme le bassin, en bas, et constitue la paroi inférieure du petit détroit. Ils représentent une *sorte de petit diaphragme* qui, en vue de l'accomplissement de certaines fonctions abdominales, telles que la défécation, l'accouchement, combine son action, très faible comparativement, avec celle du diaphragme proprement dit (*p. 64, e*).

§ II. — PARTIES ACCESSOIRES DU CANAL INTESTINAL.

Ces parties sont le *péritoine* et l'*épiploon*. (Pl. XIV.)

Péritoine.

A. Le *péritoine* (de *pcri*, autour, et *teinein*, étendre) est une vaste membrane séreuse qui tapisse la cavité abdominale, en se repliant sur les viscères qui y sont contenus. (Pl. XIV, n°s 16, 16.) Comme toutes les membranes de son ordre, elle représente un sac sans ouverture dont la face externe est en rapport avec les parois et les organes du ventre, et dont la face interne, contiguë avec elle-même, est lisse et humectée de sérosité pour faciliter ses glissements (*p. 27, I*). Le trajet du péritoine est compliqué. Il recouvre la plupart des viscères abdominaux et les enveloppe sans les contenir dans sa cavité, close de toutes parts. Sur la face postérieure de ces viscères il s'adosse à lui-même pour former divers replis ou prolongements qui servent à fixer ces mêmes organes aux parties postérieures, au tronc, etc., et à maintenir leurs rapports respectifs. Le plus remarquable de ces replis est le *mésentère* (*p. 116, b*), lequel maintient les circonvolutions de l'intestin grêle ; viennent ensuite le *méso-côlon*, le *méso-rectum*, qui fixent le côlon et le rectum, etc. Outre ces liens membraneux, le péritoine en donne d'autres au foie, à la vessie, à l'utérus, etc., ainsi que nous aurons occasion de le faire remarquer. Chez le fœtus mâle, il fournit deux prolongements qui accompagnent les testicules lors de leur descente dans le scrotum.

Épiploon.

B. L'*épiploon* (de *epi*, sur, et *pleô*, je flotte) est un double feuillet membraneux formé par un prolongement du péritoine, qui flotte sur et au-devant de la masse intestinale. (Pl. XIV, n° 12.) Cette large expansion péritonéale part des courbures de l'estomac et de la convexité de l'arc du côlon, pour se prolonger d'une manière lâche, flexueuse, sur les circonvolutions de l'intestin grêle. Elle contient de nombreux vaisseaux et des bandelettes graisseuses.

L'épiploon se divise en trois portions que l'on considère

comme autant d'épiploons particuliers : le *gastro-hépatique*, le *gastro-colique* et le *gastro-splénique*. Nous n'eussions rien dit de ces membranes flottantes si elles ne sortaient souvent du ventre, soit seules ou de concert avec les intestins, par les ouvertures naturelles ou accidentelles qui se prêtent à la formation des hernies.

SECT. II. — ORGANES DE LA RESPIRATION

L'*appareil respiratoire*, l'un des plus importants de l'organisme, se compose du *larynx*, de la *trachée-artère*, des *bronches*, des *poumons* et des *plèvres*. Les fosses nasales et la bouche servent aussi à la respiration en donnant passage à l'air; mais elles appartiennent à d'autres fonctions qui doivent en faire reporter la description dans un autre chapitre.

Larynx.

A. Cet organe appartient plus spécialement à la *phonation;* aussi renvoyons-nous le lecteur aux organes de cette fonction.

Trachée-artère.

B. La *trachée-artère* (de *trachus*, âpre, et *arteria*, artère) est un tuyau fibro-cartilagineux qui s'étend du larynx jusqu'au niveau de la troisième vertèbre du dos, où il se bifurque pour donner naissance aux *bronches*. Il est situé au-devant de l'œsophage et derrière le corps thyroïde. Destinée à conduire l'air dans les poumons, la trachée devait rester toujours ouverte ; c'est pourquoi ses parois sont constituées par des *anneaux* fibro-cartilagineux solides, unis les uns aux autres par une membrane fibreuse. (Pl. VII, fig. 2, n° 7.) Au nombre de 16 à 20, ces anneaux présentent, sur leur face postérieure, un intervalle membraneux (fig. 4, n° 6) qui rompt la continuité du cartilage, et par ce fait permet à l'œsophage avec lequel il est en contact de se dilater plus facilement. La trachée-artère est tapissée intérieurement par une membrane muqueuse d'un rouge pâle, qui fait suite à celle du larynx.

Corps thyroïde.

Le *corps thyroïde* est un organe dont la structure et les usages ne sont pas bien connus, situé à la partie inférieure de la trachée-artère, qu'il enfourche et cache en partie. (Pl. VIII, fig. 3, *x*.)

Son tissu est comme spongieux, d'un rouge brun, très vasculaire.
Son développement morbide donne lieu au *goître*.

Bronches.

C. Les *bronches* sont constituées par les deux branches de terminaison de la trachée-artère et leurs divisions. Les cerceaux ou
anneaux cartilagineux qui constituent leurs parois diminuent de
calibre au fur et à mesure qu'on les examine plus inférieurement.
Les deux branches de terminaison de la trachée se séparent en
formant un angle obtus et gagnent les poumons, dans le tissu
desquels elles s'enfoncent. (Pl. XV.) La bronche droite est plus
volumineuse que la gauche; l'une et l'autre, en pénétrant dans les
poumons, se divisent d'abord en deux branches, puis successivement ces dernières se subdivisent à l'infini, pour envoyer un
petit rameau à chaque vésicule pulmonaire (rameau qui cesse
d'être cartilagineux à cause de sa ténuité), ils se terminent tous en
cul-de-sac, et constituent les *cellules bronchiques* ou *pulmonaires*.
Les bronches et leurs ramifications sont tapissées intérieurement
par une membrane muqueuse qui sécrète le mucus que l'on
expectore dans le catarrhe bronchique ou pulmonaire.

Poumons.

D. Les *poumons*, organes essentiels et immédiats de la respiration, sont deux masses spongieuses, molles, compressibles et
dilatables, qui, avec le cœur, remplissent la cavité de la poitrine,
sur les parois de laquelle elles se moulent. (Pl. XIV.) Ces organes,
à couleur grisâtre qui n'est pas la même pour chacun d'eux, sont
séparés l'un de l'autre par le médiastin et le cœur. Leur forme est
irrégulière : le *poumon droit* (Pl. XV, fig. 1, n° 2), est plus court
et plus large que le gauche et divisé en trois *lobes* inégaux par
deux scissures obliques ; le *poumon gauche* n'a que deux *lobes*, par
conséquent qu'une scissure. Chaque lobe peut être divisé en
lobules, unis entre eux par du tissu cellulaire et par les vaisseaux
qui les traversent et les pénètrent en tous sens.

Les poumons, par leur masse, représentent un cône irrégulier
dont la base, concave, repose sur le diaphragme, et le sommet,
convexe, répond à la partie supérieure de la cavité pectorale, étant
logé dans le cul-de-sac supérieur des plèvres au niveau de la première côte. La face interne de chaque poumon est légèrement
concave et présente, vers le milieu de sa hauteur, un pédicule

formé par les bronches et les vaisseaux pulmonaires : ce sont comme deux *racines des poumons*. L'état spongieux de ces organes est dû à d'innombrables *cellules* ou *vésicules pulmonaires*, qui criblent leur tissu. Dans celles-ci aboutissent les extrémités des ramifications bronchiques, artérielles et veineuses. — Les deux poumons sont unis l'un à l'autre par les bronches, par l'artère et par les veines pulmonaires (*racine* des poumons), sans compter la ou les plèvres.

Plèvres.

E. Les *plèvres* sont deux membranes séreuses qui tapissent chacune un côté de la poitrine ; elles se réfléchissent ensuite sur les poumons. (V. la note explicative de la pl. XIV.) Elles représentent, comme les autres séreuses, un sac sans ouverture à face externe en rapport avec la face interne des côtes (*plèvre costale*) et avec le poumon (*plèvre pulmonaire*), et dont la face interne est en contact avec elle-même, y étant le siège d'une exhalation séreuse. Les deux plèvres s'adossent l'une à l'autre, en avant et en arrière ; de ce rapprochement résultent deux espaces triangulaires, appelés *médiastins :* l'un antérieur est situé derrière le sternum, lequel fait un côté du triangle, l'autre postérieur est en avant des corps vertébraux. Le médiastin *antérieur* est rempli par du tissu cellulaire ; chez le fœtus par le *thymus*, qui est un organe glandulaire qui disparaît dans les premières années ; le médiastin *postérieur* est occupé par l'œsophage et l'aorte.

SECT. III. — ORGANES DE LA CIRCULATION

La circulation a pour instruments le *cœur*, les *artères*, les *vaisseaux capillaires* et les *veines*. Ces organes constituent dans leur ensemble *l'appareil circulatoire*.

CHAP. Ier. — LE COEUR.

Il faut comprendre dans ce chapitre : le *cœur*, *l'artère pulmonaire*, les *veines pulmonaires*, le *péricarde ;* puis viendront les vaisseaux capillaires et les veines.

Cœur.

A. Le *cœur*, organe central, actif par excellence de la circulation, est une espèce de poche musculeuse, un muscle creux, de forme ovoïde, à parois épaisses qui, par des mouvements de dilatation, aspire le sang qui lui arrive, et par des contractions chasse ce liquide dans l'artère pulmonaire et dans l'aorte, etc. — Le cœur renfermé dans la cage thoracique, est situé un peu du côté gauche, entre les deux poumons (Pl. XIV, n° 6), et fixé à ceux-ci par l'artère pulmonaire et les veines du même nom, décrites ci-après. (Pl. XV, fig. 1.) Le péricarde l'enveloppe et le masque complètement. Sa base regarde en haut et en arrière, sa pointe répond, en avant et en bas, aux cartilages des 5e et 6e côtes, où elle vient faire sentir ses pulsations. Privé du péricarde, le cœur présente extérieurement un sillon qui paraît le partager en deux moitiés ou deux côtés : c'est qu'intérieurement il offre en effet deux moitiés semblables, unies l'une à l'autre par une cloison perpendiculaire; ces deux moitiés possèdent chacune deux cavités, dont la supérieure se nomme *oreillette*, et l'inférieure *ventricule*. (Pl. XV, fig. 3.)

a. Le cœur est double et renferme quatre cavités, dont deux supérieures (*oreillettes*), deux inférieures (*ventricules*). Les oreillettes n'ont aucune communication directe l'une avec l'autre, sauf chez le fœtus; les deux ventricules sont, de même, séparés par une cloison; mais l'oreillette et le ventricule d'un même côté sont en communication directe l'un avec l'autre. On appelle conventionnellement *cœur droit* l'oreillette et le ventricule droit; *cœur gauche* les mêmes cavités de gauche. Or le cœur droit ne communique pas directement avec le gauche : pour aller de l'un à l'autre, le sang est obligé de se rendre aux poumons par l'*artère pulmonaire*, d'où il revient au cœur gauche par les *veines pulmonaires*. — Précisons davantage.

b. L'*oreillette droite*, cavité supérieure du côté droit du cœur (Pl. XV, fig. 2, n° 2), reçoit les embouchures des veines caves (fig. 2, n° 1), qui lui versent le sang revenant de tous les points du corps; elle communique avec le ventricule droit qui est au-dessous d'elle (fig. 2, n° 3) par un orifice appelé *orifice auriculo-ventriculaire droit*, lequel est pourvu d'une espèce de soupape du nom de *valvule tricuspide*, dont l'usage est d'empêcher, par son mouvement de redressement, que le sang reflue du ventricule dans l'oreillette lors de la contraction ventriculaire.

c. Le *ventricule droit* reçoit donc le sang de l'oreillette et communique avec les poumons au moyen de l'*artère pulmonaire*, dont la description suit.

d. L'*oreillette gauche*, où se montrent les embouchures des veines pulmonaires, reçoit par celles-ci le sang revenant des poumons (fig. 3, n° 3); en bas, elle communique avec le ventricule gauche par l'*orifice auriculo-ventriculaire gauche*, lequel est garni d'une valvule (*valvule mitrale*) qui s'oppose au retour dans l'oreillette du sang pressé par la contraction ventriculaire.

e. Enfin, le *ventricule gauche* (fig. 2, n° 7) s'ouvre dans l'aorte (fig. 2, n° 8), tronc artériel d'où naissent toutes les ramifications de l'arbre circulatoire. (Pl. XVI.) L'orifice ventriculo-aortique est, lui aussi, garni de valvules (*valvules sigmoïdes*) destinées à empêcher que le sang qui a franchi cet orifice revienne au ventricule.

f. Le cœur est formé de fibres musculaires très serrées, sans interposition de tissu cellulaire. Ses parois sont plus épaisses aux ventricules qu'aux oreillettes. Ses cavités présentent intérieurement des espèces de *colonnes charnues* dont les usages sont d'augmenter la force des contractions et de limiter l'ascension des valvules auxquelles quelques-unes de ces valvules se fixent.

Artère pulmonaire.

B. L'*artère pulmonaire* (Pl. XV, fig. 1, n° 6) est un gros vaisseau qui, né du ventricule droit du cœur (fig. 2, n° 3), se dirige en haut et à gauche, en passant au-devant de l'aorte, et, après un trajet de quelques centimètres, se partage en deux grosses branches, qui pénètrent transversalement dans la face interne des poumons, où elles se subdivisent à l'infini (fig. 1, n° 6). Sa structure est celle des artères. Son orifice ventriculaire est garni de replis membraneux, espèces de soupapes, appelées *valvules sigmoïdes* ou *semi-lunaires*, qui s'opposent au reflux du sang dans le ventricule.

Veines pulmonaires.

C. Les *veines pulmonaires* sont les vaisseaux qui ramènent des poumons à l'oreillette gauche le sang que lui a envoyé le ventricule droit. (Pl. XV, fig. 1, n° 7.) Elles prennent naissance dans le parenchyme pulmonaire, là où se terminent les dernières ramifications de l'artère pulmonaire ; elles se rendent, deux à deux, de chaque poumon au cœur gauche (fig. 2, n°s 5, 5), dans l'oreillette duquel le sang est versé. Elles n'ont pas de valvules. Leurs parois sont cartilagineuses, contrairement à la règle générale d'après laquelle le système veineux ne comprend que des vaisseaux à parois molles et souples.

Péricarde.

D. Le *péricarde* (de *péri*, autour ; *cardia*, cœur) ou enveloppe du cœur (Pl. XIV, n° 6) est une poche fibreuse qui contient le cœur et embrasse l'origine des gros vaisseaux dont il vient d'être parlé. Il adhère, en bas, à l'aponévrose centrale du diaphragme (*p. 67, e*) ; sa face interne est tapissée par une membrane séreuse qui, semblable à toutes celles de son espèce (*p. 27, I*), se replie sur le cœur et l'origine des gros vaisseaux, sans rien contenir dans sa cavité, si ce n'est la sérosité qui lubrifie ses parois.

CHAP. II. — LES ARTÈRES (ARTÉRIOLOGIE).

Les *artères* forment un sytème de vaisseaux ramifiés qui, ayant leur tronc commun au cœur, se divisent ensuite et se subdivisent à l'infini, pour atteindre les points les plus éloignés du centre de la circulation et porter à toutes les parties du corps le sang chargé des matériaux nécessaires à sa nutrition et à son accroissement.

Le *système artériel* représente deux cercles circulatoires : le premier part de l'*artère pulmonaire*, va droit aux poumons et revient à l'oreillette gauche ; le second, constitué par l'*aorte*, part du ventricule gauche et envoie ses divisions dans tout le corps, pour revenir à l'oreillette droite.

a. Trois membranes superposées composent la *structure des artères*. L'extérieure est *celluleuse ;* la moyenne, qui est la plus épaisse et résistante, est *fibro-cartilagineuse*, d'une jaune fauve, élastique et douée, selon quelques anatomistes, d'une certaine contractilité ; l'interne est mince, comme *séreuse*, rougeâtre, couverte d'un vernis onctueux qui favorise la progression du sang. Les parois artérielles sont élastiques, dénuées de valvules à l'intérieur, tandis que c'est le contraire pour les veines, les veines pulmonaires exceptées (*p. 123, c*).

b. Les artères sont elles-mêmes pourvues d'*artérioles*, appelées *vasa vasorum*, et innervées par des filets du grand-sympathique, nommés *nerfs vaso-moteurs* (*p. 102, H*).

c. Les artères dans leur parcours, vers la fin surtout, font souvent communiquer leurs branches entre elles. C'est ce qu'on nomme *anastomoses artérielles ;* ces correspondances ont pour but de favoriser la circulation en multipliant les voies que le sang doit parcourir.

Aorte et ses divisions.

A. **L'*aorte*** est cette portion de l'arbre artériel qui s'étend de la base du ventricule gauche à la quatrième vertèbre lombaire ; c'est le *tronc* de l'*arbre artériel.* (Pl. XV et XVI.) « En sortant du cœur, l'aorte monte à droite, derrière l'artère pulmonaire, au-devant de la colonne vertébrale, et se recourbe de droite à gauche et d'avant en arrière pour former sa *crosse*, laquelle se termine au niveau de la troisième vertèbre dorsale. Elle descend ensuite sur la partie antérieure et gauche du rachis, s'échappe du thorax en passant entre les piliers du diaphragme, devient tout à fait antérieure aux vertèbres lombaires et se bifurque pour former les *iliaques primitives*, comme on le verra ci-après. »

Depuis sa naissance jusqu'à sa bifurcation, l'aorte fournit les artères cardiaques, brachio-céphalique, carotide primitive gauche, sous-clavière, bronchiques, œsophagiennes, intercostales, diaphragmatique, cœliaque, mésentériques, spermatiques, lombaires et sacrée-moyenne. Voici leur trajet respectif.

B. Artères cardiaques. — Elles appartiennent au cœur. Elles naissent de l'aorte dès sa formation, suivent, flexueuses, les sillons des deux faces du cœur, et s'anastomosent à la pointe de cet organe, formant ainsi à ce viscère, qu'elles couvrent de rameaux, une espèce de couronne, d'où leur autre nom *d'artères coronaires.*

C. Artère brachio-céphalique. — Naît du côté droit de la crosse de l'aorte, et, après un trajet de trois centimètres environ, se divise en *carotide primitive* et en *sous-clavière gauche* (Pl. XVI, n° 2), lesquelles n'ont pas la même origine que leurs homonymes du côté gauche, ainsi qu'on va le voir.

a. Artère carotide primitive (une à chaque côté du cou) monte dans la région céphalique profonde. Celle du côté droit naît du tronc brachio-céphalique (Pl. XVI, n° 3) ; celle de gauche part directement de la crosse de l'aorte (n° 4). Arrivées au niveau de la partie supérieure du larynx, elles se divisent en deux branches, qui sont les carotides interne et externe.

Donc la *carotide interne*, branche de bifurcation de la carotide primitive, monte entre le pharynx et la branche ascendante de l'os maxillaire inférieur. Après de nombreuses flexuosités, elle traverse la base du crâne en s'engageant dans le conduit carotidien (dans le rocher), et se distribue au cerveau et à ses membranes. Nous ne suivrons pas son trajet dans la cavité cranienne ; nous dirons seulement que c'est d'elle que provient l'*artère ophthalmique*, qui pénètre dans l'orbite par le trou optique avec le nerf de ce nom, et qui fournit treize petits rameaux aux différentes parties du globe oculaire, etc.

Quant à la *carotide externe*, autre branche de bifurcation de la carotide primitive, elle s'étend du larynx au col du condyle de la mâchoire inférieure, où elle finit en se bifurquant elle-même, après avoir distribué aux parties extérieures de la tête les rameaux qui suivent : la *thyroïdienne supérieure*, pour le corps thyroïde ; la *faciale*, pour la face, donnant les *palatines*, la *sous-mentale* et les *labiales ;* la *linguale*, pour la langue ; l'*occipitale*, qui se porte en haut et en arrière dans la région occipitale ; l'*auriculaire postérieure*, dont un rameau s'introduit dans l'oreille interne par le trou stylo-mastoïdien ; la *pharyngienne inférieure*, destinée aux muscles du pharynx, et dont un rameau pénètre dans le crâne par le trou déchiré postérieur. — Toutes ces artères sont flexueuses et fournissent plusieurs rameaux ternaires, quaternaires, etc.

b. La bifurcation de la carotide externe donne les artères temporale et maxillaire interne : La *temporale* est sous-cutanée à la région de la tempe, où le doigt peut la sentir battre ; la *maxillaire interne* a un trajet flexueux très compliqué entre les muscles ptérygoïdiens, dans la fosse zygomatique, dans la fosse sphéno-maxillaire, etc., où elle fournit plusieurs rameaux, notamment la *méningée moyenne*, qui pénètre dans le crâne par le trou sphéno-épineux ; la *dentaire*, qui suit le nerf de même nom ; la *temporale profonde*, la *massétérine*, les *ptérygoïdiennes*, la *buccale*, l'*alvéolaire*, la *palatine*, etc.

D. Artère sous-clavière. — Celle du côté droit naît du tronc brachio-céphalique, celle du côté gauche part directement de la crosse de l'aorte. Quelle que soit son origine, l'artère sous-clavière (Pl. XVI, n°s 2 et 7), se dirige en dehors, passe entre les deux muscles scalènes, puis sous la clavicule, sur la première côte, et arrive au creux de l'aisselle, où elle prend le nom d'*axillaire*. Dans ce trajet elle fournit : la *vertébrale* (n° 8), qui s'engage dans l'espèce de canal formé par les *trous* dont sont percées les apophyses transverses cervicales, monte et pénètre dans le crâne par le grand trou occipital ; la *thyroïdienne inférieure*, qui se distribue au corps thyroïde ; la *mammaire interne*, qui descend verticalement le long des cartilages costaux, en dedans de la poitrine ; l'*intercostale supérieure*, qui suit le bord inférieur interne de la première côte ; la *scapulaire*, pour l'omoplate et ses muscles ; la *cervicale profonde*, pour les muscles profonds de la région postérieure et supérieure du cou.

a. L'*artère axillaire*, suite à la sous-clavière, comme il est dit déjà, occupe le creux de l'aisselle (Pl. XVI, n° 9) et marche entre le plexus brachial (97, *b*) et la veine axillaire; puis, au delà du muscle petit pectoral, elle se trouve placée au milieu des nerfs brachial, cubital et radial. Elle donne six branches, qui se distribuent à l'épaule, au creux de l'aisselle et aux parois thoraciques. Au bas de l'aisselle elle prend le nom de *brachiale*.

b. L'artère *brachiale* (ou *humérale*) descend le long de la partie interne et antérieure du bras, à côté du nerf médian qu'elle accompagne; arrivée au pli du coude, elle se divise en radicale et cubitale. (Pl. XVI, n°s 10, 11, 12.)

c. La *radiale* se porte en dehors, s'enfonce sous les muscles de l'avant-bras et suit la direction du radius. Près du poignet, elle devient superficielle (c'est là qu'on la touche pour tâter le pouls); elle se détourne en dehors, passe sous les tendons des extenseurs du pouce, puis s'enfonce entre les deux premiers os métacarpiens et paraît à la paume de la main, où elle forme une courbure à convexité inférieure (*arcade profonde*), de laquelle partent des rameaux pour les doigts.

d. La *cubitale*, seconde branche de terminaison de la brachiale, au coude, s'enfonce entre les muscles de l'avant-bras, du côté interne, et suit le trajet du cubitus. Près du poignet elle se dirige un peu en dehors, passe sous le ligament annulaire du carpe et paraît à la paume de la main, où elle forme aussi une *arcade superficielle*, dite *arcade palmaire*, d'où partent des artères appelées *collatérales* parce qu'elles suivent les côtés des doigts.

E. Artères bronchiques. — Deux vaisseaux peu volumineux qui naissent de l'aorte en un point variable, et s'avancent le long des bronches, pour s'enfoncer dans les poumons.

F. Artères œsophagiennes. — Petits vaisseaux qui naissent de la partie antérieure de l'aorte, dans sa portion thoracique en nombre variable de 2 à 8, et qui se ramifient sur l'œsophage et dans sa muqueuse.

G. Artères intercostales. — Neuf artères intercostales de chaque côté : elles naissent de la partie postérieure de l'aorte, et, contournant le corps des vertèbres, elles entrent dans les espaces intercostaux, étant recouvertes par les plèvres. (Pl. XVI, n° 15.) Les deux premiers espaces intercostaux reçoivent leur artère respective de la sous-clavière.

Chaque intercostale se divise bientôt en deux branches :

a. L'*externe* s'enfonce entre les apophyses transverses et passe à la région dorsale, où elle se subdivise en deux rameaux, dont un se rend à la moelle par le trou de conjugaison. (V. *Vertèbres, p. 37.*)

b. La branche *interne* continue la direction de l'artère intercostale primitive, entre les deux plans des muscles intercostaux, et suit le bord inférieur de la côte qui lui est supérieure. Elle se bifurque aussi pour se distribuer aux parois antérieures du thorax.

H. Artères diaphragmatiques inférieures. — L'aorte fournit ces deux artères immédiatement après son entrée dans l'abdomen. Elles se portent, chacune de son côté, sur le pilier du diaphragme et se partagent en branches qui vont au centre de ce muscle.

I. Artère ou *tronc cœliaque.* — Gros tronc impair qui naît de l'aorte entre les piliers du diaphragme (Pl. XVI, n° 16), et après deux centimètres d'étendue, fournit :

a. La *coronaire stomachique,* qui suit la petite courbure de l'estomac jusqu'au pylore, donnant des rameaux aux deux faces de ce viscère ;

b. L'*hépatique,* qui se rend au foie, dans lequel elle se distribue, fournissant des branches au pylore, à l'épiploon, etc. ;

c. La *splénique,* pour la rate avec rameaux au pancréas, à l'épiploon, etc. Toutes ces artères sont volumineuses.

J. Artère mésentérique supérieure. — Tronc unique; naît de l'aorte au-dessous du précédent. (Pl. XVI, n° 21.) Elle s'engage entre les deux plis du mésentère (*p. 118, A*), décrit une longue courbure à convexité antérieure en suivant les flexuosités résultant des circonvolutions intestinales et fournit de nombreux rameaux aux intestins grêles, rameaux qui partent de la convexité de la courbure de l'artère.

K. Artère mésentérique inférieure. — Celle-ci naît de l'aorte, à un ou deux pouces au-dessus de sa terminaison. (Pl. XVI, n° 21.) Elle se place dans le méso-côlon iliaque, puis dans le méso-rectum, et se termine par deux branches, les *hémorrhoïdales supérieures,* destinées aux parois postérieures du rectum.

L. Artères rénales. — Chaque rein reçoit de l'aorte une artère volumineuse (Pl. XVI, n° 20), à direction transversale, qui, en arrivant à la scissure du rein, se divise en trois ou quatre branches, se ramifiant dans le parenchyme de cette glande.

M. Artères spermatiques. — Grêles et très longues, elles naissent de l'aorte au-dessous des rénales ; chacune d'elles descend, en se portant en dehors, et traverse le canal inguinal, chez l'homme, pour se rendre au testicule, en accompagnant le canal déférent et les autres parties qui composent le cordon spermatique; chez la femme, elle se rend à l'ovaire et à la trompe de Fallope.

N. Artères lombaires. — Il y en a quatre de chaque côté, partant de l'aorte et se dirigeant transversalement pour se répandre dans les muscles des lombes et de l'abdomen. (Pl. XVI, n° 22.)

O. Artère sacrée moyenne. — Petit vaisseau, né de la partie postérieure et tout à fait inférieure de l'aorte, descend verticalement au-devant du sacrum jusqu'au coccyx, et donne des rameaux latéraux.

Bifurcation de l'aorte. — Artères iliaques.

A. Artères iliaques primitives. — Nous venons d'étudier le trajet de l'aorte et des vaisseaux qu'elle fournit depuis son origine jusqu'à sa bifurcation : cette bifurcation constitue les *deux iliaques,* appelées *primitives* vu leur bifurcation proche en interne et externe ainsi qu'il suit (Pl. XVI, n° 24) : Au niveau de la quatrième ou cinquième vertèbre lombaire, l'iliaque primitive s'écarte de l'autre à angle aigu, descend le long de la colonne lombaire, et après un trajet de 4 à 5 centimètres environ, se bifurque au niveau de la base du sacrum.

a. L'*artère iliaque interne* ou *hypogastrique*, en se détachant de l'iliaque primitive (Pl. XVI, n° 26), se porte en avant et en bas, pénètre dans le bassin et se divise en un grand nombre de branches qui se distribuent aux muscles, au rectum, aux parties génitales, à la vessie, etc., nous en négligeons la description.

b. L'*artère iliaque externe*, continuation de l'iliaque primitive, est le tronc des artères qui vont nourrir le membre inférieur. (Pl. XVI, n° 25.) Prenant son nom au niveau de la symphyse sacro-vertébrale, elle longe le détroit supérieur du bassin, derrière le péritoine, et s'engage sous l'arcade crurale pour devenir *artère crurale*. Elle fournit : 1° la *circonflexe* (*id.*, n° 27), qui se porte en dehors et en haut, et se divise dans les muscules abdominaux; 2° l'*épigastrique* (*id.*, n° 28), qui croise la partie postérieure du cordon spermatique, puis se réfléchit et longe le bord externe du muscle droit abdominal, en se dirigeant vers l'ombilic.

B. Artère crurale ou *fémorale.* — Elle succède à l'iliaque externe au niveau de l'anneau crural (*id.*, n° 29). Elle descend obliquement le long de la partie interne et postérieure de la cuisse, et, traversant le muscle grand adducteur avant d'arriver au jarret (*id.*, n° 31), où elle devient artère poplitée, elle fournit des branches aux muscles de la hanche, de la cuisse; la plus grosse branche est la *musculaire profonde* (*id.*, n° 30), qui, née à 5 centimètres au-dessous de l'anneau crural, s'enfonce en arrière dans les muscles, et se subdivise en *circonflexes* et en *perforantes*.

C. Artère poplitée. — Elle commence à l'anneau du grand adducteur de la cuisse (*p. 77, b*), traversé par l'artère crurale, et finit au bas du jarret, dont elle traverse le creux obliquement de dedans en dehors. (Pl. XVI, n° 32.) Là elle se divise en trois branches suivantes :

a. La *tibiale antérieure*, aussitôt après sa naissance, traverse le ligament interrosseux et descend verticalement au-devant de cette cloison, entre le tibia et le péroné (*id.*, n° 34), jusqu'au quart inférieur de la jambe, où elle change de direction pour venir, en dedans, s'engager sous le ligament annulaire du tarse et se perdre sur le dos du pied ;

b. La *péronière* descend entre le muscle profond soléaire et les muscles de la région jambière postérieure, longeant la face interne du péroné et se divisant en deux branches près la malléole externe ;

c. La *tibiale postérieure* a un tronc commun avec la péronière, son volume est assez considérable ; elle descend verticalement le long de la partie postérieure de la jambe (*id.*, n° 33), s'engage sous la voûte du calcanéum pour devenir *plantaire*, et former l'*arcade plantaire*, qui fournit les *collatérales* des orteils.

CHAP. III. — LES VAISSEAUX CAPILLAIRES ARTÉRIELS.

A. Le *système artériel*, avons-nous dit, envoie des ramifications innombrables dans tous les points du corps ; le *système veineux*, dont il va être question bientôt, commence par autant de radicules. Or, comme intermédiaire entre les extrémités artérielles et les veineuses, il existe un réseau de vaisseaux extrèmement déliés : ce sont les :

a. Vaisseaux capillaires microscopiques qui entrent dans la composition intime des organes, où ils assistent à la conversion du sang rouge en sang noir, sauf dans les poumons où ils président à la conversion du sang noir en sang ronge (*V. hématose*).

b. Les capillaires, ainsi que les artères plus volumineuses et tous autres vaisseaux, veineux et lymphatiques, reçoivent l'influx nerveux du Grand sympathique (*p. 96, c*).

CHAP. IV. — DES VEINES (VEINOLOGIE).

Les *veines* sont des vaisseaux chargés de ramener au cœur le sang distribué dans toutes les parties du corps par les artères. (Pl. XVII.) Elles sont en nombre plus considérable que ces dernières, parce que le sang y circule moins vite, ne recevant plus l'impulsion directe du cœur. Les veines ont leurs parois plus minces, plus souples et plus dilatables que celles des artères. Trois tuniques les constituent : l'extérieure, *celluleuse ;* la moyenne *fibreuse*, composée de fibres circulaires ; l'interne, *séreuse*, très mince, ridée, formant de distance en distance des replis (*valvules*), destinés à s'opposer à la rétrogradation du sang et à favoriser le cours de ce liquide.

Le système veineux est disposé sur deux plans : l'un, *profond*, accompagne en général les artères ; l'autre, *superficiel*, serpente et se voit par transparence sous la peau.

Après être nées par autant de radicules microscopiques primitives que les artères ont de ramifications terminales, les veines se réunissent successivement et finissent par former trois gros troncs qui sont : 1º la *veine cave supérieure*, 2º la *veine cave inférieure*, 3º la *veine porte*. En voici le rôle respectif.

Veine cave supérieure; veines qui concourent à sa formation.

A. La *veine cave supérieure* résulte de la *jonction des deux veines sous-clavières*, dues elles-mêmes aux embranchements des veines du crâne, de la face, du cerveau, des membres supérieurs et d'une partie de la poitrine. En effet, d'une part, les veines des doigts et de la main forment les veines du bras, les unes superficielles (on les saigne au pli du coude), les autres profondes (celles-ci accompagnent les artères) ; ces veines se réunissent toutes à l'aisselle, pour n'en constituer qu'une seule, la *veine axillaire*, qui devient bientôt *sous-clavière*. (Pl. XVII, nᵒˢ 19, 20.)

a. D'autre part, les veines extérieures du crâne donnent naissance à la *veine jugulaire externe*, laquelle descend sur le côté de cette région et se jette dans la sous-clavière (*id.*, nº 3). Enfin les veines de l'intérieur de la tête aboutissent à la *veine jugulaire interne* (*id.*, nº 4), qui est plus profondément située, et qui se jette aussi dans la sous-clavière correspondante (nº 20).

b. Ainsi formées, les deux *veines sous-clavières* s'avancent horizontalement, l'une allant au-devant de l'autre, en côtoyant les artères de même nom : elles se réunissent à angle droit et forment ainsi la *Veine cave supérieure* (*id.*, *v c s*), laquelle se dirige en bas et s'ouvre dans l'oreillette droite du cœur. (Pl. XV, fig. 1, *vs*, *v s*; n° 5, *od.*)

c. La veine cave supérieure est le confluent de tout le sang qui provient des parties situées au-dessus du diaphragme.

Veine cave inférieure; veines qui concourent à sa formation.

A. La *veine cave inférieure* résulte des *iliaques réunies;* celles-ci succèdent aux veines des membres inférieurs et des parties nombreuses où se distribue l'artère hypogastrique. D'une part, les veines du pied forment les veines de la jambe, dont les unes sont *profondes*, satellites des artères (Pl. XVII, jambe droite), les autres *superficielles* ou *sous-cutanées* (jambe gauche de la même planche) : toutes s'abouchent près du jarret pour former la *veine fémorale*, laquelle devient *iliaque externe*, puis *iliaque primitive*, toujours en côtoyant les artères de même nom.

a. Une autre veine superficielle, la *saphène*, existe au membre inférieur; partant du pied, elle monte tout le long de la partie interne de la jambe, entre la peau et l'aponévrose d'enveloppe (*id.*, n°s 22, 23, 24), perce cette aponévrose au haut de la cuisse pour se jeter dans la veine fémorale, située plus profondément (n° 25).

D'autre part, les veines nombreuses provenant des organes génitaux, de la vessie et des muscles voisins, en un mot toutes les veines qui accompagnent les branches de l'artère hypogastrique, forment la *veine hypogastrique* ou *iliaque interne*.

b. La *veine iliaque externe* et la *veine hypogastrique* se joignent pour donner naissance à la *veine iliaque primitive*. (Pl. XVII, n°s 30, 31, 32.)

c. Les deux *veines iliaques primitives* ainsi formées vont à la rencontre l'une de l'autre pour constituer une seule veine, la *veine cave inférieure* (*v c i*), sujet spécial de ce chapitre.

d. La veine cave inférieure s'étend de la cinquième vertèbre lombaire à l'oreillette droite du cœur, dans laquelle elle s'ouvre de compagnie avec la *veine cave supérieure*. (Pl. XV, fig. 1.) Dans ce trajet, elle se trouve à la droite de l'aorte, recevant les *veines spermatiques, lombaires, rénales, hépatiques* et *diaphragmatiques*, qui accompagnent les artères de même nom. Elle traverse le diaphragme par une ouverture qui lui est destinée (Pl. VI, fig. 1, *v c*), pénètre dans le péricarde, puis enfin dans ladite oreillette droite, où son ouverture est garnie d'une valvule (*valvule d'Eustache*) destinée à empêcher le sang de refluer dans son calibre. D'où il résulte que cette veine cave inférieure est le confluent de tout le sang provenant des parties situées au-dessous du diaphragme, sauf les intestins, et nous allons voir ci-dessous la raison de cette exclusion.

Veine azygos.

Les deux veines caves (supérieure et inférieure) sont reliées par une grosse veine qui va de l'une à l'autre ; c'est la *veine azygos* de (*a* priv. et *zugos*, pair : impair). (Pl. XVII, *v a*.) Née de la veine cave inférieure, quelquefois de la rénale qui va à cette veine cave, la veine azygos monte en côtoyant l'aorte et s'ouvre dans la veine cave supérieure. Elle recueille, chemin faisant, le sang des veines intercostales.

Veine porte ; veines qui concourent à sa formation.

A. La *veine porte* résume les veines de l'estomac, des intestins, du pancréas, de la rate, c'est-à-dire des organes abdominaux, sauf celles des reins, de la vessie et de la matrice, qui vont à la veine cave inférieure : C'est là le *système de la veine porte*, système qui, comme nous le verrons en physiologie, joue un rôle considérable dans l'absorption et la nutrition.

a. La *veine porte* (*système de la veine porte*) naît : 1º de la *splénique*, qui vient de la rate et reçoit elle-même les veines gastro-épiploïques, duodénales, pancréatiques, petite mésentérique ; 2º de la *grande mésentérique*, qui suit les ramifications de l'artère de même nom, et s'ouvre comme elle dans la splénique. La dite *veine porte* est assez volumineuse ; elle monte obliquement à droite, derrière le foie ; arrivée dans le sillon de ce viscère (foie), elle s'y divise en deux branches qui forment un canal presque horizontal, appelé *sinus de la veine porte*. La branche droite pénètre dans le grand lobe du foie, la gauche dans le petit lobe, où elles se ramifient.

b. Il résulte de cette disposition que la *veine porte* représente une sorte d'arbre dont les racines prennent naissance dans les viscères du bas-ventre sus-nommés, dont le tronc est caché derrière le foie (Pl. XX, n° 7), et les rameaux se perdent dans ce viscère glanduleux.

c. Le sang répandu dans le foie par la veine porte en sort comme suit : aux points terminaux des ramifications de la veine porte dans le foie, commencent les premières radicules des *veines hépatiques* (ou *sus-hépatiques*), veines du foie. Or, celles-ci vont se jeter dans la *veine cave inférieure* et relient le système veineux de la veine porte au système veineux général. — Nous saurons plus tard ce que vont faire dans le foie le sang et autres liquides qui suivent la voie de la veine porte.

SECT. IV. — ORGANES DE L'ABSORPTION

Les organes qui servent à l'absorption sont les *vaisseaux* et les *ganglions lymphatiques ;* l'ensemble constitue le *système lymphatique*, système qui joue un grand rôle dans les maladies atoniques et scrofuleuses, peut-être qui les produit quand il est développé outre mesure. Mais n'anticipons point sur la physiologie.

CHAP. Ier. — VAISSEAUX LYMPHATIQUES ET V. CHYLIFÈRES.

A. Les *lymphatiques* (parce qu'ils charrient la lymphe) sont de petits vaisseaux blanchâtres, d'une ténuité telle qu'on les aperçoit à peine à la simple dissection, apparaissant comme des filaments d'un blanc bleuâtre. De même que les veines, ils naissent des divers points du corps par des radicules infiniment nombreuses, qui forment bientôt deux plans, l'un superficiel ou *sous-cutané* (Pl. XVIII, jambe gauche), l'autre *profond* (jambe droite, même planche), dans lesquels on les voit, flexueux, se réunir, se séparer, s'anastomoser un grand nombre de fois, et se résumer finalement en deux troncs : le *grand* et le *petit canal thoraciques*, lesquels se jettent dans le système veineux général, ainsi que l'explique la description ci-dessous.

B. Les vaisseaux lymphatiques se distinguent en lymphatiques proprement dits et en chylifères. Les *chylifères* (improprement *veines lactées*) sont, comme l'indique leur nom, les vaisseaux qui charrient le chyle. Ils partent des villosités de la membrane muqueuse de l'intestin grêle, et, sortant de cet intestin au travers de ses parois, ils se logent dans l'épaisseur du mésentère, traversent les ganglions mésentériques et forment en grande partie le *grand canal thoracique*, en réunissant leurs racines près du réservoir de Pecquet, dont mention suit :

Grand canal thoracique.

C. C'est un gros tronc lymphatique qui s'étend de la deuxième vertèbre lombaire, où il naît de la réunion des racines des vaisseaux chylifères à leur sortie du mésentère, jusqu'à la veine sous-clavière gauche, dans laquelle il s'ouvre en pénétrant dans la poitrine par l'ouverture du diaphragme qui laisse passer l'aorte. (Pl. XVIII, *c t.*) Près de cette ouverture aortique, il présente une dilatation connue sous le nom de *Réservoir de Pecquet*. Nous ne signalerons point ses rapports avec les autres canaux qui se trouvent dans la partie supérieure du thorax, cela est inutile en ce moment. Mais il importe de dire qu'au canal thoracique aboutissent tous les *vaisseaux lymphatiques* des membres inférieurs, de l'abdomen, ceux du côté gauche du thorax, du membre supérieur gauche et du côté correspondant du cou et de la tête, les autres lymphatiques se rendant au petit canal thoracique comme il suit.

Petit canal thoracique ou grande veine lymphatique.

D. On nomme ainsi un tronc lymphatique volumineux, long de 2 à 3 centimètres, représentant à la partie inférieure et droite du cou, la crosse du grand canal thoracique, avec lequel il communique par quelques branches. (Pl. XVIII, *p c.*) Ce canal, encore appelé *grande veine lymphatique*, reçoit tous les lymphatiques du membre supérieur droit, de la moitié droite du cou et de la tête, du côté droit de la poitrine, quelquefois aussi ceux de la portion droite du diaphragme et même du foie. Il s'ouvre à l'angle de réunion des veines jugulaire interne et sous-clavière droites. L'embouchure des deux gros canaux lymphatiques est garnie d'une double valvule disposée de façon à empêcher que le cours de la lymphe puisse retrograder.

CHAP. II. — GANGLIONS LYMPHATIQUES.

E. Les *ganglions lymphatiques*, improprement appelés quelquefois *glandes lymphatiques*, sont de petits corps arrondis, mous, grisâtres, placés çà et là sur le trajet des vaisseaux lymphatiques, et paraissant n'être autre chose que des agglomérations de ces

vaisseaux pelotonnés et anastomosés à l'infini. (Pl. XVIII,
n⁰ˢ 14, 15.) Ils sont enveloppés d'une membrane celluleuse assez
dense. Ils reçoivent d'un côté un certain nombre de ces vaisseaux,
dits *afférents;* de l'autre côté, ils donnent naissance à d'autres
vaisseaux lymphatiques, nommés *déférents.*

Les ganglions lymphatiques se rencontrent surtout au mésentère
(*gangl. mésentériques*), aux aines, aux côtés du cou, au jarret, à
l'aisselle, etc. On les regarde comme des organes de mixtion et
d'élaboration des fluides destinés à former la lymphe.

SECT. V. — ORGANES DES SÉCRÉTIONS

Les *sécrétions* ont pour organes différents *appareils sécréteurs*
qui, étant complets, se composent principalement de : 1º *glandes;*
2º *conduits* de ces glandes; 3º *réservoir;* 4º *canal d'excrétion.*

A. On entend par *glande* en général, un organe destiné à former
un liquide spécial qui sert à certains usages de l'économie, ou à
épurer la masse du sang, et qui est conduit à sa destination par
un canal, dit *excréteur.* Le tissu glandulaire est parenchymateux ;
il est représenté histologiquement par des culs-de-sac microscopiques, appendus et réunis à une branche de conduits excréteurs ;
ces conduits peuvent être considérés comme autant de glandes, à
cause de leurs fonctions spéciales ; il y a les *follicules* en cœcum
ou enroulés ; les *glandes en grappes*, à cul-de-sac simple ou composé ;
les *glandules sans conduits excréteurs*, sorte d'amas de *vaisseaux
lymphatiques.*

Les follicules de la peau et des membranes muqueuses, les
glandes sans conduits, les ganglions lymphatiques et la rate, nous
étant connus, il nous reste à étudier les appareils sécréteurs de la
salive, du *fluide pancréatique*, du *lait*, des *larmes*, de la *bile*, de
l'urine et du *sperme.*

B. Quant au *liquide sécrété* par les glandes, il contient en
général quelque principe immédiat particulier formé dans et par
la glande exclusivement. Il est conduit par un ou plusieurs *canaux*,
qui aboutissent soit à un *réservoir*, espèce de poche membraneuse
qui conserve le produit de sécrétion pendant un temps variable,
soit au lieu même où ce liquide doit être versé. — Du réservoir
partent un ou plusieurs *canaux excréteurs* qui transportent le
fluide sécrété au lieu de sa destination.

Certains appareils sécréteurs manquent de réservoir : ceux de
la salive, du fluide pancréatique, du lait, chez lesquels le liquide

sécrété s'écoule au fur et à mesure qu'il s'élabore, ou bien s'accu-mule dans la glande et la distend, tandis que les appareils complets (bile, urine, sperme, larmes) en sont pourvus.

CHAP. Ier. — APPAREIL SÉCRÉTEUR DE LA SALIVE.

L'*appareil salivaire* se compose de six glandes avec conduits excréteurs; pas de réservoir. Ces glandes sont les parotides, les sous-maxillaires et les sublinguales; leurs conduits respectifs s'appellent canal de Sténon, de Warthon, et d'autres sans nom spécial.

Glande parotide et son conduit.

A. La *glande parotide* (de *para*, proche; *ous, ótos*, oreille) est située au-dessous et au-devant du pavillon de l'oreille, remplissant l'espace compris entre le bord postérieur de la branche de la mâchoire inférieure, le conduit auditit externe et l'apophyse mastoïde du temporal. C'est la plus grosse des glandes salivaires. Elle est constituée par un tissu résistant, d'un blanc grisâtre, à *granulations* réunies en lobes et lobules irréguliers, séparés les uns des autres par un tissu cellulaire; une membrane fibreuse, qui envoie des prolongements entre ces lobes, l'enveloppe. La parotide est traversée par les branches terminales de l'artère carotide externe, par les artères auriculaire antérieure, transverse de la face, par la veine temporale et par le nerf facial.

De la parotide ou, si l'on veut, de ses granulations partent les racines du conduit excréteur de cette glande, conduit appelé *canal de Sténon*, qui s'avance dans l'épaisseur de la joue, sur le muscle masséter, et pénètre dans la bouche au niveau de la première dent molaire supérieure, à trois lignes du point de jonction de la joue avec la gencive, où il verse la salive.

Glande sous-maxillaire et son conduit.

B. La *glande sous-maxillaire* est située, comme l'indique son nom, sous la mâchoire, contre la face interne du corps de l'os maxillaire inférieur, entre les deux ventres du muscle digastrique. Son tissu est granuleux, lobulé; de ses *lobules* partent de petits canaux excréteurs qui forment le *canal de Warthon* ou conduit excréteur du liquide salivaire; ce canal, en cheminant entre les muscles mylo-hyoïdien et hyo-glosse, vient s'ouvrir sur le côté du frein de la langue par un orifice étroit.

Glande sublinguale et ses conduits.

C. La *glande sublinguale* semble n'être qu'un appendice de la sous-maxillaire. Elle est plus petite, placée dans l'épaisseur de la paroi inférieure de la bouche, au-dessous de la langue, étant séparée de sa congénère par le muscle hyoïdien. Elle a plusieurs *conduits*, sans nom propre, qui s'ouvrent, les uns sur la partie latérale du frein de la langue, les autres dans le canal de Warthon

CHAP. II. — APPAREIL SÉCRÉTEUR DU FLUIDE PANCRÉATIQUE.

Le *pancréas* (de *pan*, tout ; *creas*, chair) est une glande aplatie et allongée, couchée transversalement au-devant de la colonne vertébrale, derrière l'estomac, au milieu des courbures du duodénum. Sa face antérieure est couverte par l'estomac, et sa face postérieure embrasse la première vertèbre lombaire dont elle est séparée par les piliers du diaphragme. Sa structure est granuleuse et en grappes, semblable à celle des glandes salivaires. Son produit de sécrétion, le *fluide pancréatique*, a aussi la plus grande analogie avec la salive. Son conduit excréteur, appelé *canal de Wirsung* ou *pancréatique*, a ses racines dans tous les lobules de la glande ; il s'ouvre dans le duodénum par deux branches, dont la plus grosse est au sommet d'une saillie ou mamelon, au même niveau que le canal cholédoque, de manière que l'orifice de ce dernier est enveloppé en partie par l'ouverture du canal pancréatique ; la plus petite branche, qui est d'ailleurs inconstante, s'ouvre plus près de l'estomac.

CHAP. III. — APPAREIL SÉCRÉTEUR DU LAIT.

Comme cet appareil fait partie de la vie de Reproduction plutôt que de nutrition, nous renvoyons son histoire au chapitre des organes générateurs.

CHAP. IV. — APPAREIL SÉCRÉTEUR DES LARMES.

L'appareil lacrymal est muni de toutes les pièces nécessaires à une fonction de sécrétion complète : glande lacrymale ; conduits lacrymaux ; sac lacrymal ; canal nasal.

Glande lacrymale.

A. La *glande lacrymale*, organe de la sécrétion des larmes, est un petit corps glandulaire composé de deux portions, situées l'une au-devant de l'autre à la partie supérieure externe de l'orbite, dans la fossette que présente le frontal. (Pl. XI, fig. 5, nᵒ 1.) La portion antérieure s'avance dans l'épaisseur de la paupière supérieure. Trois, quatre ou cinq *conduits*, très petits, s'engagent dans l'épaisseur de la paupière supérieure, s'avancent jusqu'à l'angle interne de la muqueuse palpébro-oculaire, et s'ouvrent là un peu au-dessus du cartilage tarse de ladite paupière, pour verser le fluide lacrymal sur le globe oculaire.

Conduits lacrymaux.

B. Ces *conduits* ne sont pas les canaux presque microscopiques dont il vient d'être parlé : il y en a d'autres plus importants à connaître. Sur le bord libre des paupières, près de leur commissure interne ou grand angle de l'œil, apparaît comme un point noir une très petite ouverture béante qui occupe le centre d'un tubercule arrondi : c'est le *point lacrymal*, commencement du conduit de même nom. (Pl. XI, fig. 2, nᵒ 6.)

Un *conduit lacrymal* siège donc dans l'épaisseur de chaque paupière. (Pl. XI, fig. 5, nᵒˢ 2, 3.) Celui de la paupière supérieure se dirige en haut tout d'abord, puis se recourbe brusquement pour se porter en bas et en dedans; celui de la paupière inférieure descend au contraire et se courbe aussi bientôt, pour se porter en haut et en dedans. Les deux *conduits lacrymaux* se joignent au niveau de la commissure palpébrale; là ils s'adossent et marchent sans se confondre jusque dans le sac lacrymal.

Sac lacrymal.

C. Le *sac lacrymal* est le réservoir des larmes (Pl. XI, fig. 5, nᵒ 4); c'est une poche membraneuse, située dans le grand angle de l'œil, au-devant de la caroncule lacrymale, derrière l'apophyse montante de l'os maxillaire supérieur, et dans la gouttière qu'elle offre. Sa paroi interne adhère aux os; l'externe est en rapport avec le muscle palpébral. Le réservoir se continue en bas avec le canal nasal. Il est tapissé intérieurement par un prolongement de la muqueuse des fosses nasales, qui y pénètre par le canal nasal.

Canal nasal.

D. Le *canal nasal*, conduit excréteur des larmes, est un petit canal osseux revêtu d'une membrane fibreuse doublée d'une muqueuse ; il s'étend de l'extrémité inférieure du sac lacrymal au méat inférieur des fosses nasales, où il s'ouvre par une petite ouverture béante. (Pl. XI, fig. I, n° 8.)

CHAP. V. — APPAREIL SÉCRÉTEUR DE LA BILE.

L'*appareil biliaire*, appareil sécréteur complet et des plus importants, se compose : 1° du foie ; 2° des conduits hépatique et cystique ; 3° de la vésicule biliaire ; 4° du canal cholédoque. — Après ces organes viendra la rate, qui ne peut être rattachée à aucun appareil organique, à cause de l'incertitude fonctionnelle à son endroit.

Foie.

A. Le *foie* est l'organe sécréteur de la bile ; c'est la plus volumineuse de toutes les glandes. Situé sous le diaphragme, du côté droit, derrière les fausses côtes qui le protègent, il occupe l'hypocondre droit et même une partie de la région épigastrique. (Pl. XIV, n° 10.) Dans l'état ordinaire, il ne dépasse pas, en bas, le bord desdites fausses côtes. Sa forme, toute irrégulière qu'elle est, peut être comparée à une moitié d'ovoïde coupé dans le sens de sa longueur. Le foie présente deux faces et quatre bords.

a. La face antérieure, qui est en même temps supérieure, est convexe, en rapport avec le diaphragme, lequel, à cause de la présence de ce viscère, est plus concave à droite qu'à gauche ; la face postérieure, qui regarde en bas, est plane. Le bord postérieur et supérieur du foie est épais, arrondi, fixé au diaphragme par deux replis du péritoine ; le bord antérieur est mince et répond au bord inférieur des fausses côtes ; le bord droit est aussi contigu au diaphragme ; le gauche est libre et s'étend quelquefois jusque vers la rate. Divers replis du péritoine retiennent le foie dans cette position. Le plus remarquable de ces replis forme le *ligament suspenseur du foie*, lequel semble partager la glande en deux moitiés inégales, dont la droite est dite *grand lobe*, la gauche *petit lobe*.

b. La face inférieure du foie, légèrement concave, comme il vient d'être dit, considérée de gauche à droite, présente : le *sillon longitudinal* (ou *de la veine ombilicale*), destiné à loger, chez le fœtus, la veine ombilicale et le canal veineux ; le *sillon transversal* (ou *de la veine porte*), occupé par le sinus de cette veine, par des branches de l'artère hépatique et par les vaisseaux biliaires, lesquels, à leur sortie du foie, forment le canal hépatique ; enfin deux saillies, appelées *éminences portes*, l'une *antérieure* à droite du sillon de la veine ombilicale ; l'autre *postérieure*, appelée *lobe de Spigel*.

c. Le tissu du foie est extrêmement vasculaire. Il présente une masse de granulations d'un rouge brun à la circonférence, jaunes au centre, masse compacte, dure et d'une grande fragilité, mais enveloppée d'une membrane fibreuse qui envoie des prolongements à l'intérieur, sous le nom de *capsule de Glisson*. A ces granulations aboutissent les extrémités de l'artère hépatique (*p. 128, b*) et de la veine porte (*p. 133, A*), qui apportent le sang à la glande ; au contraire, les radicules des veines hépatiques, des vaisseaux lymphatiques et du canal hépatique, en partent pour en éconduire le sang, la lymphe et la bile. Tous ces canaux nous sont connus, à l'exception du suivant :

Canal hépatique.

B. Le *canal hépatique* résulte de la réunion de tous les *conduits biliaires*. Ces petits conduits du foie forment d'abord deux grosses branches, qui se joignent à angle obtus en sortant du sillon transversal du foie ; de leur abouchement résulte le canal en question. (Pl. XIII, *d*.) Le canal hépatique marche dans l'épaisseur de l'épiploon gastro-hépatique, et s'anastomose à angle très aigu avec le *conduit cystique* ci-après décrit, après un trajet de 3 ou 4 centimètres. Sa grosseur est celle d'une plume à écrire.

Vésicule biliaire.

C. La *vésicule biliaire* est le réservoir de la bile. (Pl. XIII, *b*.) C'est une espèce de poche membraneuse située à la face interne du lobe droit du foie, ayant la forme d'une poire dont le sommet regarde en arrière, adhère à la glande, et dont la grosse extrémité est tournée en avant et en bas, dépassant quelquefois le bord des côtes, où elle peut être reconnue à la percussion sur le vivant. Sa couleur est verdâtre. La bile arrive dans son intérieur par le canal hépatique et le canal cystique ; elle en sort par le canal cystique et le canal cholédoque, dont suit mention.

Canal ou conduit cystique.

D. Le *conduit cystique* s'étend du col de la vésicule biliaire à la partie supérieure du canal cholédoque, et concourt à former celui-ci en se réunissant au canal hépatique. Il donne passage tour à tour à la bile qui reflue dans la vésicule, et à celle qui coule de la vésicule dans le duodénum : il est tout à la fois canal afférent et canal déférent.

Canal cholédoque.

E. Le *canal cholédoque* (de *cholé*, bile) naît de la jonction des conduits hépatique et cystique (Pl. XIII, *e*), et va s'ouvrir dans le duodénum, sur le sommet d'un mamelon saillant, après un trajet de 8 centimètres, entre les deux feuillets de l'épiploon gastro-hépatique. Il verse la bile dans le duodénum.

Tous les conduits biliaires sont constitués par deux membranes : l'extérieure dense, fibreuse ; l'intérieure muqueuse et très mince.

Rate.

La *rate* est un organe parenchymateux, mou, spongieux, d'un rouge violet plus ou moins foncé, situé profondément dans l'hypocondre gauche, au-dessous du diaphragme, au-dessus du côlon descendant, etc. Sa longueur est de 12 centimètres, son épaisseur de 6 et son poids de 250 grammes environ. Elle est revêtue d'une tunique propre, de nature fibreuse, qui lui adhère intimement, et qui envoie dans son intérieur des prolongements fins, solides, très élastiques et contractiles. Elle présente sur son bord interne une scissure par laquelle les vaisseaux et les nerfs pénètrent dans son tissu. Elle est parcourue par une quantité très considérable de veines très volumineuses, qui s'anastomosent plusieurs fois.

Les usages de la rate sont encore peu connus. On sait cependant que cet organe est une glande à vésicules closes annexée à l'appareil de la veine porte, et remarquable par le nombre et le volume de ses rameaux veineux, qui servent de réceptacle ou de *diverticulum* au sang de la veine porte dans certaines circonstances physiologiques. Elle est riche en globules blancs.

CHAP. VI. — APPAREIL SÉCRÉTEUR DE L'URINE.

L'*appareil urinaire* comprend : 1º les reins, 2º les uretères, 3º la vessie, 4º l'urèthre.

Reins.

A. Les *reins* (pour le vulgaire *rognons*), organes sécréteurs de l'urine, sont deux glandes situées profondément sur les côtés des vertèbres lombaires, derrière le péritoine, au milieu d'un tissu graisseux très abondant. (Pl. XVI.) Leur forme, très connue et rappellant celle d'un haricot, est ovoïde, comprimée sur deux faces, présentant sur son bord interne une dépression, appelée *scissure*, par laquelle vaisseaux et nerfs pénètrent dans leur substance, et par où en sort l'*uretère*, canal conduisant l'urine à la vessie. Le parenchyme du rein est formé de deux tissus différents : l'un, extérieur, brunâtre, appelé *substancce orticale*, parce qu'il enveloppe la glande comme une écorce; l'autre, interne, d'un rouge pâle, dense et résistant, est la *substance mamelonnée* ou *tubuleuse*, ainsi désignée parce qu'elle présente des faisceaux coniques formés de petits canaux convergents. Ces canaux font suite à ceux de la substance corticale et s'ouvrent dans de petits conduits, appelés *calices*, et ceux-ci aboutissent, dans la scissure, à une espèce de réservoir commun, connu sous le nom de *bassinet*, duquel part l'*uretère*.

Uretères.

B. Les *uretères* (de *oúron*, urine) sont deux canaux membraneux, très étroits, très longs, dont un pour chaque rein, destinés à conduire l'urine du bassinet dans la vessie. (Pl. XVI, n° 23.) Ils descendent obliquement jusqu'à la symphyse sacro-iliaque, puis pénètrent dans l'excavation pelvienne, et s'ouvrent dans la partie postérieure et inférieure de la vessie, par un orifice étroit et oblique. (Pl. XIX, fig. 1, n° 1.)

Vessie.

C. La *vessie*, réservoir de l'urine (Pl. XIX, fig. 1, n° 2), est une grande poche musculo-membraneuse, située dans l'excavation du bassin, derrière le pubis, au-dessus duquel elle s'élève lorsqu'elle est pleine. Son axe, comme celui du grand bassin, est obliquement dirigé de haut en bas et d'avant en arrière. On distingue six régions à sa surface externe : la supérieure est en rapport avec les circonvolutions intestinales; l'inférieure est embrassée, chez l'homme, par la *prostate* et en contact avec le *rectum* en arrière; chez la femme, elle s'appuie sur le vagin et l'extrémité du col de l'utérus (fig. 2). La région antérieure glisse sur la face postérieure du pubis, où elle est fixée par un *ligament ;* la postérieure s'appuie sur le rectum chez l'homme, sur la matrice chez la femme ; les faces latérales, enfin, sont côtoyées chez l'homme par les *conduits déférents* du sperme.

a. La face vésicale interne est ridée ; ces rides, dues à des plis de la muqueuse, disparaissent dans l'état de réplétion du réservoir. On y voit aussi des saillies allongées appartenant aux faisceaux de la tunique musculeuse qui fait partie constituante de ses parois. A la partie inférieure (*bas fond de la vessie*) et en arrière, s'ouvrent les deux uretères ; en avant commence l'*urèthre*. L'espace compris entre ces trois ouvertures se nomme *trigone vésical*.

b. La vessie est composée de trois membranes superposées : l'interne est *muqueuse*, pâle et ridée ; la moyenne est *musculeuse*, composée de fibres longitudinales et de circulaires ; l'externe est *séreuse*, due au péritoine, lequel ne recouvre d'ailleurs que la face supérieure et la moitié postérieure de l'organe. Dans leur ensemble ces tuniques constituent des parois assez épaisses, qui le deviennent considérablement dans certains cas de maladies chroniques de l'organe.

Urèthre.

D. L'*urèthre*, canal excréteur de l'urine, l'est aussi du sperme. Appartenant essentiellement au membre viril, il doit être renvoyé au chapitre des organes de génération chez l'homme.

E. L'*urèthre de la femme* n'a que deux à trois centimètres de longueur. Situé sous le pubis, son ouverture ou *méat* extérieur apparaît à l'extérieur, entre le clitoris et le vagin. (Pl. XIX, fig. 2, n° 2.) Il n'offre ni la longueur ni les courbures de celui de l'homme, ce qui permet de sonder facilement la femme.

CHAP. VI. — APPAREIL SÉCRÉTEUR DU SPERME.

Nous examinerons cet appareil en parlant des organes génitaux de l'homme.

ORGANES DE REPRODUCTION

Les organes affectés à l'œuvre de la *reproduction de l'espèce,* forment deux appareils distinctifs de chaque sexe. Nous les examinerons : 1º chez l'homme, 2º chez la femme.

Ici commence la narration de tout ce qui a rapport à des fonctions mystérieuses sur lesquelles on s'applique trop généralement à garder le silence vis-à-vis des jeunes gens ; par cette trop grande réserve on excite peut-être leur curiosité et on enflamme leur imagination, bien plus que si l'on en exposait le mécanisme simplement, froidement, anatomiquement, avec sobriété de paroles et absence de détails inutiles, comme nous nous proposons de le faire dans la Physiologie.

SECT. I. — ORGANES GÉNITAUX DE L'HOMME

L'appareil génital de l'homme se compose de plusieurs organes ; ce sont : 1º le scrotum ; 2º les testicules ; 3º le cordon spermatique ; 4º le conduit déférent ; 5º les vésicules séminales ; 6º la prostate ; 7º les conduits éjaculateurs ; 8º la verge.

Scrotum.

A. Le *scrotum* (*scrotum*, bourse de cuir), vulgairement *bourses,* est l'enveloppe extérieure des testicules. C'est une poche multimembraneuse divisée en deux cavités par une cloison médiane qui sépare les deux testicules. (Pl. XIX, fig. 1.) Cinq couches de membranes superposées constituent ses parois : *peau, dartos, crémaster, tunique fibreuse* et *tunique vaginale.*

a. La *peau du scrotum* est brune, ridée, alternativement rétractée ou relâchée suivant la force, l'âge du sujet, l'état du membre viril et la température extérieure. Elle est semée de follicules et de poils rares. Une ligne saillante, étendue de l'anus à la racine de la verge, nommée *raphé,* semble la partager en deux portions égales.

b. Le *dartos* (de *derô,* j'écorche) est une membrane fibreuse qui double la peau du scrotum, et qui, au moyen d'un prolongement en forme de cloison (*cloison du dartos*), sépare les testicules et fournit à chacun d'eux une enveloppe particulière. Le dartos est très contractile ; c'est à son resserrement qu'est due la rétraction du scrotum sous l'influence du froid, de la peur, de l'orgasme vénérien.

c. Le *crémaster* (de *cremaô*, je suspens) est une membrane ou un faisceau musculaire mince, allongé, qui, partant de l'arcade crurale, s'épanouit autour du cordon spermatique, qu'il attire par ses contractions; car lors de l'acte copulateur, il soulève le testicule et l'applique contre l'anneau inguinal.

d. La *tunique fibreuse* est une sorte de sac aponévrotique qui renferme le testicule et le cordon. Elle est intermédiaire entre le crémaster et la tunique vaginale.

e. La *tunique vaginale* est une membrane séreuse qui revêt la face interne de la fibreuse, et se réfléchit sur le testicule, qu'elle enveloppe. Comme les autres séreuses, c'est un sac sans ouverture dont la face interne est en rapport avec elle-même, et toujours humectée de sérosité. La tunique vaginale est une dépendance du péritoine, car avant la naissance, le testicule qui est encore dans la cavité abdominale lorsqu'il franchit l'anneau inguinal et descend dans les bourses, entraîne la portion de la membrane péritonéale située au-devant de lui. Aussi, arrive-t-il souvent qu'une communication entre la cavité du péritoine et la tunique vaginale, c'est-à-dire entre le ventre et le scrotum, s'établit et demeure : d'où les hernies.

Testicules.

B. Les *testicules* (de *testis*, témoin ; témoin de la virilité) sont deux corps glanduleux de forme ovoïde, logés dans le scrotum, séparés l'un de l'autre par la cloison du dartos, et suspendus par le *cordon* spermatique. (Pl. XIX.) On y distingue le corps et l'épididyme. Le *corps* du testicule est constitué par un tissu mou formé d'une masse de filaments ténus, flexueux, entrelacés et repliés en tous sens, considérés comme autant de *conduits sémini-fères;* masse enveloppée d'une membrane propre (*memb. albuginée*), forte, résistante et d'un tissu serré, en rapport avec la tunique vaginale.

a. Les *conduits séminifères* forment un réseau à larges mailles, décrivant des circonvolutions très longues, pour aboutir à une trentaine de troncs, nommés *vaisseaux afférents,* lesquels s'intro-duisent dans l'*épididyme.*

b. L'*épididyme* est un petit corps oblong, vermiforme, couché le long du bord supérieur du testicule. C'est un conduit formé par la réunion de tous les conduits séminifères repliés sur eux-mêmes, après qu'ils ont traversé le renflement de la membrane albuginée, appelé *corps d'Highmore*. La partie inférieure (*queue* de l'épididyme) se recourbe en haut et se continue avec le canal déférent ci-après. Le conduit capillaire qui constitue l'épididyme est tellement replié sur lui-même qu'il aurait environ 10 mètres de longueur, s'il était dédoublé.

Cordon spermatique.

C. Le *cordon spermatique* tient le testicule comme suspendu. Il est constitué par une artère, des veines, des vaisseaux lymphatiques, des nerfs, du tissu cellulaire lâche, et par le *canal déférent* principalement : le tout enveloppé d'une gaîne ou prolongement de la tunique fibreuse, et par le *crémaster*. (Pl. XIX, fig. 1, n° 5.) Le cordon spermatique remonte vers l'abdomen, y pénètre par le canal ou anneau inguinal (*p. 67*); puis, entré dans cette cavité, ses éléments s'éparpillent, chaque vaisseau ou nerf prend sa direction propre et spéciale.

Canal déférent.

D. Le *canal déférent* naît de la queue de l'épididyme et se trouve au centre des parties composantes du cordon spermatique. Il remonte vers l'anneau inguinal, s'engage dans cet anneau, et pénètre dans la cavité abdominale. Là il abandonne les autres parties formant le cordon, pour se porter en arrière, en bas et en dedans, sur les côtés de la vessie. (Pl. XIX, fig. 1, n° 7.) Parvenu à la partie inférieure de ce réservoir, il reçoit le conduit de la *vésicule séminale* ci-après, prend le nom de *canal éjaculateur*, pénètre dans la prostate, et s'ouvre dans le canal de l'urèthre. Ses parois sont résistantes, son calibre extrêmement étroit. — Il sert à conduire le sperme du testicule dans les vésicules séminales.

Vésicules séminales.

E. Ce sont deux petites poches membraneuses, conoïdes, aplaties, bosselées à leur surface, dirigées obliquement en dedans et en bas à la partie postérieure inférieure de la vessie où leur destination est de servir de réservoir au sperme. Elles reposent sur le rectum. (Pl. XIX, fig. 1, n° 8.) Leur extrémité antérieure, plus petite que la postérieure, est effilée et donne naissance à un conduit très petit et court, qui s'ouvre dans le canal déférent. De l'union de ce petit conduit avec ledit canal déférent résulte le *conduit éjaculateur*, lequel, long de deux à trois centimètres, traverse la prostate de bas en haut et d'arrière en avant, étant adossé à celui du côté opposé, et vient s'ouvrir dans la portion postérieure de l'urèthre. Les vésicules séminales sont composées d'une membrane musculeuse, externe, et d'une muqueuse fine qui en tapisse l'intérieur, où sont des cellules remplies d'un suc visqueux, qui n'a point les caractères du sperme éjaculé. — Nous le répétons, elles tiennent le sperme en dépôt jusqu'à ce que l'orgasme vénérien en sollicite l'éjaculation par l'urèthre. (Voir la *Physiologie*.)

Prostate et glandes de Cowper.

F. La *prostate* (de *prostatès*, placé devant) est un corps charnu, glanduleux, du volume d'une noix, unique, symétrique, ayant la forme d'un prisme losangique à six faces, situé derrière le col de la vessie, embrassant le col et l'origine de l'urètre. (Pl. XIX, fig. 1, n° 9.) Sa base ou grosse extrémité regarde en arrière, son sommet en avant. Son tissu est dur, friable, d'une couleur fauve, roussâtre, formé d'un assemblage de granulations réunies en lobules, d'où naissent de petits *conduits excréteurs* qui s'ouvrent dans la partie postérieure et inférieure du canal de l'urèthre. La prostate est traversée par les conduits éjaculateurs, comme il a été dit ci-dessus, et par l'urèthre dans sa partie postérieure.

Deux petits corps glanduleux gros comme un pois, placés au-devant de l'urèthre, ont un conduit excréteur qui s'ouvre aussi dans ce canal : on les nomme *glandes de Cowper;* leur produit sécrété est clair, visqueux ; le canal de l'urèthre en est lubrifié un peu avant l'éjaculation spermatique, sans doute pour que celle-ci soit plus facile.

Verge et urèthre.

G. La *verge* ou *pénis, membre viril*, est une partie cylindroïde, érectile, munie d'un canal central, destinée à porter dans les organes de la femme le produit des sécrétions des testicules. (Pl. XIX, fig. 1, n° 11.) Cet organe est situé au-dessous et au-devant de la symphyse du pubis; très vasculaire, formé en grande partie par un tissu spongieux et érectile, il se montre, suivant les circonstances, mou et pendant, ou raide, dur et redressé. Il offre à étudier les *corps caverneux*, le *gland*, le *prépuce* et l'*urèthre* principalement.

a. Les dimensions de la verge sont presque entièrement déterminées par deux parties spongieuses qui, nées sur la face interne des tubérosités sciatiques, se réunissent sous la symphyse du pubis, séparées l'une de l'autre néanmoins par une cloison médiane et par l'urèthre; ce sont les *corps caverneux*. Ceux-ci se terminent et se confondent, en avant, dans le *gland;* la membrane fibreuse qui les enveloppe et qui forme leur cloison médiane commune, se termine aussi au gland; et sous le bord inférieur de la dite cloison est couché le canal de l'urèthre.

b. Le *gland* est cette espèce de cône qui termine la verge; son tissu est érectile. Par sa base ou extrémité postérieure il embrasse l'extrémité antérieure des corps caverneux, offrant là un rebord saillant et arrondi, connu sous le nom de *couronne.* Son extrémité antérieure ou *sommet* présente l'orifice de l'urèthre. La peau en est d'une grande finesse et il est revêtu d'une membrane muqueuse, très sécrétante à la couronne. Le gland est habituellement recouvert par le prépuce, condition qui entretient sa sensibilité en le soustrayant à l'action des corps extérieurs.

c. Prolongement des téguments de la verge, le *prépuce* sert d'enveloppe au gland; grâce à sa mobilité, celui-ci peut être découvert dans les circonstances où sa sensibilité doit être mise en jeu. Le prépuce est quelquefois très allongé, avec ouverture très étroite; de là la nécessité d'en amputer une portion (*præ*, au-devant, et *putare*, couper). Sa face interne est tapissée par une muqueuse fine, qui se réfléchit sur le gland, et qui présente, derrière la couronne, des follicules particuliers sécrétant une humeur d'une odeur forte, rappelant celle du vieux fromage.

Urèthre chez l'homme.

H. Canal étendu du bas fond ou col de la vessie à l'extrémité du gland, et servant à deux excrétions : urine et sperme. Sa longueur totale est de 20 à 24 centimètres environ; dans l'état de mollesse de la verge, sa direction offre deux courbures inverses (Pl. XIX, fig. 1, n° 10); dans l'état d'érection, il n'y en a qu'une qui embrasse par sa concavité la symphyse du pubis. — On divise l'urèthre en deux portions, l'une mobile en avant, l'autre fixe en arrière. La première est la *portion spongieuse*, la seconde se subdivise en *membraneuse* et en *prostatique*.

a. La *portion spongieuse* de l'urèthre s'étend de l'orifice externe de l'urèthre à l'arcade du pubis; elle est logée dans la gouttière des corps caverneux et presque sous-cutanée à la face inférieure de la verge. En arrière du *méat*, point le moins dilatable du canal, se trouve la *fosse naviculaire*, dont le diamètre est plus grand et susceptible de dilatation.

b. La *portion membraneuse* commence sous le pubis, derrière l'e pèce d'étranglement produit par l'anse ligamenteuse qui entoure là l'urèthre. Le canal offre tout à coup le point le plus étroit de son étendue, après l'orifice extérieur; mais, plus en arrière, il s'élargit, et ses parois sont douées d'une grande dilatabilité.

c. La *portion prostatique* commence au moment où l'urèthre pénètre dans le prostate : d'abord assez étroit, ce canal s'élargit vers le milieu de cette glande et y forme une espèce de sinus; il se rétrécit de nouveau à l'orifice interne. Cette portion prostatique offre sur sa paroi inférieure une crête muqueuse, sur les côtés de laquelle s'ouvrent les conduits éjaculateurs, les conduits prostatiques, plus en avant ceux des glandes de Cowper.

Nous parlons ci-après de l'*urèthre de la femme*.

SECT. II. — ORGANES GÉNITAUX DE LA FEMME

L'*appareil génital de la femme*, moins compliqué que celui de l'homme, se compose des organes suivants : 1° vulve; 2° vagin; 3° utérus; 4° ovaires et trompes. — Quant aux mamelles, bien qu'étant organes sécréteurs, comme elles sont liées fonctionnellement aux organes sexuels, elles seront étudiées en dernier lieu.

Vulve.

A. On entend par *vulve* l'ensemble des parties extérieures de la génération chez la femme. (Pl. XIX, fig. 2.) Ces parties sont : 1° le *mont-de-Vénus* ou *pénil*, éminence située à l'hypogastre au-devant du pubis, couverte de poils; 2° les *grandes lèvres*, deux replis membraneux qui commencent sur les côtés du mont-de-Vénus, et s'unissent en bas et en arrière à un pouce de l'anus (ce point d'union s'appelle *fourchette*, l'espace qui le sépare de l'anus reçoit le nom de *périnée*) ; 3° le *clitoris* (de *cleitorzein*, toucher souvent), petit tubercule allongé, de forme et de structure analogues à celles de la verge, susceptible d'érection, mais imperforé, situé à la partie supérieure de la vulve ; 4° les *petites lèvres* ou *nymphes*, deux replis de la membrane muqueuse de la vulve, naissant sur les côtés du clitoris et se perdant en bas sur la face interne des grandes lèvres ; 5° l'*orifice de l'urèthre*, situé immédiatement au-dessous du clitoris ; 6° enfin l'*entrée du vagin*, qui se voit au-dessous et en arrière de l'orifice urétral, entre les petites lèvres. Chez les vierges, cette ouverture est fermée par un repli de la membrane muqueuse vulvaire, appelé *membrane hymen ;* toutefois, une petite ouverture est ménagée par la nature dans cette membrane pour donner issue au sang menstruel. L'*hymen* n'existe plus chez les femmes déflorées ; mais alors on voit ses débris, sortes de tubercules rougeâtres, connus sous le nom de *caroncules myrtiformes.*

Vagin.

B. Le *vagin* (de *vagina*, gaîne) est un canal membraneux, long de 11 à 12 cent., étendu de la vulve à l'utérus, et obliquement dirigé de bas en haut et d'avant en arrière, dans la partie inférieure de l'excavation du sacrum, en avant du rectum et derrière le pubis et le col de la vessie. (Pl. XIX, fig. 2, n° 5.) Ce canal est très dilatable, et présente un diamètre plus grand en haut qu'en bas. Son extrémité supérieure embrasse le col de l'utérus, qui fait saillie dans sa cavité (n° 8). Ses parois sont formées, en haut, en arrière et en avant, par un tissu cellulo-vasculaire et du tissu spongieux ; en bas, par une couche musculaire, appelée *muscle constricteur du vagin.* Une membrane muqueuse à rides transversales nombreuses tapisse toute la face interne.

Le vagin se prête à trois fonctions : il donne issue au sang menstruel ; il reçoit le pénis dans l'acte de la copulation ; il procure, grâce à la grande dilatation dont ses rides le rendent capable, un large passage au fœtus dans l'accouchement.

Utérus ou matrice.

C. L'*utérus* (de *ustera*, mère), ou *matrice* (*mater*), est un organe creux, situé dans le bassin, entre le rectum et la vessie, formé par du tissu musculaire et destiné à recueillir le germe fécondé et à le loger jusqu'à son entier développement. (Pl. XIX, fig. 2, n° 9.) Il a la forme d'une poire renversée et aplatie d'avant en arrière, ayant une direction parallèle à celle de l'axe du détroit supérieur. On distingue à cet organe le *corps* et le *col*.

a. Le *corps de l'utérus* est convexe sur deux faces; le bord supérieur, arrondi, est recouvert par l'intestin grêle; les bords latéraux donnent attache aux *ligaments larges*, lesquels sont dus à des replis péritonéaux qui fixent l'organe sur les côtés du bassin.

b. Le *col de l'utérus* est embrassé à sa partie supérieure par le vagin; il s'avance dans ce canal d'une longueur de 3 centimètres environ (nº 8), présentant à son extrémité antérieure une fente transversale, appelée *museau de tanche* et qui indique l'ouverture de la matrice.

c. Le *col* et le *corps* utérins sont creusés d'une cavité très étroite tapissée par une membrane muqueuse très fine. A sa partie supérieure et sur ces côtés, la cavité utérine présente les *orifices des trompes*, dont il va être question. Outre les *ligaments larges*, ci-dessus mentionnés, la matrice possède des *ligaments ronds*, deux cordes blanchâtres partant des côtés de l'organe et se dirigeant vers le canal anguinal, qu'ils traversent pour s'épanouir dans le tissu des aines, du mont-de-Vénus et des grandes lèvres. Ces divers ligaments sont constitués par des replis du péritoine, et servent à maintenir la matrice dans sa position. — Le tissu de l'utérus est composé de fibres musculaires très serrées, dont les unes sont longitudinales, les autres obliques, d'autres enfin circulaires. Organe essentiellement contractile.

Ovaires et trompes de Fallope.

D. Les *ovaires* sont deux petits corps oblongs, rugueux et ridés à leur surface, gros comme une fève de marais, placés un de chaque côté de l'utérus, auquel ils sont fixés par leur extrémité interne, recevant, par l'extrémité externe, l'insertion de l'une des franges du *pavillon de la trompe*. (Pl. XIX, fig. 2, nº 11). Revêtu extérieurement par le péritoine, l'ovaire possède en outre une enveloppe propre, fibreuse, blanche et solide, sous laquelle on trouve un tissu mou, cellulaire et fibro-plastique, rougeâtre, parsemé de nombreux vaisseaux sanguins.

a. Ovules. Depuis la plus tendre enfance jusqu'à un âge avancé, mais principalement pendant tout le temps que la femme est apte à concevoir, l'ovaire offre un grand nombre de petits sacs membraneux, de volumes divers, appelés *vésicules de Graaf* ou *ovariques*, au centre desquels est *l'ovule*, organe microscopique dont dérive directement l'embryon, après la fécondation.

b. Les *trompes de Fallope* sont deux conduits de 11 centimètres de longueur, qui, partant de la partie latérale et supérieure de la matrice, se dirigent vers les côtes du détroit supérieur du bassin, où ils deviennent flexueux ; là leur extrémité est évasée, découpée, libre et flottante, sauf dans un point qui tient à l'ovaire par une dentelure : c'est ce qu'on appelle le *pavillon de la trompe.* Les trompes, dont le diamètre est très petit, sont situées dans la duplicature des ligaments larges ; elles ont pour usage : 1° de transmettre à l'ovaire le fluide fécondant (sperme) ; 2° de conduire l'ovule fécondé dans l'utérus.

Mamelles.

E. Les *mamelles* sont deux glandes placées sur les parties antérieures et latérales de la poitrine, au devant du muscle grand pectoral (ne pas confondre *glande* avec *sein*). Rudimentaires chez l'homme et chez la jeune fille non pubère, ces glandes se développent chez celle-ci à l'âge de puberté. Leur tissu est constitué par de petits *lobes* blanchâtres, unis entre eux par un tissu cellulaire dense, et composés eux-mêmes de *lobules* qui contiennent une multitude de petits culs-de-sac en grappes composées, desquels naissent les conduits excréteurs. Ces petits conduits, connus sous le nom de *vaisseaux galactophores* ou *lactifères*, au nombre de 15 à 18, flexueux, extensibles, demi-transparents, aboutissent près de la base du *mamelon,* unis entre eux par du tissu cellulaire ; ils traversent le centre du dit mamelon pour venir s'ouvrir isolément à sa surface.

a. Le *mamelon* est la petite éminence conoïde qui s'élève au centre de la mamelle ; elle est traversée par les *canaux galactophores ;* petit organe érectile, et d'aspect rugueux, dû aux follicules nombreux que présente son tégument externe (peau), lequel offre à sa base un disque coloré, appelé *auréole* du mamelon.

b. La *glande mammaire* est enfermée dans une membrane fibreuse qui envoie de nombreuses cloisons dans son intérieur ; elle est entourée d'une couche de tissu cellulaire plus ou moins abondant, qui en impose lorsqu'il s'agit d'estimer le volume réel de la glande. La peau qui la recouvre est fine et, chez les femmes qui nourrissent, sillonnée de veines bleuâtres.

FIN DE LA PREMIÈRE PARTIE.

Livre de synthèse, œuvre d'ensemble, l'*Anthropologie* a tout naturellement pris pour point de départ l'Anatomie.

Celle-ci, malgré son étendue et ses multiples divisions, a été condensée dans un nombre de pages relativement restreint. Néanmoins, telle qu'elle se présente, éclairée par les vingt planches de l'atlas, elle suffit aux étudiants, aux docteurs, aux amateurs, cherchant à se rappeler quelque détail oublié ou à s'initier à la science, à la compréhension du mécanisme du corps humain.

Vous venez, ami lecteur, de considérer la machine à l'état de repos, la Physiologie va vous la montrer remplissant ses fonctions si diverses ou mystérieuses.

Or, celles-ci vous intéresseront d'autant plus que vous y reconnaîtrez le plan général de l'ouvrage; et, comme les trois autres parties du tout, qui est l'homme photographié jusque dans ses détails intimes, suivront le même ordre d'exposition, vous jugerez que l'*Anthropologie* est une *bibliothèque médicale* complète.

Ses *treize éditions* sont là d'ailleurs pour l'affirmer !

DEUXIÈME PARTIE

PHYSIOLOGIE

La Physiologie (de *phusis*, nature, *logos*, traité) est la science qui a pour objet l'étude des actes fonctionnels de l'économie, dont l'ensemble réalise ce que l'on nomme *vie :* c'est la connaissance des divers phénomènes dont le but est la conservation de l'Individu et la propagation de l'Espèce.

La Physiologie, de même que l'Anatomie, se distingue en *végétale* et en *animale,* suivant qu'elle s'occupe de la vie considérée dans les végétaux ou dans les animaux. Dans ce dernier cas, elle est dite *humaine* lorsqu'elle se borne à l'étude des fonctions organiques de l'homme ; *comparée,* lorsqu'elle a pour but la connaissance des phénomènes vitaux dans la série des êtres vivants, et celle de la diversité de formes et de modes que ces phénomènes présentent dans les différentes espèces.

La *Physiologie humaine* doit seule nous occuper.

De même que les descriptions anatomiques ont dû être précédées de considérations générales sur la *matière organisée, morte ;* de même, l'étude des fonctions organiques suppose acquises certaines notions préliminaires relatives au *principe* ou *force,* qui anime les organes et entretient la vie : de là une Physiologie générale, comme nous avons dû faire une Anatomie générale.

PHYSIOLOGIE GÉNÉRALE

LES FONCTIONS A UN POINT DE VUE D'ENSEMBLE.

Dans l'introduction à ces études, nous avons vu que les organes sont les instruments de la Vie ; que, pour comprendre le mécanisme de leurs fonctions, il est de nécessité de connaître leurs formes et dispositions. Afin de mieux saisir les rapports existant entre les organes et le principe moteur, nous nous sommes servi d'une comparaison familière, en disant que le principe vital est à ces mêmes organes ce que la force motrice d'une machine est aux rouages et aux ressorts qu'elle fait agir. Cette comparaison serait parfaitement juste s'il existait similitude entre des instruments de matière inerte, obéissant passivement à une force physique, et les parties vivantes de la machine humaine, jouissant de sensibilité et de contractilité, car il y a, dans les organes vivants, autre chose que des propriétés mécaniques et chimiques, il y a aussi des propriétés *vitales*. — Examinons d'abord ces propriétés ; nous établirons ensuite la classification des fonctions.

PROPRIÉTÉS VITALES.

A. Il ne suffit pas que le corps humain soit composé d'os, de muscles, de membranes, de vaisseaux, de nerfs, etc., affectant un arrangement spécial ; avec ces seules conditions, soumis à l'influence des agents extérieurs, il deviendrait bientôt la proie de la putréfaction. D'où lui vient donc le pouvoir non seulement de lutter avec avantage pendant un temps déterminé contre les forces désorganisatrices qui l'entourent, mais la faculté de s'accroître par l'alimentation, d'établir des rapports avec tous les corps environnants, enfin de se reproduire? Cette question nous arrête dès le premier pas que nous faisons dans le domaine des êtres animés. En effet, cette propriété, qui révèle son existence par des effets si merveilleux, ne peut être soumise à l'estimation de nos sens ; car ni la physique avec son microscope, ni la chimie avec ses réactifs, ni les expériences sur les animaux ne nous diront quelle est la nature, l'essence de son principe.

Ce principe, cette force, a été appelée tour à tour *âme* (Pythagore), *principe moteur* (Aristote), *nature* (Hippocrate), *archée* (Van Helmont), *âme immortelle* (Stahl), *principe vital* (Ecole de Montpellier), etc. Quelle qu'elle soit, elle est inhérente à la matière organisée vivante, et elle en constitue le caractère essentiel, primordial. Cette force, pour ainsi dire, est aux corps vivants ce qu'est la pesanteur ou l'élasticité aux corps bruts : la pesanteur n'est-elle pas en effet inséparable de la matière, inexplicable, quoique pourtant évidente par ses effets? Et lorsqu'on l'applique à certains appareils créés en vue de lui obéir, elle communique le mouvement aux diverses pièces, qu'elle fait mouvoir chacune selon l'usage auquel elle est destinée. Or, de même pour le *principe vital :* inhérent à la matière organique combinée en vue d'un but d'activité voulu par la nature, il communique son action à toutes les parties de l'organisme, et les fait fonctionner chacune selon le rôle qu'elle a à remplir.

Les positivistes croient résoudre la question en « associant constamment à l'état statique de la matière l'état dynamique, lequel se manifeste par trois propriétés fondamentales, la nutrition, la contractilité et la sensibilité, répondant à trois structures, le tissu végétatif, le tissu musculaire et le tissu nerveux ; » ils se représentent ces trois propriétés comme reposant sur les lois chimiques, physiques et mathématiques ; mais cela nous renseigne-t-il mieux sur la *nature du principe vital ?....*

Donc ici commencent les difficultés. Elles ont donné lieu à des débats les plus confus.

Stahl professait l'*unité* de l'homme ; pour lui, l'âme constitue l'être tout entier ; elle préside à toutes les fonctions, tant physiques qu'intellectuelles ; l'*âme*, enfin, est la force qui crée, façonne, dirige l'organisme. C'est aussi le sentiment de Descartes.

Barthez ne put attribuer à l'âme un rôle aussi important, aussi général et dans certains cas si peu digne de sa nature sublime ; il admit un second principe de vie, une *âme de second ordre*, « de seconde majesté, » à laquelle il donna le nom de *principe vital*.

Plus tard, les physiologistes cessèrent de faire intervenir l'âme ; suivant eux, le principe vital suffisait à toutes les explications ; ils admirent l'unité de l'homme, comme Stahl, mais d'une façon bien différente, tout opposée même.

Donc, les physiologistes modernes ne veulent plus du principe vital en tant que représentant une force distincte de l'organisme matériel ou qui lui serait ajoutée par un pouvoir supérieur. *Force et matière*, voilà deux termes inséparables, indissolublement liés, suivant les matérialistes.

Les principes sur lesquels se base cette physiologie sont les suivants :

B. « Dans tous les corps en général, on distingue une *force de tension et une force vive*. Ces expressions, introduites dans la science par Helmholtz, signifient ceci : suivant que les molécules d'un corps sont tenues séparées ou viennent à s'unir, à se combiner, il y a *force de tension* dans le premier cas, ou *force vive* dans le second. Exemple : une molécule de carbone et une molécule d'oxygène représentent, tant que leur union est empêchée par quelque circonstance, une certaine quantité de *force de tension* ; mais si l'obstacle est éliminé, le mouvement des molécules, la *force vive* se produit, et un phénomène d'oxydation a lieu.

» Cette loi est applicable aux corps organisés. Le corps de l'homme, comme celui de tout animal, est un organisme dont les parties constitutives mettent, par leurs oxydations, des forces en liberté, c'est-à-dire transforment des forces de tension en forces vives. En effet, par cela même qu'il contient des matières qui tendent à entrer en combinaison, l'organisme recèle des forces de tension. Dès que s'opèrent ces combinaisons ou oxydations, les forces de tension se changent en forces vives, d'où production de mouvements sous différentes formes (travail mécanique, chaleur, etc.). » Nous exposons, nous ne jugeons pas.

Les physiologistes, malgré la hardiesse de leurs déductions, n'assimilent pas entièrement les corps organisés aux corps bruts. Ils ne nient pas que les organes des plantes, ceux des animaux surtout, jouissent de la propriété de sentir, de se mouvoir, de réagir ; seulement ils font de cette propriété un *attribut* nécessaire, inséparable de toute matière organisée et soumise aux influences du monde extérieur. « Les vitalistes, dit Cl. Bernard, étaient dans l'erreur de croire que les phénomènes des êtres vivants n'étaient point semblables et même étaient opposés, par leur nature et par les lois qui les régissent, à ceux qui se passent dans les corps bruts. Les physiologistes physico-chimistes ou mécaniciens ont soutenu, au contraire, et ils ont eu sous ce rapport parfaitement raison, que les manifestations des organismes vivants n'ont rien de spécial dans leur nature, et qu'elles restent toutes dans les lois de la physico-chimie générale. »

«.... Mais ces forces vitales, dit de son côté Paul Bert, qui se manifestent par les propriétés vitales des plus minimes particules corporelles, sont-elles bien des forces spéciales différentes de ces modes du mouvement dont l'observation des corps bruts nous a démontré l'existence ? Et si cette différence existe, en quoi consiste-t-elle ? » Quelle équivalence pouvons-nous établir entre elles ? Paul Bert fait remarquer que « les propriétés vitales appartiennent à tous les fragments des éléments anatomiques : que la *cellule* elle-même (p. 20, *a*), cette unité apparente des organes vivants, est une unité complexe dont les parties (noyaux et nucléoles) peuvent vivre à part, et que cela détruit l'unité du prétendu principe vital. Les actes généraux de l'être vivant sont donc la résultante d'une myriade de phénomènes biologiques qui ont l'organisme pour support. En d'autres termes, la propriété vitale est une activité propre de l'élément histologique, se subdivisant en activités multiples dont jouissent les plus microscopiques éléments organiques. »

Qu'on nous permette de suivre jusque dans leurs dernières conséquences ces théories nouvelles.

« Le but suprême vers lequel tend incessamment et efficacement la physiologie, la question fondamentale qui domine et dirige toutes ses recherches, c'est de savoir sûrement si *quelque chose* est réellement spécial aux êtres vivants ; si les lois générales qui régissent les phénomènes extérieurs aux êtres vivants sont applicables à ceux-ci ; si les lois en apparence spéciales dont on ne rencontre que chez eux l'application, sont ou ne sont pas le résultat de l'intrication complexe de ces lois générales ; si réellement la matière vivante est autre chose que le mouvement ; si la physiologie, pour être plus compliquée peut-être que la physique, est réellement autre chose qu'elle. »

Ainsi nos physiologistes modernes ne s'enquièrent pas de l'essence de cette matière, de ce mouvement spécial, de l'unité du moi; constater, voir scientifiquement si, oui ou non, les phénomènes qu'on appelle vulgairement *vitaux* sont réductibles aux phénomènes dits physico-chimiques, voilà le principal; or, la conclusion de cette physiologie est celle-ci : « L'indépendance toute-puissante du principe vital a été démontrée fausse, et celle de son existence pour le moins inutile. » (P. BERT.)

C. Mais alors comment s'expliquent les phénomènes de l'ordre moral et intellectuel? Oh ! ici les physiologistes ne peuvent cacher leur embarras. Tout en convenant qu'on n'en peut rapporter la cause à un principe connu, ils admettent un travail d'oxydation moléculaire et de dégagement d'activités nerveuses particulières « liées d'une manière inexpliquée aux faits indéfinissables de l'impression et de la perception, de la sensation et de la volonté ; » et ils disent que « l'âme est l'ensemble de toutes les activités cérébrales effectuées ou possibles dans l'organisme. »

A son tour, Gavarret, dans la préface de son livre : *Les phénomènes physiques de la vie*, s'exprime de la manière suivante :

« Dans ces dernières années, les physiciens ont fixé plus fortement leur attention sur les rapports réciproques des diverses forces du monde inorganique; leurs efforts ont enrichi la science d'une conquête d'une immense portée. Ils ont démontré que toutes ces forces ont une commune mesure, *le travail*, et changent sans cesse de forme, sans jamais rien perdre de leur énergie; que la même quantité de force peut, suivant les conditions au milieu desquelles elle se manifeste, nous apparaître tour à tour sous forme de force vive, de chaleur, d'électricité, d'affinité, etc., etc. Cette grande et belle théorie de la *réciprocité des forces* est-elle assez générale pour embrasser les manifestations dynamiques du monde organisé aussi bien que celles du monde inorganique? Doit-elle, en un mot, être acceptée comme universelle? Nous avons consacré nos leçons de physique biologique à l'examen de cette grave question, convaincu que, dans cette voie seulement, nous pourrions trouver la solution du problème, posé depuis si longtemps, de la nature des *rapports de la biologie et des sciences physico-chimiques.*

» Dégagé de toute idée préconçue, prêt à accepter la vérité quelle qu'elle fût, du moment où elle nous serait démontrée, nous sommes entré dans cette étude avec la ferme résolution de la pousser aussi loin que les faits bien observés nous le permettraient, et de nous arrêter là où, les matériaux faisant défaut, il n'y aurait plus place que pour l'hypothèse. — Comme point de départ, nous avons constaté la réalité, que du reste personne ne conteste aujourd'hui, du mouvement circulatoire qui entraîne incessamment la matière du monde inorganique au végétal, de la plante à l'animal, et finalement la rend au règne qui l'a fournie. — Passant ensuite à l'étude des propriétés des éléments histologiques, nous avons vu que chaque élément, distinct par sa composition et par sa texture, est doué d'une *activité propre* dont tout démontre les rapports d'étroite solidarité avec les réactions physico-chimiques accomplies dans la trame des capillaires généraux. Ces activités nous sont apparues comme des modalités dynamiques spéciales dérivant, par voie de transformation et sans perte d'énergie, de ces réactions physico-chimiques sans lesquelles il n'y a ni nutrition ni développement possibles. Dans chaque organe de l'économie, les activités propres des éléments histologiques exécutent un travail spécial sous l'influence des conditions extérieures de milieu ambiant ; le travail de l'agrégat vivant n'est que la *résultante* de tous les travaux partiels. — Nous avons ainsi acquis la conviction que la force dont dispose l'animal est tout entière fournie par la combustion des principes alimentaires qu'il emprunte au végétal, et, qu'en brûlant, ces principes alimentaires ne font que rendre la force, qu'au moment de leur formation les plantes elles-mêmes ont empruntée au soleil. — Telles sont les considérations sur lesquelles nous nous sommes appuyé pour repousser, comme une pure et vaine hypothèse, l'existence de cette force indépendante, directrice, surajoutée à l'organisme que, sous des noms divers, les écoles vitalistes ont invoquée pour expliquer les phénomènes de nutrition et de développement.

» Entre le monde inorganique et le monde organisé, il s'opère donc un échange incessant de matière et de force. De ce principe découlent, comme conséquences nécessaires, la légitimité de l'extension de la théorie de la réciprocité des forces au monde organisé, en même temps que la définition des vrais rapports de la biologie et des sciences physico-chimiques. — Après avoir fourni la démonstration expérimentale de cette double circulation de la matière et de la force, nous avons dû nous arrêter. Le but que nous nous étions proposé était atteint; il ne nous appartenait pas de pousser plus loin l'étude des activités propres des éléments histologiques. La recherche des lois de ces modalités dynamiques spéciales, caractéristiques de l'état de vie, rentre évidemment de plein droit dans le domaine de la physiologie pure.

» Au milieu des discussions passionnées soulevées par ces questions de physiologie générale, deux tendances également fâcheuses se sont manifestées : les uns repoussent systématiquement les faits les mieux constatés, parce qu'ils sont ou paraissent en contradiction avec leurs doctrines ; les autres s'exposent à compromettre les principes les mieux établis, en leur donnant, au moins prématurément, une extension que l'observation est loin de justifier. D'un côté comme de l'autre, on s'écarte des règles de la méthode expérimentale; on se montre plus préoccupé de la défense d'idées préconçues que du triomphe de la vérité.

D. » Le principe de la réciprocité des forces, qui comprend incontestablement tous les phénomènes de nutrition et de développement, et qui nous permet de remonter aux véritables origines de la force dont l'animal dispose, peut-il, dans l'état actuel de la science, être légitimement étendu aux *manifestations psychiques ?* Telle est la question qui divise aujourd'hui les physiologistes, et sur laquelle nous demandons à nous expliquer en toute franchise.

» Nous avons dit, continue Gavarret, que les manifestations fonctionnelles d'un organe sont la traduction du travail accompli par l'action simultanée des activités propres de ses éléments histologiques et des conditions extérieures de milieu ambiant. Nous tenons cette proposition pour démontrée tant qu'il s'agit d'organes tels que le foie, le rein, le pancréas, le muscle, etc. Malgré la différence de *forme,* il y a identité de nature, commune mesure, entre les résultats (formation d'une substance chimiquement définie, pression, poids soulevé, communication de mouvement) auxquels leurs fonctions aboutissent, et les réactions physico-chimiques d'où dérivent les activités des éléments histologiques. Nous en dirons autant du système nerveux considéré dans ses rapports avec les divers organes de l'économie ; pour nous, en effet, l'intervention du système nerveux dans les fonctions de ces organes se borne à une simple modification des conditions au milieu desquelles s'opère le conflit de l'oxygène et des matériaux combustibles du sang.

» L'observation pathologique et l'expérimentation physiologique nous ont appris que les manifestations psychiques cessent d'être normales, régulières, toutes les fois que le cerveau est lésé dans sa composition ou dans sa texture ; que même le développement plus ou moins complet des facultés psychiques est, sinon d'une manière absolue, du moins pour une large part, subordonné au volume et à la configuration du cerveau. Nous savons, en outre, le fait ne saurait être contesté, que les combustions internes sont plus intenses et les éléments histologiques du cerveau plus actifs, pendant toute la durée de la manifestation psychique. L'organe cérébral *travaille* donc pendant que l'être vivant réfléchit, pense, compare, veut, etc., etc. Ce travail est une *condition* nécessaire, incontestable de la manifestation psychique. En est-il la *cause suffisante ?* Voilà la vraie question.

» Ces *efforts* (les manifestations psychiques) considérés comme » *purement moraux*, dit Lavoisier, ont *quelque chose de physique* » *et de matériel* qui permet, sous ce rapport, de les *comparer à* » *ceux que fait l'homme de peine.* » Cette belle proposition exprime une analogie, un rapprochement, mais non une *identité ;* telle que l'a formulée le génie du créateur de la chimie moderne, elle est parfaitement exacte. Le travail effectué dans l'organe cérébral représente le *quelque chose de physique* qu'il signale dans le phénomène psychique. — L'effort de l'homme de peine coïncide aussi avec un travail dans les masses musculaires et, sous ce rapport, est *comparable* à la manifestation psychique, qui, elle aussi, est un effort. Mais de cette *ressemblance* incontestable, si justement signalée par Lavoisier, sommes-nous en droit de conclure à l'*identité* de ces deux genres d'effort?

» A toute contraction musculaire correspond un excès de combustion, une production de chaleur dans l'organe en action ; la contraction aboutit à un travail mécanique extérieur. Le travail *intérieur* (combustion, chaleur dégagée) et le travail *extérieur* (poids soulevé, vitesse communiquée) sont *d'ordre différent*, mais au fond de *même nature*, ont une *commune mesure*. L'observation démontre qu'il y a *équivalence* entre le travail extérieur produit par le muscle et la chaleur consommée, transformée par la contraction. — En présence de ces faits, nous n'hésitons pas à l'affirmer : la combustion effectuée dans les capillaires des muscles n'est pas seulement la *condition* de l'effort de l'homme de peine, c'est la *cause suffisante* de cet effort, c'est la *source* de toute la force développée par les masses musculaires.

» Du côté du cerveau, il y a aussi un accroissement de l'activité de combustion, production de chaleur ; cette chaleur transformée devient activité des éléments histologiques de l'organe ; en même temps il y a manifestation psychique. Entre ce travail intérieur et l'effort psychique, il y a *coïncidence constante ;* le premier est évidemment une *condition* du second. Mais quel rapport y a-t-il entre une combustion et une manifestation psychique ? Quelle *commune mesure* trouver entre une quantité de chaleur consommée, disparue, et une pensée émise ou simplement conçue ? Tant que cette commune mesure ne sera pas trouvée, nettement démontrée, nous ne nous sentirons pas autorisé à affirmer que le travail cérébral et la manifestation psychique concomitante diffèrent seulement par la *forme ;* que ces deux efforts sont au fond de même nature ; que le premier est la *cause suffisante* du second [1]. Sans doute la marche si rapidement ascendante de la biologie permet d'espérer que toutes ces obscurités disparaîtront un jour de la science. Guidé par le principe de la réciprocité des forces, nous avons pu nous élever successivement des réactions physico-chimiques accomplies dans les profondeurs de l'économie aux activités combinées avec les influences extérieures aux manifestations fonctionnelles de l'être vivant. Mais, avant de tenter un pas de plus dans cette voie, avant de faire un nouvel appel au principe de la réciprocité des forces, nous devons attendre que la question de la légitimité de l'application de ce principe à la recherche des vrais rapports du travail cérébral et de la manifestation psychique concomitante soit définitivement vidée ; l'observation peut seule nous fournir les matériaux nécessaires à la solution de ce difficile problème. »

Telle est la voie dans laquelle se trouve engagée maintenant la science de la vie : historien impartial, nous avons dû la faire connaître, mais les efforts que font les physiologistes et les philosophes pour la dégager des obstacles qui s'y rencontrent seront vains, tant que la pensée, la conscience, le sens du juste et de l'injuste, l'idée d'un pouvoir créateur, etc., ne seront pas démontrés être un produit direct de la matière.

---

1. « La science, dit le professeur Schiff, ne possède pas un seul fait direct, expérimental, apte à indiquer que la transformation des impressions en perceptions est un phénomène soumis aux lois générales du mouvement. »

Un prêtre, M. Farges, de Saint-Sulpice, prend position entre les matérialistes et les spiritualistes. Dans son livre : *Le cerveau, l'âme, les facultés*, tout étant animiste, il fait la part du matérialisme. Ce n'est, dit-il, ni la matière cérébrale, ni l'âme séparément, qui sent, mais le corps humain. Le fonctionnement du cerveau est la condition de la pensée, mais ce n'est pas le cerveau qui pense, c'est l'âme seule. Il admet 1° contre les spiritualistes, des facultés organiques représentées par les cinq sens externes et les quatre sens internes, qui sont : sens central, mémoire sensible, imagination et jugement, et dont l'ensemble forme les facultés communes à l'homme et aux animaux ; 2° contre les matérialistes, il démontre l'existence des facultés inorganiques, c'est-à-dire purement spirituelles et indépendantes de tout organe matériel, comme l'intelligence proprement dite et la volonté que l'homme seul possède ; de même, deux ordres de passions, les unes sensibles et organiques, les autres intellectuelles et inorganiques.

Mais revenons aux classiques propriétés vitales.

E. La *sensibilité* est la propriété que possèdent les organes vivants de ressentir l'impression faite sur eux par les corps étrangers, et d'en donner conscience à l'être ; la *contractilité* est cette autre propriété en vertu de laquelle les organes se contractent, exécutent des mouvements. Ces deux phénomènes, sensibilité et contractilité, sont primordiaux. Ils peuvent se manifester simultanément ou isolément : simultanément, car si l'on excite les muscles mis à découvert, le patient témoigne aussitôt de la douleur, et ses muscles excités se contractent ; isolément, car, d'une part, si l'expérience susdite est réitérée avec assez de ménagement pour n'exciter aucune irritation, le sujet accuse qu'il sent le corps qui le touche, sans que ses muscles fassent aucun mouvement ; d'un autre côté, si on l'invite à faire agir les mêmes organes, ceux-ci entrent en action sans autre stimulation que la volonté, sans impression matérielle perçue. Supposons maintenant que l'individu soit mort et que l'on répète sur lui l'expérience, aucun phénomène semblable ne se produira, bien que ses muscles offrent les mêmes propriétés physiques ; il faut donc en conclure que la *sensation* et la *contraction* sont le résultat de propriétés vitales, de *facultés vitales,* si l'on aime mieux.

Ainsi la sensibilité et la contractilité sont les phénomènes primordiaux de la vie. Elles présentent des modes divers. Ainsi, la sensibilité se divise en nutritive, percevante générale et percevante spéciale ; la contractilité, en volontaire et involontaire. Expliquons-nous.

a. Sensibilité nutritive ou *sensibilité organique, végétative; Irritabilité.* C'est cette propriété qui fait que les tissus vivants ont la faculté d'être impressionnés par les modificateurs qui doivent concourir au développement et à l'entretien des organes. Tous les corps organisés, les végétaux comme les animaux, possèdent cette propriété. Elle s'exerce à l'insu de l'individu, est pour ainsi dire la gardienne, la protectrice du mouvement vital.

b. Sensibilité percevante générale, animale; Perceptibilité. C'est cette faculté que possèdent les tissus vivants de répondre à l'action des excitants, et de transmettre au sujet, qui en a conscience, l'impression qu'ils ont reçue. Elle est étrangère aux végétaux et même aux animaux inférieurs dépourvus d'un centre nerveux et de nerfs reliant tous les organes.

c. Sensibilité percevante spéciale; Sensation. Celle-ci appartient à certains organes déterminés, appelés *organes des sens :* elle ne peut être excitée que par des agents spéciaux. Telle est, en effet, la sensibilité qui, par des rapports intimes, particuliers, lie la rétine à la lumière, le son au nerf auditif, l'odeur à la membrane olfactive, la saveur à la muqueuse gustative.

d. Contractilité involontaire; Tonicité. On nomme ainsi la propriété vitale en vertu de laquelle les tissus opèrent, en dehors du moi, sans ou malgré la volonté, des changements de rapports, des mouvements intérieurs. Le nom de *contractilité organique* lui a encore été donné. Tous les êtres vivants en sont doués, parce que c'est elle qui préside aux mouvements de composition ou de décomposition des tissus. Comme elle n'est généralement pas perçue, qu'elle agit sans que nous en ayons conscience, nous la croyons dépourvue de toute sensibilité. Toutefois, dans certaines maladies des organes intérieurs, tels que le cœur, les intestins, la vessie, la matrice, etc., elle se fait sentir, devient sensible.

e. Contractilité volontaire; Volonté musculaire, etc. C'est cette propriété en vertu de laquelle les muscles peuvent se mouvoir, se raccourcir, se détendre sous l'influence de la volonté.

f. Telles sont les propriétés vitales au moyen desquelles, depuis Bichat, on s'efforce d'expliquer tous les phénomènes physiques de la vie, étant mises à part, les facultés de réflexion, de conscience du moi et d'une puissance supérieure, surhumaine, cause première de toutes choses. En voici le tableau résumé :

$$
\text{PRINCIPE VITAL}
\begin{cases}
\text{Sensibilité.} & \begin{cases} \text{Sensibilité nutritive ou végétale.} \\ \text{Sensibilité percevante générale.} \\ \text{Sensibilité percevante spéciale.} \end{cases} \\
\text{Contractilité.} & \begin{cases} \text{Contractilité involontaire insensible.} \\ \text{Contractilité involontaire sensible.} \\ \text{Contractilité volontaire.} \end{cases}
\end{cases}
$$

CLASSIFICATION DES FONCTIONS.

A. Toutes les fonctions de l'organisme sont réductibles à deux principales : l'*action vitale* et la *nutrition*. Ces deux actes sont tellement unis, solidaires, que l'un ne peut durer quelque temps sans le secours de l'autre ; que l'action vitale, par exemple, s'éteint bientôt lorsque la nutrition cesse, et inversement. Comme ils ne donnent prise à nos sens ni à notre intelligence, nous sommes obligés de les étudier dans leurs effets ; or c'est à ceux-ci qu'on donne le nom de *fonctions*.

Les fonctions de l'économie sont aussi diverses que nombreuses. Quoiqu'elles soient liées les unes aux autres, comme le sont les organes qui les exécutent, le physiologiste les circonscrit par la pensée, et les classe en trois groupes, auxquels correspondent, comme nous l'avons dit déjà, trois classes d'actions vitales réunies chez le même individu : *relation, nutrition, génération.*

a. En effet, dans la *première classe* sont les fonctions au moyen desquelles nous nous mettons en relation, en rapport avec les objets extérieurs. Possédant des organes propres à faire reconnaître l'existence des corps environnants, de plus un centre de perception capable d'apprécier les notions fournies par ces organes, l'homme reçoit les impressions qui viennent du dehors, il les apprécie, les compare, puis, se déterminant à leur occasion, il exécute des mouvements qui tantôt modifient la forme de son corps sans le déplacer, tantôt le font passer d'un lieu à un autre, ou bien il exécute des opérations mentales à l'aide du principe psychique. — Ce mode d'existence se nomme *Vie de Relation* ou *vie animale, extérieure.*

b. Dans la *seconde classe* nous rangeons les opérations au moyen desquelles le corps s'assimile des substances capables de réparer les pertes continuelles qui s'opèrent dans ses organes par suite du mouvement vital. Ne cessant presque jamais d'être en action, les divers tissus seraient bientôt usés et le corps anéanti, s'ils ne recevaient des matériaux nouveaux. Or, ces matériaux sont extraits des aliments par certains organes, puis convertis en sang, lequel les distribue à toutes les parties du corps. — Ce mode d'existence s'appelle *Vie de Nutrition*, ou *végétative, intérieure.*

c. Dans la *troisième classe*, enfin, sont les fonctions qui ont pour but spécial la conservation de l'espèce. Destiné à rester peu de temps sur la terre, l'homme devait pouvoir se renouveler, sans quoi son espèce ne se serait montrée qu'un instant pour disparaître bientôt. La nature a donc voulu qu'en s'unissant à un être à la fois semblable et différent, il pût se donner un successeur pour occuper la place que bientôt il laissera vacante. — Ce nouveau mode d'existence se nomme *Vie de Reproduction* ou *Génération.*

Telles sont les conditions sous lesquelles a été formée la plus complète, la plus parfaite de toutes les créatures. Tel est l'Homme. Par la *vie intellectuelle*, il est le maître du monde ; par la *vie organique*, il se maintient dans l'état qu'exigent toutes ses fonctions ; par la *vie de l'espèce*, il éternise son mortel individu en se faisant revivre dans ceux auxquels il donne le jour. En résumé, l'Homme PENSE, SE NOURRIT, AIME. Nous avons donc à étudier :

1° La vie de relation ;
2° La vie de nutrition ;
3° La vie de reproduction [1].

L'étude de la physiologie sera complétée par les chapitres annexés suivants :

1° Fonctions dans leur ensemble ; 2° Connexions fonctionnelles ; 3° Tempéraments, constitutions, etc.; 4° Périodes et durée de la vie ; 5° enfin, Mort.

PREMIÈRE CLASSE DE FONCTIONS

FONCTIONS DE RELATION

Les *fonctions de relation* sont celles au moyen desquelles les êtres organisés entretiennent des rapports avec les objets extérieurs. Rudimentaires chez les végétaux, qui n'accomplissent que des phé-

---

1. A l'exemple de presque tous les auteurs, et suivant l'ordre le plus conforme à la nature des choses, nous devrions étudier les fonctions de nutrition avant celles de relation, parce qu'évidemment la première manifestation vitale est un phénomène d'assimilation, d'accroissement. Mais nous ne voulons pas intervertir l'ordre anatomique que nous avons adopté et qui est celui de l'enseignement officiel classique.

nomènes obscurs de nutrition et de génération ; incomplètes chez les animaux renfermés dans le cercle des besoins purement physiques, ces fonctions acquièrent, chez l'homme, un degré de développement tel qu'elles étendent leur empire à tous les corps qui peuplent la terre, l'air et les eaux. L'homme ne doit sa prééminence sur les autres êtres qu'à la perfection de son système locomoteur, à la délicatesse de ses sens, à la faculté réservée à lui seul d'articuler des sons, et surtout aux sublimes élans de son intelligence.

Les phénomènes de la vie de relation comprennent ceux : 1° de *locomotion* ; 2° de *phonation* ; 3° des *sensations* ; 4° les *fonctions cérébrales*. Ils forment, comme l'on voit, quatre chapitres corrélatifs de ceux auxquels ont donné lieu les organes de relation (p. 29). Comme complément, nous aurons à étudier le *sommeil*, les *rêves*, le *somnambulisme* et le *magnétisme*, états particuliers de plusieurs ou de toutes les fonctions en question.

SECT. I. — FONCTIONS DE LOCOMOTION

Les mouvements qu'exécute le corps de l'homme doivent être distingués suivant qu'ils sont *volontaires*, c'est-à-dire soumis à l'empire de la volonté, mis au service de la vie animale ou de relation ; ou *involontaires*, c'est-à-dire purement organiques, et servant à l'exécution des actes de la vie intérieure ou végétative, à laquelle ils appartiennent (p. 53).

Nous n'avons à nous occuper, dans ce chapitre, que du premier groupe de ces mouvements, or, voici comme nous le diviserons : 1° conditions vitales et mécaniques ; 2° mouvements sur place ; 3° mouvements locomoteurs ; 4° attitudes et gestes ; 5° expressions de la figure et des attitudes ou physiognomonie.

CHAP. 1er. — DES MOUVEMENTS EN GÉNÉRAL.

Les *mouvements* ont pour organes les os et les muscles.

Organes de locomotion tout à fait *passifs*, les *os* (p. 29) ne présentent de l'intérêt, en physiologie, que sous le rapport de leur disposition générale ou particulière, de leurs modes d'union, de leur contexture tout à la fois solide et légère, toutes conditions qui rendent faciles et étendus les mouvements soumis aux lois de la mécanique.

Les *muscles* (p. 50), organes essentiellement *actifs* des mouvements, possèdent seuls la propriété de se contracter et de se raccourcir. Placés entre les os à la manière d'un fil attaché aux deux branches d'un compas, ils rapprochent les parties auxquelles ils se fixent par leurs extrémités lorsqu'ils entrent en contraction.

Mais il y a chez l'homme un autre ordre de mouvements, qu'on peut appeler partiels ou *sur place :* tels ceux d'absorption, de sécrétion, de nutrition moléculaire, ceux de l'estomac sur les aliments ingérés, de la vessie sur l'urine, etc. Ils appartiennent à la vie de nutrition et sont involontaires.

CHAP. II. — CONDITIONS VITALES DES MOUVEMENTS.

A. Les muscles, comme nous l'avons vu, sont composés de fibres réunies en faisceaux, quoique séparées les unes des autres par des couches de tissu cellulaire plus ou moins fines (p. 51, *D)*. Chaque fibre exerce son action particulière, et l'on ne saurait mieux comparer la manière dont elles agissent avec ensemble sur les os au moyen de leur tendon commun, qu'à celle d'un grand nombre d'ouvriers qui, pour déplacer un corps très pesant, saisissent de leurs mains, à la file l'un de l'autre, une corde attachée à ce corps. Ainsi réunies comme sur une véritable corde (le tendon), les fibres charnues exercent une puissance vraiment prodigieuse. L'action musculaire est aussi en raison de l'énergie vitale de l'individu et du degré de développement que les muscles ont acquis par l'exercice, car si elle ne se mesurait qu'au nombre de fibres musculaires, l'homme devrait être aussi fort après une longue maladie ou repos prolongé, qu'il l'était avant, puisque ce nombre reste le même. En se contractant, les fibres musculaires s'infléchissent, se plissent en zigzag, sans perdre rien de leur longueur, bien qu'elles semblent se raccourcir. Le muscle devenu rétracté est plus court, mais plus volumineux ; il occupe moins d'espace dans un sens, mais il gagne dans un autre.

Les muscles reçoivent des vaisseaux et des nerfs nombreux. Aussi pour comprendre ce qui va suivre, il importe surtout de connaître les rapports qui existent entre le système nerveux cérébro-spinal et le système musculaire : l'anatomie a pris soin de nous les indiquer : la contractilité et la volonté en sont les attributs.

a. Contractilité, c'est la propriété vitale en vertu de laquelle les muscles se meuvent. Ils se meuvent sous l'action d'un agent excitateur.

L'*agent excitateur* des muscles réside dans l'axe cérébro-spinal ; la moelle épinière en est considérée comme la source principale (p. 99, *b*), opinion basée sur ce que non seulement les excitations de la moelle donnent lieu aux mouvements les plus énergiques et les plus divers, mais encore sur ce fait de physiologie comparée, savoir, que la moelle est d'un volume énorme, comparé à celui du cerveau, chez les animaux doués de la plus grande force. En effet, l'homme, qui brille par ses qualités intellectuelles, a le cerveau comparativement très volumineux, alors que les animaux qui possèdent l'énergie musculaire ont cet organe très petit. Haller pensait que la contractilité est une propriété inhérente à la fibre musculaire ; soit, mais elle relève d'une communication avec les centres nerveux, de la volition.

b. La *volonté* est, en effet, la cause qui détermine l'action des muscles de la vie de relation ; son siège est exclusivement au cerveau. Une preuve concluante de ce fait résulte de l'expérience suivante. Si, sur un animal vertébré vivant, l'on fait des incisions à la moelle épinière en allant successivement de la partie inférieure vers la partie supérieure, on détruit successivement le mouvement des muscles qui reçoivent leurs nerfs des portions de la moelle situées au-dessous de la section, bien que la volonté continue de se manifester. On ne sait si cette volonté réside dans toute la masse encéphalique, ou si elle est limitée à une de ses parties. Bien qu'il y ait une liaison intime, une sorte d'unité d'action, de solidarité entre les diverses portions du cerveau, ainsi qu'il en existe une d'ailleurs entre tous les appareils de l'organisme, chaque partie de ce centre nerveux paraît avoir des attributions spéciales. Nous les ferons connaître plus tard. En attendant, nous dirons que le principe de la volonté, la *volition*, comme on dit en physiologie, paraît siéger, d'après les expériences de Flourens, dans les lobes cérébraux antérieurs (Pl. VIII, fig. 2, *a*), lesquels présideraient aussi à la perception de la lumière, des odeurs, des saveurs, du toucher, sans préjudice des facultés morales et intellectuelles qui y ont leur source.

c. La volonté suffit pour déterminer des mouvements ; mais agissant toute seule, elle semble impuissante à les contenir, à les diriger suivant le but qu'elle se propose. Flourens a observé qu'en coupant couche par couche la pulpe du cervelet sur des pigeons, l'animal perd successivement la faculté de voler, celle de marcher, de se tenir debout, et qu'il se meut d'une manière bizarre, nullement usitée dans ses habitudes. D'où il conclut que le cervelet possède la faculté de régulariser, de coordonner les mouvements de locomotion, auxquels il sert comme de balancier. Mais un autre expérimentateur non moins habile, Magendie, contredit ces résultats en attribuant au cervelet la propriété de faire marcher en avant, et en prouvant que des animaux privés de cet organe peuvent exécuter des mouvements très réguliers. Rolando est encore d'un avis différent : les animaux sur lesquels on irrite, mutile, enlève le cervelet, deviennent incapables de mouvements, ou s'ils se meuvent encore, c'est avec une difficulté proportionnée à la gravité de la lésion. Où est la vérité au milieu de ces divergences d'opinions? Elle n'est pas, en tout cas, favorable à la *vivisection*. Toutefois les expériences de Flourens, corroborées par celles de Bouillaud, semblent en revendiquer la plus grande part.

d. Mais comment se transmettent l'incitation nerveuse et la volonté? On suppose que c'est à l'aide d'un *fluide* particulier, appelé *nerveux*, analogue au fluide électrique, qui partant des centres nerveux dont il émane, suit la moelle épinière et les nerfs moteurs jusqu'à leurs dernières ramifications dans les muscles, auxquels il communique son influence nécessaire. Il suit les nerfs moteurs, nous ne parlons que de ceux-là pour le moment, car il y en a d'autres, chargés de communiquer la sensibilité, répandus aussi dans les mêmes parties. Les premiers, les nerfs *moteurs*, proviennent des racines antérieures des paires rachidiennes; les autres, les nerfs *sensibles*, viennent des racines postérieures (p. 92, *A*). Voilà leur différence anatomique.

B. Des mouvements peuvent succéder à des impressions qui n'ont point été senties. On donne le nom d'*action réflexe* à cette propriété du système nerveux de renvoyer, de *réfléchir* dans une direction centrifuge, par les filets moteurs, l'impression qui cheminait sur les fibres sensitives vers la moelle ou l'encéphale, sans que l'être vivant en soit averti. On peut mettre ainsi sur le compte du *pouvoir réflexe* la plupart des mouvements intérieurs, involontaires. Ce pouvoir a son siège dans l'axe cérébro-spinal, mais l'action cérébrale n'est pas nécessaire à sa manifestation, car le membre d'un animal à sang froid, excité après la décapitation, se contracte. Il suffit que les nerfs sur lesquels l'action nerveuse s'exerce tiennent à un tronçon de l'axe spinal, pour que l'action réflexe se manifeste.

On peut généralement diviser le mécanisme d'une action réflexe en trois actes : 1° stimulation, agissant sur la surface sensible, déterminant certains mouvements nerveux qui suivent les nerfs sensitifs, seule voie qui leur soit ouverte, pour aller à la moelle épinière : on les nomme *mouvements sensoriaux ;* 2° ces mouvements sensoriaux déterminent une certaine action de la part de la moelle épinière ; 3° cette action de la moelle amène des impulsions qui, par l'intermédiaire des nerfs moteurs, sont transmises à certains muscles, qu'elles mettent en action dans l'ordre et avec l'énergie qui conviennent : ces impulsions ont reçu le nom d'*impulsions motrices.* Donc mouvements sensoriaux; actions fonctionnelles des centres nerveux; impulsions motrices, telles sont les trois phases successives d'un acte réflexe type.

L'action réflexe ne se borne pas à faire naître le mouvement dans les parties excitées, elle se communique aussi aux ressorts de la vie de relation, et à ceux de la vie de nutrition. Dans ce dernier cas, on voit surgir un ordre de phénomènes connus sous le nom de *sympathies.* (Voir en pathologie générale les rôles des *réflexes* et des *sympathies.*)

C. L'action des hémisphères cérébraux sur les mouvements de la vie de relation produit généralement un effet *croisé.* Par exemple, quand l'incitation part de l'hémisphère droit, elle détermine le mouvement dans les muscles appartenant à la partie gauche du corps; et pareille inversion existe pour le côté gauche. Cet *effet croisé* s'explique par l'entre-croisement des fibres nerveuses qui président au mouvement, dans le bulbe rachidien et la protubérance annulaire (p. 84, *C*).

D. On considère le *fluide nerveux* comme un produit particulier de sécrétion cérébrale. On a même assigné un siège précis à cette sécrétion, mais nous ne pouvons admettre cette explication. Le fluide nerveux, pris dans sa signification générale, qu'il soit sécrété ou non, peut se produire partout où il existe de la substance nerveuse; car qu'on irrite le cerveau, ou la moelle, ou les nerfs, on détermine toujours des phénomènes de sensibilité et de contractilité. Il est vrai que certains points du système nerveux développent telle modification nerveuse plutôt que telle autre; et nous admettons, avec Flourens, que le foyer du fluide locomoteur existe dans la moelle épinière, principalement au niveau de la protubérance annulaire. En effet, cet ingénieux physiologiste s'est convaincu de la vérité de ce fait, en irritant chez certains animaux la masse cérébrale successivement d'avant en arrière, et sur d'autres de la même espèce, la moelle épinière d'arrière en avant : dans le premier cas, les contractions musculaires ne se manifestaient qu'au moment où il touchait la protubérance annulaire; dans le second cas, les contractions, toujours intenses, cessaient brusquement lorsque l'instrument atteignait la protubérance et annihilait ainsi toute action vitale.

On a cherché à mesurer la force et la durée du phénomène *contraction musculaire.* On a inventé pour cela des instruments spéciaux qui ont reçu le nom d'*enregistreurs* ou *myographes.* Celui de

Marey consiste en une espèce de levier amplificateur permettant de distinguer dans l'apparente immobilité de la fibre musculaire une multitude de vibrations petites et brèves.

E. Les muscles, en se contractant, développent une certaine quantité de chaleur [1] ; ils absorbent de l'oxygène et forment de l'acide carbonique. L'absorption d'oxygène a pour effet de transformer une partie de la fibrine du muscle qui se contracte en un produit d'oxydation, et cette oxydation est la cause de l'élévation de température. Dans les mouvements musculaires, les produits d'oxydation formés sont versés dans le sang, portés vers les voies d'excrétion ; et ainsi sont augmentés, dans l'*exercice* généralisé, les produits de l'expiration et ceux de la sécrétion urinaire.

F. Dans le repos même, les muscles sont dans un état permanent de *tonicité;* on n'en a pas conscience parce que, tant qu'ils sont en communication avec les nerfs, leur influence antagoniste se contrebalance exactement ; mais que certains muscles d'une région cessent de recevoir l'influence nerveuse, aussitôt les muscles antagonistes qui ne sont pas paralysés se raccourcissent et entraînent de leur côté les parties qui étaient maintenues auparavant en parfait équilibre, et cela sans qu'il y ait contraction proprement dite de ces muscles, contraction qui, quand elle survient, exagère encore la déviation.

1. Le mouvement se convertit en chaleur, et réciproquement, d'après le principe de la *transmutation des forces* et de leur *équivalence*. C'est à la découverte de cette loi, en physique, que la physiologie doit d'être entrée dans une phase de progrès toute nouvelle. Le siège du travail d'oxydation n'est plus renfermé dans le poumon seul, comme on le croyait du temps de Lavoisier; il réside dans tout le réseau capillaire. En effet, il s'opère dans les capillaires des muscles des combustions ou oxydations susceptibles d'évaluation mathématique ; et de même qu'on évalue la quantité de travail produit par une machine à vapeur, autrement dit la quantité de mouvement d'après le nombre de *calories* produites, de même on se rend compte du travail musculaire par la chaleur développée, chaleur qui résulte de la combustion des matériaux ternaires dont les muscles sont le siège.

Tout travail organique — et ici il n'est pas seulement question des muscles — est proportionnel à l'intensité des forces mises en liberté, au développement que prend le phénomène d'oxydation et à l'importance des forces de tension représentées par les matières oxydables : telle est la *loi d'équivalence*.

L'équivalence de deux produits de forme différente, chaleur et travail mécanique par exemple, consiste en ce qu'une quantité du premier peut être transformée en une quantité déterminée du second, et réciproquement. On nomme *calorie* l'unité de chaleur; c'est une quantité qui se transforme en un travail suffisant pour élever d'un degré centigrade un gramme d'eau. On désigne par l'expression de *grammètre* le travail mécanique nécessaire pour élever un gramme à la hauteur d'un mètre.

Une force devenue libre ne peut disparaître sans laisser de trace ; elle doit continuer à agir sous une forme quelconque, tant que par la séparation des deux molécules unies, elle n'a pas été transformée de nouveau en force de tension. La *a.* La *rigidité cadavérique* n'est ni un dernier effort de la contractilité, ni une sorte de tonicité exagérée ; c'est au contraire une dureté particulière du tissu musculaire qui s'établit lorsque la contractilité a peu à peu diminué et disparu. Elle s'empare du cadavre dans la position qu'il avait au moment où la vie a cessé. Survenant plus ou moins rapidement, suivant la température, la cause de la mort, etc., cette rigidité se prolonge jusqu'au moment où la putréfaction commence.

b. La contractilité volontaire, quoique propriété spéciale des muscles de la vie de relation, n'a pas la volonté pour seul excitant. On peut mettre en jeu une *contractilité non voulue (idio-musculaire)* en excitant, à l'aide d'un irritant quelconque, les nerfs qui vont se rendre dans les muscles, ou les fibres musculaires directement ; à la vérité la contraction qu'on obtient ainsi est moins marquée et moins étendue. La contraction est très énergique au contraire, quoique involontaire, dans certains états morbides des centres nerveux, tels que l'inflammation du cerveau, de la moelle ou celle de leurs membranes d'enveloppe.

c. Le *galvanisme* constitue un excitant à la fois énergique et délicat, facile à graduer, très souvent employé pour déterminer dans

forme de ce mouvement peut varier à l'infini. Il est démontré maintenant que pour la force comme pour la matière, tout se transforme, rien ne se perd, rien ne se crée. En brûlant de la houille, sous la chaudière de la machine à feu, le chauffeur ne fait que transformer en chaleur, et, par l'intermédiaire de la chaleur, en force mécanique disponible, la force vive empruntée à la radiation solaire par les immenses forêts dont, aux époques préhistoriques, la surface du globe était recouverte.

« Dans le cycle qu'il parcourt, de sa naissance à sa mort, l'être organisé ne produit rien, ne détruit rien ; matière et force, tout lui vient de la terre, de l'air et du soleil. Il restitue tout au monde extérieur. » (Gavarret.)

Ces idées ont cours jusque dans le collège romain. Le P. Secchi a écrit *(Unité des forces physiques)* :

« D'une façon générale, il est exact de dire que tout dépend de la matière et du mouvement, et nous revenons ainsi à la vraie philosophie déjà professée par Galilée, lequel ne voyait dans la nature que mouvement et matière ou modifications simples de celle-ci par transmissions des parties ou diversité du mouvement. »

D'après ce passage, on peut supposer que le P. Secchi partage entièrement l'opinion des physiologistes physico-chimistes, se résumant en cette conclusion : « L'organisation, le principe même de la vie est un et identique dans le règne animal et dans le règne végétal. » Il n'en est rien, car il dit dans un autre passage : « Non seulement les animaux doués de mouvements volontaires possèdent les attributs de la matière brute, mais en eux se révèle encore une puissance directrice, d'un ordre plus élevé que la nature. » Il ajoute plus loin que « l'auteur suprême, alors qu'il donna l'existence à la matière brute, lui communiqua encore un principe d'activité consistant en un mouvement indestructible. »

Renvoyons aussi le lecteur à la *Théorie de la composition des végétaux et des animaux*, par Dumas, au chapitre de la NUTRITION.

les muscles des contractions plus ou moins violentes, dans un but d'expérimentation physiologique ou thérapeutique. « Non seulement les muscles se contractent sur l'animal vivant lorsque l'excitant est appliqué directement sur leur propre fibre, ou indirectement sur les nerfs qui s'y rendent, mais les mêmes phénomènes se reproduisent pendant un certain temps sur l'animal pendant les quelques heures qui suivent la mort. Les mêmes phénomènes se reproduisent par conséquent aussi sur les muscles séparés du corps de l'animal vivant, sur les muscles d'un membre amputé, par exemple. Pour étudier les phénomènes de la contraction musculaire, on peut se servir et on se sert le plus souvent d'une patte de grenouille excisée sur l'animal vivant, » d'autant mieux que chez les animaux à sang froid, la contractilité persiste plus longtemps que chez ceux à sang chaud.

Résumé des considérations qui précèdent.

A. Les conditions vitales relatives aux fonctions de relation nous ramènent aux conséquences suivantes : 1° les lobes antérieurs du cerveau sont le siège de la volition ; 2° le cervelet est l'organe régulateur des mouvements ; 3° le prolongement rachidien et les nerfs qui en émanent sont le siège de l'agent excitateur musculaire, lequel agent se concentre surtout dans la protubérance annulaire, à la naissance de la moelle épinière, où, en effet, les lésions physiques sont le plus dangereuses, puisqu'elles produisent la paralysie générale et l'extinction de toute propriété vitale ; 4° le principe de la volonté et celui de l'excitabilité se communiquent aux muscles par l'intermédiaire de la moelle épinière et des nerfs nés des *racines antérieures* ; 5° l'action des hémisphères cérébraux est *croisée*, c'est-à-dire que l'hémisphère droit gouverne le côté gauche, le gauche le côté droit.

B. Toutefois, les conclusions auxquelles ont donné lieu les expériences de Magendie diffèrent de celles-ci. D'après ce physiologiste : 1° la destruction des hémisphères cérébraux jusqu'aux corps striés n'altère pas les mouvements ; 2° après la section des corps striés, l'animal se précipite en avant comme poussé irrésistiblement ; 3° les lésions du cervelet portent les animaux à reculer même contre leur volonté ; 4° la section d'un des pédoncules du cervelet fait exécuter à l'animal, un grand nombre de fois sur lui-même, un mouvement de rotation correspondant au côté de la lésion. D'où il est permis de conclure, avec ce physiologiste, que dans le cerveau il y a trois forces : l'une qui préside aux mouvements du corps en avant, l'autre aux mouvements en arrière, la troisième aux mouvements latéraux. Ajoutons que, selon Bellingeri, les mouvements de flexion auraient leur source dans les cordons antérieurs de la moelle épinière, et ceux d'extension dans les cordons postérieurs.

C. Pour terminer ce chapitre, rappelons les faits suivants, qui sont parfaitement démontrés : Le double principe des mouvements (volonté et excitabilité) a pour conducteur aux muscles les nerfs des 3e, 4e, 6e paires cérébrales (p. 88-90); la portion dure de la 7e paire (p. 90, *G*) et tous les nerfs provenant des racines antérieures des nerfs rachidiens (p. 92-96). Quant aux nerfs qui ne font pas partie de ces deux catégories (les 1re, 2, 5e paires, la portion molle de la 7e, la 10e et la 11e paire, et ceux provenant des racines postérieures des paires rachidiennes), ils président aux sensations, soit générales, soit spéciales. — V. *Sensations.*

CHAP. III. — CONDITIONS MÉCANIQUES DES MOUVEMENTS.

Si l'on fait abstraction du principe *vie* ou *innervation*, cause première de tout phénomène organique, le corps de l'homme ne présente plus qu'une machine de mouvement soumise aux applications rigoureuses des lois qui président à la mécanique générale. Or, dans tout mécanisme, il y a à considérer la force motrice, les leviers, la puissance et la résistance. La machine humaine nous offre absolument les mêmes choses à étudier.

Nous le savons déjà, la *puissance* est représentée par les muscles; la *résistance*, par le poids des parties à mouvoir et par les obstacles à surmonter; la *force motrice*, elle, réside dans le principe de la contractilité volontaire. Il nous reste à examiner maintenant la *théorie des leviers.*

A. Le *levier* est une tige droite ou courbe, inflexible, qui peut toucher librement autour d'un point fixe, et qu'on peut employer pour soulever ou faire mouvoir des résistances, des poids, des fardeaux : c'est la plus simple de toutes les machines; elle constitue l'élément fondamental des plus compliquées.

Tout levier, lorsqu'il est mis en jeu, présente à considérer trois choses : 1° le *point d'appui*, c'est-à-dire le corps résistant sur lequel appuie la tige inflexible, corps qui devient le centre du mouvement; 2° la *puissance*, ou la force qui fait mouvoir ce levier; 3° la *résistance* ou le poids à ébranler. Ces trois conditions peuvent se combiner de trois manières différentes, ce qui donne naissance à trois genres de leviers.

Fig. 2.

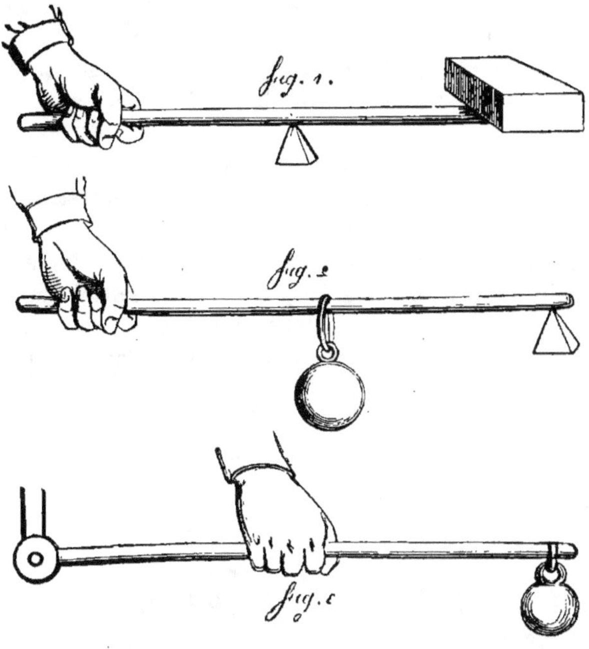

a. Le *levier du premier genre* (fig. 1) a son point d'appui entre la résistance et la puissance.

b. Le *levier du second genre* (fig. 2) est celui dans lequel la résistance est entre le point d'appui et la puissance.

c. Le *levier du troisième genre* (fig. 3) présente la puissance située entre la résistance et le point d'appui.

On appelle *bras de levier* les portions de la tige inflexible qui séparent le point d'appui de la puissance et de la résistance ; or celles-ci ont une action d'autant plus énergique que leur bras de levier est plus long ; par exemple, la puissance est double ou triple, selon que son bras de levier a une longueur deux ou trois fois plus grande que celle de la résistance. La puissance ou la résistance augmentent donc à mesure que leur bras de levier diminue, et inversement.

B. La théorie des leviers trouve son application dans la mécanique animale. En effet les os, corps inflexibles, représentent des *leviers* proprement dits ; les muscles sont les *puissances*, et les parties du corps à mouvoir constituent les *résistances ;* quant aux *points d'appui*, ils se trouvent aux articulations, au sol ou à tout autre corps fixe sur lequel s'exécutent les mouvements.

a. On a un *exemple du levier du premier genre* dans la manière dont se meut la tête sur la colonne vertébrale. En effet, en se fléchissant, soit en avant, soit en arrière, la tête représente un levier dans lequel la première vertèbre cervicale est le point d'appui, et les muscles fléchisseurs et extenseurs sont alternativement puissance et résistance (fig. 4).

b. Le *levier du second genre* trouve son application dans l'action de s'élever sur la pointe des pieds ; en effet, le pied représente le levier ; il appuie sur le sol par son extrémité antérieure ; par son extrémité postérieure, il donne prise à la puissance (muscles, jumeaux et soléaire), laquelle soulève le corps qui, appuyé sur le tibia et le péroné, constitue par son poids la résistance (fig. 5).

c. Le *levier du troisième genre* est représenté dans l'action de

Fig. 3.

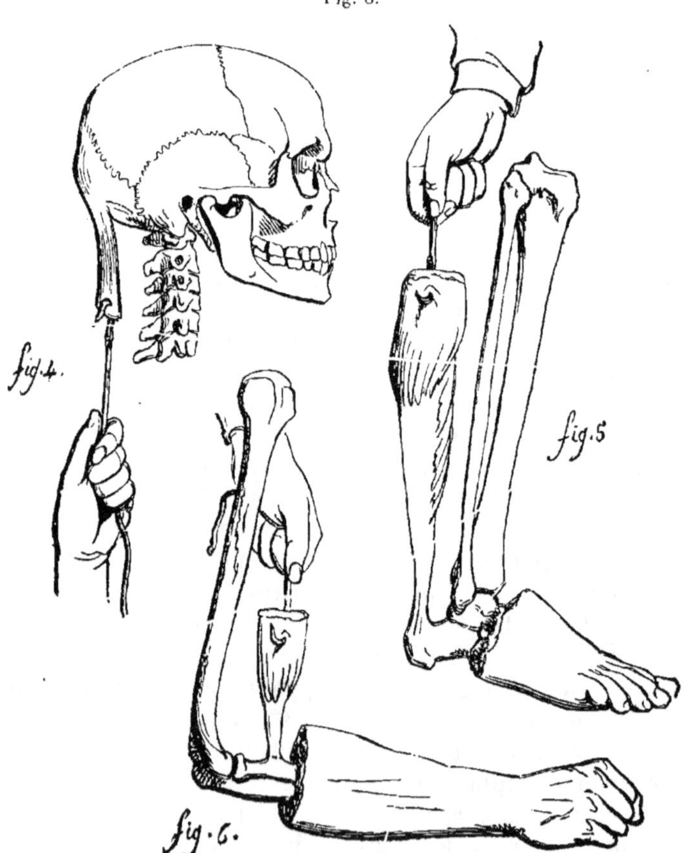

fléchir l'avant-bras sur le bras. En effet, le point d'appui est à l'articulation du coude, la résistance à l'extrémité du membre, et la puissance, représentée par le muscle biceps, est entre cette résistance et le point d'appui (fig. 6).

C. Le levier du troisième genre est celui qu'on rencontre le plus fréquemment dans la mécanique humaine ; presque tous les mouvements des membres en sont la représentation. En effet, le point d'appui est à une extrémité des os, la résistance à l'autre extrémité, et la puissance est entre les deux, comme on peut le constater dans la flexion de la jambe sur la cuisse, de la cuisse sur le bassin, etc. Il est bon d'observer que, dans ces leviers, le bras de la résistance est beaucoup plus long que celui de la puissance, que par conséquent celle-ci, perdant beaucoup de son action, avait besoin d'être augmentée par un nombre suffisant de muscles et de faisceaux musculaires, ainsi qu'on le voit en étudiant l'anatomie des membres. Mais si le levier du troisième genre est peu favorable à la puissance, il l'est au contraire beaucoup à la vitesse et à l'agilité, car la puissance dans ce cas n'a besoin de faire qu'un léger parcours pour que la résistance en opère un très grand.

D. Les muscles sont disposés de façon à obéir aux exigences du genre de levier qu'ils ont à faire mouvoir. Dans le levier du troisième genre, leur direction est presque parallèle au bras de levier, aussi l'action musculaire est-elle par là infiniment moins forte que si elle était perpendiculaire : on en a la preuve dans l'avant-bras quand il est fléchi de façon à ce que les muscles fléchisseurs fassent angle droit pour ainsi dire avec le bras de levier. Ne pouvant donner aux muscles une direction perpendiculaire qui aurait détruit le gracieux des contours, la nature a essayé, du moins, de diminuer le parallélisme de la puissance et de la résistance, en renflant les extrémités des os sur lesquelles passent et appuient les tendons.

La puissance musculaire diffère extraordinairement suivant les espèces animales, l'homme compris. Ainsi, tandis qu'elle n'est chez le cheval, par rapport à son poids, que de 4, elle est représentée chez l'homme par 6 ; chez les insectes, elle l'est par 20, 25 et 30 et même jusqu'à 40, comme chez la fourmi. Humilions-nous, la fourmi est l'animal qui effectue le plus grand travail, qui dépense le plus de forces, en égard à son volume ou poids.

CHAP. IV. — MOUVEMENTS SUR PLACE.

Ce sont les mouvements qui changent la position réciproque des parties du corps sans déranger celui-ci de la place qu'il occupe. Nous les examinerons à la *tête*, au *tronc* et aux *membres ;* mais nous n'aurons pas à en parler longuement, parce que les considérations générales que nous venons d'exposer leur sont entièrement applicables, et que déjà ils ont été indiqués pour la plupart, lors de l'étude des muscles. D'ailleurs, par leur nombre illimité, ils échappent à une description tant soit peu complète.

Mouvements de la tête.

Les mouvements appartenant à la *tête* peuvent se classer en généraux et en partiels ; les premiers concernant la tête considérée dans son ensemble, les seconds la face.

A. Mouvements de totalité de la tête. Ce sont ceux qui dirigent cette partie du corps dans tous les sens, ils la fléchissent en avant, en arrière, sur les côtés, et lui font exécuter une sorte de rotation. Tous se font au moyen du levier du premier genre ; la puissance et la résistance varient selon le sens affecté, mais le point d'appui, qui est à l'articulation de l'occipital avec la première vertèbre (occipito-axoïdienne), reste invariable. Les muscles qui représentent la puissance sont : 1° ceux de la partie postérieure et supérieure du tronc, qui se fixent aux os du crâne et attirent la tête (résistance) en arrière ; 2° ceux de la partie antérieure du cou attachés à la base du crâne ou à la mâchoire inférieure faisant pencher la tête en avant. D'autres muscles contribuent indirectement aux mouvements de cette noble partie en agissant sur la colonne cervicale. Tous reçoivent l'influence nerveuse des premières paires de nerfs rachidiens.

Les mouvements de la tête ont surtout pour but de diriger les organes de la vision, de l'audition, de l'olfaction, de la gustation, c'est-à-dire les yeux, les oreilles, la langue, au-devant des corps qui les impressionnent. Ils sont aussi des signes d'expression : car on sait que la flexion de la tête en avant équivaut, dans certaines circonstances voulues, à l'affirmation ; que le mouvement répété de rotation de droite à gauche et de gauche à droite est un signe de négation.

B. Mouvements de la face. Ils comprennent ceux du globe de l'œil, ceux de la face proprement dite, et ceux de la mâchoire inférieure.

Le globe oculaire est mû par six muscles dont nous connaissons la disposition et le mode d'action (p. 105). Nous rappelons que ces muscles sont sous l'influence des 3° et 4° paires cervicales, c'est-à-dire du nerf moteur oculaire commun et du pathétique (p. 88-89). Ce qu'il y a d'étonnant, d'inexplicable, c'est que la section de la 4ᵉ paire, faite sur les animaux, les lapins par exemple, ne produit aucun changement dans la position de l'œil, et qu'au contraire la section d'un pédoncule du cerveau et de la protubérance cérébrale fait que les yeux de l'animal restent fixes, celui du côté correspondant à la lésion étant porté en bas et en avant, celui du côté opposé étant fixé en haut et en arrière : d'où il résulte, d'après Magendie, que l'influence du cerveau sur les mouvements des yeux est inexpliquée.

a. Les mouvements de la face sont produits par les muscles nombreux de cette partie (p. 54, *B*). Ces muscles reçoivent l'influence nerveuse de la 7ᵉ paire ou nerfs faciaux (p. 91). Si l'on coupe un de ces nerfs, le côté de la figure qui leur correspond reste immobile et sans expression ; mais sa sensibilité est conservée, parce qu'elle est due au nerf trifacial ou 5ᵉ paire (p. 89, *E*). Les paupières sont également sous l'influence de la 7ᵉ paire ; car, après la section de ce nerf, ces voiles membraneux ne se rapprochent plus, l'œil ne cligne plus et même reste ouvert, quand même on irrite la conjonctive, qui est si sensible pourtant.

b. Les mouvements de la face concourent à l'exercice de la vue, de l'odorat, du goût, de la mastication, de la voix et de la parole ; mais leur rôle le plus remarquable consiste à exprimer les dispositions de l'esprit, les passions et certains états de l'intelligence. Dans le premier cas, ils sont soumis à la volonté, du moins dans l'état normal, et ne s'effectuent pas contrairement aux intentions du sujet ; dans le second cas, au contraire, ils ont lieu souvent malgré la volonté, et trahissent alors les vains efforts de la dissimulation chez l'hypocrite, dont les traits traduisent le trouble causé par la volonté aux prises avec les instincts et les passions non réprimés.

c. On sait, en effet, que la *physionomie* exprime non seulement les dispositions accidentelles de l'âme, telles que la colère, la jalousie, la joie, etc., mais encore les passions chroniques et les instincts qui agitent l'individu. L'on conçoit parfaitement que la permanence de certaines dispositions d'esprit rende permanents aussi certains traits caractéristiques résultant de contractions musculaires soumises incessamment aux mêmes passions.

C. Indépendamment de ces mouvements, la face offre, par ses variations de couleur, des signes physiognomoniques. Elle rougit dans la honte, la pudeur, la colère, dans les passions violentes qui semblent agir du centre à la circonférence, c'est-à-dire dont la cause est interne ; elle pâlit, au contraire, dans la jalousie, la crainte, l'envie, la haine et dans les sentiments énergiques qui se développent en quelque sorte de la circonférence au centre ou dont la cause est externe. Toutefois, la rougeur et la pâleur présentent des nuances qui varient dans les diverses passions. Ainsi la rougeur de la colère ne saurait se comparer à celle de la pudeur : la première est sombre et livide, parce qu'elle est due à la stase du sang dans les capillaires veineux, par suite de la suspension momentanée ou du trouble de la respiration ; la seconde est brillante, vermeille, parce qu'elle dépend de l'injection directe des capillaires artériels par l'effet d'une accélération des battements du cœur. La pâleur de la crainte n'est qu'une simple décoloration par concentration du sang de la périphérie au centre ; celle de la haine, terne, cuivreuse, plombée, semble accuser une altération des humeurs dans les petits vaisseaux, sous l'influence de passions envenimées. Nous traiterons ultérieurement des signes physiognomoniques de la face.

E. La mâchoire inférieure peut exécuter des mouvements à peu près dans tous les sens ; mais ceux d'abaissement et d'élévation sont les plus étendus. Dans leur mécanisme, on trouve le levier du troisième genre (p. 177). En effet, l'os maxillaire inférieur représente un levier courbe ; son point d'appui est à la cavité glénoïde du temporal, où sa tête articulaire est reçue ; la résistance est à la symphyse du menton, et la puissance entre le point d'appui et la résistance. Elle est représentée tantôt par le masséter lorsque l'os s'abaisse, tantôt par le temporal quand il s'élève. — En parlant de la mastication, nous reviendrons sur ces mouvements, qui sont spécialement destinés à cette fonction.

Mouvements du tronc.

A. Les *mouvements du tronc* se font dans les articulations vertébrales. Ils sont assez bornés, vu que les vertèbres, d'abord sont unies les unes aux autres par un fibro-cartilage peu extensible, et que, de plus, leurs apophyses transverses et épineuses s'appuient les unes sur les autres, et mettent ainsi un terme prompt aux flexions de la colonne sur ses côtés en arrière. Les flexions en avant sont les plus faciles ; mais elles sont à peine possibles en arrière, à cause des apophyses épineuses qui sont longues et imbriquées. Cependant, en s'exerçant dès le bas âge à toute espèce de mouvements, comme font les clowns, on peut parvenir à assouplir les fibro-cartilages, à changer la direction naturelle des apophyses, partant à faire exécuter au tronc des mouvements étendus dans tous les sens.

B. La colonne vertébrale, quand elle se meut en totalité, représente un levier du troisième genre ; mais il y a autant de leviers du premier genre que de vertèbres mises en action dans ses mouvements partiels. En effet, la tige ou levier représenté par le rachis en entier dans le premier cas, a son point d'appui sur le bassin ; la résistance est représentée par le poids de la tête, des viscères de la poitrine et du bas-ventre, lesquels tendent à entraîner le tronc en avant ; et la puissance, elle, consiste dans l'action des muscles sacro-lombaires (p. 59), s'exerçant en un point placé entre elles deux. Dans le second cas, chaque vertèbre constitue un levier du premier genre, car le point d'appui répond à la partie moyenne de la vertèbre, la puissance et la résistance sont alternativement à l'extrémité de l'apophyse épineuse et en avant du corps vertébral, selon les muscles en action.

C. Tous les muscles qui font mouvoir le tronc reçoivent l'influence nerveuse des nerfs rachidiens.

Nous ne parlerons pas ici des mouvements de la poitrine ni des côtes ; leur histoire, qui offre un grand intérêt, sera mieux placée dans celle du mécanisme de la respiration.

Mouvements des membres.

A. Les *mouvements des membres* sont infiniment plus étendus, plus variés et plus prestes que tous ceux dont il vient d'être question. Cela tient à trois conditions que voici : 1° les muscles chargés de leur exécution sont très nombreux ; ils le sont surtout à l'avant-bras et à la jambe, outre qu'ils sont en général forts et terminés par des tendons grêles qui glissent très aisément dans des coulisses spéciales ; 2° les articulations, les surfaces articulaires contiguës, sont sans cesse humectées par de la synovie, qui favorise singulièrement leur mobilité ; 3° le levier du troisième genre, qui est précisément le plus favorable à l'étendue et à l'agilité des mouvements (p. 177), est celui qu'on rencontre dans ces organes.

a. Les mouvements des membres ont pour but essentiel de rapprocher ou d'éloigner de nous les objets de nos rapports immédiats. Ils se rapportent à six modes : 1° *attraction*, quand nous attirons à nous l'objet ; 2° *répulsion*, mouvement inverse ; 3° *adduction*, par laquelle nous rapprochons de notre ligne médiane la jambe ou le bras ; 4° *abduction*, phénomène opposé ; 5° *circumduction*, au moyen de laquelle le membre, exécutant un mouvement complexe d'élévation, d'abduction, d'abaissement et d'adduction, décrit un cône dont le sommet est à son articulation et la base à son extrémité libre ; 6° enfin *rotation*, mouvement dans lequel un os roule précisément sur son axe.

b. Les mouvements des membres inférieurs servent presque exclusivement à la locomotion ; nous en parlerons tout à l'heure. Il n'en est pas de même des membres supérieurs ; leurs mouvements sont beaucoup plus nombreux et variés, car ils servent aux besoins du toucher, du goût, de l'odorat, de l'audition, de la vue dans certaines circonstances ; ils sont employés aux arts manuels, dans les exercices gymnastiques, pour l'attaque ou la défense, etc. ; ils concourent journellement, sous le nom de *gestes*, à l'expression des actes de l'intelligence. Par l'exercice et l'habitude, et comme fait exceptionnel, les membres pelviens peuvent remplacer jusqu'à un certain point les membres thoraciques. Le nommé Fahaye, né sans bras, s'était habitué tellement à l'usage de ses pieds, qu'il pouvait tailler sa plume, écrire, enfiler une aiguille, exécuter toutes les actions d'un sujet ordinaire. Il y avait encore à Paris, il y a environ cinquante ans, un peintre distingué né sans bras.

CHAP. V. — MOUVEMENTS LOCOMOTEURS.

Les *mouvements de locomotion* sont ceux qui ont pour but de changer les rapports du corps avec le sol, de transporter l'être sensible et intelligent au milieu d'objets nouveaux. Ces mouvements sont nombreux, et de plusieurs espèces. Ce sont principalement, pour l'homme : la *marche*, la *course*, le *saut*, la *nage ;* pour certains animaux, le *vol*, la *reptation*, etc.

Avant de passer à l'étude du mécanisme de ces mouvements, il nous faut indiquer les lois générales de l'équilibre, car notre corps, soit qu'il se tienne dans l'attitude debout, ou se meuve, offre à considérer, comme tout autre corps soumis à la pesanteur : le centre de gravité, la base de sustentation et les conditions de l'équilibre.

Toute cause de mouvement est *force*.

Quand plusieurs forces, agissant sur un corps, détruisent mutuellement leurs efforts, ce corps reste sans mouvement, et l'on dit qu'il est en *équilibre*.

Quand un corps, sollicité par plusieurs forces, se meut, la direction qu'il parcourt peut lui être imprimée par l'application d'une seule force. Cette force unique est appelée *résultante*, par opposition aux autres forces qu'elle remplace et qu'on nomme *composantes*.

La résultante a une direction qui varie suivant celles des composantes. Si les forces composantes agissent dans la direction d'une même ligne droite et du même côté, leur résultante sera dirigée dans le même sens, et égale à leur somme nécessairement ; si elles agissent dans deux sens opposés, la résultante égalera la différence des deux sommes, et sera dirigée du côté de la plus grande ; enfin, si elles agissent dans plusieurs sens différents, cette résultante aura une direction intermédiaire, qu'il sera toujours facile de déterminer en construisant le parallélogramme des forces.

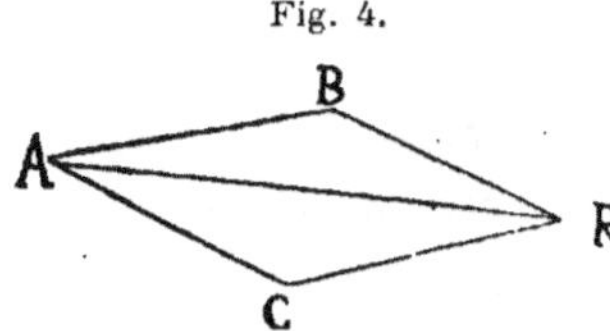

Fig. 4.

Soit par exemple un point A duquel partent les composantes AB et AC. En dirigeant de B une ligne parallèle à AC, et de C une autre ligne parallèle à AB ; menant ensuite une ligne droite de A à R, point de rencontre des lignes BR et CR, on a AR qui représente la résultante des forces AB et AC. — Le rapport des deux composantes entre elles est le même que celui qui existe entre les côtés du parallélogramme, c'est-à-dire entre AB et AC. Le rapport qui existe entre elles et la résultante dérive encore du parallélogramme.

Quand les forces sont appliquées à un corps assujetti à tourner autour d'un point fixe, il faut, pour qu'il y ait équilibre, que la résultante passe par ce point, parce qu'alors son action, s'exerçant contre un obstacle invincible, restera sans effet.

Ces lois de mécanique sont applicables aux forces de la pesanteur comme aux forces parallèles agissant sur un point quelconque. La pesanteur, en effet, agit sur chaque molécule d'un corps ; elle les sollicite toutes dans des directions parallèles à la verticale, qui est la direction constante de la pesanteur par rapport à la terre. On nomme *centre de gravité* la résultante de toutes les pesanteurs partielles.

Un corps soumis à la seule action de la pesanteur est en équilibre lorsque la verticale, passant par le centre de gravité, rencontre le point d'appui. Celui-ci est multiple quand le corps touche par plusieurs points le plan sur lequel il repose. On appelle *base de sustentation* l'espace compris entre ces points d'appui.

En conséquence, pour qu'un corps soumis à la pesanteur soit en équilibre, il faut que la résultante, c'est-à-dire son centre de gravité, tombe dans l'espace compris par la base de sustentation. Plus cette base est large, plus l'équilibre est facile. Plus le centre de gravité est situé bas, plus cet équilibre est stable, car quand il est aussi bas que possible, l'équilibre se maintient avec toute solidité, puisque tout changement ne pourrait que le faire monter contre la tendance qu'il a à descendre. Plus le centre de gravité est élevé, au contraire, moins l'équilibre est stable, parce que tout changement ne peut que le faire descendre, tendance qu'il a déjà naturellement de par les lois de la pesanteur. D'où il résulte, toutes choses étant égales d'ailleurs, que la ligne de gravitation est d'autant plus difficile à maintenir en équilibre parfait qu'elle présente une longueur plus considérable, vu que les plus faibles mouvements de la base déterminent vers le sommet des déplacements dont l'étendue est proportionnelle à cette longueur, déplacements qui ne peuvent dépasser la mesure de leur circonscription normale sans occasionner la ruine du corps. C'est ainsi qu'une colonne d'un mètre d'élévation offre moitié plus d'aplomb qu'une pareille colonne de deux mètres. On connaît la vaste étendue de la base de sustentation de la tour de 300 mètres du Champ de Mars.

La marche.

La *marche* est le mode de locomotion au moyen duquel le centre de gravité du corps s'avance sans commotion violente, par succession d'un enchaînement de phénomènes auxquels on donne le nom de *pas*. En exposant la théorie du pas, nous expliquerons conséquemment la marche.

A. Marche sur un plan horizontal. — Nous supposons l'homme dans la station verticale, les deux pieds placés l'un à côté de l'autre sur un plan horizontal. Dans cette attitude, le centre de gravité tombe au milieu de la base de sustentation, c'est-à-dire entre les deux pieds. Pour commencer le pas, l'une des deux jambes va être portée en avant. Supposons que c'est la jambe gauche. Avant d'opérer ce mouvement, le corps a besoin de se mettre en équilibre sur l'autre jambe, soit la droite ; pour cela il s'incline un peu du côté droit, de façon à ce que le centre de gravité suive l'axe de la jambe droite et corresponde au milieu de l'espace compris par le pied de même nom. Alors la jambe gauche, fléchissant ses articulations pour quitter le plan sur lequel elle appuie, se porte en avant, en obéissant à l'action des muscles antérieurs de la cuisse. Dans ce mouvement d'extension, le bassin tourne un peu : son côté correspondant à la jambe mise en mouvement se porte en avant, tandis que l'autre pivote sur la tête du fémur resté immobile. Le pied gauche enfin appuie sur le sol en avant du pied droit, à une distance variable suivant la longueur du pas. Jusque-là le pas n'est qu'à moitié fait ;

il n'y a pas encore progression, mais changement de la base de sustentation et du centre de gravité, qui tombe maintenant au milieu
de l'espace compris entre les deux pieds. Pour que le pas s'achève,
il faut que le membre droit, resté en arrière, se rapproche de l'autre ;
or cela s'exécute de la manière suivante : le pied quitte le sol du
talon vers la pointe ; et au moment où celle-ci va abandonner son
point d'appui, une sorte d'impulsion est donnée, qui aide à faire
avancer la moitié droite, restée en arrière. C'est parce que cet effet
est manqué ou impossible sur un sol glissant ou sur un sable mouvant, que la progression est si fatigante et si difficile alors. Le centre
de gravité a été été poussé en avant et en haut par le détachement
du pied droit. A chaque détachement du pied, du talon vers la
pointe, on voit le corps s'élever ; on le voit s'abaisser chaque fois
que le pied oscillant reprend terre par sa pointe. La jambe droite
étant arrivée au niveau de la gauche, le pas est achevé ; et si à ce pas
doit en succéder immédiatement un autre, cette même jambe droite
est portée en avant sans s'arrêter, par le même mécanisme que nous
venons d'exposer ; et ainsi de suite.

a. La marche se réduit au déplacement d'une ligne transversale,
représentée par le bassin, entre deux lignes parallèles dont tous les
points sont marqués par l'application des pieds au plan sur lequel
s'effectue le mouvement. Les membres inférieurs, attachés aux deux
extrémités, droite et gauche, de cette ligne transversale et se portant en avant l'un après l'autre, entraînent cette même ligne par des
progrès alternatifs, en lui faisant décrire une série de zigzags entre
les susdites parallèles. En d'autres termes, le centre de gravité se
porte alternativement d'un fémur sur l'autre, en suivant une série de
lignes obliques, répétées en zigzag entre deux parallèles, et qui
tracent par leurs extrémités des arcs successifs, arcs égaux lorsque
la marche se fait en ligne droite, inégaux dans le cas contraire.

Il est difficile, impossible même de marcher en ligne droite sans
le secours de la vue. Qu'on se place à cinquante pas d'un but, et
que, les yeux fermés, on essaie de marcher droit pour l'atteindre,
on n'y parviendra pas ; on inclinera à droite ou à gauche, presque
toujours de ce dernier côté, parce que le membre droit a ordinairement une prépondérance d'action sur le gauche. Si les jambes sont
inégales en force ou en longueur, c'est vers la plus courte ou la plus
faible que s'effectuera la déviation.

b. Pendant la marche, l'équilibre s'affermit par le mouvement des
bras, qui se portent en sens inverse des jambes. Ainsi le bras droit
se dirige en arrière pendant que la jambe du même côté se dirige en

avant ; le bras gauche se porte en devant lorsque la jambe correspondante se trouve en arrière : par ce moyen, ils maintiennent
l'équilibre à l'instar de deux balanciers. Il est bon, également, pour
consolider la marche, d'écarter un peu les jambes et d'agrandir
ainsi la base de sustentation. Le matelot a tellement l'habitude de
tenir ses jambes écartées sur le pont mobile d'un navire battu par les
flots, que nous le voyons sur terre marcher avec la même allure.

c. Lorsque la ligne transversale représentée par le bassin et le col
des fémurs a une étendue proportionnelle trop considérable, les
extrémités de cette ligne ayant à parcourir des arcs de cercle plus
grands, le mouvement des hanches devient apparent, et la progression est moins facile et moins gracieuse. Voilà pourquoi les femmes,
dont la capacité pelvienne est plus étendue que celle des hommes,
marchent et courent surtout avec moins de vitesse et de facilité.

L'homme qui marche incline son corps en avant. Cette inclinaison,
qui porte la ligne du centre de gravité en avant, est destinée à lutter
contre la résistance de l'air, qui supporte alors une partie du corps.

d. Les individus qui ont ce qu'on appelle les *pieds plats*, c'est-à-
dire dont la voûte formée par les os du tarse n'est pas suffisante
pour protéger les vaisseaux et les nerfs plantaires, ne peuvent faire
de longues marches sans éprouver bientôt de l'engourdissement et
de la lassitude, effets de la compression de ces vaisseaux et nerfs.
Les jambes et les pieds d'un bon marcheur sont nécessairement bien
faits.

Tel est le mécanisme de la marche sur un *plan horizontal*.

Ce mécanisme offre quelques modifications, quand il s'agit de
marcher sur un plan incliné, de monter ou de descendre.

B. Marche sur un plan ascendant. — Aux actions musculaires
dont nous venons de parler il faut ajouter les efforts nécessaires
pour soulever le poids du corps et maintenir en avant le centre de
gravité, que l'inclinaison du sol entraînerait en arrière. Pour soulever ce poids, d'une part la jambe portée en avant sur une marche
d'escalier, je suppose, contracte fortement ses muscles extenseurs
afin de redevenir droite et d'élever le centre de gravité ; d'autre
part, les muscles jumeaux et le soléaire du membre étendu qui supporte le poids du corps, se contractent pour soulever celui-ci comme
avec un levier du troisième genre, ce qui fait que les muscles du
mollet fatiguent beaucoup dans cet exercice. Le maintien du centre
de gravité en avant est opéré par les muscles psoas (p. 70, *b*, *d*).

C. Marche sur un plan descendant. — Dans ce mouvement, le
centre de gravité, déjà naturellement entraîné par le poids des vis-

cères du bas-ventre, a une telle propension à se porter en avant et au delà des limites de la base de sustentation, en raison des conditions du sol, que la chute en devant serait imminente si les muscles postérieurs (p. 67, *C*) ne retenaient le tronc redressé en arrière et ne rétablissaient l'équilibre. Aussi cet exercice devient-il bientôt très fatigant par l'état d'extension permanente de la tête et du tronc, extension d'autant plus forte que le plan sur lequel s'effectue la marche est plus incliné.

On comprendra facilement, d'après ces explications, que la *marche à longs pas* sur un plan horizontal produise des effets analogues à ceux de la marche ordinaire sur un plan ascendant, puisque le corps s'abaissant à chaque écartement considérable des jambes, doit être remonté chaque fois sur la jambe portée en avant.

Le saut.

A. Le *saut supposé vertical* résulte de l'extension subite des articulations du membre inférieur préalablement fléchies; c'est une détente générale des forces musculaires, imprimant au corps un mouvement d'ascension, comme à un véritable projectile. On a comparé l'action des membres inférieurs qui effectuent ce déplacement au ressort que l'on abandonne à la répulsion élastique, après l'avoir courbé sur un plan solide. Pour effectuer le saut, on fléchit donc toutes les articulations des jambes et du tronc, le pied sur la jambe, la jambe sur la cuisse, la cuisse sur le bassin, celui-ci sur la colonne vertébrale, enfin la tête sur le rachis; puis, redressant instantanément la ligne anguleuse que forme la longueur du corps, en contractant subitement ses muscles extenseurs et poussant avec énergie les deux extrémités de cette ligne, l'une vers le sol qui résiste, l'autre dans l'air qui cède, on donne au corps une force d'impulsion qui surmonte sa pesanteur, et on l'élève au-dessus du sol à une distance qui varie suivant les efforts employés. La force de projection est remplacée presque aussitôt par la force de gravitation, et la chute s'effectue.

a. Le saut est d'autant plus prononcé que les membres sont plus longs relativement à la pesanteur du corps, et les muscles plus forts. Le lièvre, le chevreuil, etc., sont d'excellents sauteurs, parce qu'ils réunissent ces conditions. On comprend aussi que plus la base sur laquelle on appuie est élastique, plus le saut est favorisé. Il est encore rendu plus facile quand il est précédé de la course, attendu qu'il profite de l'impulsion déjà acquise par celle-ci; mais ce n'est plus le saut *vertical* qui a lieu alors, c'est le saut *parabolique*, dans lequel le corps se trouve entre deux forces opposées : la projection qui lui fait parcourir la diagonale de bas en haut, et la gravitation qui tend à l'entraîner dans la verticale de haut en bas.

b. La *danse* n'est qu'une suite de petits sauts cadencés.

La course.

La *course* est un mode de locomotion composé de la marche et du saut parabolique répété d'une manière rapide. Dans la marche le corps ne quitte jamais complètement la terre ; pendant la course, au contraire, à certains moments le corps se sépare complètement du sol. La projection du corps dans l'espace s'opère, dans la course, comme dans le saut ; la course est une marche précipitée entre-coupée de sauts. Les détails qui précèdent nous dispensent de nous étendre davantage sur le mécanisme de la course.

Nous ferons seulement une remarque : la *vitesse* de la course dépend de la célérité plutôt que de la force des contractions musculaires, de la souplesse des articulations, de la légèreté du corps ; sa *durée* a pour condition principale une respiration libre, étendue, et une circulation facile. L'une n'est pas inséparable de l'autre : on voit des sujets qui peuvent soutenir une marche rapide pendant plusieurs lieues sans prendre de repos, et qui ne pourraient courir l'espace d'un ou deux kilomètres.

L'histoire parle de coureurs extraordinaires par leur vitesse et leur haleine. Le plus remarquable est celui d'Alexandre Philonide, qui faisait en neuf heures la route de Syracuse à Elis, quarante-cinq lieues de 2,500 toises, c'est-à-dire 208 toises 1/2 par minute. Dans les courses du Champ de Mars, à Paris, la vitesse des meilleurs chevaux est de 1,000 mètres environ par minute. A perfection égale, l'homme fait en courant 4 kilom. en quatorze ou quinze minutes, le cheval en cinq ou six.

Nage ou natation.

La progression effectuée dans les eaux avec les seuls points d'appui offerts par l'onde liquide se nomme *nage*. Le corps de l'homme est spécifiquement plus pesant que l'eau. Donc, pour qu'il se soutienne à sa surface, il faut qu'il exécute des mouvements qui pressent le liquide plus vite que celui-ci ne peut fuir, et qu'il trouve une sorte de point d'appui sur ce plan sans résistance. Ces mouvements, qui se passent surtout dans les membres supérieurs et inférieurs, consistent dans des flexions et extensions alternatives qui semblent ramasser les eaux et les chasser rapidement. Ce mode de locomotion offre des difficultés ; il fatigue, parce qu'il exige l'action simultanée de la plupart des muscles. La tête, qui est très lourde et qui doit être maintenue hors de l'eau, offre un obstacle à une parfaite sur-natation ; mais comme, en s'enfonçant assez profondément dans l'onde, elle perd de son poids, il en résulte que dans l'action de *faire la planche*, la nage sur le dos s'exécute avec peu de mouvements et peu d'efforts. Une poitrine large et des poumons sains contenant beaucoup d'air, un état d'embonpoint assez prononcé, voilà des con-ditions individuelles qui facilitent la natation, puisque l'air et la graisse sont spécifiquement plus légers que l'eau.

La natation est naturelle aux *poissons ;* elle est indiquée par leur structure, qui a servi de modèle pour la construction des vaisseaux. En effet, leur corps allongé en ellipse possède l'avantage de couper l'onde avec facilité ; les nageoires, symétriquement disposées, servent de rames, et la queue, large et mobile, représente le gouvernail. Ces animaux possèdent une vessie natatoire dans laquelle des gaz, tour à tour formés, introduits, expulsés ou retenus à leur gré, augmentent ou diminuent leur légèreté spécifique, et font qu'ils peuvent gagner sans effort le fond des eaux ou s'agiter librement à leur surface. A l'époque du frai, lorsque les organes génitaux absorbent presque toute la vitalité, la compression de leur vessie natatoire ne pouvant se faire, les poissons éprouvent beaucoup de peine à s'enfoncer dans le liquide et deviennent aisément la proie du pêcheur.

Le vol.

Voler, c'est en quelque sorte nager dans l'air. Mais l'atmosphère étant encore spécifiquement plus légère que l'onde, il faut une orga-nisation spéciale pour effectuer ce mode de locomotion. Cette organi-sation a été donnée aux *oiseaux*. Ils ont en effet un corps grêle, rendu encore plus léger par la capacité énorme de la poitrine, par des os minces et creux, une petite tête, des plumes abondantes ; ajoutons qu'ils possèdent des rames aussi étendues que légères, mues par des muscles énergiques qui s'appliquent largement sur les colonnes du fluide atmosphérique. Ils réunissent donc les conditions exigées pour effectuer le vol.

CHAP. VI. — DES ATTITUDES ET GESTES.

L'*attitude* est la position que conserve le corps pendant un certain laps de temps. Il y en a de bien différentes : les plus ordinaires sont la station *verticale*, l'attitude *assise*, la station *sur les genoux* et le *décubitus*.

Station ou attitude verticale.

A. La *station verticale* est naturelle à l'homme. Elle a lieu lorsque toutes les parties inférieures étant redressées, la ligne perpendiculaire passe par le centre de gravité (p. 185), et tombe en un point de la base de sustentation circonscrite par les pieds. Bien que très facile et des plus fréquentes, cette attitude est loin d'être un état de repos, parce que les diverses parties ne se trouvant pas en équilibre les unes sur les autres, les muscles sont obligés d'agir continuellement pour les y maintenir. En effet la tête, ayant son appui en arrière du point par lequel passe son centre de gravité, serait entraînée en devant, sans la résistance des muscles postérieurs du cou (p. 58, *f*, *g*, *h*) ; d'un autre côté, la colonne vertébrale, sollicitée en avant par le poids des viscères de la poitrine et du ventre, suivrait cette puissance si les muscles de la partie postérieure du tronc (p. 60, *E*) n'opposaient une résistance suffisante ; enfin le bassin serait lui-même entraîné en avant, sous le poids des parties supérieures, sans l'action des muscles nombreux et forts qui des fémurs vont s'y attacher, action d'ailleurs favorisée par un bras de levier plus long que celui de la puissance, vu que les cavités cotyloïdes qui constituent le point d'appui sont plus en avant du bassin qu'en arrière. Ainsi, les fémurs sont retenus par des muscles qui prennent leur point d'appui aux tibias, et les tibias le sont par des muscles qui se fixent aux os du tarse : d'où il résulte que l'équilibre, dans la station verticale, est maintenu par les forces musculaires des parties postérieures du cou, du dos, des lombes, des cuisses et des jambes ; mais que cette attitude est d'autant plus fatigante que le ventre est plus développé, ce qui explique pourquoi les individus obèses et les femmes en grossesse avancée renversent le rachis en arrière afin de contre-balancer l'impulsion en avant du tronc.

a. L'immobilité, dans la station verticale, est plus fatigante que la marche, attendu que les mêmes muscles agissent sans repos, tandis que dans l'action de marcher, les extenseurs et les fléchisseurs sont alternativement en contraction et en relâchement. Lorsque des causes d'affaiblissement, vieillesse, maladies, etc., diminuent la puissance des muscles, le corps se courbe en avant, et alors l'on se sert d'un bâton pour augmenter, grâce à l'appui qu'il offre, la base de sustentation que tend à dépasser le centre de gravité propre au corps courbé.

b. La station se rectifie par la vue ; lorsqu'elle a lieu sur un plan très élevé où cette rectification ne peut avoir lieu par manque d'objets de comparaison, l'équilibre se perd bientôt, surtout si la base de sustentation est en même temps étroite, à moins d'une grande habitude, comme chez ceux qui, par état, marchent et agissent sur des plans étroits, très élevés, sur une corde raide, par exemple.

Nous allons emprunter au *Traité élémentaire de physiologie* de Béclard le passage suivant (texte et figures), qui fait parfaitement comprendre la théorie de l'équilibre dans différentes conditions de station exigées par les travaux ordinaires.

« Lorsque l'homme ajoute à son propre poids des poids étrangers, lorsqu'il porte, par exemple, des fardeaux, il est obligé de prendre certaines attitudes caractéristiques, pour que le centre de gravité de son corps calculé avec le poids additionnel soit toujours dans la verticale qui passe par la base de sustentation. C'est ainsi que l'homme qui porte une charge de bois ou toute autre sur ses épaules incline le tronc en avant, de manière à faire équilibre, par le poids du tronc, au poids qui tend à transporter le centre de gravité en arrière, et à

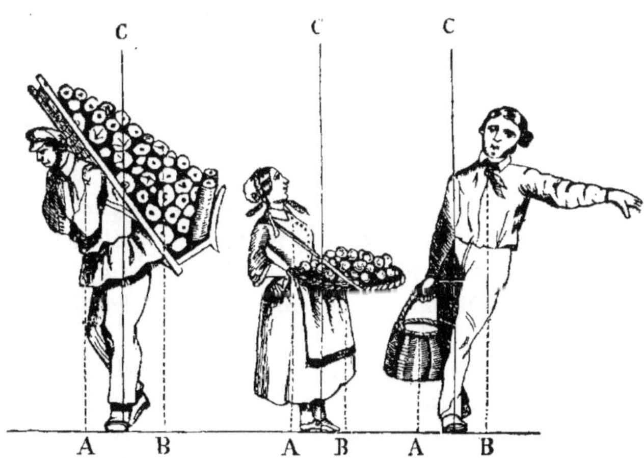

maintenir ce centre dans la verticale qui passe par les pieds. Supposons, par exemple, que le centre de gravité de la charge qu'il porte sur ses épaules passe par la verticale B, et que cette charge égale

40 kilogrammes, il faut, pour que l'équilibre de la station se maintienne, que le poids du tronc que l'homme projette instinctivement en avant pour ne pas tomber, il faut, dis-je, que la résultante du poids du tronc tombe sur le sol de l'autre côté du point d'appui, en A, par exemple. La position sera moins fatigante et plus assurée, lorsque le déplacement du tronc de l'autre côté du point d'appui fera précisément équilibre au poids additionnel. Si nous supposons que le tronc pèse 40 kilogrammes (comme la charge elle-même), la verticale B, qui passe par le centre de gravité de la *charge*, et la verticale A, qui passe par le centre de gravité du *tronc*, devant tomber à égale distance du point d'appui placé sur la verticale C, l'homme représente tout à fait en ce moment un levier du premier genre. Le poids de la charge B et le poids du tronc A se font mutuellement équilibre sur le point d'appui des pieds. En d'autres termes, le centre de gravité définitif (représentant la composition de B et de A) se trouve sur la verticale C qui passe par l'appui des pieds.

» Lorsqu'au lieu d'être supportée en arrière, la charge se trouve appliquée en avant, dans un *éventaire*, par exemple, le corps prend une attitude opposée. Le tronc se renverse en *arrière*, de manière à faire équilibre au poids additionnel.

» L'homme qui porte un fardeau à la main se renverse de *côté*, pour la même raison. De plus, lorsque le poids qu'il porte est lourd, il tient généralement *soulevé et étendu* le bras du côté opposé. En agissant ainsi, il augmente la longueur du bras de levier situé du côté où il s'incline, et il n'a pas besoin d'incliner autant le tronc pour faire équilibre au poids soulevé. »

Attitudes diverses.

Après l'explication du mécanisme de la station verticale, il est facile de concevoir celui des autres attitudes, telles que celles sur un seul pied, assise, couchée, sur les genoux. Toutes exigent plus ou moins l'intervention d'actions musculaires, mais à des degrés très différents.

a. Dans la *station sur un seul pied*, la base de sustentation n'est plus représentée que par la surface du sol que couvre le pied. Le centre de gravité devant donc passer par le pied appuyé sur le sol, le corps s'incline du côté de la jambe qui le porte. Cette attitude est fatigante, parce que la petitesse de la base de sustentation oblige à des efforts musculaires énergiques, outre que le poids à supporter par le membre est double, etc.

b. L'*attitude couchée* est celle qui fatigue le moins, pourvu qu'elle n'ait pas lieu sur un plan très incliné ou inégal. C'est l'attitude du repos, celle que nous choisissons pendant le sommeil et que prennent instinctivement les malades. — Le décubitus a lieu ou sur le dos, ou sur les côtés, etc., les avantages de l'un sur l'autre ne sont pas les mêmes. Le *décubitus dorsal* est celui qui peut se concilier avec l'inaction de tous les muscles ; l'*abdominal* est beaucoup plus gênant, à cause de la pression qu'éprouvent les viscères du bas-ventre ; le *latéral* exige un certain effort musculaire pour se maintenir, car le tronc pose par sa face la plus étroite : de plus, s'il a lieu du côté gauche, le foie, se trouvant comme suspendu dans l'hypocondre droit et sans appui, comprime l'estomac, trouble la digestion, devient cause du cauchemar, fait éprouver un sentiment pénible provenant du tiraillement de son ligament suspenseur, outre que le cœur peut être gêné dans ses mouvements. — Nous reviendrons sur le décubitus comme signe diagnostic, lorsqu'il sera question des symptômes que présentent les maladies, considérées en général.

c. Lorsque l'homme est à *genoux* et qu'il se tient droit, le centre de gravité tombe perpendiculairement le long des fémurs sur les genoux, le poids du corps est supporté par une base de sustentation de peu d'étendue, arrondie et mal disposée à cet effet. Aussi cette situation est-elle très fatigante. — Nous en avons assez dit pour que chacun se rende compte du mécanisme des autres attitudes, qui peuvent varier à l'infini.

Des gestes.

Les *gestes* sont des mouvements partiels employés à l'expression des sentiments, des idées et des volontés chez les êtres intelligents. Etudiés au point de vue mécanique, ils se réduisent aux mouvements de flexion, d'extension, d'adduction, d'abduction, de circumduction et de rotation, lesquels se produisent à la tête, au tronc, aux membres, aux membres supérieurs principalement.

Les gestes constituent un langage à part, très expressif (voir ci-après, *Physiognomonie*). Ils remplacent la parole chez les sourds-muets ; ils la surpassent quelquefois, comme dans l'exemple de cet Athénien qui électrisa le peuple resté froid aux beaux et véhéments discours de Démosthène contre Philippe, en paraissant au milieu de la place publique un joug sur ses épaules. Dans tous les cas, les gestes ajoutent singulièrement à l'expression du langage parlé, pourvu qu'ils soient employés dans les passions fortes, les idées élevées, et par un homme spirituel qui sait en être sobre : car les gesticulations des esprits médiocres sont ridicules et manquent leur effet.

Signes d'expression tirés des gestes, des mouvements.

Pantomimie.

Les *gestes* manifestent les passions avec une énergie qui surpasse les autres signes d'expression. Cicéron et l'acteur Roscius ayant accepté réciproquement le défi d'exprimer avec plus de force un plus grand nombre de choses, le premier par le langage, le second par la pantomime, l'avantage resta à Roscius. Nous avons déjà cité l'exemple de cet Athénien qui, pour entraîner le peuple, fit par un geste plus que Démosthène par ses discours. Les hommes à imagination vive, fougueuse, sont gesticulateurs ; les penseurs profonds, les génies supérieurs sont, au contraire, sobres de gestes. Si vous cherchez un ami, si vous avez un secret à confier, ne choisissez pas le gesticulateur, qui est presque toujours orgueilleux et indiscret. La circonspection et la modestie, au contraire, communiquent avec un langage parlé simple et naturel. Dans les passions concentrées, telles que la haine et la jalousie par exemple, les gestes sont irréguliers, convulsifs ; dans la colère, ils échappent à l'empire de la volonté et deviennent désordonnés. — L'idiot a les mouvements incohérents, sans corrélation avec les idées et les sentiments qu'il manifeste ; — l'homme de génie a les gestes et l'attitude en harmonie avec l'expression de la parole, des sentiments ou des idées qu'il émet, etc.

Physiognomonie.

Il vous est arrivé sans doute bien des fois, lecteur, de vous prononcer mentalement sur le caractère d'une personne que vous voyez pour la première fois, de la juger méchante ou bienveillante, irascible ou douce, grossière ou gracieuse, sans autre motif que l'impression première qu'elle a produite sur votre esprit ; et vous vous êtes senti porté à l'aimer ou à la haïr sans savoir pourquoi. Alors vous avez fait de la *physiognomonie*, science ou art dans lequel Lavater a laissé un nom immortel.

Ce n'est pas que le *système de Lavater* mérite toute notre approbation et soit exempt de reproches. Lavater avait certainement le génie de la physiognomonie, mais il lui manquait les connaissances anatomiques et physiologiques qui forment la base de toute étude touchant l'homme moral aussi bien que l'homme physique. Il eut le tort de choisir pour point d'appui de sa théorie la conformation primitive, originelle des parties, et de donner beaucoup trop d'importance à chacune d'elles prise isolément. « Je suis plus occupé, avoue-t-il, de la physionomie en repos que de la physionomie en mouvement. Je n'ai pas seulement observé les formes, j'ai remarqué en outre tous les degrés de courbure, d'inclinaison ; j'ai assigné des valeurs à chaque partie prise séparément ; je me suis décidé plutôt par un seul trait que par l'ensemble. » Or, pour tout physiologiste, cette manière d'observer doit conduire presque toujours à l'erreur, car il est presque absurde de chercher de l'esprit ou de la stupidité, de la bonté ou de l'égoïsme dans telle ou telle forme originelle du nez, de l'oreille, de la bouche, etc. S'il est un fait positif, nécessaire même, c'est l'unité scénique de la vie, c'est le lien qui unit le développement des organes au développement des sentiments et des passions ; c'est en un mot la corrélation entre le physique et le moral. Si avec son génie d'observation Lavater eût été physiologiste comme Cabanis, qui a fait un livre si remarquable sur les rapports du physique et du moral, malgré les erreurs qu'il renferme, au lieu de quelques vérités isolées, noyées dans un déluge d'histoires sans intérêt, de redites et d'exemples mal choisis, il nous eût laissé un système physiognomonique fondé sur des données positives, et dont les détails seraient venus se rattacher au principe de l'unité vitale.

La science physiognomonique ne résulte donc pas seulement de l'observation des traits de la face *(prosopose)*, rattachée à telle ou telle disposition de l'âme ; elle embrasse l'être physique tout entier, car l'enveloppe extérieure du corps est un miroir dans lequel viennent se réfléchir, sous des formes plus ou moins sensibles, les nombreuses manières d'être de la vie intérieure. Son champ est immense ; pour le parcourir, il faudrait passer en revue non seulement les impressions de la face, les gestes, les attitudes, les mouvements locomoteurs, mais encore la conformation du crâne et des différentes parties de la figure, les constitutions, les tempéraments, les inflexions de la voix, etc., etc. ; il faudrait, de plus, considérer toutes ces choses chez l'un et l'autre sexe, aux divers âges, dans les différents climats, etc. ; chose impossible.

Notre examen portera sur les modifications que présentent 1° la tête et la face, sous le double rapport de leur conformation et de leurs mouvements ; 2° les gestes ; 3° la locomotion ; 4° les attitudes. Quant aux signes physiognomoniques tirés de la conformation du crâne ou du cerveau, des tempéraments et constitutions, etc., nous en indiquerons les principaux en temps et lieu.

Signes d'expression offerts par le crâne et la face.

Prosopose.

La tête est le siège des manifestations physiognomoniques les plus nombreuses et les plus vraies dans leurs applications. Il faut distinguer en elle le crâne et la face.

Crâne humain. Bien proportionné, il est un peu aplati des deux côtés et s'élève en bosse au front et à l'occiput. Si le renflement frontal l'emporte sur celui de l'occiput, on en conclut que les facultés intellectuelles et morales prédominent sur les besoins physiques et les instincts. Le contraire a lieu dans la disposition inverse. — Une tête démesurément *grosse* n'indique pas toujours une grande intelligence ; souvent au contraire c'est la stupidité si les parois du crâne sont très épaisses, ou si le cerveau, les méninges contiennent de la sérosité, comme chez les hydrocéphales. — Une très *petite tête* dénote presque toujours une imperfection quelconque d'une des facultés morales ou intellectuelles. Mais laissons ce sujet qui rentre tout entier dans le système de Gall, la *cranioscopie*, que nous nous proposons de développer plus loin.

Face. Il faut l'étudier région par région : front, sourcils, yeux, nez, joues, bouche, menton ; elle le sera ensuite dans son ensemble. On appelle *prosopose* l'étude des modifications spéciales qu'elle présente pour l'expression des idées et des sentiments.

Le *front* est corrélatif de l'intelligence ; il appartient à la cranioscopie plutôt qu'à la prosopose. Ce que nous avons à ajouter concerne la partie mobile, la peau. Or, la peau du front présente des plis qui ne sont pas sans expression. Ainsi les rides verticales et le redressement des cheveux accusent d'ordinaire des passions sinistres ou concentrées, comme colère, haine, jalousie ; des rides transversales formant des arcs réguliers en harmonie avec les contours du front, dénotent un esprit calme, une conscience tranquille et un caractère gai ; des rides irrégulières et sans ordre reflètent des idées bizarres, des passions singulières ; l'absence de rides, des cheveux plats et sans érection, indiquent une intelligence bornée, des sentiments froids, l'impassibilité.

Des *sourcils* souples, doucement arqués, sans inégalité ni raideur, annoncent un caractère doux, modeste, noble. Quand ils sont épais, durs, hérissés, ils indiquent un esprit sévère, peu traitable ; sont-ils à poils ras, non arqués, ils accusent faiblesse, irrésolution. — Les sourcils deviennent plus expressifs dans les passions : le mépris, la haine, l'envie les rapprochent de la ligne médiane, et forment des rides verticales au front; la franchise, l'aménité, au contraire, nous les montrent éloignés l'un de l'autre. Craignez des passions sombres, concentrées, quand vous les voyez abaissés sur les yeux Ces règles générales toutefois comportent un grand nombre d'exceptions.

Les *yeux*, on l'a dit depuis longtemps, sont le miroir de l'âme. Dans la colère, la fureur, la vengeance, ils sont brillants, enflammés; dans la haine, l'envie, la jalousie, ils ont une expression dure, sombre, farouche, à laquelle ajoute la disposition des sourcils dans ces passions. Dans la gaieté, l'œil a un aspect de satisfaction; dans la tristesse, il est abaissé, languissant, immobile, mouillé de larmes. En un mot, le regard est expressif ou indifférent, tendre ou dur, froid ou amoureux, timide ou hardi, modeste ou fier, droit ou égaré et faux, etc., selon les individus et les passions qui les agitent. Comme il devient un langage expressif qui porte conviction, les hypocrites s'étudient habilement à le composer; mais le physionomiste distinguera aisément la rotation maniérée, l'abaissement forcé des yeux pour peindre la modestie, la douceur, etc., alors que la dureté de ces organes, le rapprochement des sourcils et l'ensemble des traits du visage décèlent des dispositions opposées.

« Les yeux bleus annoncent de la faiblesse, un caractère plus mou, plus efféminé que ne le font les yeux bruns ou noirs. Ce n'est pas qu'il n'y ait des gens très énergiques avec des yeux bleus; mais, sur la totalité, les yeux bruns sont l'indice plus ordinaire d'un esprit mâle, vigoureux, profond. Les gens colères ont les yeux de différentes couleurs, rarement bleus, plus souvent bruns ou verdâtres. — Des yeux larges où paraît beaucoup de blanc au-dessous de la prunelle sont communs au tempérament phlegmatique et au tempérament sanguin; mais les uns sont faibles, battus, vaguement dessinés, les autres sont pleins de feu, fortement prononcés et moins échancrés; ils ont des paupières plus égales, plus courtes, mais en même temps moins charnues.

» Lorsque la paupière se dessine presque horizontalement sur l'œil et coupe diamétralement la prunelle, je m'attends ordinairement à un homme très fin, très adroit, très rusé; mais il n'est pas dit pour cela que cette forme détruise la droiture du cœur. — Des paupières reculées et fort échancrées annoncent, la plupart du temps, une humeur colérique; on y reconnaît aussi l'artiste et l'homme de goût. Elles sont rares chez les femmes et tout au plus réservées à celles qui se distinguent par une force d'esprit ou de jugement extraordinaire. » (LAVATER.)

Le *nez* très volumineux, avec diminution proportionnée du cerveau, dénote des inclinations à la sensualité, une prédominance de l'instinct sur l'intellect; le nez mince, très acéré, indique faiblesse ou malignité dissimulée; long et recourbé vers sa pointe, c'est de l'ambition, de la hardiesse, de la persévérance; retroussé, avec narines larges, il peut faire supposer l'orgueil, la suffisance, la vanité; s'il offre une petite bosse près de sa racine, on peut y voir un signe de courage.

« Un beau nez, dit encore Lavater, suppose toujours un caractère excellent, distingué. Pour qu'un nez soit parfaitement beau, il faut que sa longueur égale celle du front; qu'il offre une légère cavité près de sa racine; que le dos en soit large, surtout vers le milieu, et à bords presque parallèles, que le bout ne soit ni dur, ni charnu, ni trop pointu, ni trop large; que les ailes se dessinent distinctement et que le bas du nez, dans le profil, n'ait que le tiers de sa longueur. Un nez qui rassemble toutes ces perfections exprime tout ce qui peut s'exprimer. Cependant nombre de gens du plus grand mérite ont le nez difforme. La narine petite est le signe certain d'un esprit timide, incapable de hasarder la moindre entreprise. Lorsque les ailes du nez sont bien dégagées, bien mobiles, elles dénotent une grande délicatesse de sentiment, qui peut aisément dégénérer en sensualité ou volupté....

» La rudesse et la bêtise impriment aux *joues* des sillons grossiers; la sagesse, l'expérience et la finesse d'esprit les entrecoupent de traits légers et gracieusement ondulés. Certains enfoncements triangulaires qui se remarquent quelquefois dans les joues sont les signes infaillibles de l'envie et de la jalousie naturelle. Une joue, au contraire, naturellement gracieuse, est le garant d'un cœur sensible, incapable de la moindre bassesse. Ne vous fiez pas trop à un homme qui ne sourit jamais agréablement; la grâce du sourire est le véritable baromètre de la bonté du cœur et de la noblesse du caractère. »

Une *bouche* petite, régulière, bien faite, indique la sagesse, la franchise, le calme de l'âme; la bouche petite, enfoncée, exprime l'orgueil, la suffisance, la dissimulation: celle qui est habituellement béante dénote un esprit lourd, faible et crédule. L'égoïsme, l'opiniâtreté, la dureté, accompagnent la bouche toujours fermée. L'abaissement des angles labiaux est un signe de mépris ou de douleur; leur élévation annonce de la malice, de la gaieté ou de la raillerie.

« On remarque un parfait rapport entre les lèvres et le caractère. Qu'elles soient fermes, qu'elles soient molles et mobiles, le caractère est toujours d'une trempe analogue. — De grosses lèvres bien proportionnées qui présentent des deux côtés la ligne du milieu bien serpentée et facile à reproduire au dessin, de telles lèvres sont incompatibles avec la bassesse ; elles répugnent aussi à la fausseté et à la méchanceté : tout au plus pourrait-on leur reprocher quelquefois un peu de penchant à la volupté. — Une lèvre de dessus qui déborde un peu est la marque distinctive de la bonté ; non que je refuse absolument cette qualité à la lèvre d'en bas qui avance, mais dans ce cas je m'attends plutôt à une froide et sincère bonhomie qu'au sentiment d'une vive tendresse. — Une bouche béante et plaintive, une bouche fermée, souffrent avec patience....

» Une longue expérience m'a prouvé, continue Lavater, qu'un menton avancé annonce toujours quelque chose de positif ; au lieu que la signification du menton reculé est toujours négative. Un menton pointu passe ordinairement pour le signe de la ruse : cependant j'ai reconnu cette forme aux personnes les plus honnêtes ; chez elles la ruse n'était qu'une bonté raffinée. Un menton mou, charnu et à double étage est, la plupart du temps, la marque et l'effet de la sensualité. Les mentons angulaires ne se voient guère qu'à des gens sensés, fermes et bienveillants. Les mentons plats supposent la froideur et la sécheresse du tempérament. Les petits caractérisent la timidité. Les ronds, avec fossette, peuvent être regardés comme le gage de la bonté. »

Si nous considérons maintenant la *face dans son ensemble*, nous recueillerons les données physiognomoniques suivantes : Un visage plat, massif, désigne bassesse des inclinations, indifférence ou nullité de l'esprit ; le proéminent et mobile signale l'activité, la pénétration ; le visage court, gras, vermeil et épanoui, dénote la gaieté, la bienveillance, l'amabilité ; long, pâle et maigre, il accuse égoïsme, ennui, mélancolie, parfois sagesse, prudence et réflexion. Des traits larges, prononcés et réguliers accompagnent l'élévation dans le caractère plus que la vivacité dans l'esprit ; une face charnue, très volumineuse relativement au crâne, dénote une sensualité supérieure à la raison ; au contraire, une petite face couronnée par un crâne volumineux prouve plus d'intelligence que d'instinct.

L'affaissement des traits, l'allongement du visage, se retrouvent dans toutes les passions tristes. La concentration des traits vers la ligne médiane, les rides verticales, sont l'expression de passions sombres, violentes, dissimulées ; au contraire, l'éloignement des traits de la ligne médiane, l'épanouissement de la physionomie et les rides transversales manifestent des sentiments expansifs. A la régularité, à l'harmonie des expressions faciales correspondent l'élévation des sentiments, la sincérité de l'âme; tandis que le désaccord, l'incohérence dans les traits accusent un esprit faux, un cœur perfide, un caractère sans noblesse. Une physionomie régulière, qui, dans son jeu comme dans sa constitution, se rapproche du beau idéal, voilà le cachet d'un esprit sage et judicieux, d'une âme céleste.

Signes d'expression tirés de l'attitude.

L'*attitude* est expressive: un homme de génie se tient debout autrement qu'un sot; le maintien du sujet bilieux diffère de celui du lymphatique. Chez l'homme de génie, de jugement et de haute raison, l'attitude a un air de grandeur sans ostentation, de dignité sans pédanterie, de supériorité sans jactance. La sottise et la vanité s'accompagnent d'un maintien sans ensemble, d'une équilibration incertaine, comme chez l'idiot. L'être suffisant et prétentieux porte la tête haute et s'érige sur toutes ses articulations; l'audacieux a de la raideur et de la menace dans le maintien; le timide, au contraire, semble se rapetisser: il se replie sur lui-même comme s'il craignait d'occuper trop d'espace. — L'homme franc se présente en face, la tête fixe et droite; l'hypocrite baisse le front et les yeux, et se tient toujours dans une même position oblique, etc.

Signes d'expression tirés de la locomotion.

Marcher, se mouvoir, diffèrent de ton selon les caractères. L'homme de génie se meut avec gravité, sans prétention, sans les vacillations répétées de la tête qu'on remarque chez le distrait ou l'idiot. Celui-ci marche la tête renversée en arrière, ses pas sont inégaux. L'orgueilleux, le présomptueux se tient droit, la tête haute; il veut augmenter son mérite en élevant sa taille, et semble mépriser la tourbe des êtres sur lesquels il plane. Le timide, le modeste, au contraire, s'avance prudemment, sans affectation; tandis que le téméraire, le querelleur se précipite et renverse tout ce qui s'oppose à sa progression, plutôt que de se dévier de sa ligne à parcourir, etc.

Tels sont les premiers principes qui doivent servir de base dans la science physiognomonique et l'art de reconnaître l'homme moral par l'homme physique. Que si nous les réunissons de manière à présenter un type, un ensemble, nous trouvons:

Chez l'homme *intelligent:* — un crâne large; un front noble et calme; des sourcils rapprochés sans effort; un œil pénétrant; un nez régulier; une bouche fermée par des lèvres d'une épaisseur moyenne;

des gestes naturels sans affectation ; une attitude noble et simple ; une démarche aisée ; une prosopose en harmonie avec les idées et les passions qu'elle reflète.

Chez l'homme des instincts, *l'homme-animal :* — crâne étroit, peu volumineux relativement à la face ; front bas ; sourcils écartés et irréguliers ; œil lascif ; nez volumineux ; bouche entr'ouverte ; lèvres épaisses et charnues ; menton volumineux ; gestes sans dignité, exprimant la licence ; attitude libre, de mauvais goût ; démarche molle, irrégulière, rustique ; prosopose exprimant les désirs sensuels.

Chez l'*idiot :* — crâne peu volumineux, rétréci en haut ; face plate, irrégulière ; œil fixe, hébété, morne ; bouche béante ; lèvres charnues : gestes et attitude sans rapport avec la pensée ; marche lente, irrégulière ; prosopose stupide ; tête renversée en arrière, etc.

Chez l'homme *judicieux*, raisonnable : — crâne large, carré ; face proportionnée dans ses rapports ; œil calme, observateur ; gestes mesurés, précis, sans prodigalité ; prosopose peu mobile, agréable, gaie, parfois sérieuse.

Enfin l'homme d'esprit et d'*imagination* a le crâne arrondi, sans volume absolu notable ; la face courte, gracieuse, peu charnue ; l'œil vif, mobile ; la bouche animée par un malicieux sourire ; les gestes nombreux, souvent exagérés ; la physionomie exprimant les passions et les idées avec excès, etc.

Pour compléter ces tableaux que nous ne faisons qu'ébaucher, il nous faudrait tenir compte des caractères fournis par la voix, le langage articulé, les habitudes domestiques, le style, l'écriture elle-même : « on peut même, dit Lavater, juger de l'homme par son habillement, sa maison, ses meubles, etc. » Il nous faudrait de plus étudier les signes physiognomoniques de chaque passion prise isolément ; mais ce serait dépasser de beaucoup les limites déjà trop étendues de cet article, et côtoyer de trop près le domaine du roman. — Au reste, dans tout cela, rien qui ne reconnaisse de nombreuses exceptions

SECTION II. — FONCTIONS DE PHONATION

La *phonation* (de *phôné*, voix) est cette fonction qui a pour but la production du son vocal, de la voix et de la parole articulée. Il ne suffisait pas que l'homme, pour exprimer ses pensées, ses impressions, ses agitations, pût produire les mille variations de mouvements, d'attitudes, de physionomie, qu'il doit au jeu mobile des muscles ; il lui fallait un organe particulier qui manifestât hautement ses affections, ses désirs, ses volontés, qui fît entendre toutes les vibrations de son âme. Cet organe, c'est le larynx, véritable instrument de la voix. Quant à la *voix articulée*, la parole, qui est certainement le moyen de communication le plus puissant dont jouissent les êtres animés, elle se produit avec le concours d'autres organes.

Nous diviserons ce chapitre de la manière suivante : 1° *son* ; 2° *appareil vocal* ; 3° *mécanisme de la voix* ; 4° *modifications de la voix*.

Le son.

Le *son* résulte d'oscillations imprimées aux molécules des corps élastiques au moyen d'un choc ou d'un frottement, et de l'impression qu'il produit sur l'appareil auditif. Le sourd peut percevoir les oscillations, mais ne peut entendre le son, qui n'existe que par l'action de vibrations communiquées à l'air, et, de proche en proche, au nerf auditif. (V. *Audition*.)

Il faut distinguer dans le son : l'intensité, le timbre et l'acuité.

L'*intensité* du son dépend de l'amplitude des vibrations du corps sonore, non de leur nombre ; le *timbre* dépend de la nature du corps vibrant, car le son de la flûte, par exemple, ne ressemble pas à celui du violon. Quant à l'*acuité* du son, elle est relative au nombre de vibrations produites par le corps sonore dans un espace de temps déterminé, comme une seconde par exemple : 32 vibrations pour le son le plus grave, 73,000 pour le plus aigu.

Lorsque deux corps sonores, de même nature ou non, donnent un même nombre de vibrations par seconde, ils produisent des sons qui vibrent à l'*unisson*. Lorsque deux corps qui vibrent exécutent, dans le même temps, un nombre de vibrations qui est dans le rapport de 1 : 2, ces deux corps sont à l'octave l'un de l'autre. Ainsi, par exemple, le *do* de la quatrième corde du violon fait 512 vibrations par seconde ; le *do* de l'octave supérieure fait 1,024 vibrations pendant le même espace de temps. Nous ne parlerons pas des rapports existant entre les diverses notes de la gamme.

Lorsque le nombre de vibrations d'un corps sonore est inférieur à 32 vibrations simples par seconde, il n'est plus perçu comme son par l'oreille : c'est la limite des sons *graves*. Lorsque le nombre de vibrations est supérieur à 70,000, dans le même espace de temps, le son produit est si *aigu* que l'oreille ne peut plus le distinguer d'un autre son qui serait plus élevé.

Voici des lois de physique applicables à l'instrument vocal humain. On sait que le nombre de vibrations d'une corde tendue, dans un temps donné, est en raison inverse de la longueur de cette corde ; une corde ayant 2 de longueur, donne l'octave quand sa longueur est ramenée à 1. — Le nombre de vibrations qu'exécute une corde augmente avec sa tension, et ce nombre est proportionnel à la racine carrée des poids qui la tendent. Une corde qui supporte un poids de 1 kilog., et qui donne le ton *do*, donnera le son *do* 2 si l'on remplace le poids de 1 kilog. par un autre de 4 kilog. — Les cordes métalliques, et à plus forte raison les cordes composées de matières organiques, ne produisent que des sons d'une faible intensité lorsqu'elles ne sont pas mises en vibration dans des conditions propres à la sonorité.

L'appareil vocal.

Le larynx est un *appareil* assez compliqué, ainsi que nous l'a montré sa description, à laquelle nous renvoyons le lecteur (p. 80). On l'a comparé tantôt à un instrument à corde, tantôt à un instrument à anche ; c'est qu'en effet il présente une grande analogie avec l'un et avec l'autre.

Dans les *instruments à cordes* (violon, harpe, etc.), le son est produit par les vibrations de cordes tendues, et son intensité dépend de l'amplitude de l'oscillation de la corde. Or, l'organe de la voix humaine est pourvu de parties vibrantes *(cordes vocales)* dont la tension peut varier, ainsi que la longueur, la densité, le volume, par l'effet de la contraction des muscles du larynx.

Quant à l'*anche*, la voici dans toute sa simplicité. C'est une lame mince, élastique, susceptible d'entrer en vibration et de rendre des sons sous l'influence d'un courant d'air. Elle est double lorsqu'il y a deux lames susceptibles de se mouvoir rapidement, de vibrer de façon à produire des ondes sonores, en facilitant et interceptant tour à tour un courant d'air. Or, le son produit est plus ou moins aigu ou grave, suivant que les lames sont plus ou moins courtes ou longues, parce qu'elles exécutent un nombre plus ou moins grand de vibrations dans un temps donné. Aussi, pour produire des sons qui passent d'un extrême à l'autre de l'échelle harmonique, que fait le joueur? Il diminue ou augmente l'étendue des lames en pinçant ou relâchant les lèvres, selon qu'il veut aller de l'aigu au grave, comme dans l'action de jouer du hautbois ou de la clarinette. Ajoutons que, dans ces instruments, les sons sont encore plus modifiés que dans l'anche simple par les différents degrés d'épaisseur, de largeur, d'élasticité ou de mollesse de ces lames, par l'intensité du courant d'air et par la forme, le diamètre et la longueur du tuyau porte-son.

MÉCANISME DE LA PHONATION.

A. Toutes les conditions ci-dessus se trouvent réunies dans le larynx. En effet, le joueur fournit l'air, c'est le poumon qui souffle ; les cordes vocales font l'office de l'anche ; les muscles intrinsèques du larynx, en rétrécissant ou agrandissant l'ouverture de la glotte, simulent les lèvres du joueur d'instrument ; la bouche et les fosses nasales constituent le tuyau porte-son ; enfin l'air chassé par la poitrine fait résonner l'instrument selon son degré de vitesse. Or, les cordes vocales peuvent être plus ou moins souples, minces, gonflées ; les muscles plus ou moins contractés ou paralysés ; le tuyau porte-voix (bouche) peut varier ses dimensions ; les efforts d'expiration peuvent être plus ou moins prononcés : toutes circonstances qui modifient physiquement le son vocal.

En résumé, l'air arrive à la glotte par la trachée-artère faisant office de *porte-vent ;* en la traversant, il produit des vibrations sonores ; puis le son acquiert toutes les qualités naturelles de la voix à l'aide du multiple concours des ventricules laryngines, des fosses nasales et de la cavité buccale. Le rôle de l'épiglotte n'est pas encore bien fixé.

Ainsi, dans les ventricules du larynx s'opère un premier retentissement, qui donne plus de rondeur et d'expansion à la voix. C'est à la propagation de ce mouvement vibratoire qu'il faut rapporter le trémoussement ressenti profondément dans la trachée, les bronches et jusque dans les poumons lorsqu'on produit les tons graves (*voix de poitrine*). Une partie de l'air mis en vibration s'engage dans les fosses nasales, où se manifeste un second retentissement qui se propage aux os du crâne, et il revient à l'ouverture gutturale pour sortir par la bouche. Si celle-ci est fermée, cet air s'échappe par les ouvertures externes des cavités nasales, et si celles-ci sont obstruées, la voix est altérée dans son timbre, *nasonnée*, comme l'on dit. Enfin, l'air en vibration se précipite dans la bouche, et c'est dans ce conduit (conduit gutturo-buccal comparé au tuyau *porte-son*), que le son vocal reçoit le plus de modifications, suivant les formes diverses auxquelles se prête cette cavité.

B. Mais pour que le larynx produise des sons, une autre condition est indispensable : il faut que l'influence nerveuse s'exerce, car si l'on pousse de l'air par la trachée-artère d'un cadavre au moyen d'un soufflet, l'instrument vocal reste muet.

D'où vient l'influence nerveuse indipensable? « Les nerfs moteurs des muscles du larynx viennent de deux sources : du laryngé supérieur (p. 91, *J*), qui fournit seulement les filets du crico-thyroïdien, et du laryngé inférieur ou récurrent, qui anime tous les autres muscles du larynx. Les laryngés (supérieur et inférieur) sont des branches du pneumo-gastrique ; toutefois ce n'est pas ce dernier nerf, mais bien le spinal (p. 92, *L*), dont les filets sont mélangés à ceux du pneumo-gastrique, qui paraît tenir sous sa dépendance les mouvements musculaires en rapport avec la production de la voix. »

Ch. Bell a démontré par des expériences : 1° que la section du nerf récurrent détruit la phonation ; 2° que celle du nerf laryngé abolit l'harmonie qui doit exister entre les muscles de la glotte et ceux de la poitrine. Des filets du nerf spinal entrent dans la constitution des nerfs laryngés et ont sur les muscles du larynx une influence vocale ; leur rôle est de donner à l'ouverture de la glotte et à la tension des cordes vocales les conditions propres à la production du son ; mais quand au contraire la glotte ne sert qu'à la respiration, l'appareil musculaire laryngien favorise cette fonction en obéissant à l'action des pneumo-gastriques (p. 91, *J*). La section d'un seul nerf spinal rend la voix rauque ; l'arrachement ou destruction des deux spinaux produit une *aphonie* complète.

C. D'après ce qui précède il est facile de comprendre comment le volume du larynx, l'état des cordes vocales, l'étendue du tuyau porteson, la vitesse de l'air expiré, etc., influent sur la voix. Un larynx volumineux qui présente une ouverture glottique spacieuse et reçoit une forte colonne d'air d'une poitrine large et saine, doit produire un son vocal plus grave et plus intense que celui dont les conditions automatiques sont opposées. C'est pour cela que la voix est plus forte chez l'homme que chez la femme et l'enfant. En outre, chaque individu possède un timbre particulier ; la voix perd de son intensité chez les malades dont les actions expiratrices sont languissantes ; elle ne peut se produire avec facilité après un repas copieux qui distend l'estomac et rétrécit la cavité pectorale ; elle s'altère dès que les cordes vocales deviennent le siège de la moindre irritation, du plus léger gonflement ; enfin elle s'éteint même tout à fait lorsque ces parties sont atteintes d'engorgement, d'ulcérations, etc., alors même que les muscles et les nerfs de larynx fonctionnent parfaitement, etc.

Modifications de la voix.

Après avoir exposé le mécanisme vocal, considéré d'une manière générale, portons notre attention sur les modifications fondamentales que la voix présente : telles que : cri, voix acquise, parole, chant, ventriloquie.

Cri et voix.

Le *cri* est la voix brute, native ; c'est le moyen d'expression le plus naturel des êtres animés. Il n'a rien de conventionnel, rien qui tienne de l'éducation. Cependant on peut y remarquer, selon les circonstances, bien des modifications, comme dans la voix, le ton et la parole. Chez les animaux, le cri est probablement une sorte de langage, très borné sans doute, mais fort bien compris ; au cri d'alarme, à l'approche d'un ennemi, ceux de la même espèce se réunissent et s'entr'aident. Chez l'homme, c'est une expression très significative ; il suffit d'entendre un être humain pousser un cri pour qu'on puisse dire si c'est celui de la joie, de la tristesse, du plaisir ou de la terreur.

La *voix acquise*, au contraire, résulte de l'éducation, de l'influence de la civilisation et du travail intellectuel : c'est la voix *sociale*, qui diffère totalement de celle du sourd de naissance, lequel ne profère, en effet, que des cris rauques qui ne ressemblent à ceux d'aucun être animé.

Paroles, alphabet.

La *parole* est la voix articulée. L'articulation verbale dépend de l'action du voile du palais, des joues, des lèvres et surtout de la langue sur les vibrations sonores qui constituent la voix. La voix n'est articulée que chez l'homme, bien que les organes de cette articulation existent chez les autres mammifères. Un acte intellectuel intervient donc pour la prononciation des mots. Or, comment l'homme intelligent (les idiots et les crétins ne poussent souvent que des cris inarticulés) est-il parvenu à représenter ses actes et ses pensées par des modifications vocales, à composer l'alphabet et les langues ? Cette connaissance curieuse nous échappe.

Quoi qu'il en soit, l'*alphabet* se compose de sons articulés qu'on appelle lettres. Ces sons sont modifiés, les uns par le pharynx et la cavité buccale, c'est-à-dire par le tuyau porte-voix uniquement ; les autres le sont par les parties composantes de ce tuyau, agissant de diverses manières : les premières constituent les *voyelles a, e, i, o, u ;* les secondes, les *consonnes b, c, d, f, g, h, k, l, m, n, p, q, r, s, t, v, x, z.*

Les consonnes se distinguent en labiales, dentales, gutturales, nasales et palatales. Les lettres *b* et *p* sont des *labiales*, parce qu'elles sont dues à l'action spéciale des lèvres ; les lettres *d*, *t*, sont dites *dentales*, parce que les dents se serrent en les prononçant ; *g*, *k*, sont des *gutturales*, qui semblent sortir du gosier ; *m*, *n*, sont des *nasales*, dues à l'intervention spéciale des ondes sonores des fosses nasales ; *l* est *palatale*, parce qu'elle se rapporte à l'action de la langue sur le palais. Les lettres *t*, *v*, *s*, *j*, *r* et *x* résultent principalement du frottement de l'air contre les parois du larynx ou de la bouche, et, à cause de cela, elles peuvent se prolonger, dans la prononciation, autant de temps que dure l'expiration. On comprend facilement, dès lors, que la prononciation soit défectueuse chez les personnes dont quelqu'une des parties composantes de la bouche ou du nez est altérée.

Les lettres ou sons articulés se combinent pour former des mots, ceux-ci pour constituer des phrases. Les mots diffèrent dans les diverses langues ; les climats ont une grande influence sur leur création, puisque dans les idiomes orientaux, les voyelles dominent, tandis que ce sont les consonnes dans les septentrionaux. L'idiome oriental est généralement doux, harmonieux ; dans le nord, au contraire, il est dur et d'une prononciation difficile. On a émis cette opinion, que si les habitants du Nord ont rassemblé dans leurs mots beaucoup de consonnes, c'est afin d'éviter le contact de l'air froid en ouvrant la bouche.

Parler, ce n'est pas seulement articuler des mots, c'est surtout attacher un sens à ceux que l'on prononce. L'idiot ne fait qu'articuler vaguement, comme certains oiseaux prononcent des mots qu'on leur a répétés à satiété et dont ils ne comprennent pas la signification. L'homme intelligent seul sait parler. La force, l'accélération, le timbre particulier qu'il donne à sa voix, constituent l'*accent*, lequel diffère non seulement dans les divers climats, mais dans chaque localité, pour ainsi dire.

La parole n'est pas toujours accompagnée d'un son produit par le larynx : c'est ce qui arrive quand nous parlons *à voix basse ;* nous prononçons ainsi tous les mots par le simple jeu des organes buccaux. La parole à *voix haute*, au contraire, résulte de la combinaison du son laryngien avec des modifications spéciales du pharynx, du voile du palais, de la langue, des joues et des lèvres.

La *voix de poitrine*, la voix de fausset ou de tête, la voix sombrée, sont des qualités de la voix résultant de modifications dans le timbre, dont la cause essentielle est peu connue. Diday et Pétrequin ont donné l'explication suivante de la *voix de fausset :* au moment où elle se produit, la glotte se place dans un état de tension tel, que les cordes vocales ne peuvent plus vibrer à la manière d'une anche.

Son contour ressemble alors à l'ouverture d'une flûte, et, comme cela arrive dans les instruments de ce genre, ce n'est plus par les vibrations des bords de l'ouverture, mais par celles de l'air lui-même, que le son est produit.

Incessamment employée pour manifester des idées et exprimer les passions, la parole fournit des renseignements précieux à la physiognomonie raisonnée. — La femme, douée d'une sensibilité plus grande et dont les manifestations sont si nombreuses, parle en général beaucoup, souvent avec excès, et son langage, bien que gracieux, est diffus. — L'homme fait un abus moins fréquent de la parole : sa diction est plus énergique, plus positive et plus méthodique. L'homme franc s'énonce clairement, sans périphrases, en employant toujours le mot propre ; le vaniteux parle avec jactance et présomption, rendant des idées mesquines par des mots pompeux et avec un ton tranchant ; le modeste émet au contraire de belles pensées dans un style simple ; l'hypocrite recherche les termes paraboliques, obscurs, les formules ambiguës : son langage est apprêté, moelleux, souple, flatteur ; aussi fait-il de nombreuses dupes.

Chant, gamme.

Le *chant* est la voix modulée en sons qui parcourent les divers degrés de l'échelle harmonique. Il nécessite des efforts d'expiration, certains mouvements des pièces mobiles du larynx et des modifications pharyngo-buccales que nous allons expliquer en parlant des *tons* graves et des aigus.

Le *ton*, c'est le degré que présente la voix dans l'échelle harmonique. Tous les degrés de cette échelle sont figurés par des signes, appelés notes, dont chacun désigne un ton différent. Il y a sept tons : ils forment la *gamme ;* et celle-ci, en se répétant, constitue l'échelle musicale, avec tous les intervalles compris entre le son le plus grave et le son le plus aigu. La voix humaine n'en parcourt qu'une certaine étendue, qui varie suivant les individus et les sexes. Les modifications qui s'opèrent dans l'appareil vocal pendant que la voix parcourt la gamme sont celles-ci :

Pour les *tons graves*, les cordes vocales se relâchent, la glotte se dilate sous l'action du muscle crico-arythénoïdien postérieur, et le conduit laryngo-buccal s'allonge par l'abaissement du larynx, opéré sous l'influence des muscles sterno-thyroïdiens, sterno et omoplat-hyoïdien. Si ces dispositions se prononcent davantage, l'air expiré traverse la glotte sans produire de vibration sonore.

Dans les *tons aigus*, au contraire, il y a tension des cordes vocales, resserrement de la glotte par l'action des muscles thyro arythénoïdiens (p. 81) ; il y a de plus raccourcissement du conduit laryngo-buccal par l'élévation du larynx sous l'influence du muscle constricteur inférieur du pharynx (p. 114) et de tous les muscles élévateurs du larynx (p. 61, *d*, *e*, *f*). Lorsque ces effets sont portés au dernier degré, la glotte se trouve entièrement fermée, et le son ne se forme plus.

C. Dans les phonations aiguës, les muscles intrinsèques du larynx sont aux cordes vocales et à la glotte ce que les lèvres du musicien sont à l'anche du hautbois que nous avons choisi pour exemple de comparaison. Les muscles extrinsèques, les élévateurs et les abaisseurs, sont pour le conduit laryngo-buccal comme les doigts de l'artiste par rapport à l'instrument.

Une bonne voix moyenne parcourt ordinairement 2 à 2 1/2 octaves. Le son le plus bas des tons de la voix humaine correspond à 160 vibrations par seconde ; le plus élevé, à 2,048 vibrations. Entre ces limites s'exercent les voix de *bassse-taille*, de *baryton*, de *ténor*, d'*alto* et de *soprano* : ces deux dernières appartiennent à la femme. — On sait que la castration entrave le développement du larynx, et peut donner à l'homme la voix féminine ; par contre, l'on rencontre quelquefois des femmes ayant la voix de ténor.

La vocalisation musicale est effectuée par le larynx seul dans les tons au-dessous du médium, mais avec le concours principal du pharynx dans les tons au-dessus. Dans le premier cas, la *voix* est dite *de poitrine ;* dans le second, *voix de tête*. Le larynx et le pharynx sont les organes qui fatiguent le plus dans la production des sons élevés, à cause de la forte tension de leurs muscles ; la poitrine éprouve plus de lassitude dans les tons bas, vu l'énorme quantité d'air qu'il faut expirer pour les produire.

Nous ne parlerons pas des différentes espèces de voix : nous dirons seulement qu'elle est juste ou fausse, suivant qu'elle saisit bien ou mal tous les degrés toniques et qu'elle les reproduit sans s'écarter de l'unisson. La *justesse* ou la *fausseté de la voix* ne dépendent exclusivement ni de l'oreille ni du larynx, car on voit des personnes qui, bien que musiciennes, ne peuvent chanter juste, et d'autres qui, possédant une voix harmonieuse, manquent cependant de la faculté musicale.

Le chant doit être regardé comme l'expression la plus naturelle des passions, principalement des passions tendres et agréables. On a connu de tout temps les chants d'allégresse, d'amour, de guerre, etc. ; les animaux eux-mêmes, les oiseaux, par exemple, célèbrent leurs amours par des chants qui commencent avec la saison qui les ramène. Quel est l'être assez insensible, assez imparfait, qui n'a ressenti le pouvoir de la musique sur son âme ! Dans les contrées méridionales, cet art est cultivé généralement, disons plutôt qu'il y est inné ; la conversation elle-même y est en quelque sorte cadencée : en Italie, la déclamation est une sorte de chant dans lequel les tons sont peu appréciables.

Ventriloquie.

L'expression impropre de *ventriloquie* (parler du ventre) a été adoptée pour désigner une manière particulière de former la voix et d'articuler les mots, au moyen de laquelle on imite le timbre vocal de plusieurs personnes éloignées, qui parleraient, je suppose, au fond d'un puits, d'une cave ou derrière un mur, de telle sorte qu'on donne l'idée d'une conversation ayant lieu entre divers interlocuteurs, mais que l'on tient soi seul. L'explication de ce phénomène n'est point encore bien connue : on peut assurer, toutefois, que les mots ne se prononcent pas dans le ventre, ni même au-dessous du larynx. « J'ai pu me convaincre, dit Richerand, que le mécanisme consiste dans une respiration lente, graduée, filée en quelque sorte, soit que, pour la ralentir, l'artiste use de l'empire qu'exerce la volonté sur les muscles des parois de la poitrine, soit qu'il tienne l'épiglotte légèrement abaissée au moyen de la base de la langue, dont il n'avance guère la pointe au delà des arcades dentaires. » Toutefois, la plupart du temps les soi-disant ventriloques produisent leur voix au moment de l'expiration (Béclard). Quoi qu'il en soit, les illusions que font naître les ventriloques sont singulièrement augmentées par l'adresse qu'ils mettent à diriger leurs impulsions phoniques vers les lieux d'où la parole supposée devrait partir, et par les modifications relatives au timbre, à la force de la voix et au ton qu'ils savent ménager et mettre en harmonie avec le sens de la conversation. Mais cette manière de parler, exigeant en quelque sorte la suspension ou le ralentissement prolongé de la respiration, est fatigante et ne peut être longtemps supportée sans inconvénient ni danger même.

SECTION III. — FONCTIONS SENSORIELLES OU SENSATIONS — INNERVATION

A. Ces *fonctions*, considérées d'une manière générale, en bloc, peuvent être définies : impressions produites sur un ou plusieurs organes par des influences extérieures (physiques, chimiques, etc.), ou intérieures (vitales), perçues par le cerveau ; mais ce n'est point une définition complète, car dans toute sensation quatre phénomènes successifs sont à noter : 1° impression de l'agent excitateur ; 2° action du ou des nerfs qui transmettent cette impression au cerveau ; 3° réaction cérébrale jugeant le cas ; 4° enfin nouvelle action du centre percevant, faisant rapporter la sensation à tel organe plutôt qu'à tel autre, et connaître si la cause est hors de nous ou dans nous.

a. L'étude du système nerveux fonctionnant porte pour titre : *Innervation.* Cette étude présente deux faces : l'innervation est examinée : tantôt à titre de fonction générale indépendante des divers mécanismes organiques auxquels elle communique, pourtant, soit la vie ou le mouvement ; tantôt comme divisible et s'appliquant à chaque appareil organique. En tout cas elle a ses agents propres, ses instruments spéciaux. Nous les avons résumés à l'état statique (p. 98) ; mais nous devons ajouter ceci. Il existe deux courants nerveux, l'un de la périphérie au centre, l'autre dans le sens inverse ; de plus, il y a dans les nerfs en général des filets pour la sensibilité et des filets pour le mouvement. Au moment de leur distribution terminale au sein des organes, les éléments nerveux d'ordre différent tendent à s'isoler.

b. Il y a des mouvements qui succèdent à des impressions sans que ces impressions aient été senties ou perçues : ce sont là des phénomènes *d'action réflexe.* Le pouvoir réflexe a son siège dans l'axe cérébro-spinal. Les actions réflexes sont encore désignées sous le nom de *sympathies.* Tout phénomène d'acte réflexe et de sympathie exige pour son accomplissement que l'excitation produite se transmette, par l'intermédiaire des nerfs, aux centres nerveux, seuls aptes à réfléchir l'action motrice.

B. Il y a une analogie entre l'action nerveuse et l'action électrique. On estime que la vitesse de transmission des courants nerveux chez l'homme est de 30 mètres par seconde environ. On sait que quelques poissons présentent sur divers points du corps des appareils particuliers offrant une certaine ressemblance avec des piles voltaïques, et à l'aide desquels ils peuvent, lorsqu'ils sont touchés, donner naissance à des décharges offrant avec celles de nos machines une remarquable analogie.

Quand on veut étudier les sensations si nombreuses et si variées que nous ressentons, il faut les diviser, d'après l'origine ou la cause, en *externes* et en *internes ;* puis les examinant sous le rapport de la nature du modificateur, on doit les classer en *générales* et en *spéciales.* Nous verrons bientôt l'importance de ces divisions.

Les sensations sont plus ou moins vives ou obtuses, suivant les constitutions individuelles, les tempéraments, et puis elles s'émoussent par l'habitude, avec l'âge, etc. Comme elles constituent toute notre existence, nous sommes généralement très avides de celles qui sont agréables; aussi l'homme en recherche-t-il incessamment de nouvelles et de plus vives, ce qui malheureusement use prématurément sa vie, et lui prépare un avenir de dégoût et d'ennui, qu'il ne saurait trop mettre de soin à éviter.

LES SENSATIONS EXTERNES OU SENS.

Les *sensations externes* sont celles qui résultent d'impressions faites sur des organes ou appareils organiques spéciaux par des agents extérieurs appropriés à la structure et au mode de sensibilité propres à ces organes. Elles offrent à considérer : 1° l'*appareil sensitif*, lequel est plus ou moins compliqué et doué d'une sensibilité particulière, spéciale, indépendante de la sensibilité générale commune à tous les organes; 2° l'*agent modificateur*, agent d'une nature spéciale aussi et tel qu'il ne peut impressionner que l'appareil qui lui est destiné; 3° la *sensation*, source d'une classe d'idées qui ne peuvent s'établir que par le mode d'impression qui les engendre.

Les sens que nous devons étudier sont : l'*olfaction*, la *vision*, l'*audition*, la *gustation* et la *palpation*.

Ils sont étroitement liés aux phénomènes de la vie de relation, dont ils constituent la plus belle prérogative. Ils n'ont que des rapports très éloignés avec les fonctions nutritives. Aussi leur suspension paraît-elle n'avoir aucun inconvénient pour l'existence de l'individu, bien qu'elle lui ferme toute voie d'expansion au dehors. Chez le fœtus les sensations externes n'existent pas, ne peuvent se manifester; cet être ne jouit, dans le sein de sa mère, que d'une vie tout à fait végétative. Après la naissance, même, elles sont lentes à s'exercer; elles n'acquièrent que très tard toute leur perfection.

Les sens sont soumis à une véritable éducation. Ceux qui s'exercent à distance, comme la vue et l'ouïe, se perfectionnent plus difficilement que le toucher et le goût. Faibles, confus dans l'enfance, ils se font remarquer par leur vivacité dans la jeunesse; ils s'affaiblissent par les progrès de l'âge, mais gagnent en précision et en exactitude ce qu'ils perdent en subtilité. Ils finissent par disparaître dans la décrépitude; toutefois, le goût conserve jusqu'à la fin quelque activité.

CHAP. Ier. — L'OLFACTION OU SENS DE L'ODORAT.

L'*olfaction* est le sens qui nous fait percevoir les odeurs. C'est la fonction au moyen de laquelle nous acquérons la notion que tel corps est *odorant* ou *inodore*. — Nous allons considérer tour à tour : les odeurs; l'appareil olfactif; le mécanisme de l'olfaction; les remarques auxquelles donne lieu la fonction.

Les odeurs.

Pour les anciens chimistes, l'*odeur* était un principe spécial, distinct, surajonté à chaque corps naturel; ils le désignaient sous le nom d'*arome*. Aujourd'hui les odeurs sont une sorte de mouvement vibratoire des corps se propageant à la manière d'un fluide impondérable et transmis à la muqueuse olfactive; pour d'autres, ce sont des particules impalpables des corps, des vapeurs, ayant assez d'analogie avec les gaz odorants. Cette dernière opinion est la plus vraisemblable.

Les odeurs se dégagent principalement sous l'influence de la chaleur, de l'humidité, du frottement. Leur ténuité est telle que, s'échappant continuellement et pendant un temps très prolongé, elles ne diminuent pas d'une manière appréciable le poids ni le volume des corps qui les émettent. Haller pesa un fragment de musc de cinq centigrammes qui, pendant trente ans, avait dégagé une prodigieuse quantité de molécules odorantes, et il n'en trouva pas le poids diminué. Cependant certains dégagements odoriférants peuvent être rendus matériellement sensibles. Berthollet ayant placé un morceau de camphre au haut d'un tube rempli de mercure, vit celui-ci descendre et le camphre diminuer. — Nous ne parlerons pas des diverses espèces d'odeurs, encore moins de leurs classifications, qui sont toutes défectueuses.

Appareil olfactif ou odorant.

L'*appareil odorant* se compose d'une série de cavités anfractueuses tapissées par une membrane muqueuse dans laquelle s'épanouit le nerf olfactif qui préside à l'odorat. Nous l'avons vu, en anatomie, il comprend les fosses nasales, les sinus maxillaires et frontaux, la membrane muqueuse ou olfactive qui revêt l'intérieur de toutes ces cavités (p. 101), et plusieurs nerfs qui s'y distribuent. Ces nerfs sont ceux de la première paire (p. 88, *A*), diverses branches de

la cinquième paire (p. 89) et des rameaux du grand sympathique
(p. 96, *B, b*·.

On peut comparer les cavités nasales à une espèce de crible
placé sur le chemin que l'air parcourt pour s'introduire dans la poitrine, destiné à retenir les molécules et les odeurs qui peuvent être
nuisibles à la respiration. — L'odorat est aussi comme une sentinelle
avancée du goût; car ce qui l'impressionne désagréablement est
presque toujours repoussé par la dégustation.

Mécanisme de l'olfaction.

A. Attirées par des mouvements d'inspiration dans les fosses nasales, avec l'air qui leur sert de véhicule, les molécules odorantes se
mettent en contact avec la muqueuse olfactive et l'impressionnent.
L'*impression* est aussitôt transmise au cerveau et convertie en *perception*. Dans cette opération instantanée chaque organe a son rôle : le nerf
olfactif est spécialement chargé de donner à la muqueuse la sensibilité spéciale qui la rend apte à recevoir l'impression, sensibilité développée surtout dans la partie supérieure des fosses nasales, là précisément où se distribue une plus grande quantité de filets nerveux.
Les sinus frontaux (p. 31, *a*) et les maxillaires (p. 33, *B*) ont pour usage
d'augmenter les surfaces à impressionner et de ralentir le passage de
l'air qui doit effectuer l'impression. Le mucus nasal lui-même contribue à l'odorat, car, outre qu'il n'existe que là où s'exerce ce
dernier, son altération entraine celle de la fonction, ainsi que chacun peut s'en convaincre lorsqu'il est enrhumé. Enfin, le nez est
destiné à recueillir et à diriger les odeurs vers la partie supérieure
des fosses nasales, et son action n'est point sans utilité, puisque
chez les personnes qui l'ont difforme ou qui l'ont perdu, l'odorat est
altéré ou détruit.

B. D'autres nerfs se rendent à l'appareil olfactif, quel est leur
rôle ? Plusieurs physiologistes, Magendie en particulier, pensent que
la cinquième paire (p. 89, *E*) concourt à produire l'impression odorante, comme elle concourt à la vision et à l'audition, au moyen de
ses anastomoses avec les nerfs spéciaux de ces fonctions. Chargée de
communiquer la sensibilité générale aux parties auxquelles elle se
distribue, cette cinquième paire la donne aux fosses nasales et au
nez au moyen du nerf nasal (p. 89, *a*), qu'elle fournit. Les filets nerveux du grand sympathique, venant du ganglion ophtalmique
(p. 96, *B, a*), président aux phénomènes d'association ou de nutrition des parties qui composent l'appareil.

a. La finesse de la faculté olfactive est en raison de l'étendue des surfaces sentantes, du développement des nerfs olfactifs et peut-être aussi de la partie du cerveau chargée de reconnaître l'impression. Toutefois, la finesse de l'odorat se relie plutôt à la nature des parties sensibles qu'à leur volume et à leur étendue. S'il en était autrement, en effet, l'éléphant devrait avoir l'olfaction beaucoup plus développée qu'elle ne l'est chez le chien et certains oiseaux de proie ; or, ce n'est pas ce que l'on observe.

b. Les odeurs, pour être perçues, doivent traverser les narines de dehors en dedans ; l'air expiré par le nez n'impressionne pas le nerf olfactif par l'odeur qu'il peut avoir ; c'est à cause de cela que les punais ne se doutent pas qu'ils répandent par le nez une odeur infecte. La répétition d'une même impression olfactive émousse promptement le sens de l'odorat. Chacun sait, en effet, avec quelle facilité on s'accoutume à certaines odeurs.

Remarques sur l'odorat.

L'odorat nous donne des notions assez exactes sur la qualité des aliments. Sentinelle aux avant-postes de la digestion, il dénonce et éloigne les substances nuisibles ; car tout corps doué d'une odeur désagréable est presque toujours un aliment peu utile, sinon nuisible. N'oublions pas toutefois que les odeurs les plus suaves pour certains hommes excitent de la répulsion chez certains autres. L'odorat se perfectionne par l'exercice. N'existant pas encore dans le jeune âge, où les cavités nasales sont pour ainsi dire rudimentaires, il se développe parallèlement à ces dernières, et se perfectionne jusque dans la vieillesse. On connaît la finesse du nez des gourmets, qui distinguent les vins, disent leur âge, rien qu'en les flairant. Du reste, la sensibilité olfactive varie selon les individus ; elle est généralement plus délicate chez la femme que chez l'homme.

Les animaux ont l'odorat extrêmement développé ; il est chez eux, dit Buffon, comme le sens universel du sentiment. L'ours, le cheval, le renard, le corbeau, un grand nombre de poissons et d'insectes flairent, dit-on, de beaucoup plus loin qu'ils ne voient. Si l'on en croit les historiens, des vautours furent attirés d'Asie sur les champs de Pharsale par l'odeur des cadavres qui s'y trouvaient entassés, après la fameuse bataille de ce nom. S'il est vrai que la chouette rôde autour d'une maison où il y a un malade en danger de mort, ne serait-ce pas parce qu'elle y est attirée par

l'odeur qui s'en échappe et qui annonce un commencement de décomposition ?

L'odorat entretient des sympathies assez nombreuses dans l'organisme ; une odeur agréable ou forte réveille l'action du cœur dans la
syncope, ranime la respiration dans l'asphyxie. Il y a des odeurs qui
éveillent les désirs vénériens. Le sens de l'odorat est celui qui nous
rappelle le plus souvent les impressions du jeune âge.

CHAP. II. — VISION OU SENS DE LA VUE.

La *vision* est une fonction qui a pour but de nous faire apercevoir
les objets. Elle nous donne, de concert avec le toucher, des notions
sur les formes, les grandeurs, les dimensions, les distances et les
mouvements. C'est le sens auquel seul appartient l'appréciation
des couleurs. Si le toucher peut la remplacer jusqu'à un certain
point dans la locomotion, elle n'en est pas moins le guide le plus
sûr et le plus précieux des appareils locomoteurs.

Dans l'exposé de l'histoire de cette fonction nous aurons à considérer : 1° la lumière ; 2° l'appareil visuel ; 3° le mécanisme de la
vision ; 4° les remarques auxquelles la fonction donne lieu.

Lumière.

La *lumière* émane du soleil et des corps lumineux. Les objets non
lumineux par eux-mêmes ne sont visibles que parce qu'ils projettent
dans l'œil une partie des rayons de lumière qu'ils reçoivent. Nous
n'essaierons pas d'expliquer ce que c'est que la lumière ; fluide,
éther, vibration ou émanation de particules mêmes des corps lumineux. Nous dirons seulement ceci : elle se propage avec une vitesse
extraordinaire de 65,000 lieues par seconde ; met 8 minutes 13 secondes à nous arriver du soleil, éloigné de 36 millions de lieues
de la terre ; elle traverse les corps transparents ; elle est arrêtée
par les corps opaques, réfléchie par les surfaces blanches et polies,
absorbée par les surfaces noires ou rugueuses ; enfin elle se décompose en traversant un prisme transparent, etc. Toutes ces modifications ou propriétés obéissent à des lois dont voici les fondamentales :

1° Tout corps éclairé (par le soleil ou tout point lumineux) émet de
sa surface entière des rayons de lumière divergents, c'est-à-dire qui
s'écartent les uns des autres dans toutes les directions, en suivant une
ligne droite ;

2° Lorsque ces rayons divergents rencontrent un corps sur leur passage, de trois choses l'une : ou ils traversent ce corps, ou ils sont réfléchis, ou enfin ils sont absorbés ;

3° Lorsqu'un rayon lumineux rencontre un corps transparent, autrement dit *milieu diaphane*, il le traverse. Si ce rayon tombe perpendiculairement sur ce corps, il le traverse sans changer de direction ; si au contraire l'incidence est oblique, le rayon se dévie de sa route et prend une direction que commande toujours la densité du corps traversé. On appelle *réfraction* cette déviation ; et comme c'est sur elle que repose tout entier le mécanisme de la vision, nous devons en exposer les lois.

« Quand des rayons lumineux passent obliquement d'un milieu dans un autre milieu, ils changent de direction tout en restant dans le plan d'incidence. Ils se rapprochent de la perpendiculaire au point d'incidence O, quand le milieu dans lequel ils entrent est plus réfrangible que le milieu d'où ils sortent ; ils s'en écartent, au contraire, si le milieu dans lequel ils entrent est moins réfrangible que le milieu d'où ils sortent. Ce phénomène de déviation des rayons lumineux porte le nom de *réfraction*. Ainsi le rayon P. (fig. 6), tombant perpendiculairement sur une surface transparente, se continue directement en P' ; mais le rayon R, au lieu de se continuer en R', est dévié ; il se rapproche de la perpendiculaire P et se continue en R", si le milieu est plus dense ; il s'éloigne de cette perpendiculaire, si le milieu est moins dense. L'éloignement ou le rapprochement du rayon de la perpendiculaire est proportionnel à la densité relative des milieux, et varie aussi un peu en raison de leur nature chimique.

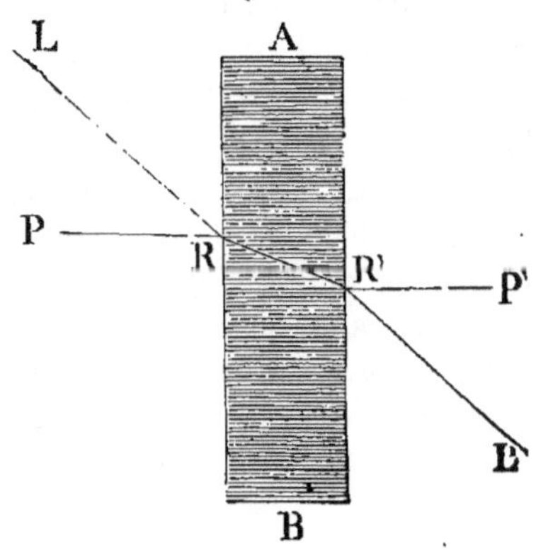

» Lorsque la lumière L (fig. 7) traverse de part en part un corps réfringent A B à faces parallèles, les rayons qui sortent de ce corps ou les rayons réfractés R R', suivent une direction parallèle L' à celle des rayons incidents [1].

» Lorsque la lumière traverse de part en part un milieu dont les faces d'incidence et d'émergence ne sont pas parallèles, le rayon émergent éprouve une déviation angulaire, ainsi qu'on le voit par la fig. 8, représentant un prisme de verre. En effet, le rayon R,

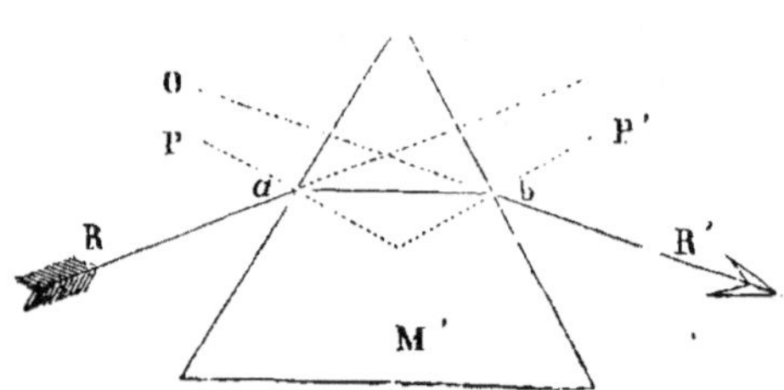

Fig. 8.

réfracté au point d'incidence *a*, se rapproche de la perpendiculaire P, et traverse le prisme en *ab*. Au point d'émergence *b*, il s'éloigne de la perpendiculaire P', et suit enfin la direction R'. Le rayon R éprouve, par conséquent, sur chacune des faces du prisme une déviation *dans le même sens*, et sa direction définitive se trouve considérablement modifiée. Cette propriété du prisme explique pourquoi, lorsqu'on voit les objets à travers un prisme dont la base est placée en bas, ces objets paraissent relevés. En effet, soit un objet placé au point R et qu'on regarde à travers le prisme, l'œil étant placé en R', cet objet sera vu suivant la projection du rayon R', et par conséquent rapporté au point O. Si le sommet du prisme est en bas, les objets paraissent au contraire abaissés.

» Lorsque la surface du milieu réfringent est convexe, on peut la considérer comme composée d'une infinité de petites surfaces planes, dont toutes les perpendiculaires aux plans d'incidence passeraient par le centre de la sphère, à supposer que la surface convexe fût un segment de la sphère. Or, il est facile de concevoir que, quelle que soit l'inclinaison des rayons qui, partis du point lumineux, tombent sur une surface réfringente de cette nature, ces rayons doivent tendre à se rapprocher du centre. Mais ce rapprochement serait peu considérable et la réunion en un même lieu des différents rayons émanés de la source lumineuse ne pourrait s'opérer qu'à une assez grande distance, en arrière du corps transparent, si celui-ci était terminé à sa face postérieure par une surface plane.

» Un milieu transparent, compris entre deux surfaces sphériques

<hr>

1. Le rayon L, en traversant le corps réfringent AB, se rapproche de la perpendiculaire P en se continuant en R R' ; puis sortant du milieu réfringent A B en R', il suit la direction R' L', qui s'éloigne de la perpendiculaire P, parce qu'il passe d'un milieu plus dense dans un milieu moins dense, et ce rayon R' L' est parallèle au rayon L R.

convexes en sens opposé, est bien plus propre à concentrer en un même point les divers rayons émanés d'un point lumineux situé en avant de lui. Un corps semblable porte le nom de *lentille*, et le point où il fait converger les rayons qui le traversent porte le nom de *foyer*.

» Soit A un point lumineux placé devant une lentille (fig. 9). Parmi

Fig. 9.

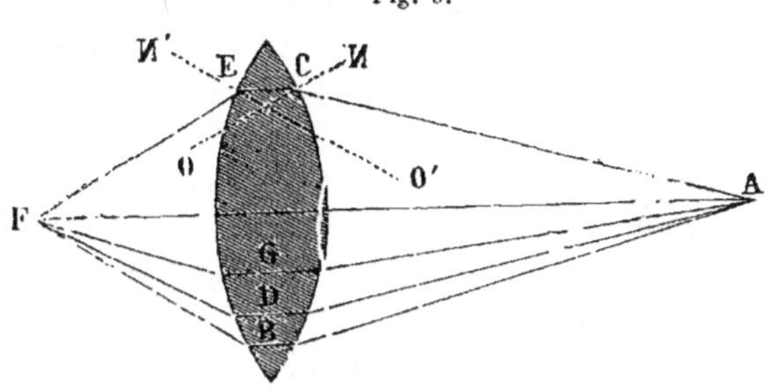

les rayons lumineux que le point A envoie dans toutes directions, prenons le rayon A C. Arrivé au point C, ce rayon rencontre la lentille, suivant une certaine incidence. En pénétrant dans le verre, dont la réfrangibilité est plus grande que celle de l'air, le rayon A C se rapprochera de la perpendiculaire au point d'incidence N O. Sa direction primitive, qui était A C, deviendra C E. Le rayon C E, arrivé au point d'émergence E, passe du verre dans l'air. La réfrangibilité de l'air étant moins grande que celle du verre, il s'éloignera de la perpendiculaire au point d'émergence N' O', et il prendra la direction E F. Il en est de même pour les rayons B, D, G. Le point F, placé sur le prolongement de l'axe de la lentille, est le foyer où tous ces rayons viennent converger. Quant aux rayons A F, leur angle d'incidence étant nul, l'angle de réfraction est nul également, et ils suivent la direction primitive. »

Au lieu d'un simple point lumineux, considéré comme source de

Fig. 10.

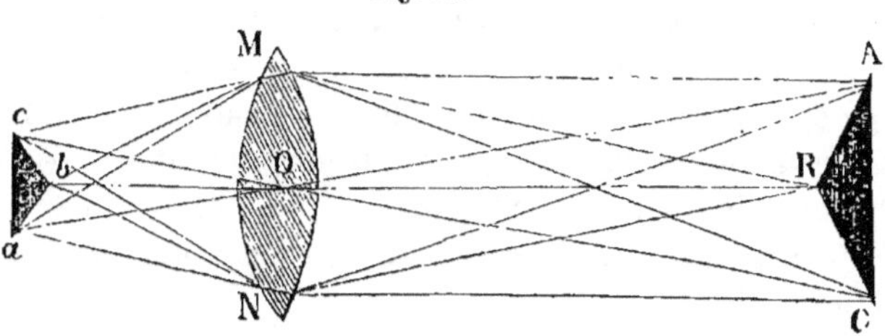

lumière, supposons que l'objet éclairé est d'une certaine étendue. Les rayons lumineux envoyés par chacun des points de cet objet viennent se projeter en arrière de la lentille, de manière à représenter exactement les divers points de cet objet et à en reproduire l'image ; mais cette image est peinte renversée. Soit un corps A B C (fig. 10), chacun de ces trois points rayonne en tous sens dans l'espace ; chacun envoie à la lentille M N un faisceau de lumière, un cône lumineux dont la base est à cette lentille. Chacun des rayons de ces cônes est réfracté, et ces cônes viennent se réunir en foyers distincts, *a*, *b*, *c*, de telle sorte que chaque foyer correspond à chacun des points lumineux primitifs.

La lumière se décompose en traversant un prisme. En effet, si l'on reçoit sur une feuille de papier, ou sur tout autre plan, un faisceau de rayons lumineux venant de passer à travers un prisme de verre, on voit ce faisceau peint de sept couleurs : *rouge, orange, jaune, vert, bleu, indigo* et *violet*. C'est ce qu'on appelle le *spectre solaire*. La lumière du soleil se décompose souvent ainsi en traversant un nuage qui fait l'office de prisme, c'est cela qui produit l'*arc-en-ciel*.

La décomposition de la lumière blanche par les prismes montre que les rayons primitifs qui la composent sont inégalement réfrangibles, susceptibles de réfraction : par exemple, soit un rayon de lumière qui traverse un prisme placé dans une chambre obscure, la base de ce prisme étant tournée en haut, le faisceau lumineux est décomposé et viendra former sur l'écran disposé pour le recevoir une image colorée, qui donne, nous le répétons, le *spectre solaire*. La couleur violette occupera le sommet du spectre, parce qu'elle est la plus réfrangible, c'est-à-dire celle qui éprouve le plus de déviation, tandis que la rouge, qui est la moins réfrangible, occupera la partie inférieure de l'image colorée.

Le phénomène qui se produit lorsque la lumière traverse des substances transparentes dont les faces correspondantes ne sont pas parallèles (cas du prisme divisant la lumière en sept couleurs) se nomme *chromatisme*.

« Or les lentilles décomposent aussi la lumière blanche ; elles jouissent du pouvoir dispersif, mais à un plus faible degré. Dans le voisinage du centre, les faces de la lentille pouvant être considérées comme sensiblement parallèles, les images reproduites par elles ne sont pas sensiblement colorées ; mais, à mesure qu'on s'éloigne du centre, l'inclinaison des faces de la lentille se prononce et la dispersion se produit. Aussi les images formées au foyer des lentilles simples sont *irisées* sur leurs bords ; elles sont soumises au chromatisme.

» Dans l'œil, les divers milieux qui le composent corrigent réciproquement leur pouvoir dispersif, à l'aide de leur densité et de leurs courbures différentes. C'est par l'examen attentif de l'œil humain qu'Euler découvrit les lois de l'achromatisme, et voilà pourquoi, dans les instruments d'optique, on associe les lentilles, afin d'obtenir des images qui ne soient point irisées sur leurs bords, comme celles qu'on obtient avec des lentilles simples. Les instruments ainsi corrigés sont dits *achromatiques : l'œil est achromatique.* »

La couleur. Un corps ne manifeste sa couleur que parce qu'il réfléchit la nuance du spectre solaire qui la représente, et il absorbe les autres. Toute substance qui réfléchit la lumière en totalité, sans la décomposer, est dite *blanche ;* celle au contraire qui absorbe cette lumière tout entière est *noire.* Dans l'un et l'autre cas, il y a absence de couleur. Un corps de couleur *rouge, orange* ou *jaune,* etc., est de telle nuance parce qu'il ne réfléchit que le rouge, l'orange, le jaune, etc.

Les sept couleurs du spectre sont dites primitives ou naturelles; de leurs diverses combinaisons résultent toutes les nuances intermédiaires.

Le rayon rouge est le plus fort, le moins réfrangible ; c'est ce qui explique comment le soleil, examiné à travers le brouillard, le matin ou le soir, avec une incidence très oblique, nous semble être de cette couleur. Le rouge fatigue la rétine, éblouit ; c'est peut-être à cause de cela que l'orgueil, la prépotence politique en a fait son emblème. Le violet, au contraire, excite faiblement la vision, aussi semble-t-il être le symbole de la modestie, de l'humilité, du deuil.

Appareil de la vision.

L'appareil visuel ayant été décrit dans ses détails (p. 102 à 106), nous avons peu de chose à en dire ici.

Le *globe de l'œil* est formé de trois parties : la première comprend la cornée, les humeurs de l'œil, le cristallin, véritable lentille qui a pour but de réfracter les rayons lumineux; la seconde partie est constituée par la rétine et a pour mission de recevoir l'impression de ces mêmes rayons ; la troisième enfin est représentée par le nerf optique, qui est chargé de transmettre cette impression au cerveau ou centre de perception. Quant aux usages de l'iris, de la choroïde, etc., nous les indiquerons aussi en expliquant le mécanisme de la vision.

« Dans toute lentille où la distance focale des rayons réfractés est la même pour tous les rayons, il n'y a point de chromatisme ou de couleurs irisées sur le contour des images. Les bordures colorées n'apparaissent qu'avec les cercles de diffusion, conséquence des distances focales inégales. Or, comme dans l'œil tout est disposé de façon que l'image, qui n'est que l'ensemble des foyers, se produise toujours sur le même plan et d'une manière parfaitement nette pour toutes les distances de l'objet éclairé, nous pouvons dire que l'œil est achromatique. »

Les *sourcils* et les *paupières* servent à la fonction visuelle, les premiers en modérant l'intensité des rayons lumineux et en préservant l'œil des poussières qui pourraient l'irriter; les secondes, en favorisant par leurs mouvements et leurs glissements répétés l'état d'humidité du globe oculaire.

La *sécrétion lacrymale* concourt également à la parfaite exécution de la vision par le liquide lacrymal qu'elle répand sur le devant de l'œil, et que provoque et étend le clignement des paupières.

Les nerfs sont nombreux dans l'appareil de la vue. Outre le *nerf optique* (deuxième paire), nerf spécial de la sensation visuelle (p. 88), on y trouve le *nerf moteur commun* (3ᵉ paire) (p. 88, *C*), qui anime les muscles droits de l'œil; le *nerf pathétique* (4ᵉ paire) (p. 89, *D*), qui donne le mouvement au muscle grand oblique; le *nerf ophtalmique* (branche de la 5ᵉ paire) (p. 89, *a*), auquel se rattache la sensibilité générale de l'œil; le *moteur oculaire externe* (6ᵉ paire) (p. 90, *F*), destiné à mouvoir le muscle droit externe de l'œil. De plus, des *rameaux du grand sympathique* (p. 96) communiquent à l'organe la vitalité nécessaire à ses fonctions de circulation, de sécrétion et de nutrition. Enfin des *filets du nerf facial* (p. 90, *G*) transmettent au front et aux paupières le pouvoir d'agir, soit volontairement, soit comme dans certaines passions, involontairement, ainsi que cela ressort de l'étude de la *prosopose* (p. 198).

CHAP. III. — MÉCANISME DE LA VISION.

A. Les rayons lumineux partent directement du corps qui les fournit (soleil, gaz lumineux, bougie, foyer ardent, etc.), ou proviennent par réflexion des objets éclairés par ces foyers lumineux. Les rayons de lumière, avons-nous dit, s'avancent en lignes droites et divergentes. Chaque point d'un corps éclairé donne lieu à un cône lumineux, dont la base est à l'œil de celui qui exerce la vision, et le sommet au point susdit. Tous les cônes convergent les uns vers les autres pour pénétrer dans l'œil, puisque l'ouverture pupillaire est d'un diamètre plus petit que l'objet regardé : il s'ensuit que ces cônes forment comme une pyramide lumineuse, qui, dans son ensemble, a sa base au corps qui la produit et son sommet à l'organe visuel, à moins que ce corps n'ait des dimensions moindres que la pupille. La figure 11 peut aider à l'intelligence de ce phénomène. Elle représente une flèche qui, placée dans l'axe visuel, projette des rayons de lumière de tous ses points, mais dont nous ne supposons éclairées que ses deux extrémités. L'extrémité A fournit des rayons

Fig. 11.

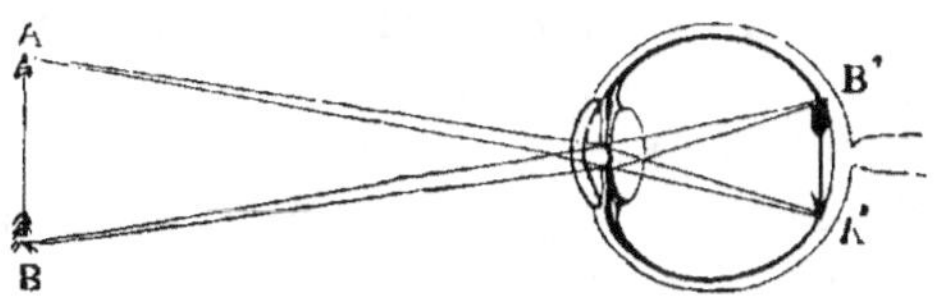

divergents, comme de l'extrémité B en partent de pareils. Ces deux cônes ont leur base respective dirigée vers l'œil; mais, étant considérés comme comprenant entre eux autant d'autres cônes que la flèche peut en émettre, tous figurent un cône collectif dont la base est, au contraire, tournée vers la flèche, et le sommet vers l'œil, dans lequel il pénètre. En se rapprochant et se joignant au centre optique (cristallin), les cônes forment l'angle visuel. Cet angle visuel varie suivant la distance de l'objet, diminuant en proportion de l'éloignement de cet objet. Les notions qu'il fournit seraient trompeuses, sans le mouvement d'*accommodation* qui s'accomplit instinctivement dans l'œil pour la vue des objets diversement distants.

Si nous avons bien saisi les lois d'optique ci-dessus exposées, nous comprendrons aisément ce qui suit. Soit un seul cône lumineux. Les rayons partis d'un point situé dans la direction de l'axe antéro-postérieur de l'œil, arrivent en divergeant sur la cornée. Une partie de ces rayons traverse cette membrane transparente, une autre est réfléchie : double effet produit en vertu de cette loi que les corps diaphanes réfléchissent la lumière en même temps qu'ils s'en laissent pénétrer, et la réfractent. Les rayons réfléchis, c'est-à-dire ceux renvoyés par la cornée transparente, concourent à former le brillant de l'œil et à produire dans celui-ci des images, à la manière d'un miroir.

Quant aux rayons qui traversent la cornée, les uns tombent sur l'iris, les autres passent par l'ouverture pupillaire : les premiers, étant réfléchis, viennent faire connaître la couleur et l'aspect de l'iris ; les seconds, c'est-à-dire ceux qui traversent la pupille, plongent dans l'humeur aqueuse, traversent le cristallin puis le corps vitré, en subissant des réfractions, dont le mécanisme est facile à expliquer maintenant.

En effet, étant milieu plus dense que l'air et corps convexe, la cornée réfracte les rayons lumineux qui la traversent ; ces rayons se rapprochent donc de l'axe de leur faisceau. En pénétrant dans la chambre antérieure ils rencontrent l'humeur aqueuse, milieu moins dense que la cornée, mais plus dense que l'air ; ils prennent, en la traversant, une direction contraire à celle qui vient de leur être imprimée par la cornée, c'est-à-dire s'éloignent un peu de l'axe ou plutôt de la perpendiculaire au cristallin. Ils arrivent au cristallin. Ce corps en réfléchit une partie, qui, retraversant de dedans en dehors l'humeur aqueuse, la cornée et l'espace, vient faire voir à l'observateur le brillant de l'œil. La portion qui pénètre à travers la lentille cristalline trouve en celle-ci un corps d'une densité assez grande, convexe sur ses deux faces, et qui lui fait subir une grande réfraction ; elle se rapproche donc de la perpendiculaire ou axe du cône lumineux, dont nous suivons les modifications. Au delà du cristallin, les rayons rencontrent le corps vitré, celui-ci, en qualité de milieu moins dense que ce cristallin, leur fait subir une autre réfraction par laquelle ils s'écartent un peu de la direction que leur a imprimée ce dernier ; enfin ils arrivent à la rétine, celle-ci en reçoit l'impression et la communique au centre de perception (cerveau) par l'intermédiaire du nerf optique.

En résumé : les rayons lumineux, arrivant en ligne droite, traversent une première surface convexe et dense (la cornée), qui les réfracte ; ils en rencontrent une autre, plus réfringente à cause de sa forme lenticulaire et de sa plus grande densité (le cristallin), et ils sont encore davantage réfractés en la traversant. Ces deux actions principales ont donc pour but de faire converger les rayons de lumière et de rendre l'action de celle-ci plus intense lorsqu'elle arrive à la rétine.

Il résulte de cet exposé que les milieux transparents de l'œil, pris dans leur totalité (cornée, humeur aqueuse, cristallin, humeur vitrée), représentent une lentille réfringente *composée* dont le foyer est à la rétine. Les milieux réfringents de l'œil, pris *dans leur totalité*, doivent, comme toute lentille, présenter un point (situé sur l'axe antéropostérieur de l'œil) où s'entre-croisent tous les axes des cônes lumineux qui entrent dans l'œil. Ce point est le *centre optique* de l'œil. La position du centre optique dépend du rapport des courbures de la face antérieure et de la face postérieure de la lentille composée. Il doit être placé sur l'axe de l'œil et plus rapproché de la cornée que de la rétine. Il est situé dans l'intérieur du cristallin en un point voisin de sa face postérieure (fig. 10, O).

La rétine étant la membrane sur laquelle doit se peindre l'image des objets d'une part, et le corps vitré étant appliqué sur la rétine d'autre part, il en résulte ceci : 1° le foyer des rayons lumineux émanés des divers points de l'objet a lieu à la partie postérieure de l'appareil réfringent, sur cette surface postérieure même qui est en contact avec la rétine; 2° à quelque distance que soit placé l'objet sur lequel s'exerce la vision, son image devant toujours se faire sur la rétine, ce foyer ne peut se réaliser que par suite de modifications intérieures de l'œil, de ce que l'on désigne sous le nom d'*accommodation* des milieux réfringents.

Nous avons dit que l'image se forme *renversée* au fond de l'œil. Cela se voit, en effet, dans les fig. 10 et 11, et cela résulte de la réfraction des cônes de lumière, puisque les rayons partis du point supérieur A (fig. 11) se dessinent sur le point inférieur A' de la rétine; que ceux partis de B vont en B'. On s'est demandé naturellement pourquoi nous ne voyons pas tous les corps renversés, et l'on a répondu que l'habitude rectifie la vue; que rien ne peut être renversé quand rien n'est droit, car les deux idées n'existent que par opposition; que le principe du prisme qui élève ou abaisse les objets que nous regardons au travers de sa masse peut être invoqué; que, d'ailleurs, la perception se faisant au cerveau, celui-ci ne reçoit qu'une seule et même impression, qui n'a ni étendue ni figure, etc.

Phénomènes vitaux de la vision.

Après le mécanisme physique, voyons celui d'ordre vital. Il nous faut étudier les rôles respectifs de l'iris, de la choroïde, de la rétine, du nerf optique, du nerf ophthalmique, du cerveau ; enfin les modifications que peut éprouver le globe oculaire considéré en masse.

L'*iris*, en se contractant ou se dilatant, rétrécit ou agrandit l'ouverture de la pupille, suivant l'intensité ou la faiblesse de la lumière. Il a pour mission de garantir l'organe visuel d'une impression trop vive, et de favoriser l'intégrité de la vision. Il est organe de protection, car il ferme complètement la pupille quand un rayon solaire frappe directement la rétine; il influe sur la netteté des images qui se forment au fond de l'œil, en se rétrécissant, comme pour restreindre le nombre des objets, lorsque ceux-ci sont très petits et regardés avec beaucoup d'attention ; il assure la vision à des distances différentes, car quand il s'agit de voir distinctement un objet éloigné ou peu éclairé, la pupille se dilate comme pour admettre un plus grand nombre de rayons et suppléer ainsi à leur faiblesse.

Mais si la grandeur de l'ouverture pupillaire reste invariable, par exemple si l'on regarde par une ouverture plus petite que la pupille, pratiquée sur une carte, l'image des objets, placés à des distances variées, se forme très nette au foyer de la rétine, seulement avec un peu moins de clarté.

La *choroïde* a pour rôle d'absorber les rayons lumineux, à la faveur de la matière noire qui l'imprègne, après qu'ils ont impressionné la rétine. Par ce moyen, en effet, l'image est rendue plus nette, plus régulière. C'est parce que cette matière noire manque chez les albinos, que ces êtres ont la vue imparfaite.

La *rétine* a pour fonction capitale de percevoir l'impression produite par les rayons lumineux. Pour que cette impression se fasse nettement, il faut que la lumière soit dans un degré d'intensité convenable : trop vive, elle éblouit ; trop faible, l'image n'est point perçue. La rétine peut être rendue insensible par l'action prolongée ou trop intense ou même par l'absence de son excitant. Une lumière qui frappe pendant un certain temps un même point de cette membrane nerveuse rend ce point insensible ; si l'on fixe longtemps un point blanc dans un fond noir, et si l'on porte ensuite ses regards sur un fond blanc, on croit voir un point noir sur celui-ci, parce que la rétine est devenue insensible à l'endroit qui a été fatigué par la lumière blanche. La connaissance du mode d'action de la rétine et du spectre solaire (p. 222) conduit à l'explication de divers phénomènes analogues à celui qui vient d'être exposé. Par exemple, si l'on regarde une tache rouge pendant longtemps, et que l'on porte ensuite ses regards sur un corps blanc, ce dernier paraîtra taché de vert. Pourquoi cela ? Parce que la rétine est devenue insensible au rayon rouge du spectre solaire, et que la lumière donne la sensation du vert, lorsqu'on en soustrait le rouge.

Le *nerf optique* transmet au centre de perception l'impression ressentie par la rétine. Il est l'agent spécial, nécessaire de la vision, car lorsqu'on coupe ce nerf chez les animaux, on produit immédiatement la cécité. La 5ᵉ paire paraît avoir aussi une influence sur cette fonction, puisque sa section altère la vue, quoique son rôle spécial consiste à communiquer à l'organe visuel la sensibilité générale.

L'impression visuelle est transmise au cerveau par les nerfs optiques ; puis elle est convertie en perception par le principe immatériel.

Le *globe oculaire*, considéré en bloc, modifie le foyer des rayons de lumière en même temps que l'étendue de ses diamètres, lesquels sont susceptibles de variations sensibles; car l'œil *s'accommode* aux diverses distances. De même que le globe oculaire se meut dans l'orbite, pour aller à la recherche des images, les milieux réfringents de l'œil se meuvent de même dans une proportion infiniment plus petite, pour se mettre en rapport avec les objets éloignés. Il paraît qu'au moment de l'*accommodation*, le cristallin lui-même tend à se rapprocher de la forme sphérique par l'effet des contractions du muscle *tenseur de la choroïde*, qui entoure le cristallin et qui en refoulerait les bords vers le centre.

Toutefois, lorsque le globe oculaire est très convexe, doué par là même d'une grande force réfringente, les rayons convergents se réunissent avant d'arriver à la rétine, et alors l'objet n'est point vu. Le mot *myopie* désigne cet état, qui reconnaît encore pour causes la surabondance des humeurs de l'œil, l'excès de densité et de convexité du cristallin, états auxquels on remédie soit par l'usage de lunettes à verres concaves, soit en rapprochant l'objet de l'organe visuel, de manière à accroître la divergence des rayons et à empêcher qu'ils ne se réunissent avant d'avoir atteint la rétine.

Quand l'œil, par certaines conditions de structure, est impuissant à rassembler les rayons lumineux, et que ceux-ci ne sont pas encore réunis lorsqu'ils arrivent à la rétine, dans ce cas encore l'objet ne saurait être bien vu; il est trop rapproché, il faut le tenir à distance : l'on nomme *presbytie* l'état de la vue qui nécessite cette précaution, et on y obvie par l'usage des lunettes convexes. En d'autres termes, le corps que l'on veut voir doit être placé à des distances qui varient suivant le foyer des milieux réfringents de l'œil, distances telles que les rayons convergents se réunissent au moment où ils arrivent à la rétine.

Remarques sur la vision.

La vue, comme les autre sens, plus qu'eux encore, se perfectionne avec le temps et par l'habitude. Le toucher est surtout utile à son éducation. C'est par la vue que nous acquérons la connaissance des corps sous le rapport de la forme, du volume de l'intensité lumineuse, de la couleur, de l'éloignement, du repos, du mouvement, etc. Mais à combien d'illusions ne peut-elle pas nous exposer! A une certaine distance, les corps volumineux nous paraissent plus petits une tour carrée présente la forme ronde; un objet nous semble plus éclairé qu'un autre par cela seul qu'il est plus rapproché de nous;

vue à la lumière artificielle, la couleur jaune paraît blanche, etc. On connaît l'histoire de cet aveugle de naissance qui, ayant recouvré la vue après une opération, croyait que tout ce qu'il voyait touchait ses yeux. Malgré toute notre expérience et notre habitude, nous sommes souvent trompés par les yeux et exposés à des *illusions d'optique*. Ces erreurs qui consistent à voir dans les objets toute autre chose que ce qu'ils sont, et qui font le succès des lanternes magiques, des chambres obscures, etc., sont dues aux modifications imprimées, naturellement ou artificiellement, à la réflexion, à la réfraction et à l'intensité de la lumière, avant qu'elle arrive à l'œil.

Pour bien voir les objets et surtout bien juger de leur distance, il faut regarder avec les deux yeux à la fois. Une personne qui perd un œil par accident demeure longtemps sans pouvoir juger sainement des distances, que les borgnes apprécient toujours moins bien. Il est des circonstances, cependant, où il est préférable de ne se servir que d'un seul œil : c'est quand il s'agit de juger d'une manière exacte de la direction des rayons lumineux ou de la situation d'un objet par rapport à soi, comme dans l'action d'ajuster, de viser avant de tirer un coup de fusil ; ou bien lorsqu'il existe dans les yeux une force de réfraction et de sensibilité inégales, cas où souvent il y a *diplopie*, c'est-à-dire vue double.

A propos de diplopie, nous devons faire remarquer que quand les deux yeux sont en harmonie, c'est-à-dire dirigés de telle façon que les deux axes optiques convergent vers l'objet, ce qui existe presque toujours du reste, la vision est *simple*, bien que l'impression soit double. Pour expliquer ce phénomène de la vision binoculaire *simple*, on a recours à une foule de théories, parmi lesquelles celle des *points identiques* des rétines [1] a eu le plus de succès ; mais nous aimons autant le simple raisonnement que voici : Il y a deux nerfs optiques et deux hémisphères cérébraux, mais il n'y a qu'un seul *sensorium*, un seul *moi*, qui convertit une impression double en une sensation simple.

Le sens de la vue ne peut nous donner que des idées de *surfaces diversement éclairées ;* il ne peut attacher aux divers *modes d'éclairer* les diverses parties des objets, l'idée de changement de plan, de relief. L'idée de solidité et de relief n'a donc pas sa source dans l'organe de la vision : elle est dans l'esprit seulement, et elle y a été introduite par le toucher, qui peut seul nous la fournir. Le *stéréos-*

---

1. Si l'on détachait les deux yeux et que l'on superposât les deux rétines sans changer leur position normale, les points *identiques* seraient mathématiquement en contact les uns avec les autres.

cope, qui donne à un si haut degré la perception nette du *relief*, ne ferait rien de semblable, si l'observateur n'avait une idée exacte de la solidité et du relief du corps.

Cet instrument a donné beaucoup à réfléchir, et les physiologistes aussi bien que les physiciens s'évertuent encore à trouver la meilleure explication de la vue stéréoscopique. On sait que si l'on place à son foyer deux images tout à fait semblables, comme deux figures géométriques égales, deux carrés par exemple, de manière que chacune d'elles puisse se peindre isolément dans l'œil correspondant, alors, comme d'une part la distance de chaque rétine à l'objet est égale ; comme d'autre part l'inclinaison de chaque globe oculaire est égale aussi, les *points identiques* des deux rétines entrent en jeu, et l'image paraît simple, se trouvant située au point de jonction des deux axes optiques.

Si au lieu de deux figures *semblables*, on place dans le stéréoscope les deux projections *différentes* d'un solide (telles qu'elles seraient vues par chacun des deux yeux *isolément*, en supposant le solide placé au point de jonction des axes oculaires), l'observateur n'aura également que la notion d'une seule image, et cette image fera naître en lui la sensation d'un corps solide, c'est-à-dire la sensation du relief : l'illusion sera complète. Au lieu d'être des figures géométriques, les deux représentations, peintes ou dessinées, peuvent être de toute autre nature. Elles peuvent consister en paysages ou en portraits, exécutés préalablement en double, à l'aide de deux appareils photographiques, dont les axes des deux verres objectifs ont la même direction qu'auraient les axes optiques de chaque œil pour la distance donnée de l'objet. En présentant les deux épreuves ainsi obtenues au foyer du stéréoscope, on obtient l'illusion du relief à un haut degré.

Il y a deux manières de voir : distinctement et confusément. La vision *distincte* est celle dans laquelle nous ne voyons bien qu'un seul objet et même qu'une seule partie de cet objet. Au contraire, par la vision *confuse* on embrasse un grand nombre d'objets à la fois. L'une s'exerce presque toujours en même temps que l'autre. Quand nous jetons nos regards sur une grande assemblée, par exemple, nous reconnaissons, par la vision *distincte*, la figure d'un personnage que nous regardons, et nous apercevons en même temps *confusément* tous ceux qui l'entourent.

La vision est liée sympathiquement avec les autres fonctions, principalement avec l'innervation, la circulation, la digestion, etc. Mais cette sympathie est mise en jeu par l'intervention de l'intellect ou de l'instinct, réveillés par l'objet aperçu. C'est ainsi que la vue de certains objets glace de terreur les sujets pusillanimes et qu'elle leur cause une syncope, des convulsions, des vomissements. Ce n'est pas autrement qu'il faut expliquer comment l'animal féroce devient docile sous le regard dominateur de l'homme ; pourquoi l'oiseau timide, en présence du serpent redoutable, reste immobile et devient sa proie, etc.

CHAP. IV. — AUDITION OU SENS DE L'OUIE.

L'*audition* est la sensation qui nous fait percevoir les sons, faculté par laquelle l'impression produite par les ondes sonores est transmise au *sensorium*. Dans ce chapitre nous avons à parler du son, de l'appareil auditif, du mécanisme de la fonction, enfin des remarques auxquelles celle-ci donne lieu.

Le son.

« On appelle *son* le mouvement vibratoire qu'un corps élastique, heurté d'une manière quelconque, communique en tous sens par l'oscillation de ses molécules à la couche d'air qui le touche immédiatement, et qui, transmis de proche en proche et toujours en s'affaiblissant, vient faire impression sur le sens de l'ouïe. » Pour que la matière soit sonore, il faut qu'elle réalise des conditions d'élasticité et de densité favorables. Les liquides et les gaz ne peuvent seuls produire un effet acoustique ; mais s'ils touchent un solide en vibration, ils partagent ses dispositions momentanées ; les gaz surtout en donnent la preuve par les divers instruments de musique que remplissent des colonnes d'air.

Il y a à distinguer, dans le son, le timbre, l'intensité, le volume, la durée, le ton. — Mais ces divers sujets ont été traités précédemment.

« Le son se transmet à de grandes distances ; cette transmission a lieu au moyen du déplacement des molécules de l'air. Dans le vide, il n'y a pas de son ; le timbre, mis en vibration sous une cloche dans laquelle on a fait le vide, ne produit aucun bruit.

» Le son parcourt l'espace avec beaucoup moins de rapidité que la lumière ; les physiciens démontrent que dans l'air le son parcourt, par seconde, 338 mètres, dans l'eau 1435 mètres, dans la fonte 3330 mètres.

» On appelle *ondes sonores* les ondulations qui se forment par suite de l'ébranlement transmis aux molécules de l'air ; il se passe dans l'air ce qui arrive dans l'eau lorsque nous jetons une pierre dans la rivière : immédiatement nous voyons la surface du liquide former des rides, des plis, des ondulations ; les molécules déplacées déplacent les molécules environnantes, et de proche en proche forment les ondes. Par le son, des ondes semblables se forment dans l'air et arrivent à notre oreille.

» Une détonation violente, même à grande distance, ébranle nos vitres et les brise, détache les éclats de rocher ; tant que les ondes sonores ne sont pas gênées dans leur développement, elles se propagent en s'amoindrissant ; mais lorsqu'elles rencontrent un obstacle, elles sont *réfléchies*, c'est-à-dire qu'elles reviennent sur elles-mêmes et donnent naissance au phénomène que l'on appelle *écho*. »

Deux cordes étant à l'unisson l'une à côté de l'autre, si l'une entre en vibration et produit le son qui lui est propre, l'autre vibrera aussi : tous les corps peuvent présenter d'ailleurs ce phénomène. Les membranes élastiques, sèches ou humides, vibrent et se mettent à l'unisson des corps environnants, quel que soit le ton produit par leurs vibrations. Leurs degrés de tension, d'épaisseur, de longueur, etc., influent sur la facilité qu'elles ont à entrer en vibration par communication. Cette loi est importante à connaître pour l'explication des phénomènes de l'audition, attendu qu'une grande partie des organes de l'ouïe se composent de membranes et de lames élastiques.

L'appareil auditif.

Si nous renvoyons tout d'abord le lecteur à la description des organes de l'audition (p. 106), il ne nous restera plus qu'à revenir sur les nerfs qui s'y distribuent : or, ces nerfs sont l'auditif, des rameaux du trifacial et du facial, des filets du grand sympathique.

Le *nerf auditif* (7ᵉ paire), nerf spécial de l'ouïe (p. 91, *II*), s'épuise tout entier dans les cavités du labyrinthe (vestibule, canaux demi-circulaires et limaçon), dans le liquide duquel flottent des myriades de fibrilles nerveuses appartenant à ce nerf. Ces fibrilles sont disposées par touffes très apparentes dans le limaçon ; dans les canaux demi-circulaires, elles sont plus petites et plus courtes, mais forment des filets qui figurent des canaux demi-membraneux ; dans le vestibule, c'est comme une membrane de forme tubulaire dont la disposition réalise de véritables canaux, auxquels on a donné le nom de *canaux membraneux* ; ces nerfs semblent flotter dans les canaux osseux, et constituer comme une sorte de *rétine* à l'oreille. Les canaux demi-circulaires membraneux (ceux contenus dans les canaux demi-circulaires osseux) paraissent recouverts, par leur face externe, de villosités disposées par faisceaux en forme de pinceau. Ces villosités, terminaison des fibrilles nerveuses, flottent dans le *liquide de Cotugno*, et semblent être le véritable siège de l'audition.

Le *nerf trifacial* ou trijumeau (5ᵉ paire) envoie à l'oreille interne, comme à toutes les parties essentielles des autres appareils sensitifs, des rameaux qui paraissent concourir à l'audition (p. 89).

Le *nerf facial* (portion dure de la 7ᵉ paire) (p. 90, *G*) donne des filets aux muscles des osselets, qu'ils font mouvoir ; la *corde du tympan* lui est due en partie. Mais ce filet nerveux, étant sensitif, exerce son influence non sur l'ouïe, mais sur la gustation et sur la sensibilité tactile de la langue.

Enfin le *système ganglionnaire* (grand sympathique) envoie des filets qui président au mouvement nutritif de toutes ces parties (p. 96, *B*).

Mécanisme de l'audition.

Les ondes sonores sont d'abord rassemblées par le pavillon de l'oreille, qui, chez certains animaux, comme le cheval, peut se diriger pour aller à leur rencontre, et dont l'immobilité chez l'homme est contre-balancée par une direction convenable donnée à la tête, et par la faculté que nous avons de faire un pavillon artificiel en portant notre main en forme de cornet derrière l'oreille. Ces ondes sonores s'engouffrent dans le conduit auditif externe ; elles mettent en vibration l'air et les parois de ce conduit, et ébranlent la membrane du tympan. Cette membrane transmet ses vibrations à la chaîne des osselets, lesquels agitent la pellicule qui ferme la fenêtre ovale ; cette dernière ébranle le liquide renfermé dans le labyrinthe, et par contre-coup les myriades de fibrilles nerveuses qui y flottent. Il est difficile d'estimer à sa juste valeur la part que prend chacune des parties si diverses de l'appareil de l'ouïe dans l'exercice de l'audition. Par le rétrécissement qu'il offre à son milieu, le *conduit auditif* augmente l'intensité des sons, en resserrant le faisceau des rayons sonores. La membrane du tympan influe sur l'impression sonore par ses vibrations, qui varient suivant son état de relâchement ou de tension ; et c'est ici le cas d'appliquer cette loi générale, savoir qu'une membrane vibre d'autant plus facilement qu'elle est plus tendue. Magendie pense qu'elle se relâche pour les sons faibles et agréables, et qu'elle se tend pour les sons intenses, aigus et désagréables. En tout cas, elle n'est pas indispensable à l'exercice du sens de l'ouïe, perforée, l'ouïe n'en persiste pas moins, seulement l'appréciation des tons très bas ou très élevés n'est plus aussi exacte. Aux mouvements des osselets communiqués par leurs muscles, seraient dus ces phénomènes que présente la membrane tympanique.

L'oreille moyenne augmente-t-elle l'intensité des sons? Cela est probable, car on trouve généralement cette cavité très élargie chez les animaux doués d'une grande délicatesse de l'ouïe. Quant à la *trompe d'Eustache*, ses usages sont évidents : elle sert à renouveler l'air de la caisse, et à donner issue à celui qu'elle contient, dans les circonstances où des sons trop intenses frappent le tympan. Selon Itard, la trompe d'Eustache est l'analogue du trou dans un tambour, sans lequel l'air n'éprouverait aucun mouvement vibratoire, son oblitération entraîne une dureté de l'ouïe qui peut devenir très grande.

De ce que l'on ouvre quelquefois la bouche pour mieux entendre, on a cru que les ondes sonores pouvaient se transmettre par la trompe d'Eustache jusqu'à l'oreille interne : c'est une erreur. Le mouvement instinctif de tenir la bouche béante quand on écoute très attentivement, a pour but de faciliter le renouvellement de l'air, non de laisser pénétrer les sons dans la gorge. Toutefois les sons peuvent arriver à la caisse par une autre voie que le conduit externe : ainsi, quand on met une montre entre les dents, on entend bien ses battements, parce que les vibrations se transmettent à l'organe auditif par les parties solides, les os.

Nous avons indiqué déjà, plus haut, le rôle des nerfs qui se distribuent à l'oreille. Au milieu des organes compliqués, presque microscopiques de l'appareil acoustique, chez les animaux supérieurs, le labyrinthe et plus spécialement le nerf auditif sont les agents essentiels de l'impression, les autres dispositions anatomiques ne sont qu'accessoires, destinées particulièrement au perfectionnement de l'ouïe. Pourtant nous concevons que plus le labyrinthe présentera d'étendue, plus il y aura de gouttelettes de liquide de Cotugno en vibration et de fibrilles nerveuses, et plus l'appareil pourra recevoir et compter de vibrations, etc.

L'impression est transmise au cerveau par le nerf auditif, et le cerveau la convertit en perception.

Remarques sur l'audition.

Pour être perçu convenablement, le son ne doit être ni trop intense ni trop faible : dans le premier cas, il irrite, blesse l'ouïe ; dan le second, il ne l'excite pas assez. Chose remarquable, le nouveau-né, non seulement paraît peu affecté par le bruit, il paraît affectionner au contraire les sons aigus, ainsi que la lumière vive. L'audition se perfectionne par l'habitude ; c'est à celle-ci, aidée du raisonnement, que nous devons de juger de la distance à laquelle se produit le son, de sa nature, de sa force, etc. Les animaux eux-mêmes apprécient les sons ; le chien reconnaît la voix de son maître et sait distinguer l'accent de la louange de celui du blâme ; les vibrations de certains instruments de musique, voire les plus doux, comme la flûte, l'harmonica, paraissent affecter désagréablement cet animal.

Il y a une différence très grande entre ouïr, physiquement parlant, et entendre intellectuellement, estimer la nature ou le timbre du son. Il ne faut pas confondre non plus la *finesse* avec la *justesse* de l'ouïe : la première consiste dans la faculté de percevoir les sons les plus légers ; la seconde, dans l'appréciation des plus faibles intervalles des tons. Cette justesse de l'oreille, liée intimement à la faculté musicale, qui semble avoir son siège spécial au cerveau, détermine bien souvent celle de la voix : elle constitue nécessairement la qualité principale du sujet qui se consacre à la culture de la musique. Cet art a d'autant plus de charme que nous pouvons percevoir un grand nombre de sons à la fois et les distinguer les uns des autres. C'est ainsi que nous goûtons les accords de plusieurs instruments dont les sons se combinent et se succèdent de manière à devenir une source de sensations délicieuses : et celles-ci persistent encore après que l'harmonie a cessé, car les idées sonores se fixent dans notre âme comme les idées visuelles. S'il est possible de tracer, le crayon à la main, tous les objets qu'on a vus, même depuis longtemps, on peut aussi chanter ou copier sur un instrument de musique une romance ou un air, en l'absence de la personne qui l'a chanté devant soi, et cela de par la mémoire, cet attribut spécial à chaque faculté cérébrale. Toutefois, il faut que cet air parle à l'âme, au cœur plutôt qu'au cerveau.

Aussi bien, le sens de l'ouïe devient, avec celui de la vue, le moyen le plus précieux et le plus utile d'entretenir des rapports avec les êtres environnants. Il doit même être mis au premier rang, dans notre état de civilisation, où la faculté de recueillir les pensées des autres et de transmettre les nôtres constitue la base fondamentale des relations spéciales, c'est-à-dire de l'existence morale, intellectuelle, politique. Quel est, en effet, le sort de l'homme sourd ? Comme étranger à tous les êtres qui l'environnent, il promène des regards inquiets sur tous les objets de ses rapports ; il évite les réunions nombreuses, qui lui inspirent du dégoût, parce qu'il ne peut en connaître le charme, ni en partager les avantages ; aussi est-il entraîné à la tristesse et à la mélancolie. L'aveugle est peut-être moins à plaindre ; pouvant échanger de faciles communications avec les hommes au moyen du langage parlé, il recherche leur compagnie et conserve une gaieté plus habituelle. Cependant, au choix fatal, la surdité serait subie de préférence.

L'audition entretient des relations avec les autres fonctions, celles du cerveau surtout. (V. l'*Hygiène de l'ouïe*.) Les nerfs acoustiques et les nerfs dentaires sont liés de sympathie entre eux, et l'on sait combien est pénible, désagréable pour les nerfs de la mâchoire, le bruit que produisent les frottements d'une lame de métal sur la pierre.

CHAP. V. — GUSTATION OU SENS DU GOUT.

La *gustation* est l'impression des saveurs sur la langue et le palais ; elle se complète par leur perception au centre sensitif. En termes plus concis, le goût est le sens qui donne la notion des saveurs. Nous avons à examiner : 1° les *saveurs* ; 2° *l'appareil du goût* ; 3° le *mécanisme de la gustation* ; 4° les *remarques* auxquelles donne lieu la fonction.

Saveurs.

La *saveur* est cette propriété qu'ont les corps sapides d'impressionner l'organe du goût. La sapidité des corps se lie à leur solubilité ; elle n'est autre chose que les molécules de ces corps agissant à l'état de solution sur l'organe du goût. D'où il résulte que toute substance insoluble dans les fluides salivaires et perspiratoires de la bouche, est sans saveur ou insipide. Le modificateur du sens du goût n'est donc ni une vibration, ni une émanation analogue à la lumière ou au calorique : c'est quelque chose de matériel et de chimique propre au corps sapide. Toutefois, on ne peut expliquer la cause essentielle de la sapidité ni ses nombreuses variétés. Les saveurs ont été distinguées en *douces, sucrées, amères, acides, alcalines, aromatiques, âcres,* etc. ; ces distinctions sont dépourvues d'intérêt. Le sens du goût ne reconnaît que l'*amer*, le *sucré* (ou le *doux*), l'*acide*, le *salé*.

Appareil du goût.

Nous l'avons décrit dans la partie anatomique, et c'est pourquoi nous nous bornerons à rappeler qu'il est constitué 1° par la *langue*, dont la membrane muqueuse est l'organe spécial du goût ; 2° par la *muqueuse buccale ;* 3° par les *follicules* et les *glandes salivaires,* qui fournissent le liquide dissolvant. Quant aux nerfs qui se distribuent à ces parties, ce sont : le *lingual,* branche de la 5e paire (p. 90, *c*), dont les myriades de fibrilles concourent à la formation des papilles, lesquelles sont spécialement chargées de recevoir l'impression sapide ; ce même nerf donne d'autres rameaux aux organes producteurs du liquide salivaire, dont ils assurent et règlent l'élaboration ; — le *glosso-pharyngien,* portion de la 8e paire (p. 91, *i*), qui a pour fonction de présider à la sensibilité générale de la partie postérieure de la langue et du pharynx ; — l'*hypoglosse,* 11e paire (p. 92, *k*), auquel les mouvements de la langue sont confiés ; — des filets du *grand sympathique,* dont le rôle consiste à présider aux phénomènes vitaux de nutrition et de sécrétion. (Voir la disposition des ces nerfs aux pages 95 à 98.)

Mécanisme de la gustation.

Le corps sapide étant mis en contact avec la muqueuse de la bouche, la langue le presse contre le palais ou le porte entre les dents pour être broyé, s'il est solide. Le liquide perspiratoire et salivaire le dissout ; puis, mis en contact avec les papilles de la langue, auxquelles aboutissent les dernières divisions du nerf lingual, il produit l'impression gustative, laquelle est portée au cerveau par ce même nerf, et convertie en perception. C'est bien le nerf *lingual* qui préside au sens du goût, car si on le coupe, les saveurs n'impressionnent plus la langue, quoiqu'elle conserve la faculté d'être impressionnée par les agents de la sensibilité générale, et qu'elle continue de se mouvoir, à moins qu'on n'ait compris dans la section les nerfs glosso-pharyngiens et hypoglosses. La membrane muqueuse qui tapisse les joues, le palais et les gencives, conserve aussi sa sensibilité propre, laquelle est sous la dépendance du *nerf trijumeau* (5e paire), car elle la perd après la division de ce nerf.

On a tenté un grand nombre d'épreuves pour savoir sur quelles parties s'opère réellement la sensation gustative ; il règne sur ce point une certaine incertitude. Cependant il paraît démontré que les fibrilles nerveuses du nerf lingual, qui se distribuent aux deux tiers antérieurs de la langue, servent à l'appréciation des saveurs acides, et que les filaments qui se distribuent au tiers postérieur (nerf glosso-pharyngien) font reconnaître les saveurs amères. L'expérience suivante a été faite : si l'on présente à deux chiens de la pâtée préparée avec de la coloquinte et de la pâtée préparée avec un acide, ni l'un ni l'autre ne voudra y toucher ; mais si à l'un des chiens on coupe le *nerf lingual*, à l'autre le *nerf glosso-pharyngien*, le premier mangera sans répugnance la pâtée préparée avec l'acide, le second la pâtée préparée avec la coloquinte.

Du reste, il ne suffit pas que ces nerfs soient sains pour que le goût s'exerce complètement ; l'intégrité de la muqueuse buccale et une salive abondante et sans altération sont aussi nécessaires. Quand il existe un enduit plus ou moins épais susceptible de masquer les papilles linguales, ou d'autres altérations des solides ou des liquides servant à la fonction gustative, comme dans certaines maladies de la bouche ou du canal intestinal, on conçoit parfaitement que le goût soit altéré, diminué ou même aboli. Le sens de l'odorat a une grande influence sur celui du goût, puisque dans le coryza (inflammation catarrhale de la muqueuse olfactive), la gustation est altérée ; il suffit même de se pincer le nez en mangeant pour qu'elle devienne moins nette, obscure, et que l'on soit inapte à saisir d'autres saveurs que celles dites *sucrées, amères, salées, acides*.

Remarques sur le goût.

Le sens du goût est plus ou moins développé selon les individus. Il est incomparablement plus accentué chez l'homme que chez les animaux, mais, par contre, les autres le sont moins. Sa délicatesse n'a rien qui doive surprendre, quand on considère la variété infinie de mets à savourer. Il se perfectionne encore par l'éducation. Etant le premier à paraître, le goût est le dernier à nous abandonner, comme si le principe conservateur nous l'avait donné pour garantir jusqu'à la fin l'exercice indispensable des fonctions digestives.

La sensation gustative est liée à l'appétit ; elle en fait partie intégrante, ainsi que l'odorat, étant placée comme une sentinelle sur le chemin que doivent traverser les aliments, pour reconnaître leurs qualités et préjuger leur influence bonne ou mauvaise. Remarquons aussi la sympathie qui existe entre ces deux sens : quand l'un est altéré, l'autre fonctionne moins bien ; exemple, le rhume de cerveau altère la dégustation ou l'annule, alors que l'odorat est affaibli ou annihilé lui-même.

La gustation procure des sensations agréables, mais d'un ordre positif, matériel, ne laissant à l'esprit que des souvenirs vagues, sans idéal, sans image nette, tandis que celles dues aux odeurs nous transportent aux temps passés, rappellent des situations heureuses, des sites délicieux où nous avons respiré l'air embaumé des parfums, d'une fleur, d'une chevelure aimée. Aussi le goût est-il le sens des hommes froids ou blasés, tandis que l'odorat est celui des personnes nerveuses, à imagination vive et poétique.

Le goût s'altère, se pervertit, se perd même lorsqu'il est mal dirigé ou que ses organes ou ceux de la digestion deviennent malades. Nous reviendrons sur ce sujet dans l'Hygiène et la Pathologie.

CHAP. VI. — TOUCHER. — SENS DU TACT.

Le *toucher* est le sens qui nous fait connaître les propriétés physiques des corps, que les autres sens ne peuvent apprécier, par l'application de la main ou de la partie qui la remplace. Par lui se manifestent deux sensations, l'une générale, appelée *tact ;* l'autre spéciale, qui est la *palpation* ou *toucher* proprement dit. — Tact et toucher résument l'action diverse des corps sur les organes doués de la sensibilité percevante générale : mais distinguons : le *tact* est passif, souvent involontaire, propre aux brutes comme à l'homme intelligent ; le *toucher*, au contraire, est un acte volontaire, prémédité, un tact dirigé, intelligent. Le premier s'exerce instinctivement à la surface de la peau et des muqueuses, tandis que le second possède un appareil spécial, la main, les doigts.

Passons en revue : 1° le *modificateur* du tact ; 2° l'*appareil ;* 3° le *mécanisme ;* 4° les *remarques* que suggère la fonction.

Modificateurs de la palpation.

Nous avons pu étudier l'agent excitateur de la vue, de l'ouïe, de l'odorat, du goût, parce qu'il est unique, bien spécial dans sa manière d'être ; mais nous ne pouvons en faire autant pour le toucher, car il nous faudrait passer en revue toutes les propriétés chimiques et physiques des corps ; chaleur, froid, consistance, formes diverses de la matière, etc., ce qui serait presque sans utilité et d'ailleurs impossible. (V. Hygiène.)

Appareil ou organe du toucher.

La sensibilité générale percevante étant répandue dans presque toutes les parties du corps, le tact doit avoir pour instrument l'organisme tout entier. Toutefois, la *peau* et l'origine des *membranes muqueuses* constituent, à proprement parler, l'appareil tactile, auquel il faut adjoindre nécessairement, pour le palper, la main.

La *peau* et les *muqueuses* ayant déjà fait le sujet d'un examen spécial (p. 110 et 27, *H*), nous n'avons à considérer ici que les nerfs qui les rendent sensibles au contact des corps, et qui transportent l'impression au cerveau. Ces nerfs proviennent : 1° du centre nerveux renfermé dans la boîte crânienne ; 2° du centre nerveux contenu dans le canal vertébral.

A. Nerfs crâniens. Ceux qui président à la palpation sont : *Trijumeaux* (5ᵉ paire). Ils offrent une certaine analogie avec les rachidiens, en ce qu'ils naissent de l'encéphale chacun par *deux racines*, dont l'une est sensitive, l'autre motrice (p. 92, *A*). Les branches ophthalmique et maxillaire supérieure de ce nerf sont sensitives, tandis que la branche maxillaire inférieure est mixte. Par sa branche supérieure, l'*ophthalmique* (p. 89, *a*), la 5ᵉ paire donne la sensibilité au globe oculaire, à la conjonctive, à la muqueuse qui tapisse les fosses nasales et les sinus, à la peau du front jusqu'à la partie supérieure de la tête et à la paupière supérieure ; par sa branche moyenne, *maxillaire supérieure*, elle donne la sensibilité à la muqueuse buccale, à la trompe d'Eustache, à la partie supérieure du pharynx, au voile du palais, à la voûte palatine, aux gencives, aux dents et aux joues ; par sa branche inférieure (*nerf maxillaire inférieur*) elle rend sensibles la peau des tempes, de l'oreille externe, de la partie inférieure du visage, de la lèvre inférieure et les deux tiers antérieurs de la langue. De plus, la 5ᵉ paire communique le mouvement aux muscles temporaux, masseters, ptérygoïdiens, etc. La preuve de la réalité de toutes ces influences est que la section du tronc de ce nerf, dans le crâne, entraîne l'abolition de la sensibilité de toutes les parties que nous venons de nommer, comme aussi la paralysie des muscles auxquels il donne des filets.

Le *pneumogastrique* est un nerf mixte dès son origine : il est à la fois sensible et moteur (p. 91, *J*). Il préside à la sensibilité du pharynx, de l'œsophage, du larynx, de l'estomac ; mais son irritation dans le crâne détermine des contradictions dans les muscles constricteurs supérieurs et inférieurs du pharynx, dans ceux de l'œsophage et de l'estomac. Le pneumogastrique exerce une influence prépondérante sur la respiration, la circulation et la digestion, où règne aussi le pouvoir du grand sympathique.

B. Nerfs rachidiens. Ceux qui président à la palpation sont composés, comme nous savons, de filets nerveux conducteurs du sentiment, et de filets nerveux conducteurs du mouvement (p. 92, *A*). Les sensibles dérivent des racines postérieures de la moelle épinière, ils communiquent la sensibilité au cou, au tronc et aux membres, et aussi aux viscères de la poitrine et du ventre, soit par leur influence directe, soit par l'intermédiaire du grand sympathique, auquel ces nerfs envoient un filet d'*anastomose*.

Nous savons que l'action des hémisphères cérébraux est croisée (p. 85, *A*) en tant que s'appliquant au mouvement. Moins complète qu'on ne l'a cru, cette action croisée est inconstante, et peu manifeste en ce qui concerne la sensibilité.

D'autres nerfs ne sont pas spécialement affectés au tact, mais contribuent à son exercice, en vertu de la solidarité du système nerveux : tels, l'olfactif, l'optique, la portion molle de la 7e paire, le lingual, qui sont destinés aux sensations spéciales ; le moteur oculaire commun, le pathétique, le moteur oculaire externe, le facial, le pneumogastrique, le spinal et l'hypoglosse, qui sont affectés au mouvement ; enfin les nerfs provenant des racines antérieures des paires rachidiennes, et qui sont exclusivement moteurs.

C. La *main* est l'organe spécial de la palpation, laquelle n'est, comme nous l'avons dit déjà, qu'un tact plus délicat, accompagné d'une opération mentale. Elle est merveilleusement conformée pour la préhension des objets, et pour la perfection de la sensation tactile. A l'extrémité des doigts existent des *papilles* nombreuses, très développées, recouvertes par un épiderme très mince et sans cesse humecté par une transpiration favorable à la délicatesse du toucher, papilles qui sont le siège véritable de la sensibilité tactile.

Tact et palpation en action.

Rien de plus simple. Le *tact* n'est tout simplement qu'un contact des corps sur la peau ou sur les muqueuses, transmis au cerveau par l'intermédiaire des nerfs sensitifs. La *palpation*, au contraire, s'exerce à l'aide de la main, qui parcourt avec intention la surface des corps pour en apprécier plus exactement les conditions physiques et en donner une idée plus précise et plus nette.

Remarques sur le tact et la palpation.

Le tact, au sens le plus général, est le phénomène essentiel de l'organisme ; car tous les autres dérivent de sa mise en jeu ; les sensations, tant générales que spéciales, ont pour fondement un tact primitif initial. Le tact diffère pour chacune d'elles, sans doute, mais ce n'est pas moins un acte direct entre un agent excitant et un appareil approprié à son mode d'action. N'est-ce pas, en effet, par une sorte de tact que la lumière impressionne la rétine, le son le tympan, l'odeur la membrane olfactive, la saveur la muqueuse linguale? Il est borné dans ses résultats au point de vue des progrès intellectuels; il ne fait guère que rendre compte de la température des corps, nous exposant même souvent à des erreurs, que le thermomètre seul peut rectifier. Nous trouvons, en effet, les lieux souterrains plus chauds en hiver que l'été, bien que leur température ne change pas ou même augmente légèrement dans cette dernière saison. L'illusion provient de ce que nous portons notre jugement d'après la température atmosphérique, qui est extrêmement variable dans ces deux saisons.

Toutes les régions de la surface cutanée ne jouissent pas au même degré de la sensibilité tactile : les lèvres, les mamelles, le côté interne des doigts, par exemple, sont doués d'une exquise sensibilité, surtout lors de certains contacts lascifs.

La palpation fournit des notions aussi exactes que possible sur les propriétés tactiles des corps, et souvent elle rectifie les illusions des autres sens ; aussi joue-t-elle le rôle principal dans l'éducation des enfants, au point de vue des rapports extérieurs. Elle se perfectionne par l'habitude, et cela à tel point qu'on a vu certains aveugles porter la finesse du palper jusqu'à distinguer les couleurs, et les sourds apprécier les vibrations sonores. Ceci peut être contesté, surtout en ce qui concerne le sourd; cependant, il est certain qu'il a existé à Paris, dans l'Institution royale, une jeune aveugle qui reconnaissait les étoffes de soie diversement teintes, sans jamais les confondre, Saunderson, antiquaire privé de la vue, distinguait une médaille fausse d'une vraie. Ganivasius, ayant perdu l'usage de ses yeux, pouvait sculpter à l'aide du seul toucher. La palpation est par conséquent accompagnée d'une opération de l'esprit, c'est-à-dire de l'attention, de la comparaison et du jugement. Au contraire, le tact est un sens passif qui s'exécute presque à l'insu de l'individu. Dans la série des animaux, nous le voyons développé d'autant plus que le toucher intelligent l'est moins.

Le sens tactile exerce une influence encore plus grande que les autres sur l'action nerveuse; la vue d'un objet repoussant peut produire l'horripilation, la syncope, mais que cet objet soit mis en contact avec la peau, c'est bien autre chose. Est-il possible de produire les effets du *chatouillement*, ce rire morbide, inextinguible, accompagné de cris, de spasmes, de convulsions, autrement qu'en passant légèrement et d'une manière répétée un corps souple sur une surface dermoïde riche en épanouissements nerveux, comme cela existe à la plante des pieds?

LES SENSATIONS INTERNES.

Les *sensations* dites *internes* sont celles dont la source, la cause excitante est en dedans même de l'économie. Elles diffèrent des précédentes en ce que, dépourvues d'*appareils* spéciaux, elles ont pour sièges toutes les parties douées de sensibilité percevante involontaire, c'est-à-dire l'organisation tout entière, puis en ce qu'elles ne procurent d'autre effet que plaisir ou souffrance. Néanmoins, les sensations internes vraies ou qui se manifestent dans l'ordre régulier des fonctions, se passent presque exclusivement dans les organes de la vie intérieure, végétative ; elles ont pour conducteurs au centre commun de perception les nerfs du système ganglionnaire. Quelques-uns des organes intérieurs reçoivent leurs nerfs principalement du système cérébro-spinal, ceux-là communiquent leurs impressions par ces mêmes nerfs, qui, dans les maladies, sont le plus souvent chargés de transmettre au cerveau les nombreuses variétés de la douleur.

Pour étudier le mécanisme des sensations internes, nous devons considérer, comme pour les précédentes : l'agent *excitant ;* l'*appareil sensitif* et de transmission ; le *mécanisme* de la sensation ; enfin les *remarques* que celle-ci suggère.

Agent excitateur des sensations internes.

Le modificateur de la fonction de sentir est d'une nature qui varie suivant l'organe qui en devient le siège. Il est tantôt matériel, palpable, évident ; tantôt impalpable, invisible. Par exemple, lorsque nous éprouvons le besoin de cracher, de moucher, d'uriner, etc., la cause provocatrice de la sensation est matérielle, c'est le mucus bronchique, le mucus nasal, l'urine, etc. Mais quand nous avons faim ou soif, la cause en est insaisissable, invisible. On l'attribue à une modification survenue dans la composition du sang par suite de la privation d'aliments ou de boissons réagissant ensuite sur le système nerveux ; mais en est-on plus avancé ? En ce qui concerne la douleur et ses variétés infinies, quel en est l'agent provocateur ? Vient-elle du dehors, est-ce l'influence de l'atmosphère ou des aliments ? Est-il au dedans, dans le sang ou dans le fluide nerveux ? Ces questions ne peuvent être examinées ici, parce qu'elles rentrent dans le domaine de la physiologie morbide ou Pathologie.

Organes ou sources des sensations internes.

A. Nous l'avons déjà dit, tous les organes peuvent être le siège ou le point de départ de sensations ayant pour cause des influences plus ou moins manifestes ou occultes, liées à certaines modifications des propriétés vitales sans rapports directs avec les objets extérieurs. Les organes ont pour caractère commun d'être mis en relation plus ou moins directe ou indirecte avec le centre de perception (cerveau) au moyen des nerfs. Or les nerfs (ou système nerveux) se divisent, comme nous savons, en *cérébro-spinaux*, qui président à la sensibilité générale et à la sensibilité spéciale, et ceux du *grand sympathique* ou *système ganglionnaire*, qui est la source de la sensibilité générale involontaire, intime, végétative.

La chaîne ganglionnaire du grand sympathique constitue donc l'appareil qui tient sous sa dépendance les sensations internes. Nous ne reviendrons pas sur sa description (p. 95 à 98) ; mais il est utile de rappeler ses principales dispositions.

a. Formé d'une double série de ganglions nerveux situés dans les cavités crânienne, thoracique et abdominale, communiquant entre eux par de nombreux filets et fournissant des nerfs plus nombreux encore (les *vaso-moteurs*) aux organes de la vie de nutrition et aux vaisseaux sanguins qu'ils accompagnent, le grand sympathique est regardé comme un système nerveux indépendant. Ses ganglions sont comme autant de petits centres d'innervation ou petits cerveaux qui communiquent leur influence propre dans le rayon de la distribution de leurs nerfs respectifs. Il a sa manière d'agir particulière, en quelque sorte indépendante du système cérébro-spinal, puisque les organes qui en reçoivent l'action vitale fonctionnent en tout temps et sans que l'individu en ait conscience, comme le montrent le cœur, le foie, les divers organes sécréteurs, etc. ; mais ses nombreuses communications avec le centre nerveux encéphalo-rachidien (voir au paragraphe suivant) montrent qu'il y puise le principe de sa propre influence. Seulement, en vertu de son organisation particulière, il concentre la force nerveuse, il la modifie, la répartit sur tous les appareils de la vie organique, régularisant ainsi les fonctions des organes qui président à la nutrition, laquelle en effet devait être indépendante de la volonté individuelle.

b. Quels sont donc les points de contact ou de communication entre les deux systèmes nerveux ? D'abord, le *grand sympathique* communique directement avec le cerveau, au moyen d'anastomoses qui le relient aux nerfs pneumo-gastriques, car il y a solidarité entre les nerfs cardiaques de la 10⁰ paire et les nerfs cardiaques provenant du système ganglionnaire ; en second lieu, des liaisons tout aussi intimes existent entre les pneumo-gastriques (qui sont cérébro-spinaux) et le *plexus solaire* (du grand sympathique). Enfin le grand sympathique est mis en relation directe avec la moelle épinière au moyen de filets d'*union* détachés du tronc des nerfs rachidiens, et qui, procédant de l'*une* et de l'*autre* racine de ces nerfs, donnent audit grand sympathique des fibres *sensitives* et des fibres *motrices*. Le système ganglionnaire puise donc son activité dans l'encéphale (couches optiques, moelle allongée), surtout dans la moelle épinière (p. 99, *B*). Et pourtant il jouit d'une certaine indépendance : il est comme suzerain du système cérébro-spinal.

Mécanisme des sensations internes.

A. Les sensations internes se produisent à la manière des sens externes, avec cette différence qu'il n'entre presque que l'élément instinctif dans leur action, car les seules influences physiques, matérielles qu'on y rencontre sont représentées par le contact de l'urine sur les parois de la vessie, celui des crachats sur la muqueuse des bronches, des matières fécales sur le rectum, etc. La sensation interne, instinctive part du grand sympathique pour aller au cerveau par la voie des pneumo-gastriques ou par le cordon rachidien, au moyen des anastomoses qui, comme nous venons de le voir, relient les deux systèmes : elle est élaborée, cette sensation, par le principe immatériel et convertie en perception. Quant à celle qui émane d'un organe de la vie intérieure, soumis plus ou moins directement au système cérébro-spinal, elle arrive plus distincte, plus nette à l'encéphale ; c'est à cause de cela et surtout parce que l'impression est faite sur des nerfs plus sensibles, qu'elle est plus vive, plus douloureuse que les autres, bien que ses effets soient moins importants, moins tyranniques.

a. Car ils sont quelquefois graves, ces effets, et cela par cette raison que, dans ce genre de sensations, le principe vital est atteint d'une manière plus directe, et que les viscères qui en sont le siège principal (cœur, poumons, estomac) sont les plus essentiels à la vie.

b. Bien que, comme le pense Gall, la source des passions et des instincts soit au cerveau, les impressions éveillées dans le grand sympathique exercent sur ce viscère un empire très grand. N'est-il pas fréquent en effet de voir les passions s'exalter sous l'influence d'une maladie du foie, du cœur ou de l'estomac, etc. ? Les affections de plusieurs facultés cérébrales semblent réagir sur le *ganglion semi-lunaire*, portion la plus remarquable du grand sympathique (p. 97, *E*), car les impressions, soit gaies ou tristes de l'âme, déterminent à la région occupée par ce ganglion un sentiment de dilatation ou une constriction que le vulgaire rapporte au cœur. C'est à ce ganglion qu'il faut attribuer cette secousse comme électrique dont s'accompagne l'annonce d'une nouvelle désastreuse, et qui fait qu'on porte instinctivement la main sur l'épigastre, comme pour amortir la douleur.

B. On a longtemps considéré le grand sympathique comme insensible à l'excitation directe, et incapable de susciter des contractions dans les parties où il répand ses filets de terminaison. On était dans l'erreur. Les filets du grand sympathique sont des conducteurs d'impressions vers les centres nerveux, et des conducteurs d'excitation motrice vers les organes. Seulement les résultats ne sont pas à beaucoup près aussi évidents ni aussi rapides que ceux des nerfs rachidiens : il faut, dans les expériences de vivisection, revenir plusieurs fois à la charge sur l'animal pour éveiller la sensibilité et déterminer de la douleur, en excitant les rameaux ou les ganglions du grand sympathique. Mais si la contradiction des muscles de la vie végétative est lente à se dessiner, elle est lente aussi à s'éteindre : elle assiste la dernière à la mort de l'individu.

Nous avons vu que la moelle épinière, privée ou non du bulbe et séparée des lobes cérébraux, donne encore aux nerfs qui sont en communication avec elle le pouvoir de *renvoyer le mouvement* dans les parties excitées. C'est là ce que l'on nomme *pouvoir réflexe*, pouvoir dont le grand sympathique lui-même n'est pas dépossédé. « Lorsque sur un animal décapité on vient à exciter le nerf grand sympathique, soit sur les ganglions, soit sur ses filets, soit sur les viscères eux-mêmes, l'impression transportée à la moelle se réfléchit sous forme de mouvement dans les parties correspondantes à l'excitation, ou même par irradiation à des parties plus ou moins éloignées de celles où a porté l'excitation. L'excitation des parties animées par le grand sympathique peut même se réfléchir par *action réflexe* sur des muscles de la vie animale. » Mais quand l'axe cérébro-spinal est détruit, le pouvoir réflexe du nerf grand sympathique est aboli.

Remarques sur les sensations internes.

Tout étant instinctif, involontaire, dans l'ordre des sensations internes, l'éducation est inutile, le perfectionnement nul. Contrairement aux sensations externes, qui sont en général nettes, distinctes, et qui laissent des souvenirs plus ou moins agréables, les sensations internes sont vagues, confuses, et ne contribuent pour ainsi dire en aucune manière aux progrès de l'intelligence. Mais, ainsi que nous l'avons dit déjà, elles remuent les instincts et provoquent des impulsions sourdes et involontaires. Liées à l'exercice des fonctions végétatives ou nutritives, elles manifestent comme elles leurs effets, même pendant le sommeil : c'est ainsi que la réplétion de la vessie provoque le besoin d'uriner, celle des vésicules séminales l'émission du sperme ; et l'homme ne sait-il pas que des rêves qui rappellent les circonstances où ces liquides sont excrétés dans les circonstances normales, suffisent à en déterminer l'émission avec des sensations plus ou moins voluptueuses.

Mais c'est principalement dans l'étude des maladies des viscères du bas-ventre que se fait remarquer la prodigieuse influence des organes internes sur la nature et la direction des pensées et des inclinations. Dans ses mémoires sur les rapports du physique et du moral de l'homme, Cabanis a parfaitement indiqué la corrélation qui existe entre les affections abdominales et les dispositions de l'esprit.

Nous dirons un mot des passions, considérées sous le rapport médico-légal, quand nous aurons exposé le *Système de Gall.*

LES FONCTIONS INTELLECTUELLES ET MORALES.

Reconnaître les impressions reçues par les organes, réagir de façon à convertir ces impressions en perceptions; puis penser, réfléchir, juger et vouloir, telles sont les principales fonctions qu'il nous reste à étudier, pour terminer l'histoire de la Vie de relation. Pour que ces opérations se manifestent, il faut nécessairement faire intervenir : l'agent modificateur ou excitant; l'organe spécial de l'opération psychique; le principe sans lequel cette opération ne peut s'effectuer; le résultat ou l'action cérébrale accomplie.

De ces quatre conditions, les deux premières (excitateurs des sens, encéphale) nous sont connues; la troisième n'exigera que de courtes réflexions, à cause de sa nature métaphysique qui ne peut tomber sous nos sens. Quant à la quatrième, elle fera le sujet spécial de ce chapitre.

A. Commençons donc par nous expliquer sur le principe immatériel qui préside aux actes de l'intellect. Quel que soit le nom qu'on lui donne, *action cérébrale, principe intellectuel, esprit, âme,* ce principe existe, cela est indéniable. L'homme est doué d'un centre sensible, intelligent, qui l'avertit de son existence propre et de celle des êtres environnants par suite des impressions extérieures auxquelles il est soumis. Insaisissable de sa nature, mais évident par ses résultats, le *principe-vie* existe dans tous les êtres vivants, avec des modifications essentielles. Dans les végétaux et dans les animaux placés tout à fait au bas de l'échelle, il est l'excitant des actions conservatrices de l'individu : c'est le *principe vital* tout simplement, qui ne donne lieu à aucune manifestation intellectuelle. Chez les animaux plus élevés, sous le titre d'*instinct,* il préside aux fonctions végétatives et à quelques actes intellectuels bornés au cercle des besoins physiques ; chez l'homme, c'est quelque chose de plus parfait, c'est l'*âme,* laquelle aux fonctions précédentes joint les phénomènes intellectuels dans toute leur extension, donne la connaissance du *moi,* l'idée du *bien,* du *mal,* et remonte au créateur de toutes choses, à *Dieu.*

B. Les philosophes ont beaucoup discouru sur la nature et le siège de l'âme, mais ces discussions, dépourvues de tout caractère scientifique, sont presque oiseuses et toujours sans solution. En effet, ce qui pense en nous est nécessairement ou un être indépendant de la matière, ou une certaine propriété de la matière : dans l'un comme dans l'autre cas on ne comprend rien à ce que l'on dit, car un esprit qui pense, une matière qui pense, voilà des choses pour nous tout à fait incompréhensibles. Quant à assigner un siège précis à ce principe immatériel, cette prétention est ridicule, parce que c'est vouloir borner ce qui n'est pas coercible, ou donner des caractères matériels à l'esprit. Avouons tout simplement notre ignorance : comme physiologistes, admettons chez l'homme l'alliance de deux principes, d'essence contraire, mais qui néanmoins ne peuvent rien produire l'un sans l'autre ; et comme êtres moraux, religieux, croyons à l'existence d'un principe immatériel, indépendant, émanant de Dieu et destiné à y retourner un jour.

C. Pour expliquer les opérations intellectuelles et parvenir à la connaissance des diverses fonctions cérébrales, les physiologistes et les philosophes ont suivi des routes différentes : 1° les uns ont étudié l'exercice de la pensée en lui-même, sans le concours d'aucune donnée anatomique ; 2° d'autres ont invoqué, en même temps, le secours des notions anatomiques ; 3° quelques-uns y ont ajouté l'étude de la conformation particulière de l'encéphale, et ont assigné un siège précis à chaque faculté ; 4° d'autres enfin ont agi directement sur les organes en les soumettant à diverses expériences. Nous allons passer rapidement en revue les résultats obtenus par ces quatre méthodes d'observation, en manifestant l'intention, toutefois, de nous arrêter plus longtemps sur la troisième, la plus brillante, sinon la plus féconde et la plus vraie, dont Gall est le fondateur.

CHAP. 1er. — PHÉNOMÈNES INTELLECTUELS D'APRÈS L'OBSERVATION
DE L'ENTENDEMENT.

Les philosophes qui, sans nulles connaissances anatomo-physiologiques, se sont occupés d'*idéologie*, ont assez bien analysé l'entendement humain. Ils ont reconnu et indiqué, dans leur succession naturelle, les facultés fondamentales de l'âme : l'*attention*, la *comparaison*, le *jugement* et la *mémoire ;* mais ils les ont regardées à tort comme des facultés innées, indépendantes des sensations. D'autres, comprenant bien que les sensations sont la source principale des idées, ont admis cependant que certaines idées, celles relatives à l'origine des choses, à la conscience, au sentiment du juste et de l'injuste par exemple, etc., sont *innées*. Quant aux *passions*, ils en font un second ordre de facultés, appelées *affectives*. La différence essentielle qui existe entre les philosophes *idéologues* et les philosophes *physiologistes*, repose sur la question de l'*innéité* des idées (ces derniers ne l'admettent dans aucun cas) et sur celle de facultés *affectives* que plusieurs nient également, rattachant ces facultés à des modifications des sensations.

Sources de l'intelligence.

Voici l'exposé sommaire du mécanisme de l'entendement humain, à peu près tel qu'il est admis par la plupart des psychologues ou *métaphysiciens*.

L'âme possède des propriétés et des facultés : elle a le pouvoir de sentir, de préférer, de désirer, de se souvenir, et la faculté d'attentionner, de choisir, de vouloir et de rappeler. Elle subit ainsi deux modifications d'un même état, dans lequel elle est *passive* d'abord, *active* ensuite.

Car, pour prendre connaissance des impressions qui lui sont transmises, l'âme doit être sensible à ces impressions; mais dès qu'elle a *senti*, il faut qu'elle *préfère* ce qui lui est agréable, puisqu'elle *désire* la continuité de son bien-être, et qu'elle se *souvienne* d'avoir éprouvé ces diverses modifications : par conséquent l'âme *sent*, *préfère*, *désire* et *se souvient*, et cela comme malgré elle.

Mais l'âme devient presque aussitôt active : alors elle *sent* avec attention, ou *attentionne*; elle *préfère* avec discernement, ou *choisit* ; elle *désire* avec la certitude de pouvoir satisfaire, ou *veut* ; enfin elle se souvient avec travail, avec effort, ou *rappelle*.

L'âme *sent*, — car sentir est évidemment la première propriété vitale, celle qui précède toutes les autres, et qui est la condition essentielle de l'existence du principe immatériel.

Elle *préfère*, — car venant de sentir, se trouvant par conséquent dans un état agréable ou désagréable, elle a besoin de préférer, d'aimer ou de haïr malgré elle.

Elle *désire*, — parce qu'après avoir préféré, il est nécessaire qu'elle éprouve le désir de continuer un plaisir goûté ou de fuir un état qui répugne ou fait souffrir.

Elle *se souvient*, — car si chaque impression s'évanouissait au moment même où elle est éprouvée, l'âme d'aujourd'hui ne pourrait savoir si elle est l'âme d'hier, et l'existence n'aurait plus de cours suivi. Le souvenir est donc, en quelque sorte, la répétition de la sensation, de la préférence et du désir. — Voilà pour les propriétés de l'âme, arrivons à ses facultés.

L'âme *attentionne*. — Dès que la sensation se manifeste, l'attention s'exerce, c'est-à-dire que l'âme, cessant d'être inactive, s'empare de l'impression, la travaille et se l'approprie. Alors elle connaît autant qu'il est en son pouvoir de le faire.

Elle *choisit*. — La préférence était passive, aveugle ; mais sous l'action de l'âme, cette préférence se transforme en choix éclairé.

Elle *veut*. — Le désir impuissant ne peut former que des vœux, il est trop faible pour vouloir; mais bientôt il est remplacé par la volonté, qui vient présider à l'exercice de toutes les opérations de la pensée.

Elle *rappelle*. — Le souvenir, fugitif et inconstant, se montre et disparaît tour à tour ; mais la volonté fixe son inconstance, elle l'empêche de s'enfuir, et, s'il échappe, elle se hâte de le rappeler.

Ainsi, des *facultés fondamentales de l'âme* admises par les idéologues nous connaissons l'attention, la volonté et la mémoire ; comme on voit, elles dérivent des sensations. Si nous montrons que la comparaison, le jugement, le raisonnement, la réflexion et l'imagination proviennent de ces dernières, nous aurons prouvé que l'intelligence n'est qu'une forme de la sensation, qu'une modification de la faculté de sentir.

Comparaison. — C'est l'opération mentale qui conduit à la connaissance des rapports existant entre deux ou plusieurs objets. Elle est nécessairement précédée de l'attention, et ne peut exister sans elle.

Jugement. — A l'attention et à la comparaison livrées à la recherche des rapports des choses succède le jugement, qui est une espèce de repos de l'âme satisfaite d'avoir saisi le rapport demandé. Cet acte est le plus élevé de la pensée, celui qui fait le plus honneur à l'intelligence de l'homme ; car lorsqu'il manque, l'esprit le plus brillant et l'imagination la plus féconde se dérèglent.

Raisonnement. — Ce n'est autre chose que le jugement répété, car il consiste dans la perception d'un rapport. Il en diffère cependant en ce qu'il exige, en général, trois éléments ; deux dont il s'agit de connaître le rapport, et un troisième propre à faire apercevoir ce rapport. Ce troisième élément est un intermédiaire qui, comparé à chacun des deux termes, offre un rapport d'égalité avec eux. L'égalité parfaite n'existe que dans les mathématiques ; c'est l'approximation qui la remplace dans la plupart des autres sciences. La proposition première étant ordinairement susceptible d'être plus ou moins restreinte ou étendue, il en résulte que le raisonnement qui s'établit à son égard devient parfois tellement vague, qu'il prouve tantôt pour et tantôt contre. Or, c'est là une manière de tout brouiller, devenue un art qui cause la plus grande partie des sottises des hommes et des calamités.

Réflexion. — Cet acte intellectuel naît en quelque sorte à l'occasion d'un embarras ou d'une incertitude dans le jugement. C'est la faculté qu'a l'âme de revenir sur ses propres opérations, de les analyser et d'en apprécier la valeur et l'ensemble.

Imagination. — Au moyen du souvenir, de l'attention et du raisonnement, l'âme a la faculté merveilleuse de former des images qui n'ont point existé, qui n'existeront jamais peut-être, en réunissant des objets plus ou moins compatibles et dont les impressions avaient été perçues d'une manière isolée. L'imagination est la plus grande et la plus compliquée des facultés intellectuelles ; mais elle ne doit s'appliquer qu'aux choses de goût et de plaisir, et ne point s'étendre à celles dont s'occupent les sciences, attendu que, pour étudier la nature, il faut examiner ce qui est et non imaginer ce qui n'est pas.

Telles sont les facultés de l'âme au moyen desquelles nous expliquons les divers états de l'intellect. Elles ont pour résultat final la formation et la combinaison des idées.

Idée. — C'est la représentation mentale de l'objet qui nous a impressionné, l'acquisition d'une connaissance qui, elle-même, consiste dans le sentiment que nous avons d'une impression rapportée à ce dont elle émane. En un mot, l'idée est l'impression convertie en perception.

Les *idées viennent donc des sensations*, comme les facultés qui les produisent. Selon Locke, elles dérivent des sensations externes ; suivant d'autres, des sensations internes en grande partie. Sans nul doute, les organes intérieurs deviennent sources d'idées, mais ces idées, relatives surtout à la conservation individuelle, à l'instinct, sont presque étrangères à l'intelligence, et n'ont guère rapport qu'au sentiment de plaisir et de peine, ou aux passions. Les idées proprement dites, celles qui distinguent essentiellement notre nature, proviennent des organes des sens : cela est si vrai que la sphère de l'intelligence est toujours rétrécie chez ceux dont les sensations s'exercent imparfaitement, et que l'individu qui n'aurait l'usage d'aucun sens ne serait qu'un végétal ambulant. *Nihil est in intellectu quod non prius fuerit in sensu*, a répété avec raison Condillac, après Aristote. Il est donc inutile, par conséquent, de discuter la question de savoir s'il y a des idées innées. Non, il n'y en a pas, à moins qu'on ne regarde comme telles ce que peut éprouver le cerveau de l'enfant renfermé dans le sein de sa mère, par suite de certaines impressions intérieures ; car les idées sont au cerveau ce que sont au corps les sons qu'il produit : d'un côté ôtez le choc, et vous prévenez le développement des sons ; de l'autre, soustrayez toute cause d'excitation, et vous rendez impossible la formation des idées.

Voici sur les qualités de l'esprit des considérations dues à Paul Janet, membre de l'Académie des sciences morales ; nous les résumons :

Les qualités de l'esprit se distinguent en deux classes : les unes *moyennes*, qui constituent le *bon* esprit ; les autres *rares*, qui font les esprits distingués, et, à un haut degré, les esprits *supérieurs*.

Au premier rang des qualités moyennes, Janet place le *bon sens,* qui, selon la définition de Descartes, étant « la faculté de discerner le vrai d'avec le faux, » se confondrait avec la raison même, mais qui, dans un sens plus usuel et plus modeste, signifie aptitude à bien juger, sans aucune culture, dans l'ordre surtout des vérités pratiques. Or, cette qualité manque souvent à des esprits brillants, mais il n'en est pas de plus importante pour la plupart des hommes qui n'ont affaire qu'aux réalités de la vie les plus immédiates. *Rectitude, justesse* et *sûreté,* telles sont les trois vertus théologales du bon sens : c'est le bon sens éclairé, élevé, ayant conscience de lui-même et devenu raison. Pour démêler avec justesse le vrai du faux, il faut du *discernement.* Pour pressentir la moindre chance d'erreur, il faut de la *sagacité.* Le discernement est donc la condition d'un esprit juste, et la sagacité la condition d'un esprit sûr. Cependant, si la justesse et la sûreté ne peuvent se rencontrer sans le discernement et la sagacité, la réciproque n'est pas toujours vraie. Il est difficile d'avoir plus de sagacité que n'en avait Michelet, et cependant aucun esprit n'a jamais été moins sûr.

On peut dire que J.-J. Rousseau manquait de justesse dans l'esprit ; peut-on dire sans injustice qu'il manquait de discernement ? Entre le discernement et la sagacité il n'y a d'ailleurs qu'une différence de degré. Sagacité est discernement plus fin en matière plus difficile. Le discernement démêle les signes apparents, la sagacité les phénomènes cachés. Il faut du discernement pour comprendre, de la sagacité pour deviner. Il est encore deux qualités qui appartiennent à la caractéristique du bon esprit, parce qu'elles ne sont que des nuances ou des applications plus délicates des qualités qu'on a nommées d'abord *tact* et *mesure.* Le tact (au moral bien entendu) n'est qu'une justesse plus fine ; c'est la justesse dans la justesse. La mesure est impliquée dans la sûreté ; c'est le sens de la limite.

L'intelligence est la qualité fondamentale du bon esprit. L'auteur n'entend pas ici par intelligence la faculté de connaître avec toutes les opérations qu'elle comporte, mais la faculté de comprendre, ce qui est bien différent. On peut avoir des sens excellents et ne rien comprendre à ce que l'on voit, sent ou entend. On peut avoir une mémoire prodigieuse, une puissante imagination, être passé maître en abstraction, être capable même de raisonner à perte de vue, et n'être qu'un esprit borné. Comprendre n'est donc pas connaître. L'intelligence, telle que la définit Janet, n'est autre chose que l'ouverture de l'esprit, l'aptitude à recevoir des idées, une réceptivité plutôt qu'une faculté véritable ; c'est pourquoi on doit la considérer seulement comme la base d'un bon esprit, et il faut y ajouter la faculté de décider. L'intelligence n'est pas toujours la facilité ni la promptitude : on a souvent remarqué, au contraire, qu'un très bon esprit peut être lent et laborieux. Un esprit facile est celui qui n'a pas besoin d'effort pour s'assimiler la chose ; un esprit prompt est celui qui comprend rapidement et qui trouve à propos en lui-même ce dont il a besoin.

Les *qualités rares* sont celles qui élèvent l'esprit au-dessus de la moyenne et font les esprits distingués. Ceci est encore, on le conçoit, une question de degré. Ainsi, un degré très rare de justesse s'appelle *finesse;* un degré très rare de tact s'appelle *délicatesse.* La finesse consiste à démêler des choses très voisines l'une de l'autre, mais qui sont cependant différentes; la délicatesse se joint d'ordinaire à la finesse, mais elle ne se confond pas avec elle : elle est à la finesse ce que le tact est à la justesse ; c'est une finesse de sentiment. La finesse proprement dite, au contraire, n'a rapport qu'à l'esprit ; la finesse peut s'expliquer ; la délicatesse se sent.

Ce qui caractérise le génie, c'est l'*originalité*, la *profondeur*, la *grandeur*, l'*invention*. L'originalité est le cachet qui distingue un homme d'un autre homme, un esprit d'un autre esprit ; c'est moins une qualité spéciale qu'un degré, ou une manière d'être, ou un certain mélange de qualités, c'est la couleur et le ton, la physionomie de l'esprit. La profondeur se définit d'elle-même. Elle est la puissance de découvrir ce qui est très caché, de franchir une longue chaîne de pensées, de rassembler en un seul trait mille traits différents. (Ces idées, nous l'avons dit, sont celles de Janet.)

<h3 style="text-align:center">Sources des passions. — Facultés affectives.</h3>

Nous venons d'étudier les facultés qui nous donnent la notion de notre propre individualité, comme celle de la nature entière ; elles constituent l'*intelligence*. Examinons maintenant les impressions qui nous lient au monde extérieur par des inclinations irrésistibles, et qu'on nomme *passions*.

S'attacher aux objets qui nous entourent, les désirer, les aimer, les attirer à nous, ou bien les repousser, les haïr, voilà les *passions*. Les philosophes leur ont donné le nom de *facultés affectives*. Sont-ce des facultés distinctes, indépendantes des précédentes? Dans le système que nous examinons, ce sont, disent généralement les physiologistes, des modifications de la sensibilité, des sensations accrues, développées sous le rapport du plaisir ou de la douleur, non sous celui de la curiosité ou de la connaissance. Sentir, c'est éprouver du plaisir ou de la douleur, c'est aimer ou haïr. Quand l'âme s'attache à la sensation pour la connaissance qu'elle peut en retirer, abstraction faite de tout sentiment de plaisir ou de douleur, elle travaille à étendre ses rapports avec le monde extérieur ; lorsque, au contraire, elle s'y livre en vue spéciale de ce sentiment, elle est soumise à une affection ou passion. Tous les objets sont capables de faire naître la sensation de l'affection, suivant le degré de plaisir ou de peine qui s'y rattache. L'ivrogne n'a d'abord trouvé dans le vin qu'une saveur plus ou moins agréable, qui, successivement accrue par l'habitude et l'attention, l'a poussé à aimer et à rechercher cette liqueur, à se passionner pour elle. L'avare, qui n'a pas toujours aimé l'or, finit par adorer son or; une femme, dont la beauté n'émeut pas d'abord, éveille des sensations qui finissent par se convertir en un sentiment le plus tendre et le plus dominateur, etc.

Cette manière d'expliquer les passions est vraie pour beaucoup d'entre elles, mais ne saurait être admise pour toutes, pour la plupart des instincts surtout, dont, à l'opposé des idées, l'*innéité* sera démontrée plus loin. Il en est de même du siège qu'elles occupent, de leur point de départ. Suivant Gall, les affections ou passions se rattachent directement au cerveau; selon d'autres physiologistes, elles dérivent des organes intérieurs, et n'agissent que secondairement sur l'encéphale par le grand sympathique. Il est certain, par exemple, que les passions liées au besoin d'aliments ont leur source dans l'estomac; que l'amour physique érotique est une affection qui part de l'état de plénitude de l'appareil générateur; que les emportements de la colère, les pénibles contractions du désespoir, les sombres agitations de l'envie, etc., manifestent leurs premiers effets dans le *plexus solaire* (p. 97, *E*), foyer principal du système nerveux ganglionnaire. Mais combien de passions et d'instincts se lient à l'organisation cérébrale, tout en admettant qu'ils retentissent sur les organes intérieurs, et réciproquement. Dans tous les cas, il est évident que, quel que soit leur siège et leur point de départ, les impulsions instinctives ne peuvent provoquer des déterminations qu'en agissant sur le cerveau, sur le principe de la volonté, qu'elles dominent, hélas! trop souvent; et l'on comprend que leurs effets soient plus prononcés lorsque, pour impressionner l'encéphale, elles suivent la double voie des sensations internes et des sens externes, comme dans les cas de vacuité de l'estomac, de plénitude des vésicules séminales par exemple, où le sentiment de la faim, celui de la luxure, peuvent acquérir un développement irrésistible à la vue d'un mets succulent, d'un objet érotique, etc.

Quant à la *notion du juste et de l'injuste*, ce sentiment n'émanerait pas d'une faculté particulière, d'après la philosophie que nous analysons; le témoignage général de l'horreur du crime, la vue du mal qu'il produit, le spectacle des châtiments infligés par les lois, l'idée d'un Dieu attaché à poursuivre le coupable, etc., etc., voilà ce qui produirait le *repentir* et les *remords*.

CHAP. II. — FACULTÉS CÉRÉBRALES D'APRÈS LE SYSTÈME DE GALL. — PHRÉNOLOGIE.

Ne trouvant pas l'expression de la vérité dans la manière dont les philosophes et les physiologistes avaient expliqué et classé les fonctions du cerveau, Gall, qui fut conduit par un rare esprit d'observation à faire des remarques sur ses frères et ses condisciples dès sa plus tendre enfance, conçut le système qui porte son nom et que nous allons reproduire sommairement. Il avait remarqué, en effet, que chacun de ses frères se distinguait des autres par quelque chose de particulier dans son humeur, son esprit, ses goûts, ses penchants, bien qu'ils fussent tous placés à peu près dans les mêmes circonstances. A l'école, il fit la même remarque sur ses condisciples, et plus tard sur les jeunes gens qu'il eut occasion de connaître. Ce qui l'avait frappé d'abord, c'était que ceux qui l'emportaient sur lui par l'étendue de la mémoire avaient tous de grands yeux saillants.

Sa première éducation terminée, Gall se livra à l'étude de la médecine. En étudiant la physiologie du cerveau, il comprit que les fonctions de cet organe n'étaient point connues, et, son observation sur les grands yeux saillants s'imposant à lui, il se dit : Puisque la mémoire se rencontre à un signe extérieur, les autres facultés intellectuelles doivent aussi se manifester par quelques signes de la même espèce. S'il en est ainsi, il devient facile de connaître les fonctions du cerveau. Il se livra donc à une suite de recherches ; mais il fut déconcerté par le désaccord de ses premières observations, car il rencontra plusieurs personnes qui avaient une mémoire extraordinaire mais pas de grands yeux. Il eût abandonné son entreprise s'il eût eu un esprit ordinaire. Mais Gall avait du génie. Il remarqua que, parmi ces personnes, l'une excellait à retenir les airs qu'elle entendait chanter, l'autre à rappeler les traits de ceux qu'elle n'avait fait qu'entrevoir, etc., et il comprit qu'il fallait établir une distinction. De ce moment, l'obstacle qui l'avait arrêté devint le point d'appui pour le franchir ; car, se dit-il, puisqu'il existe plusieurs sortes de mémoires, relatives aux mots, aux sons, aux personnes, chacune d'elles doit être exprimée par un signe extérieur particulier, comme l'est la mémoire des mots par des yeux saillants. « Il chercha donc à reconnaître si des mémoires différentes, comme celle des lieux, des personnes, des choses, des qualités, etc., ne pourraient pas être connues par quelques dispositions particulières de la tête, et il trouva ce qu'il cherchait. Il considéra de la même manière les autres facultés intellectuelles, qui toutes lui offrirent des modifications spéciales de la même partie. Enfin, de ces facultés il passa aux fonctions, et il découvrit que celles-là se traduisaient en quelque sorte au dehors par des signes appréciables à l'œil et au toucher. »

Nous avons vu plus haut quel parti Lavater a su tirer de l'étude attentive des traits du visage ou de la *prosopose* (p. 198), nous verrons celui que d'autres observateurs ont tiré de l'examen des tempéraments, de l'angle facial, pour découvrir le caractère des individus et leurs facultés. Ici, on le voit déjà, il s'agit de déterminer les fonctions des diverses parties du cerveau par les formes et les saillies extérieures qui correspondent à ces parties. Pour établir son système, Gall, que nous laisserons parler, sentit la nécessité de démontrer comme vérités fondamentales : 1° que les manifestations affectives et et intellectuelles ne dérivent pas des tempéraments ; 2° qu'elles ne dérivent pas non plus des organes intérieurs ; 3° que le cerveau en est au contraire l'organe spécial ; 4° qu'on ne peut les mesurer ni par le volume absolu, ni par le volume relatif de la tête ; 5° enfin qu'il est nécessaire de faire une division des facultés cérébrales.

Première proposition.

Les manifestations affectives et intellectuelles ne dérivent pas des tempéraments. « Les anciens, dit Gall, en reconnaissant l'influence du corps sur les manifestations de l'âme, pensaient particulièrement aux tempéraments. Il est certain que les différents systèmes du corps ont de l'influence sur les fonctions de l'homme ; mais on a eu tort d'attribuer certains talents ou des dispositions déterminées quelconques aux différents tempéraments. Aujourd'hui encore on soutient différentes erreurs à cet égard ; on dit :

» Les gens d'un tempérament sanguin ont la conception facile, la mémoire fidèle, l'imagination vive ; ils aiment la bonne chère, et sont adonnés au plaisir ; l'inconstance et la légèreté sont leurs défauts particuliers ; ils sont bons, généreux, compatissants, passionnés et changeants en amour. Les bilieux sont emportés, impérieux, ambitieux, ont des passions violentes, un caractère ferme et obstiné ; ils sont pleins de courage et d'activité, mais en même temps extrêmement réservés, et leurs facultés se développent de très bonne heure. Les phlegmatiques ont un penchant irrésistible à la paresse ; leur imagination est froide, leurs passions sont faibles.

» Il est facile de réfuter ces opinions erronées. En effet, l'expérience journalière n'apprend pas que l'extérieur d'un homme, suivant qu'il annonce tel ou tel tempérament, soit toujours d'accord avec ses facultés affectives et intellectuelles. Tous ceux qui ont l'air bilieux ne sont pas impérieux ou ambitieux. D'autres, qui ont l'air mélancolique, ne sont pas toujours tristes. On cite les hommes illustres de Plutarque ; mais le tempérament de ces grands hommes n'a jamais été déterminé, ni par Plutarque ni par un autre observateur. Helvétius dit avec raison que des expériences prouvent qu'avec telle ou telle taille, tel ou tel tempérament, on peut être spirituel ou sot. En effet, on trouve de grands génies et des esprits très bornés parmi des hommes sanguins, bilieux et nerveux, et parmi ceux d'une grande ou petite stature. On rencontre des hommes et des femmes qui ont les pieds enflés, beaucoup d'embonpoint, la peau froide, le visage pâle et des sécrétions muqueuses très abondantes, qui cependant ont le caractère violent, emporté, querelleur, impérieux, qui sont ardents en amour, impétueux dans la colère, furieux dans la jalousie, téméraires dans les entreprises, et infatigables dans la poursuite du succès. D'un autre côté, des gens sanguins ont quelquefois les sentiments très émoussés, le sommeil et l'inactivité sont le bonheur pour eux.

» Cependant, on ne peut pas révoquer en doute l'influence de la constitution organique et celle de la santé sur les manifestations des facultés affectives et intellectuelles ; mais il est différent de faire dériver uniquement du tempérament des qualités positives, ou de dire que l'énergie des facultés est modifiée par la constitution organique. Il est certain que les lymphatiques montrent moins d'activité que les bilieux ou les sanguins, et que tel ou tel état de santé nous rend plus ou moins irritables, plus ou moins capables de supporter les fatigues, et donne plus ou moins de lenteur dans l'exercice de nos facultés ; mais ni la constitution organique, ni l'état de santé, ne sont la cause de l'existence des facultés affectives et intellectuelles. »

Deuxième proposition.

Les manifestations affectives et intellectuelles ne dérivent pas des organes intérieurs. — « La plupart des physiologistes anciens et un grand nombre parmi les modernes ont cherché la cause des manifestations affectives de l'âme dans les organes du ventre et de la poitrine, ou dans les ganglions nerveux de ces parties.

» Mais l'anatomie et la physiologie comparées et toutes les observations s'opposent à ces rêveries. Quelques animaux sont dépourvus des organes auxquels on assigne certaines qualités, et néanmoins ils sont doués de ces propriétés et exercent leurs fonctions. D'autres animaux ont les organes en question, mais n'ont pas les qualités affectives qu'on leur assigne.

» Les idiots complets ont des organes et des ganglions du ventre et de la poitrine; ils sont souvent en très bonne santé, sans pouvoir manifester les facultés affectives de l'âme. La vie organique se déve_loppe dès la première enfance; mais les facultés affectives ne se développent pas en proportion. L'état de maladie vient encore à l'appui de la proposition dont il s'agit, car les facultés affectives ne sont pas altérées en proportion des lésions et des maladies des organes intérieurs.

» Mais, dit-on, lorsque l'homme est vivement affecté d'une inclination ou d'une passion, il la ressent évidemment dans quelque organe intérieur. La respiration est retardée, on soupire, on a des palpitations, le cœur est plein et prêt à crever, la bile est sécrétée en plus grande quantité dans les différentes affections : n'est-il donc pas naturel de regarder les organes où l'on éprouve ces sensations comme le siège des affections?

» On confond, dans cette opinion, l'organe des affections de l'âme avec les parties sur lesquelles l'organe agit, par suite de la communication des nerfs et des parties cérébrales. Si, dans la colère, les genoux et les lèvres tremblent, la peau pâlit, le poil des animaux se hérisse, peut-on dire que la colère a son siège dans ces parties? La peur souvent relâche le canal intestinal, sécrète l'urine en plus grande quantité; la honte fait rougir, la tristesse fait verser des larmes, etc. Mais cherchera-t-on le siège de ces affections dans les parties mentionnées? On cherchera dans l'estomac la cause du mal de tête, qui provient d'aliments mal digérés ou indigestes; mais personne n'y admettra le mal de tête, etc. Il résulte de ces observations que l'on ne peut inférer que les parties dans lesquelles on éprouve une sensation, produite par des affections et des passions, soient réellement le siège des manifestations affectives. »

Troisième proposition.

Le cerveau est l'organe d'où dérivent les manifestations affectives et intellectuelles. — « On n'observe jamais des manifestations affectives et intellectuelles sans cerveau; et, quelque défectueuse que soit la connaissance qu'on a du perfectionnement graduel du cerveau, depuis les animaux de l'ordre le plus bas jusqu'à l'homme, il est certain que les animaux qui manifestent un plus grand nombre de propriétés ont plus de cerveau que ceux qui possèdent moins de qualités.

» L'expérience fait aussi voir qu'un développement trop défectueux empêche les manifestations affectives et intellectuelles. Il est vrai que les fonctions des parties organiques ne dépendent pas seulement de leur volume, mais aussi de leur constitution organique, et on ne peut pas déterminer avec précision le degré du développement du cerveau nécessaire pour les manifestations de l'âme. Cependant, nous avons toujours vu que, dans un adulte, le cerveau dont la grandeur n'excède pas celle du cerveau d'un enfant d'un an est incapable de manifester des facultés affectives et intellectuelles.

» D'un autre côté, les hommes à grands talents et ceux qui se sont distingués par des qualités éminentes de différentes espèces, ont toujours eu un cerveau volumineux.

» La manifestation des facultés affectives et intellectuelles est simultanée avec le développement du cerveau, et varie selon les différents âges. Dans les enfants nouvellement nés, on découvre à peine quelques traces de fibres dans les appareils cérébraux, sans macération préalable. Le cerveau s'accroît et se forme graduellement jusqu'à ce qu'il ait atteint sa perfection, entre trente et quarante ans. A cette dernière époque, il ne paraît pas y avoir de changement sensible pendant quelques années ; mais à mesure qu'on avance en âge, le cerveau s'amaigrit, se rapetisse, et les circonvolutions sont moins rapprochées.

» On a observé depuis longtemps que les frères et les sœurs qui se ressemblent le plus entre eux, ou qui ressemblent le plus au père ou à la mère, se ressemblent aussi dans les manifestations affectives et intellectuelles, autant que le permet la différence de l'âge et du sexe. Dans ces cas, on trouve toujours une ressemblance dans l'organisation cérébrale. Enfin, si le cerveau est comprimé ou détruit, les manifestations affectives et intellectuelles cessent. On peut même ajouter que chacun sent qu'il pense dans la tête. Ainsi tout concourt à prouver que l'on doit reconnaître le cerveau seul comme l'organe de toutes les manifestations de l'âme. »

Quatrième proposition.

On ne peut mesurer les manifestations affectives et intellectuelles ni par le volume absolu, ni par le volume relatif de la tête. —

Volume absolu du cerveau. « Beaucoup de physiologistes ayant reconnu le cerveau comme l'organe de l'âme, et ayant vu que l'homme a plus de cerveau que les animaux domestiques, et les animaux supérieurs plus que ceux d'un ordre inférieur, ont conclu que l'intelligence des êtres est en rapport direct avec le volume du cerveau. Cependant des recherches ont fait voir que la masse cérébrale de l'éléphant et de la baleine l'emporte sur celle du cerveau de l'homme. Si l'on étudie la nature, on voit que le singe et le chien qui, sous beaucoup de rapports, se rapprochent de l'homme, ont beaucoup moins de cerveau que le bœuf, le cochon, l'âne, etc. Le loup, le tigre, la brebis, le chamois, quelque différentes que soient leurs qualités, ont cependant à peu près le même volume de cerveau. La poule et l'épervier ont aussi le cerveau à peu près de grandeur égale. En outre, des cerveaux infiniment petits produisent les effets les plus étonnants. Qui ne connaît, par exemple, les abeilles, leur économie intérieure, leur mémoire locale, les soins qu'elles prennent de leurs petits, leur colère, la facilité avec laquelle elles se communiquent leurs besoins ? Le coq est jaloux comme le cerf ; le rouge-gorge combat comme le morse, et l'araignée est cruelle comme le tigre. Enfin, parmi les hommes, on ne peut pas non plus mesurer les facultés affectives et intellectuelles d'après la grandeur absolue de leurs cerveaux. De petites têtes manifestent souvent beaucoup plus d'énergie, par rapport aux facultés de l'âme, que d'autres qui sont plus volumineuses. Il faut donc abandonner l'opinion que la grandeur absolue de la tête détermine la mesure des facultés affectives et intellectuelles des hommes et des animaux.

Volume du cerveau relativement au corps ou *aux nerfs.* — L'éléphant et la baleine ont plus de cerveau que l'homme ; mais le poids de leur corps l'emporte aussi sur le poids du corps de l'homme, beaucoup plus que la pesanteur de leur cerveau ne surpasse celle du cerveau de l'homme. Cette particularité semblerait suffire pour conserver à l'homme sa supériorité. En outre, on trouve que le cerveau des reptiles et des poissons est extrêmement petit, relativement à leur corps. Un crocodile long de douze pieds, un serpent long de dix-huit pieds, une tortue qui pèse quelques centaines de livres, ont un cerveau dont le poids est à peine de quelques drachmes. Le grand vautour des Alpes n'a guère plus de cerveau qu'un corbeau, le dindon en a à peu près autant qu'un perroquet. On conclut de ces faits que les manifestations des facultés de l'âme sont à peu près proportionnées au volume du cerveau, relativement à la grandeur du corps.

« Cependant cette opinion est encore fondée sur un raisonnement et des corollaires trop précipités. On a trouvé que le moineau, le serin, la linotte, le pinson, le rouge-gorge et plusieurs singes avaient, relativement à la grandeur de leur corps, plus de cerveau que l'homme. Ces animaux devraient être supérieurs en intelligence au moins au cheval et à l'éléphant. Ce dernier animal serait, dans cette hypothèse, un être extrêmement stupide.

» On a observé que le cerveau de l'homme est, par rapport aux nerfs, plus grand que celui des animaux. Cette proportion est plus plausible que les autres, mais elle n'est pas encore générale. Selon cette mesure, le chien marin a plus de cerveau que le chien, et le marsouin que le cheval. »

Angle facial de Camper. — Cet angle est formé par la rencontre de deux lignes droites, dont l'une, qui est perpendiculaire AB, passe par le point le plus saillant du front et du menton, et l'autre, tirée horizontalement CD, part du bas du nez et passe par le conduit auditif.

Fig. 14.

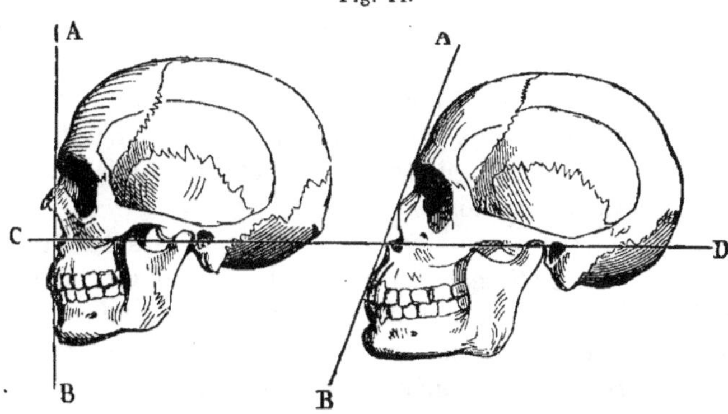

Tête d'Européen. Angle facial ABC de 90 degrés. Il est rare cependant de rencontrer des têtes qui présentent un angle aussi ouvert.

Tête de nègre. Angle de 70 degrés environ.

D'après Camper, « plus l'angle formé par ces deux lignes est ouvert, plus l'homme et l'animal doivent être intelligents. En conséquence de cette opinion, Lavater a dressé une échelle depuis la grenouille jusqu'à l'Apollon du Belvédère. Cuvier, dans ses *Leçons d'anatomie comparée*, a dressé une table qui indique les diverses proportions de cet angle chez l'homme et chez les animaux. Il dit que l'angle facial d'un enfant européen est de 90 degrés (angle droit) celui d'un adulte est de 85, et celui d'un vieillard décrépit de 70.

» Les nègres qui, en général, ont la mâchoire plus saillante que es Européens, perdent trop par cette manière de mesurer l'intelligence; des idiots européens ont souvent l'angle facial plus ouvert que des nègres très intelligents. D'ailleurs, au moyen de cet angle, on ne prend en considération que les parties antérieures du cerveau, et on néglige toutes celles qui sont situées en arrière et sur les côtés. En outre, Blumenbach a remarqué que les trois quarts des animaux connus ont l'angle facial presque pareil; et cependant ils sont doués de qualités bien différentes. Enfin le cerveau, ainsi que Cuvier l'a remarqué, n'est pas placé chez tous les animaux immédiatement en arrière ou au-dessous de ce qu'on appelle le front. Chez un grand nombre, la lame extérieure du crâne est considérablement éloignée de l'intérieure, suivant l'espèce, et selon que les animaux avancent en âge. Depuis la surface extérieure du crâne jusqu'au cerveau d'un cochon, il y a un pouce de distance, et, dans l'éléphant, il y en a jusqu'à treize.

» Ainsi donc, l'angle facial n'est pas un moyen plus exact pour mesurer l'intelligence des animaux et des hommes, que ceux qui ont été mentionnés précédemment. »

4° *Proportions entre le crâne et le visage.* — « Quelques physiologistes ont aussi comparé les rapports de la grandeur du crâne avec celle de la face. M. Cuvier dit que la face de l'homme est, en comparaison de son cerveau, plus petite que celle des animaux, et que ceux-ci sont plus stupides et plus sauvages à mesure qu'ils s'éloignent davantage de cette proportion.

» Les anciens artistes semblent avoir senti que les fronts d'une grande dimension, relativement à la face, décèlent beaucoup de qualités intellectuelles, car ils ont donné aux têtes de leurs sages, à leurs dieux, surtout à Jupiter, un front développé. Les physiognomonistes de tous les temps, même les poètes, ont fait l'éloge d'un front large et saillant.

» Mais ce n'est pas dans la proportion entre le crâne et la face, mais dans le développement du front lui-même, qu'il faut chercher le signe extérieur d'une intelligence supérieure. Que la face soit petite ou grande, un individu doué de grandes facultés intellectuelles de toute espèce a le front grand. Léon X, Montaigne, Leibnitz, Haller, Mirabeau et autres avaient le visage et le crâne volumineux; Bossuet, Voltaire, Kant, etc., avaient le visage petit et la tête grosse.

» Le paresseux et le chien marin ont, proportionnellement au cerveau, les os de la face plus petits que le cerf, le bœuf, le cheval. Cependant il sera difficile de convenir qu'ils l'emportent en intelligence sur ces animaux dans la même proportion. Cette mesure, enfin, comme le dit aussi M. Cuvier, ne peut être appliquée aux oiseaux.

» Il résulte donc de toutes les considérations précédentes, que le cerveau est nécessaire aux manifestations des facultés affectives et intellectuelles, mais qu'on ne peut pas mesurer celles-ci d'après la grandeur absolue du cerveau, ni d'après la grandeur du cerveau relativement au corps ou aux nerfs, ni d'après l'angle facial de Camper, ni d'après la proportion entre le crâne et le visage, ni enfin d'après la proportion entre le front et le visage. Ainsi, pour déterminer les relations du cerveau avec les manifestations des facultés affectives et intellectuelles, il faut faire d'autres recherches. »

Cinquième proposition.

· *Il est nécessaire de faire une division des facultés et des organes.* « Tous les philosophes et physiologistes, dit Spurzheim, disciple de Gall, qui n'admettent qu'une âme simple dans l'homme, sont forcés de reconnaître au moins plusieurs facultés dans cette âme ; et de même qu'on a divisé et subdivisé les facultés de l'âme, de même on leur a assigné différents sièges. Ainsi, on a placé l'âme raisonnable dans la tête, et l'âme déraisonnable dans les organes intérieurs. Les Arabes mettent le sens commun dans le ventricule antérieur du cerveau, l'imagination dans le second, le jugement dans le troisième, et la mémoire dans le quatrième. Némésius enseignait que les sensations ont leurs sièges dans les ventricules antérieurs, la mémoire dans les moyens, et le raisonnement dans les postérieurs. (Je copie ; ainsi on ne m'attribuera pas les erreurs anatomiques que tout cela renferme.) Albert le Grand plaçait le sens commun dans le front, ou dans le premier ventricule, la cogitation ou le jugement dans le second, la mémoire et la force motrice dans le troisième. Lodovico Dolci plaça le bon sens dans le front, l'imagination ou la fantaisie dans la partie voisine, l'esprit dans le cervelet, et la mémoire encore plus bas. Willis considérait les corps striés comme le siège de la perception et de la sensation, la masse médullaire du cerveau comme celui de la mémoire et de l'imagination : selon lui, la réflexion résidait dans le corps calleux, et le cervelet fournissait les esprits du mouvement, etc., etc.

» Ainsi, l'idée générale de la pluralité des racines de l'âme et de leur siège est très ancienne, et elle a été entretenue de tous les temps.

» Je vais détailler les preuves qui font voir que le cerveau doit être considéré comme un assemblage d'organes.

» La première preuve est fondée sur l'analogie. C'est une observavation générale que la nature, pour varier ses effets, a toujours changé d'organisation. Chaque espèce d'arbre est organisée différemment. Il en est de même des parties d'un arbre, telles que le bois, les feuilles, les fleurs et les fruits. L'organisation de chaque espèce d'animaux est également modifiée, et, dans le même animal, chaque fonction particulière est attachée à un organe particulier : le foie préside à la formation de la bile, le cœur à la circulation du sang, le poumon à la respiration. Dans le système nerveux, on trouve les cinq sens extérieurs, et indépendants les uns des autres.

» Il est nécessaire que les cerveaux des animaux diffèrent dans leur totalité, puisque les qualités de ces animaux ne sont pas semblables.

» Les divers individus d'une espèce ne possèdent jamais toutes les facultés au même degré ; quelques-uns se distinguent par leurs qualités ; d'autres sont médiocres en tout, d'autres encore sont imbéciles ; par conséquent leur organisation ne peut pas être également parfaite.

» Il faut aussi qu'il y ait des modifications dans l'organisation cérébrale des deux sexes, car on sait que quelques facultés sont plus actives chez les femmes, et d'autres chez les hommes.

» Si le cerveau n'était pas composé de plusieurs organes, pourquoi verrait-on dans l'échelle des êtres qu'il est plus compliqué à mesure que les facultés sont plus multipliées ?

» Dans la même personne, certaines inclinations et certaines facultés intellectuelles se manifestent avec beaucoup d'énergie, d'autres très faiblement. Quelqu'un peut avoir beaucoup de mémoire verbale et fort peu de raisonnement ; il peut être grand peintre et mauvais musicien, grand poète et mauvais général, etc.; par conséquent, la masse cérébrale ne peut pas être affectée à toutes ces fonctions. Comment l'âme pourrait-elle exercer avec cet instrument telle faculté dans toute sa perfection, et telle autre d'une manière bornée ?

» Les facultés affectives et intellectuelles ne se manifestent pas simultanément. Quelques-unes paraissent ou disparaissent plus tôt ou plus tard. Il y en a qui sont très énergiques dans les enfants, et d'autres ne commencent que dans l'âge adulte ; quelques-unes diminuent à quarante ou cinquante ans ; d'autres subsistent jusqu'à la décrépitude. Or, si toutes les facultés tenaient à un seul organe, ne devraient-elles pas croître et décroître tout à la fois ?

» On sait qu'une étude longtemps continuée sur le même objet fatigue, et qu'on ne peut la continuer longuement avec fruit qu'en variant le sujet du travail. Or, si le cerveau n'est qu'un seul organe exécutant toutes les manifestations, comment un nouveau sujet de méditation n'augmente-t-il pas la fatigue au lieu de procurer un délassement? Ainsi, l'activité successive des facultés prouve la pluralité des organes.

» Cette pluralité est encore reconnue par l'état de sommeil et de rêves. De même que dans l'état de veille chaque organe doit se reposer de temps en temps, de même dans le sommeil tous les organes ne restent pas toujours inactifs, et leur action partielle produit les rêves. Il serait impossible de concevoir les rêves, si le cerveau n'était qu'un seul organe, et non une réunion de plusieurs, affectés chacun à une faculté particulière qui peut s'exercer ou se reposer isolément.

» Le somnambulisme prouve également la pluralité des organes. C'est un état de sommeil incomplet, dans lequel plusieurs organes sont éveillés.

» Les visions, les inspirations, les hallucinations, les monomanies s'expliquent uniquement par la pluralité des organes.

» D'après tout ce que je viens de dire, il est donc démontré que le cerveau étant l'instrument de l'âme, n'est pas un organe unique, mais un assemblage d'autant d'organes particuliers qu'il y a de facultés spéciales. »

Ainsi donc, ruinant les bases de cette philosophie ancienne qui attribuait à tous les hommes des facultés égales et déduisait de l'éducation, de l'habitude, de la volonté, de circonstances accidentelles, la diversité des inclinations, Gall admet, au contraire, l'inégalité des mœurs et des facultés, non seulement dans l'homme, mais encore dans tous les animaux que n'influencent ni la volonté ni l'éducation, et il conclut que les facultés de l'animalité entière sont innées, qu'elles correspondent à une structure spéciale du cerveau, et qu'elles sont d'autant plus nombreuses et plus actives que le cerveau contient des organes plus multiples et plus développés.

Les facultés qu'il fallait admettre. Ce qu'il s'agissait de fixer et ce à quoi Gall appliqua tout son génie, c'est la classification des facultés. Il compara nombre de têtes d'hommes et d'animaux vivants, de crânes de toutes espèces ; il opposa les uns aux autres les instincts, les penchants, les vertus et les vices ; il examina avec un soin minutieux les têtes des individus qui montraient telles ou telles dispositions, et après des efforts incroyables de patience et de travail, devenu riche d'observations et de faits de tous genres, il arrêta à vingt-sept le nombre des facultés de l'homme et des organes cérébraux qui leur correspondent.

Facultés communes à l'homme et aux animaux.
1. Amour physique.
2. Amour de la géniture.
3. Amitié.
4. Instinct de la défense de soi-même.
5. Instinct carnassier.
6. Ruse.
7. Penchant au vol.
8. Orgueil, fierté.
9. Vanité, ambition.
10. Circonspection.
11. Educabilité.
12. Instinct des localités.
13. Mémoire des personnes.
14. Mémoire des mots.
15. Faculté du langage articulé.
16. Sens du rapport des couleurs.
17. Sens du rapport des sons.
18. Sens du rapport des nombres.
19. Instinct de la mécanique.

Facultés propres à l'homme.
20. Sagacité comparative.
21. Esprit métaphysique.
22. Esprit de saillie et de repartie.
23. Talent poétique.
24. Bonté.
25. Imitation.
26. Fermeté.
27. Instinct religieux.

En admettant l'existence réelle de ces facultés, que deviendront l'*attention*, la *comparaison*, le *jugement*, la *mémoire*, l'*imagination*, ces facultés fondamentales des métaphysiciens? Selon Gall, elles ne sont que des attributs généraux de celles qu'il a admises.

« L'*attribut général*, dit Londe, disciple de Gall, est ce qu'il y a de commun dans les qualités et les facultés fondamentales, comme, par exemple, l'attention, la perception, la mémoire; *l'attribut général* est, pour les facultés fondamentales de l'encéphale, ce qu'est pour les corps de la nature l'expression *propriétés générales*. Ainsi *pesanteur*, *étendue*, *impénétrabilité*, indiquent des propriétés générales des corps et ne désignent pas des corps particuliers, comme les mots *fer*, *or*, *plomb;* de même *attention*, *perception*, *mémoire*, indiquent des attributs, mais ne désignent pas des facultés particulières, comme font les mots *sens* de la *musique*, du *calcul*, etc. »

Ecoutons Gall : « La faculté des *rapports de l'espace* et la faculté des *rapports des tons* sont deux talents particuliers, deux facultés primitives, fondamentales. Or, dans la faculté des rapports de l'espace il y a *perception*, puisqu'il faut d'abord *percevoir* ces rapports;

il y a *attention*, sans quoi ces rapports ne fixeraient aucunement l'individu ; il y a souvenir et *mémoire*, autrement aucun animal ne retrouverait l'endroit de son séjour ; il y a *comparaison* et *jugement*, autrement l'individu confondrait un lieu avec un autre ; le paysagiste, qui combine ou invente des sites, doit en avoir l'imagination. De même, le musicien ne serait pas musicien, surtout pas musicien-compositeur, s'il ne *percevait* pas les rapports des tons, s'il n'en avait ni le *souvenir* ni la *mémoire*, s'il n'en jugeait pas les rapports ou la mélodie et l'harmonie, s'il n'avait pas l'imagination pour en inventer de nouvelles combinaisons.

» Ainsi, l'*attention*, la *perception*, le *souvenir*, la *mémoire*, le *jugement*, l'*imagination*, ne sont autre chose que les divers modes d'exercice d'une faculté fondamentale quelconque. Ils sont essentiels à chacune de ces facultés, quand elles sont graduées jusqu'à la puissance de créer, jusqu'à ce qu'on appelle *génie*. Quand elles sont faibles, il y a un degré d'attention, de perception, de mémoire, un jugement défectueux et point d'imagination.

» Ceci explique comment l'on peut avoir une forte attention, une perception très facile, une mémoire tenace, un jugement extrêmement juste, une imagination inventive et brillante dans un certain talent, et être presque imbécile dans un autre.

» Il en est ainsi de tous les talents, de toutes les facultés. La perception, l'attention, le souvenir, la mémoire, le jugement, l'imagination, l'intellect, l'intelligence, la pensée, la comparaison, la réflexion, la préférence, l'entendement, ne sont donc pas des forces existantes par elles-mêmes : elles sont nécessairement attachées à un objet, à un talent déterminé, et n'en sont que les attributs.

» Ces attributs généraux, reprend Londe, manquent là où n'existe pas la faculté fondamentale, le talent déterminé dont ils ne désignent que des modes d'existence, d'activité, d'exercice. Le chien, qui n'a pas, comme le rossignol ou le merle, le talent inné de la musique, ne peut être doué d'attention, de mémoire, ni d'imagination pour la musique, comme le rossignol et le merle.

» Ces attributs peuvent manquer relativement à une faculté et se trouver tous réunis relativement à une autre. Un homme peut, en effet, sur un point manquer de perception, de mémoire, de jugement, d'imagination, et jouir de tous ces attributs sur un autre point. On peut avoir de la mémoire pour les *nombres*, et n'en point avoir pour les *lieux*. On peut avoir de l'imagination pour la *peinture*, pour la *poésie*, et n'en point avoir pour la *musique*, et vice versâ. Si le mot *imagination* désignait une force fondamentale réelle, lorsqu'un homme aurait de l'imagination pour un objet, il devrait en avoir pour tous : or, cela n'existe pas. »

Déterminons maintenant la valeur des mots qui désignent les attributs des qualités et facultés fondamentales.

« *Perception*. C'est la réception, par une partie encéphalique quelconque, des impressions faites par les objets qui lui sont relatifs. La perception est *passive* et s'exerce sans le concours de la volonté. Il suffit qu'un objet soit à portée de l'action des sens.

» *Attention*. C'est la réaction *active* d'une faculté sur un objet de son domaine. C'est le pouvoir de rendre en quelque sorte la sensation permanente.

» Quand je me sers des mots *faculté* ou *qualité*, c'est comme si je disais : *partie* ou *organe encéphalique*. *Faculté* est, en effet, le pouvoir qu'a un organe de fonctionner; *faculté intellectuelle*, pouvoir qu'a le cerveau de comprendre ; *faculté digestive,* pouvoir qu'a l'estomac de digérer, etc.

» *Mémoire*. C'est l'action par laquelle un organe renouvelle les modifications que lui ont imprimées les objets de son domaine, et cela sans nouvelle influence de la part de ces objets, ou lors même qu'ils sont absents.

» *Jugement*. C'est l'action d'une partie encéphalique comparant entre elles les modifications qu'elle reçoit ou qu'elle réveille en elle-même, afin d'en découvrir les rapports et les effets.

» *Réflexion*. Exercice du pouvoir qu'a le cerveau de se modifier lui-même et de considérer ses propres opérations.

» *Imagination*. C'est le pouvoir qu'a une faculté de se former, de se créer, par sa propre énergie, par sa propre activité, des perceptions nouvelles (relatives aux objets de sa sphère), sur le modèle de celles qu'elle a reçues par l'action des objets extérieurs sur les sens.

» *Génie*. Signifie à peu près la même chose : c'est le développement assez fort d'un organe pour découvrir par sa seule énergie les lois des objets qui lui sont relatifs.

» *Volonté*. C'est la possibilité qu'a l'encéphale d'être disposé à l'action par des motifs, c'est-à-dire par des objets extérieurs, des idées ou des sentiments intérieurs qui font naître cette disposition.

» Beaucoup d'hommes croient leur volonté parfaitement libre, parce qu'ils n'aperçoivent pas les motifs qui la déterminent, tandis qu'une volonté parfaitement libre, c'est-à-dire sans motifs, ne pourrait être le partage que d'un fou ; encore me trompé-je, car ce fou a, pour se porter à des actes de folie, des motifs qui, à la vérité, sont erronés, mais n'en sont pas moins motifs. Il croit voir un ennemi sur lequel il se jette, il croit être inspiré par un être supérieur, etc. : voilà les motifs qui le déterminent.

» *Désir*. Ce mot dit moins que *volonté* ; il signifie même autre chose, suivant Gall. Le *désir*, dit ce physiologiste, n'est que l'impression résultant de l'activité d'un seul organe, tandis que, pour qu'il y ait *volonté*, il faut le concours de l'action de plusieurs facultés intellectuelles supérieures; il faut que les motifs soient pesés, comparés et jugés, et c'est la décision résultant de cette opération qui s'appelle la *volonté*.

» *Passion*. Ce mot désigne le degré le plus élevé d'une qualité morale, et même d'une faculté intellectuelle quelconque, degré porté jusqu'à l'état de souffrance (*pati*), et dans tous les cas nuisible à l'individu qui éprouve cet état.

» Ce n'est ordinairement qu'à l'exaltation des qualités morales qu'on donne le nom de *passion*; cependant l'exaltation des facultés intellectuelles peut aussi être montée à un degré d'entraînement assez élevé pour faire souffrir, pour constituer une passion. Le sens du *rapport des tons*, qui constitue le talent du musicien, ne peut-il pas être excité au point de pousser l'individu qui en est doué à faire continuellement de la musique? Il en sera de même pour la poésie, etc.

» *Goût, penchant, désir, passion*, expriment donc des degrés divers d'énergie d'un organe encéphalique quelconque.

» *Affection*. C'est la modification d'une qualité morale par l'effet d'une influence venue du dehors ou née au dedans de l'individu La *peur* est une affection de l'instinct de *propre défense* ; le *repentir* est une affection du *sens moral* ; la *jalousie* est une affection pénible du sentiment de *vanité*, qui naît chez une personne à l'occasion d'une préférence dont une autre est l'objet. (Voir ces mots dans les chapitres qui suivent.) Le *plaisir* et la *peine* sont des affections communes à toutes les facultés fondamentales, parce que toutes peuvent s'exercer avec bien être ou malaise. Et nous pouvons dire ici des affections ce que nous avons dit des passions, savoir : que les deux espèces de facultés ne peuvent, en quelque sorte, être atteintes; que, par exemple, le *sens du rapport des tons* peut être affecté désagréablement chez le musicien qui entend de mauvaise musique. L'affection est une modification propre à toute la matière nerveuse ; c'est le commencement de l'état pathologique.

» *Instinct*. Ce mot, dans l'acception que lui donne Gall, est un sentiment, un mouvement intérieur indépendant de la réflexion et d'une véritable volonté, une impulsion qui pousse à certaines actions un être vivant, sans que celui-ci ait une idée distincte ni des moyens ni du but.

» Il y a autant d'instincts que de facultés fondamentales spéciales : l'homme et tous les animaux ont l'*instinct de propagation;* le lion a l'*instinct carnassier;* l'homme et le castor ont l'*instinct de construction.* Ce ne sont certainement point les mêmes organes qui déterminent des instincts si opposés, produisent des phénomènes si différents. Un effet particulier nécessite une cause particulière. Les instincts existent donc chez l'homme comme chez les animaux. Le mot *instinct* ne désigne donc pas une force générale créant des actes différents des animaux; il ne désigne que l'activité des différentes facultés fondamentales.

» Ce langage est différent de celui des métaphysiciens. L'instinct est, pour eux, quelque chose d'*occulte,* de *mystérieux,* qui produit *tous* les actes encéphaliques des animaux, quelque différents qu'ils soient, comme l'*âme* produit tous ceux de l'homme. »

Avant de passer à l'étude particulière des facultés admises par Gall, parlerons-nous des attaques nombreuses auxquelles le système de ce grand homme a été en butte ? Ce serait nous livrer à d'interminables débats. Nous devons cependant émettre notre opinion sur la valeur de la *Phrénologie,* afin que nos lecteurs sachent à quoi s'en tenir à cet égard.

Phrénologie.

Ce n'est autre chose que la division du cerveau en instruments partiels correspondant chacun à une faculté distincte ; il y a par conséquent à considérer le principe de la localisation et ses développements. Et d'abord, ce principe existe-t-il ? Nous le pensons. En effet, tout le monde s'accorde à placer dans la portion antérieure du cerveau les organes des facultés intellectuelles, opinion basée sur des expériences et des faits de pathologie cérébrale sans nombre ; dans la portion postérieure, sont ceux des facultés instinctives ; c'est dans la portion intermédiaire, au-dessus de l'oreille, que les facultés morales auraient leur siège. Divisant davantage l'encéphale, nous avons reconnu précédemment que plusieurs actions distinctes se rattachent à des parties différentes de cette masse nerveuse. La volonté, par exemple, existe dans les lobes antérieurs, la faculté visuelle dans les couches optiques ; le principe régulateur des mouvements dans le cervelet ; le principe moteur dans la protubérance annulaire, etc. La moelle épinière n'est-elle pas elle-même soumise à la loi de localisation, car on distingue en elle deux faisceaux, dont l'antérieur donne naissance aux nerfs du mouvement, et le postérieur aux nerfs du sentiment (p. 92 *A*, 99 *b*). Mais, disent les critiques, les divisions et les subdivisions qu'on a établies ont tué la phrénologie à force de la morceler ; comme si l'on pouvait nier un principe parce qu'on a exagéré ses développements ! D'autres la nient parce que son application est incertaine. Mais qu'est-ce donc qui est certain en médecine ? Faut-il saigner ou purger, faut-il tonifier ou affaiblir dans les maladies ?.... Tous les jours, le jugement du médecin reste en suspens. A part les mathématiques et les faits, tout devient incertain dans l'application.

Quant aux développements du principe : *localisation cérébrale*, nous admettons volontiers que là cesse l'exactitude, non pas que ce principe soit faux, mais parce qu'il est difficile, pour ne pas dire impossible, d'établir une bonne classification des facultés. Aussi, jusqu'à ce que l'on soit parvenu à s'entendre sur les facultés fondamentales, avec leurs modifications ou leurs conséquences, la confusion régnera dans les questions de détail, et les adversaires de la doctrine de Gall auront en apparence gain de cause. Est-ce à dire encore que la phrénologie exclut l'unité du principe moral et intellectuel ? Pas le moins du monde : nous répétons au contraire que la phrénologie n'implique aucunement le matérialisme ; car de même que le cerveau est un tout multiple, est unique dans un ensemble composé, de même ses facultés, quoique distinctes, se rattachent à un principe unique que nous appelons *âme*. On ne peut toucher du doigt les rapports de causalité existant entre les phénomènes de la pensée et les molécules de la pulpe cérébrale ; mais ne peut-on admettre qu'une turgescence moléculaire coexiste avec l'action générale de l'encéphale, et que s'irradiant inégalement vers la périphérie de l'organe, cette turgescence développe les différents cas de penchants et de dispositions ? De cette façon, l'*unité de l'âme* ou de l'action nerveuse se trouverait conciliée avec la localisation des facultés cérébrales.

Par les raisons que nous avons données et celles que nous ferons connaître encore, il nous est difficile de ne pas admettre dans le cerveau plusieurs opérations distinctes, plusieurs facultés ayant chacune son siège particulier, son instrument propre dans cet instrument complexe. Mais de là à circonscrire exactement ce siège, à préciser chaque partie active, à reconnaître surtout les facultés prédominantes à l'inspection et au toucher des protubérances du crâne, il y a une lacune immense qu'on ne comblera peut-être jamais, quoique la phrénologie, nous le répétons, soit vraie dans son principe fondamental, autrement il faudrait nier l'utilité du cerveau, condamner le plan du créateur ; nos moyens d'investigation sont trop imparfaits pour nous permettre de sonder les mystères de l'organisation et des fonctions cérébrales : voilà tout.

Le plus grave reproche qu'encoure la phrénologie, c'est de conduire au *fatalisme*, et de détruire le fondement de la responsabilité morale en faisant l'homme le jouet de son organisme. (V. *Instinct religieux*.) Mais Spurzheim sut mieux éviter ces accusations.

Donc Spurzheim, élève de Gall, et les phrénologistes qui sont venus après lui, ont profondément modifié le système philosophique du maître. Au lieu de 27 facultés, c'est 35 qui furent admises et localisées. En voici le tableau :

Fig. 15.

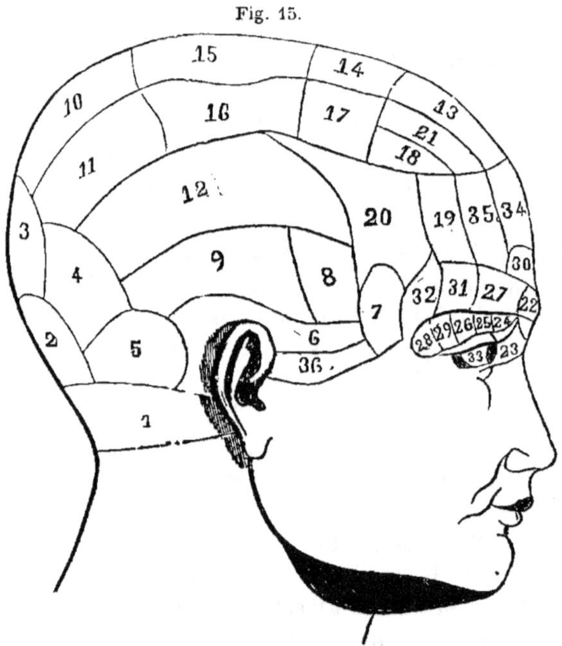

LOCALISATION DES FACULTÉS D'APRÈS SPURZHEIM.

1. *Amativité*. Amour physique.
2. *Philogéniture*. Attachement pour les enfants.
3. *Concentrativité*. Amour pour sa demeure, sa patrie.
4. *Affectionnivité*. Amitié, attachement.
5. *Combativité*. Disposition à la rixe, etc.
6. *Destructivité*. Penchant à la cruauté.

7. *Secrétivité*. Ruse, finesse, etc.
8. *Acquisivité*. Penchant à acquérir.
9. *Constructivité*. Sens de la mécanique.
10. *Estime de soi*. Orgueil.
11. *Approbativité*. Amour de l'approbation.
12. *Circonspection*. Prudence.
13. *Bienveillance*. Bonté.
14. *Vénération*. Respect.
15. *Fermeté*. Caractère.
16. *Conscienciosité*. Justice.
17. *Espérance*. Illusion.
18. *Merveillosité*. Goût du surnaturel.
19. *Idéalité*. Sens poétique.
20. *Gaieté*. Esprit de saillie.
21. *Imitation*. Goût du théâtre.
22. *Individualité*. Sens des faits.
23. *Configuration*. Formes.
24. *Etendue*. Sentiment de perspective.
25. *Pesanteur* ou résistance.
26. *Coloris*. Sens de la peinture.
27. *Localité* ou espace.
28. *Calcul* ou nombre.
29. *Ordre* ou arrangement.
30. *Eventualité* ou don des conjectures.
31. *Temps* ou durée.
32. *Ton* ou mélodie.
33. *Langage* ou mémoire des mots.
34. *Comparaison* ou similitude.
35. *Causalité*. Esprit philosophique.

Passons maintenant à l'étude des facultés qui offrent le plus d'intérêt et dont la démonstration se présente avec le caractère le moins vague et le moins douteux. Et nous revenons à la classification de Gall.

Amour physique. — Instinct de reproduction.

L'instinct dont il s'agit consiste dans la faculté que possèdent les individus de sexe différent d'être sollicités à se rapprocher pour effectuer l'œuvre de la reproduction. Gall en place le *siège dans le cervelet*. Voici à quelle occasion il fut conduit à le découvrir. « Il donnait ses soins à une jeune veuve qui souffrait à tel point de la continence à laquelle la condamnait son état, qu'elle éprouva des accès de nymphomanie, pendant lesquels elle se plaignait d'une tension et d'une chaleur très grande à la nuque. Or, un jour, en la soutenant dans un de ses accès, il fut frappé de la largeur de cette partie et de la chaleur dont elle était le siège. Ainsi mis sur la voie, il examina les têtes de plusieurs hommes très portés à l'amour, les compara avec celles de quelques autres, chez lesquels ce penchant était très peu prononcé, et toujours il observa que les premiers avaient la nuque très développée, tandis qu'au contraire elle l'était très peu chez les autres. » Gall appuie d'ailleurs son opinion sur des faits nombreux. Les animaux qui ne s'accouplent pas, dit-il, manquent de cervelet ; le développement de cet organe est arrêté par la castration ; son volume est plus considérable chez les mâles, qui ont, en effet, l'instinct de reproduction plus impérieux et la nuque plus bombée que chez les femelles où le contraire existe ; chez l'homme le cervelet ne se développe qu'à seize ans environ, juste au moment où le penchant à l'union sexuelle se fait sentir, et ses blessures éteignent ou excitent les désirs vénériens, etc. « Le genre de caresses que se font certains animaux, ajoute Gall, n'aurait-il pas dû éveiller depuis longtemps l'attention des naturalistes ? C'est tantôt le mâle et tantôt la femelle qui a l'habitude d'irriter la nuque de l'objet de ses désirs. Longtemps avant l'accouplement, le chat mâle mord amoureusement la nuque de la chatte et quelquefois il continue ce jeu pendant une journée entière. J'ai vu souvent des chiennes en chaleur donner à des chiens peu ardents des coups de museau dans la nuque, pour les provoquer à l'accouplement. Le canard mâle, avant de procéder à l'acte de la fécondation, monte tranquillement sur la cane et lui passe trois ou quatre fois le bec sur la nuque ; ce n'est qu'alors que la cane se blottit et que l'accouplement a lieu. » — Ces observations sont assurément très remarquables, mais nous devons ajouter que des faits opposés ont été produits par les adversaires de la phrénologie ; citons en particulier celui d'une jeune fille dont la mort fut attribuée aux suites de la masturbation et dont l'encéphale manquait complètement de cervelet.

L'instinct de reproduction est plus ou moins impérieux chez les divers individus : tel peut vivre dans la continence absolue sans éprouver de privation, tel autre au contraire est poussé irrésistiblement à se livrer aux rapports sexuels ; dans les deux cas, les organes génitaux peuvent être peu ou très peu développés, ce qui prouve que l'instinct érotique ne dépend aucunement de la conformation de ces organes. Cet instinct, quand il est développé dans de justes bornes, est un don précieux fait à l'homme ; il est la source des plus douces jouissances lorsqu'elles sont légitimes, modérées, par conséquent non accompagnées de fatigue, de dégoût ni de remords. Quand la passion est trop prononcée, elle dégénère en lubricité et précipite l'homme dans des maux affreux, qui le poursuivront même jusque dans sa postérité, et dans une foule de crimes, tels que l'adultère, l'inceste et autres turpitudes.

La femme, généralement parlant, est moins portée que l'homme aux jouissances vénériennes. Il en est de même aussi chez toutes les femelles d'animaux : Toujours, en effet, on voit le mâle provoquer la femelle, et celle-ci se défendre. Poussé, excité par le désir, l'homme poursuit de ses instances la femme, qui ne cède ou succombe que parce qu'elle l'aime ou croit que le moyen de se l'attacher est de lui accorder cette faveur ; car elle est tout entière à l'amour : aimer, c'est sa vie. Cela est si vrai, qu'on voit des femmes aimer éperdument et cependant ne désirer jamais l'acte de la copulation. On s'est demandé bien des fois lequel, de l'homme ou de la femme, a le plus de jouissance dans cet acte. C'est le premier, sans aucun doute. Qu'on interroge, en effet, plusieurs femmes : la plupart répondront, si elles veulent bien en faire la confidence, qu'elles ne comprennent pas que l'homme recherche avec tant d'ardeur un plaisir qu'elles sentent à peine. Aussi, éprouvant moins de sensations et d'ébranlement nerveux (elles éprouvent aussi moins de pertes), peuvent-elles répéter les approches plusieurs fois sans se fatiguer ; aussi voit-on des filles publiques se prêter à tous les caprices d'homme ivres de lubricité, sans partager en rien leurs jouissances. Au contraire, quel est l'homme assez froid pour rester impassible aux caresses d'une femme ? Non, les femmes, en général, ne sont pas tourmentées par la non-satisfaction de l'instinct génésique, elles le sont plutôt par le besoin de satisfaire le sentiment d'attachement qui domine en elles, car elles sont faites, on peut dire, pour aimer. Il résulte de cet état de choses, que la femme est plus à plaindre que coupable quand elle se donne par amour. Il ne lui reste que la culpabilité, lorsqu'elle manque de fidélité à ses devoirs d'épouse, encore bien que le mari ait commencé, parce que les conséquences sont bien différentes dans l'un ou dans l'autre cas.

Philogéniture. — Attachement pour les enfants.

Cet instinct préside à la conservation des individus procréés. Gall en place le *siège à la partie postérieure de la tête, au-dessus du précédent*. Il avait observé depuis longtemps, sans pouvoir s'en rendre compte, que la partie postérieure de la tête était plus développée chez la femme que chez l'homme, et chez les femelles de singes que chez les mâles. Comme il manifestait dans ses cours l'embarras qu'il éprouvait à ce sujet, quelqu'un lui fit remarquer un jour que les singes aimaient beaucoup leurs petits. Cette idée le frappa, et il se livra à une suite d'observations qui l'autorisèrent à placer l'amour de la géniture à la région ci-dessus indiquée.

Cette faculté instinctive est donc plus développée chez la femme que chez l'homme ; elle l'est à tel point même quelquefois, que la privation d'enfants rend celle-ci très malheureuse, ou bien que ceux qu'elle met au monde deviennent, de sa part, l'objet de soins et de sollicitudes exagérées, qui leur sont plus nuisibles qu'utiles. Lorsque ce sentiment est peu développé, la mère redoute de devenir enceinte ; elle s'occupe à peine de son fruit, et le confie sans regret à une nourrice mercenaire. Enfin l'on voit des femmes qui manquant totalement de l'amour de la géniture, abandonnent leur enfant sur la voie publique, ou même le détruisent pour cacher une faute ou pour obéir à l'impulsion d'une passion plus impérieuse. — Quand nous parlerons de la direction de l'amour de la géniture, nous nous occuperons des questions qu'il soulève au point de vue médico-légal.

L'amour de la géniture est plus ou moins prononcé, suivant les espèces animales ; il l'est toujours moins chez les mâles que chez les femelles. Le cheval, le taureau, le chien, le chat, etc., en sont totalement dépourvus.

Amitié, attachement.

Ce sentiment est celui qui porte les êtres à s'unir et à s'attacher les uns aux autres. Il a son *siège en dehors et en haut de l'organe de la philogéniture*. « Ce qui prouve, dit Spurzheim, que l'attachement est une faculté primitive, c'est qu'on a vu, d'un côté, des chiens si attachés à leurs maîtres, qu'ils leur sont restés fidèles contre tout intérêt, nonobstant même le mauvais traitement qu'ils en éprouvaient, et, d'un autre côté, des malfaiteurs qui avaient tant d'attachement pour leurs complices, qu'ils se sont détruits pour n'être pas forcés de les trahir. » On rencontre des hommes qui aiment éperdument, sans cesser de rester vierges. Mais c'est surtout chez les femmes que cela se remarque, parce que l'amour physique le cède en elles à l'amitié et à la philogéniture, ce qui constitue une nouvelle preuve de ce que nous disions tout à l'heure, que la femme accorde ses faveurs bien plus par un mouvement du cœur que par une impulsion charnelle. Gall a examiné, à Vienne, la tête d'une femme qui était connue pour son amitié constante, inébranlable à tous les revers, et il trouva l'organe de l'attachement très développé.

L'attachement est la source de l'amitié ; quand il vise une personne d'un autre sexe, il se convertit en *amour*. Il est le principe de la sociabilité, des secours mutuels, du mariage. L'homme chez qui ce sentiment est très développé aime à s'entourer d'amis et souffre quand il n'en a pas ou quand ils lui sont infidèles ; celui qui en est privé fuit la société, recherche la solitude, devient misanthrope. Spurzheim observe que cette faculté produit probablement l'attachement en général, au lieu de la sincère amitié, comme le prouvent les animaux qui s'accouplent, ainsi que ceux qui vivent en société. Il pense aussi que l'organe se compose de plusieurs cases, parmi lesquelles il est à présumer, dit-il, qu'il y en a une pour le mariage, située plus près que les autres de l'organe de la philogéniture.... et qui est mariée pour ainsi dire avec lui.

Le *mariage* est une institution qui dépend du cœur humain, ou de l'état social, suivant que les personnes qui le contractent possèdent les sentiments d'attachement et de géniture très ou peu développés, soit que ces sentiments manquent par nature ou soient étouffés par d'autres instincts, par l'ambition par exemple. L'homme semble tenir le milieu entre les animaux faits pour le mariage et ceux qui vivent dans le célibat, ce qui ne veut pas dire : entre les animaux lubriques et ceux froids en amours. Le cygne, le moineau, l'hirondelle, etc., etc., sont des êtres qui s'attachent et contractent un véritable mariage naturel, mariage unique, dit-on, pour le cygne, qui se voue au célibat éternel après la mort de sa compagne. Le chien, le chat, le cheval, le coq, etc., etc., n'ont pas la moindre disposition à un attachement de cette nature, puisqu'ils se contentent de satisfaire leurs désirs avec les premières femelles venues, et qu'ils les abandonnent aussitôt après. Il y a donc des hommes qui ressemblent aux uns et aux autres de ces animaux : tel se marie aussitôt que la loi et son âge le lui permettent ; tel autre, au contraire, veut demeurer dans le célibat toute sa vie. Le sentiment d'attachement n'est pas le motif unique du mariage, et la preuve, c'est que nombre d'hommes, très attachés à leurs amis, très aimants, se trouveraient malheureux s'ils perdaient leur liberté de célibataire. Le chien n'est-il pas le modèle de l'attachement amical, pourtant il ne choisit pas de compagne.

Instinct de défense de soi-même, instinct de rixe.

Cette faculté produit le courage, l'intrépidité, et a pour *siège l'angle postérieur et inférieur des pariétaux*, ou *la tempe en arrière de l'oreille.* — « Pour étudier les caractères des hommes, Gall a souvent rassemblé les enfants du peuple qui jouaient dans les rues, et les a mis aux prises les uns avec les autres. Il y en avait qui aimaient à taquiner, à lutter et à battre ; d'autres étaient pacifiques, timides et évitaient toutes les disputes. Or, Gall trouvait aux premiers la partie postérieure de la tempe plus ou moins saillante, et aux autres la même partie moins développée. Spurzheim découvre la bosse du courage dans les plâtres et les marbres qui nous ont transmis les formes des anciens gladiateurs. On rencontre également chez les animaux l'organe du courage : tel chien cherche partout des combats, tel autre les évite ; un cheval est ombrageux, un autre est sûr. »

Si l'organe a trop d'activité, il rend *querelleur*, il provoque à la rixe ; s'il en manque, il donne lieu à la pusillanimité, à la *poltronnerie*. Il ne faut pas confondre celle-ci avec la *peur*, qui est une affection subite et passagère de l'instinct de propre défense. La peur n'indique donc pas le défaut de courage : un homme courageux peut avoir peur, mais il reprend bientôt le dessus et combine ses moyens de défense, tandis que le poltron, lorsqu'il a peur, est glacé d'effroi et perd la tête.

Instinct carnassier, penchant au meurtre.

Ce penchant porte l'homme à tuer les animaux pour se nourrir de leur chair. Il a pour organe *la partie du cerveau située au-dessus de l'oreille.* Gall avait reconnu une différence manifeste entre les crânes des animaux frugivores et ceux des carnivores. En élevant une perpendiculaire passant par le trou auditif, il trouva sur les premiers qu'il restait derrière cette ligne une fort petite portion des lobes postérieurs du cerveau ; la même opération faite sur les seconds fit tomber la perpendiculaire presque sur le milieu de la masse totale de l'encéphale. Il existe donc, se dit-il, chez les carnassiers, au-dessus et derrière le rocher, des parties cérébrales qui manquent chez les herbivores. Il fit la même observation chez les oiseaux de proie, et il reconnut le siège du penchant à détruire. Il examina ensuite les têtes des assassins décapités et trouva constamment une proéminence très bombée au-dessus du méat auditif.

Pour démontrer que l'instinct sanguinaire ne dépend, dans les diverses espèces animales, ni des dents, ni des griffes, ni de la faim, ni de l'éducation ou des habitudes, mais d'un organe cérébral particulier, Gall cite des observations en foule, entre autres celles d'un de ses petits chiens qu'une dame très sensible avait élevé et qui, par cela même, tenait d'une autre cause que de l'éducation un instinct effréné d'étrangler les animaux. « Dès la première heure que ce chien fut chez moi, dit-il, il se jeta sur tous les animaux que j'avais dans ma maison, et il les étrangla l'un après l'autre. Un oiseau était-il sorti de la cage, il lui donnait la chasse jusqu'à ce qu'il tombât par terre, épuisé de fatigue : alors il le tuait. Cent fois je le châtiai très sévèrement dans l'espérance de lui faire perdre cette passion, ce fut en vain.... »

Mais le penchant homicide existe-t-il chez l'homme ? On est malheureusement forcé de l'admettre, soit que l'on considère les actes inhumains des peuples les uns contre les autres, soit qu'on étudie le caractère particulier de certains individus. Gall cite des exemples qui glacent d'effroi, tant ils prouvent que l'homme peut être plus cruel que le plus féroce des animaux. Un étudiant trouvait tant de plaisir à tourmenter des insectes, des oiseaux et d'autres animaux, que ce fut uniquement pour satisfaire son penchant qu'il se livra à la chirurgie. Un garçon apothicaire avait pour le meurtre un attrait si violent, qu'il se fît bourreau. Le fils d'un marchand, qui faisait consister son bonheur à détruire, voulut être boucher. Un riche Hollandais payait les bouchers pour qu'ils lui laissassent assommer les bœufs. Le chevalier Selvin tâchait d'être placé près du coupable que l'on suppliciait. La Condamine faisait un jour des efforts pour percer la foule rassemblée sur la place des exécutions, et les soldats l'ayant repoussé en arrière, le bourreau leur dit : « Laissez passer monsieur, c'est un amateur. » Un ecclésiastique hollandais prit la place d'aumônier d'un régiment, seulement pour avoir l'occasion de voir détruire un plus grand nombre d'hommes ; il élevait, dit-on, chez lui des femelles de différents animaux domestiques pour le plaisir de couper le cou à leurs petits. Une femme, Madeleine Albert, de Moulins, se faisait gloire devant le tribunal d'avoir tué avec une hache mère, frères et sœurs. On se rappelle avec quel sang-froid le cruel Lacenaire se faisait assassin ; et Troppmann n'a-t-il pas surpassé tous les assassins en cruauté ?

L'instinct carnassier ne dépasse pas, en général, chez l'homme, le degré nécessaire pour qu'il se procure la nourriture animale. Il est certain qu'il est si peu prononcé chez quelques-uns, chez les femmes surtout, que l'abstinence continue de la viande leur serait moins pénible que l'obligation de tuer tel animal que ce soit.

La jeunesse est certainement moins sensible aux souffrances des hommes et des animaux que l'âge mûr et la vieillesse. C'est qu'elle n'a pas encore eu le temps d'apprendre à souffrir. Les expériences de *vivisection* sur les animaux ne sauraient être entreprises par de vieux physiologistes, qui ne s'y seraient pas livrés de bonne heure ; les chirurgiens passent injustement pour avoir le cœur dur, mais nous accorderons volontiers que les vivisections qu'ils ont jadis pratiquées n'ont pu les rendre compatissants.

Ruse, finesse.

Cet instinct, dont le siège est vers le *milieu de la région latérale de la tête, au-dessus de l'organe de destructivité*, est celui qui fait suppléer au défaut de force, de courage ou de mérite. Que l'on observe, dit Gall, les personnes dont la tête est très proéminente sur les côtés et aplatie par le haut, on leur trouvera toujours un caractère faux, astucieux, perfide, vénal, vacillant, hypocrite. C'est à cet instinct qu'il faut rapporter la *dissimulation*, le *mensonge*, le *savoir-faire*, etc. Gall le rencontra pour la première fois très développé chez un homme qui, ayant beaucoup de dettes, s'était conduit d'une manière si adroite, qu'aucun de ses créanciers n'eut connaissance des autres. Spurzheim attribue la *ruse* et la *finesse* à une faculté primitive qu'il appelle *secrétivité*. « Si je considère, dit-il, les opérations mentales de cet adroit débiteur, celles des autres hommes et animaux qui offrent cet organe, surtout si j'observe le langage naturel des êtres rusés, il me paraît que la faculté primitive est l'*instinct de cacher*. Les animaux rusés savent se cacher adroitement ; ils s'y prennent de manière à n'être pas aperçus. Un chat fait semblant de dormir et s'empare d'un mets aussitôt que le cuisinier a le dos tourné ; il guette des souris sans faire aucun mouvement. Le chien, pour s'assurer la possession d'un os, le cache dans la terre. Les hommes rusés décèlent de mille manières l'instinct à cacher : ils plaident souvent le faux pour connaître le vrai ; ils exagèrent le bien pour apprendre le mal ; ils donnent des vertus supposées à ceux auxquels ils croient des défauts qu'ils désirent connaître, etc. »

Lorsque cette faculté est trop active, et que ses effets ne sont pas dirigés par des sentiments supérieurs, elle produit des abus, tels que l'*intrigue*, l'*hypocrisie*, le *mensonge*, le *subterfuge*, l'*argutie*. Lorsqu'elle coïncide avec de grandes facultés intellectuelles, elle fait les grands diplomates.

Le peu de développement de l'instinct en question donne lieu, au contraire, à la *franchise*, à la *loyauté*, à la *droiture*. L'homme qui n'est pas né avec la ruse est droit dans ses discours, franc, mais souvent dupe dans le monde, et peu propre au commerce ou à l'intrigue. La ruse est un des instincts caractéristiques de l'animalité ; c'est un de ceux qui devraient dégrader le plus l'espèce humaine, si l'homme rusé n'était malheureusement celui qui, comme l'on dit, fait le mieux son chemin dans le monde.

Penchant au vol; désir d'avoir.

La convoitivité, ainsi que l'appelle Spurzheim, réside *dans la partie antérieue et supérieure de la tempe*. Ce sentiment, quand il est modéré, porte les hommes et les animaux à défendre ce qu'ils possèdent, à le cultiver, à le soigner. Lorsqu'il n'est pas assez développé, au contraire, il produit l'*insouciance*, la *prodigalité*. Dans le sens opposé, c'est la manie des provisions, l'*avarice*, le *vol*.

Le vol, dit Spurzheim, est dans la nature. Victor-Amédée, roi de Sardaigne, prenait partout des objets de peu d'importance. A Presbourg, un employé avait rempli deux chambres de divers ustensiles de ménage qu'il avait volés. La femme du célèbre médecin Gaubius avait un si fort penchant à dérober, qu'elle emportait toujours des objets volés des magasins où elle allait faire des emplettes. Un voleur, à l'article de la mort, étendait, ouvrait la main comme pour se retenir à quelque chose, mais c'était pour voler la tabatière de son confesseur. Un médecin allait voir ses malades, moins pour leur donner des soins que pour leur prendre ce qu'ils avaient. Un jeune Kalmouk, voleur dans l'âme, reçut de son confesseur la permission de dérober, pourvu qu'il restituât ce qu'il avait pris ; mais pendant que ce bon pasteur disait la messe, l'incorrigible filou lui escamota sa montre.

Amour-propre, orgueil, fierté.

L'organe de l'amour-propre est *à la partie supérieure de la tête, derrière son sommet*. Ce sentiment est commun aux animaux et à l'homme, cela est évident, car aimer sa propre personne est la première condition dont un être sensible doit être pourvu. Ce fut sur un mendiant que Gall reconnut son existence. Cet homme avouait que la fierté l'avait jeté dans la misère, parce que sa haute opinion de lui-même l'avait tellement éloigné du travail et rendu si indocile, que, ne sachant absolument rien faire, il ne trouva plus de ressource que dans la mendicité, après avoir mangé tout son bien.

L'organe de l'amour-propre a été vérifié sur une foule de personnes, sur les deux sexes, sur des nations entières. Il est plus développé chez l'homme que chez la femme. Existant dans de justes limites, il inspire la *dignité*, la *noblesse* du caractère; lorsqu'il manque, l'homme se fait remarquer par la *modestie*, l'*humilité*, la *bassesse*; s'il prédomine au contraire, il produit l'*orgueil*, la *fierté*, la *suffisance*, l'*insolence*, le *dédain*. Celui qui à ce sentiment joint l'amour de la gloire peut parvenir à dominer ses semblables, s'il est en même temps intelligent et courageux.

« Gall remarque la tendance qu'ont tous les orgueilleux à s'élever physiquement; ainsi, suivant lui, l'homme fier se redresse et ne perd pas une ligne de sa taille; les enfants chez lesquels perce l'orgueil se dressent sur la pointe des pieds, montent sur des chaises, sur des lieux élevés pour se donner de l'importance; les rois se placent sur des trônes; ceux qui veulent commander, sur des points culminants, etc. »

Vanité, amour de l'approbation, ambition.

Ce sentiment *siège sur les côtés de l'organe de l'amour-propre*. Spurzheim l'a bien décrit : « Je considère, dit-il, le sentiment primitif de la vanité comme la faculté qui veut plaire aux yeux d'autrui et qui fait cas de ce que les autres pensent et disent. Elle aime les caresses, les flatteries et les applaudissements; elle est cause de la parure, de l'ostentation et des décorations. La coquetterie entre dans sa sphère d'activité; elle produit encore l'émulation et ce qu'on appelle le point d'honneur, l'amour de la gloire et des distinctions. Si elle se manifeste par de grands phénomènes, on l'appelle *ambition*; si elle s'applique aux choses futiles, elle porte le nom de *vanité*. Ceux qui sont doués de ce sentiment aiment l'approbation d'autrui; tel est l'ouvrier pour bien faire son ouvrage, le cocher pour bien conduire ses chevaux, et le général pour remporter une victoire. »

L'amour-propre est le stimulant nécessaire dans toutes les conditions humaines; quand il manque, toute émulation, tout désir de s'élever, de bien faire, est éteint; est-il en excès, il produit l'ambition, l'amour des honneurs, et peut faire commettre des bassesses, à seule fin d'imposer à la foule par les décorations. La vanité, blessée à l'occasion d'une préférence dont une autre personne est l'objet, fait naître la *jalousie*. La *colère* et la *haine* dérivent aussi d'une blessure faite au sentiment d'amour-propre.

La vanité est essentiellement distincte de l'orgueil. « L'orgueilleux, dit Gall, est pénétré de son mérite supérieur et traite du haut de sa grandeur, soit avec mépris, soit avec indifférence, tous les autres mortels ; l'homme vain attache la plus grande importance au jugement des autres et recherche avec empressement leur approbation. L'orgueilleux compte que l'on viendra chercher son mérite ; l'homme vain frappe à toutes les portes pour attirer sur lui l'attention et mendier quelque peu d'honneur. L'orgueilleux méprise les marques de distinction, qui font le bonheur de l'homme vain ; l'orgueilleux est révolté par les éloges indiscrets, l'homme vain aspire toujours avec délices l'encens même le plus maladroitement prodigué!.... »

Circonspection, prévoyance, prudence.

Un peu en arrière et au-dessus du milieu de la région latérale de la tête siège l'organe de ce sentiment. De lui dérivent toutes les précautions que prennent les animaux et l'homme en vue de leur conservation et bien-être. On le trouve chez le cerf, le chevreuil, la fouine, le chamois, chez les étourneaux, les oies sauvages, les grues, qui placent des sentinelles et montrent beaucoup de prudence. L'homme qui manque de circonspection est *indiscret, léger, étourdi ;* celui qui en a trop, au contraire, est *irrésolu, méfiant*, etc. Quand ce sentiment existe dans de justes bornes, il est cette voix intérieure qui crie : prends garde, pèse tes actions, tes paroles, prévois-en les conséquences et agis prudemment. Spurzheim prétend que la *peur* est une affection désagréable du sentiment en question. Gall pense que la *mélancolie*, le *penchant au suicide*, dépendent de l'excitation trop énergique de son organe ; mais ceci n'est point exact.

Sens des localités, des rapports de l'espace.

L'organe de cette faculté *siège à la partie interne et supérieure du sourcil*. C'est par elle que l'homme et les animaux doivent de pouvoir reconnaître les lieux de leur demeure, lorsqu'ils sont forcés de s'en éloigner. Les animaux ont en général cet instinct très développé. Un chien qui de Vienne était allé en voiture à Saint-Pétersbourg retourna à Vienne. Un autre, qui avait été amené de Lyon à Marseille, embarqué et conduit à Naples, revint par terre à Lyon. Le

cheval reconnaît très bien le chemin qu'il a parcouru une seule fois ;
les oiseaux de passage savent parfaitement se diriger en émigrant d'un
pays dans un autre. Chez l'homme cet instinct n'est pas douteux ; il
est très marqué chez les grands géomètres, les géographes, les astro-
nomes, les paysagistes, etc. Gall était dépourvu de l'organe de la
localité, mais il avait un compagnon d'études qui, au contraire, le
possédait à un si haut degré, qu'il reconnaissait tous les buissons où
ils avaient trouvé ensemble des nids d'oiseaux. L'*amour des voyages*
dépend du développement de cet organe, et les merveilles attribuées
à la faculté de l'odorat seraient dues au sens des rapports de l'espace.

Mémoire des mots, des noms propres.

Selon Gall, l'organe de ce sens *est situé à la base du lobe antérieur du cerveau*, et, quand il est très développé, il pousse en avant
le globe oculaire de manière à produire des yeux saillants et à fleur
de tête. C'est cette faculté que Gall reconnut d'abord à la grosseur et
à la saillie des yeux ; mais il en admit deux ensuite, celle des mots
et celle des langues (philologie), parce qu'il y a une très grande différence entre apprendre, retenir facilement les uns, et saisir l'esprit
des autres.

Sens du langage articulé.

Nous venons d'indiquer ce sens en parlant de la mémoire des
mots ; il a *le même siège* et se manifeste organiquement par des yeux
à fleur de la tête et abaissés vers la joue. Les gens qui possèdent
cette organisation ont des dispositions particulières pour l'étude des
langues, en même temps qu'une mémoire excellente. Baratier, à
l'âge de dix ans, savait déjà plus de six langues et avait traduit les
auteurs grecs. On sait que J.-J. Rousseau, au contraire, manquait de
mémoire. L'auteur de cet ouvrage a une mémoire très ingrate ; mais,
chose qui va surprendre, c'est à cette imperfection même qu'il doit
d'avoir conçu l'idée du présent ouvrage, lequel, en effet, est comme
le miroir de la méthode qu'il a dû se créer pour apprendre et retenir
ce que doivent savoir les médecins.

Le langage n'est pas étranger aux animaux ; ils s'avertissent mutuellement dans le danger, et conviennent de ce qu'il faut faire pour
le conjurer.

Rapport des couleurs.

Cette faculté, qui *siège vers le milieu de la partie supérieure du sourcil*, est prouvée, suivant Spurzheim, par les observations suivantes. Le docteur Unzer ne pouvait faire la distinction du vert et du bleu. Un jeune homme quitta le métier de tailleur parce qu'il ne pouvait distinguer les couleurs. Un jeune artiste renonça à la peinture parce que le rouge et le vert ne lui offraient pas de différence. On vit une famille dont tous les membres ne distinguaient que le blanc et le noir. C'est par les modifications de cette faculté qu'on peut expliquer les différentes manières d'apprécier les teintes naturelles et de juger les tons en peinture.

Les oculistes attribuent le vice de la vue qui fait que certaines couleurs ne peuvent être appréciées (*Daltonisme*), à une conformation vicieuse de l'œil.

Rapport des tons ; mélodie.

Gall admet l'existence de cet organe, qu'il place *au-dessus du sourcil, vers l'angle externe du plancher de l'orbite ;* Spurzheim, au contraire, croit que la musique résulte de deux facultés : celle des tons ou de la mélodie, et celle du temps, que lui Spurzheim décrit. Quoi qu'il en soit, le sens de la mélodie, la justesse de la voix, ne dépendent ni de l'oreille ni du gosier, car avec l'ouïe la plus fine on peut n'avoir aucune aptitude pour la musique, de même que l'on peut chanter fort mal avec une belle voix. Quand cette faculté est très développée, non seulement on perçoit les rapports des tons, mais on les crée, comme font les compositeurs. Parmi les animaux qui en sont doués, le rossignol, le merle, le bouvreuil, occupent le premier rang ; mais il est vrai de dire que leur talent est borné, invariable, car ils ne répètent que les mêmes modulations, naturelles ou apprises.

Rapport des nombres, talent de calculer.

L'organe de ce sens existe *en dehors et au-dessous du sourcil.* Plusieurs personnes, remarquables par le talent du calcul, fixèrent l'attention de Gall, entre autres un enfant de treize ans qui retenait une grande quantité de chiffres, faisait de mémoire les opérations d'arithmétique les plus complexes, et arrivait très promptement

aux résultats ; or, cet enfant avait, comme tous les grands calcula-
teurs, l'organe des nombres très développé.

Instinct de la mécanique.

C'est *à la partie antérieure de la tempe* qu'il siège. Il fut rencon-
tré pour la première fois sur des personnes qui avaient de grandes
dispositions pour les arts mécaniques et qui présentaient une sorte
de renflement de la tempe en forme de bourrelet. Le lapin, le
mulot, la marmotte, le castor, l'araignée, etc., l'ont très développé.
Cette faculté est nécessaire à l'architecte, au sculpteur, au menuisier,
au charpentier, à l'horloger, etc. L'homme maladroit, qui éprouve de
la répugnance pour les arts mécaniques, ne le possède pas, il lui
manque certainement la faculté au moyen de laquelle un Robert
Houdin crée ses automates merveilleux.

Sagacité comparative.

Il y a des hommes, dit Spurzheim, qui, dans les conversations et
les discussions, ont recours à des rapprochements, à des comparai-
sons, à des exemples analogues, plutôt qu'à des arguments philosophiques et raisonnés. Ils aiment le sens figuré et métaphorique du
langage artificiel. Tous ces hommes ont une *élévation moyenne du
front*. Cette faculté est, du reste, une des moins appréciables.

Esprit métaphysique.

Est-ce là ce que Spurzheim appelle *surnaturalité ?* « Ce sentiment,
selon lui, fait croire aux inspirations, aux pressentiments, aux fantômes, aux démons, à la magie, aux revenants, aux visions, aux
enchantements et à l'astrologie. Etant très actif, il fait voir ou entendre des esprits, ou fait qu'on s'imagine en être accompagné. »
Cette faculté est peu importante et a été créée sans fondement.

Gaieté, esprit de saillies.

De chaque côté du front serait l'organe de cette faculté, qu'il est
difficile de définir, de l'aveu même de Spurzheim. Voltaire, Piron,
Rabelais, Sterne, l'avaient très développée.

Réalité, sens poétique.

L'organe de la poésie ou de l'idéalité, selon Spurzheim, est *au-
dessus et au-devant de la tempe*. Cette faculté s'applique aux idées,

aux sentiments et à toutes les fonctions des autres facultés ; elle les vivifie et leur donne une teinte particulière ; elle fait naître le goût du sublime dans les arts ; elle imprime de l'enthousiasme, et fait chercher partout la perfection et l'idéal.

Bonté, bienveillance, compassion, sensibilité.

Il y avait à Vienne un domestique qui passait pour être le modèle de la bonté : Gall le vit, l'examina, et il remarqua une protubérance *à la partie moyenne et supérieure du front*. Depuis, il multiplia les expériences et se convainquit de plus en plus de l'existence de cet organe. « On peut le vérifier sur des espèces entières d'animaux et sur des individus de la même espèce. Le chevreuil est doux, le chamois farouche et méchant. Le premier offre une saillie à l'endroit du crâne où le second présente un enfoncement. Les chiens, les chevaux, les singes, etc., qui ont la partie correspondante de leur front bombée ou élevée, sont doux et pacifiques ; ceux qui ont cet endroit enfoncé sont méchants. »

L'homme qui manque de cet organe est *égoïste*, sans pitié à la vue des souffrances d'autrui ; il a, comme on dit, le *cœur dur*. Celui qui l'a très développé *compatit* aux maux de ses semblables et à ceux des animaux, quelquefois même plus à ceux-ci qu'à ceux-là. La bienveillance peut exister avec l'instinct de la *destructivité*, de défense de soi : alors ce sont des emportements et violences suivis de remords, des querelles terminées par des traits de bonté, etc. La bonté produit la douceur de caractère, mais non la poltronnerie, car on voit des hommes très courageux et même querelleurs, qui sont en même temps très bons. C'est d'eux qu'on dit : *excellent cœur, mais mauvaise tête.*

Sens du juste et de l'injuste.

Gall avait fait dépendre cette faculté de l'exagération de la bienveillance ; mais ses disciples ont distingué avec raison ces deux sentiments. Le propre du sentiment de justice est de faire distinguer à l'homme ce qui est juste de ce qui est injuste. La bonté commande de s'abstenir de faire du mal aux autres, mais c'est surtout au sens du juste à discerner le bien du mal. Répandre le bonheur est la loi de la charité, faire son devoir est la loi de justice.

Imitation, goût du théâtre.

Cette faculté réside *de chaque côté de l'organe de la bienveillance.*

Prié par un de ses amis, qui possédait le talent de l'imitation au plus haut degré, de lui examiner la tête, Gall lui trouva à la partie supérieure du front une élévation en forme de demi-boule. Un sourd-muet qui n'avait jamais été au spectacle et qui imitait parfaitement toutes les personnes qui fréquentaient l'institution des sourds-muets lui présenta la même éminence. Spurzheim a toujours trouvé, chez les meilleurs acteurs, que le développement de l'organe coïncide avec le talent d'imiter les gestes, la voix, les manières des autres personnes ; mais il a soin d'ajouter, avec juste raison, que cette faculté ne fait pas à elle seule le comédien.

La *mimique* (art qui se rapporte à ce sens) agrandit la sphère d'expression : certains animaux, comme le singe, la possèdent. « Elle donne de l'âme et de la vie aux paroles de l'orateur ; c'est la qualité principale de l'acteur qui doit, par ses gestes, ses attitudes, le jeu de sa physionomie, exprimer les passions qui l'agitent. On imite instinctivement le style, les manières, les sentiments extérieurs même de son maître ou des personnes qu'on fréquente habituellement. »

Fermeté, persévérance de caractère.

Ce sentiment a son *siège au sommet de la tête, derrière l'organe de la vénération.* « Il donne de la constance, de la persévérance aux autres facultés ; il fixe et soutient leur activité ; il dispose à l'indépendance, surtout quand il est combiné avec l'amour-propre. Trop actif, il produit des abus, tels que l'*opiniâtreté*, l'*obstination*, l'*entêtement*, la *désobéissance*, la *mutinerie*, l'*esprit séditieux.* Son défaut rend inconstant, changeant, variable et incertain. »

Vénération, instinct religieux, respect.

Gall place l'organe de ce sentiment *au sommet de la tête.* En visitant les églises, il découvrit que toutes les personnes qui montraient le plus de dévotion, les vrais dévots, avaient la tête haute ou élevée. Nous avons dit ailleurs que la plupart des philosophes pensent que l'idée de Dieu s'acquiert, soit par le besoin qu'éprouve tout être raisonnable, faible et mortel, de chercher un appui et une consolation dans un être tout-puissant, soit par la nécessité de remonter de cause en cause, jusqu'à un premier moteur. Gall, au contraire, admet la croyance en Dieu comme étant le résultat d'une faculté primitive qui, comme toutes les autres, peut être plus ou moins développée, ou même manquer. Spurzheim comprend dans ce sentiment non seulement l'adoration de Dieu, mais encore la vénération pour tout ce que nous croyons au-dessus de nous, tels que père, mère, talents, vertus sublimes, tombeaux, etc. Le manque de respect pour les choses saintes ou l'exagération dans les objets du culte résultent du degré en moins ou en plus de cette faculté, qui, lorsqu'elle est excessivement développée, conduit à la *superstition*, au *fanatisme* et souvent à une *monomanie religieuse*.

Telles sont les facultés admises par Gall.

Spurzheim, disciple et collaborateur de ce grand physiologiste, en a reconnu plusieurs autres, ainsi que nous l'avons déjà fait remarquer. Ce sont :

La *concentrativité*, c'est-à-dire pouvoir qu'ont certains individus de concentrer toutes leurs pensées, de manière que rien ne puisse les distraire de l'objet dont ils s'occupent : son siège serait au-dessus de la philogéniture et au-dessous de l'estime de soi. On rattache à cette faculté l'*habitativité* ou instinct naturel qui attache l'homme à tel pays, telle habitation ou telle manière de vivre plutôt qu'à tels autres.

La *conscienciosité*, source du sentiment du devoir, du juste et de l'injuste ; — l'*espérance*, qui pousse à la crédulité, aux spéculations inconsidérées ; — la *merveillosité*, qui fait croire aux inspirations, apparitions, événements surnaturels ; ces trois facultés seraient situées, selon Spurzheim, au-dessus de la bosse pariétale et au-dessous des organes de la vénération et de la persévérance.

Ce phrénologue distingue encore l'*idéalité*, qui est l'instinct de l'excellence et de la perfectibilité, conduisant souvent à l'exagération et à l'enthousiasme : son organe serait au-dessus et un peu en arrière de celui de la musique ; — l'*individualité* ou l'aptitude à étudier les objets comme individus, faculté qui porte à l'observation et aux sciences exactes ; elle aurait son siège à la racine du nez et donnerait plus ou moins de largeur à l'espace qui sépare les deux sourcils ; — l'*ordre*, l'*appréciation du temps, de l'étendue, de la pesanteur*, etc., seraient encore des facultés distinctes.

Plus prudent que Gall, Spurzheim sut mieux éviter les accusations de fatalisme. Au lieu de donner aux organes les noms des vices et des vertus qu'amène leur extrême activité ; au lieu de dire, à l'exemple de Gall : *organe du vol, organe du meurtre*, Spurzheim dit : « Le *vol* n'est qu'une détérioration exceptionnelle de l'*organe de la propriété*. » On peut bien avoir de la propension à acquérir et à posséder, sans pour cela être un voleur ; on peut de même être disposé à combattre, à verser le sang d'autrui pour se défendre, sans être un criminel. Cette propension à posséder, qui peut conduire au vol, peut aussi affermir l'état social, puisque l'amour de la propriété engendre l'esprit d'ordre et fortifie l'attachement pour la patrie. L'organe de la rixe et de la destruction renferme aussi les éléments du courage militaire et de l'indépendance civile. Même remarque pour la ruse, qui conduit à la discrétion : la *dissimulation* est en effet, en beaucoup de conjonctures, un élément de prudence. Ce fut en partant de ces idées que Spurzheim changea la plupart des dénominations adoptées par Gall.

Il y aurait beaucoup à dire soit pour soit contre toutes ces distinctions, qui nous paraissent un peu arbitraires. Cependant, nous croyons toujours que toutes les objections ne peuvent infirmer le principe fondamental de la phrénologie, à savoir : qu'il existe des facultés primitives, classées très imparfaitement sans doute, et peut-être non susceptibles d'une bonne classification, mais des facultés distinctes, correspondant à des conditions organiques spéciales de l'encéphale, conditions rarement appréciables à la vue et au toucher, même le plus souvent insaisissables, inaccessibles à nos sens et à nos moyens d'investigation.

Si l'on réfléchit aux innombrables combinaisons dont sont susceptibles les diverses facultés cérébrales en réagissant les unes sur les autres, en s'associant ou se repoussant, on peut se faire une idée de la variété infinie de dispositions morales, de caractères, d'instincts, que présentent les hommes, et l'on s'explique comment il est impossible de rencontrer deux individus qui se ressemblent parfaitement, qui aient la même manière de voir, de sentir, etc. Non seulement les êtres d'une même espèce, considérés isolément, diffèrent entre eux, mais encore ceux qui forment des groupes naturels, des collections d'individus, de races d'hommes vivant en société, présentent des habitudes, un esprit, un caractère, qui diffèrent pour chacune de ces sociétés. Ces différences plus ou moins marquées dans les mœurs des nations doivent être attribuées à l'influence du climat, aux produits du sol, etc., lesquels modifient d'une manière certaine, quoique latente, tous les êtres animés naissant et vivant sous la même latitude. Aussi chaque peuple se constitue selon ses sympathies ou ses besoins, se crée des lois et un gouvernement appropriés à son tempérament. Et remarquons que ce ne sont pas les hommes seuls, qui, selon tel ou tel pays qui les a vus naître, offrent tel ou tel naturel : les animaux, les plantes elles-mêmes présentent des modifications analogues, bien sûrement dues à l'influence du climat, car si les chevaux et les chiens d'Angleterre, par exemple, diffèrent des nôtres par des nuances tranchées, tant au physique qu'au moral, je ne pense pas que ces nuances, qui sont infinies dans la nature, aient été primordialement décrétées par le Créateur.

Or donc, si nous voulions apprécier les institutions des différentes nations, en prenant pour point de départ les études phrénologiques, nous verrions qu'elles doivent être et qu'elles sont, en effet, presque toujours en harmonie avec leur état de civilisation ; qu'elles se modifient, se corrigent, s'améliorent très lentement, comme leurs mœurs.

La passion politique.

Tout effet a une cause et lui correspond. Le propre des sociétés libres est de se donner des lois dictées par des besoins généralement sentis. L'esprit de parti, fils de l'envie, de l'impatience, de l'ambition déçue, peut troubler la marche ordinaire des choses, vouloir tout changer brusquement et d'une manière radicale ; mais les passions ne produisent que des révolutions sans durée, parce qu'elles ne sont pas le fruit de la réflexion et du véritable progrès, toujours lent dans sa marche.

L'homme, originellement parlant, possède-t-il plus de bonnes qualités que de mauvaises ? Je veux bien l'admettre ; mais ce qu'il y a de sûr, c'est que, par suite de ses rapports avec la société, il ne tarde pas à devenir envieux, égoïste, plutôt que désintéressé, compatissant. Chose triste et décourageante : la civilisation, par cela même qu'elle augmente la somme des besoins, partant le désir de les satisfaire, tend à faire prédominer les penchants répréhensibles. On peut dire, sans être pessimiste, que les instincts qui l'emportent dans l'espèce humaine, considérée en bloc, sont ceux d'estime de soi, d'ambition, de désir d'avoir et de paraître, de propre défense, et que la ruse, l'hypocrisie, le vol et beaucoup de mauvais penchants ont une grande tendance à se développer, au mépris des préceptes de la morale.

Remarquons ensuite que l'homme, en tant que considéré sous le rapport de l'animalité, ne change pas. Sans doute, comme être intelligent, il est éminemment perfectible ; mais, comme espèce naturelle, il est aujourd'hui ce qu'il a toujours été, si ce n'est que ses invincibles instincts sont encore plus redoutables, parce qu'ils font tourner à leur profit les découvertes opérées dans les arts, les sciences et l'industrie (1). Ce sont donc de bien grandes illusions que ces

____

(1) Le pape Léon XIII, dans sa lettre pontificale à l'archevêque de Cologne (mars 1880), consacre cette vérité dans cette phrase : «.... Il est vrai — ce que

belles espérances des philanthropes qui vous disent sans cesse que l'humanité se transforme. Hélas ! oui, mais en mal. De tout temps le frère a tué son frère ; seulement Caïn n'a pas inventé les machines infernales, les balles empoisonnées, il n'a pas poussé le crime jusqu'aux noyades, aux fusillades en masse, qu'il était donné aux révolutions de mettre en usage.

Que le lecteur me pardonne cette digression, qui sûrement ne peut être du goût de tout le monde, puisqu'elle touche à la politique. Si la phrénologie me conduit sur ce terrain, c'est que la politique est ce qu'il y a de plus suggestif et passionnant. Je dirai plus, je considère comme une faculté, un instinct distinct, l'esprit de *républicanisme* ; car, de tous les sentiments, c'est le plus impérieux, le moins tolérant. Il n'est peut-être qu'une manière d'être particulière du sentiment de fierté et d'indépendance (sentiment d'ailleurs honorable en soi) ; mais quand je le vois ennemi de toute concession, indomptable, sourd à la voix de l'expérience et de la raison, je dis qu'il a son organe dans quelque circonvolution cérébrale. Il est inflexible, et n'écoute que ce qui peut faire triompher son principe, qu'il ne craint pas de placer au-dessus de la société elle-même. Aussi l'homme de ce tempérament prend-il un grand ascendant sur ceux d'un caractère plus calme, par intimidation ou corruption plutôt que par persuasion. Aussi l'on conçoit qu'un petit nombre d'individus de cette trempe, surtout s'ils flattent les passions des masses et excitent le pauvre contre le riche, puissent bouleverser un pays, et jeter le désordre et la misère là où les mœurs, les habitudes, les besoins, les instincts même, ne peuvent trouver satisfaction sous un gouvernement aussi inconstant et agité que celui où règne le pouvoir du nombre et de l'incapacité.

Un tel pouvoir ne peut avoir de durée dans une société où les appétits l'emportent sur les qualités morales, parce que ces appétits développent outre mesure les passions répréhensibles, et que, voulant être satisfaits à toute force, ils ne peuvent cependant l'être qu'à la condition d'une grande stabilité, laquelle, étant incompatible avec le régime soumis périodiquement à l'élection des chefs, doit finir par s'imposer.

L'hérédité du pouvoir, dit-on, est une institution usée, une vieille machine qui ne peut plus fonctionner dans les sociétés nouvelles. Mais n'est-ce pas précisément l'ancienneté qui en montre la valeur ?

personne ne nie — que dans notre siècle les arts qui se rapportent à la culture de la vie et les sciences naturelles ont fait des progrès admirables et incroyables : et néanmoins la perversion des mœurs augmente tous les jours. »

Elle n'a pas été inventée par le caprice, la mode, le hasard, pas même par la loi du plus fort, comme le croient les gens peu observateurs ; elle est la conséquence naturelle, inéluctable, du besoin de mettre un frein aux mauvais penchants, de contenir les ambitions illégitimes ; et, comme ces passions caractérisent l'*homme-animal*, dont le naturel ne peut changer ou même devient pire sous l'influence des progrès de la civilisation entraînant des besoins à satisfaire, elles rendront tôt ou tard le pouvoir héréditaire nécessaire, surtout chez les peuples dont l'histoire est remplie de ses actes comme en France (1).

C'est en considérant combien les intérêts et les penchants des hommes se heurtent et s'entre-choquent sans cesse que j'ai été conduit à faire ces réflexions, auxquelles l'on peut appliquer le *non erat hic locus* d'Horace. Cependant je crois n'être pas sorti de mon rôle de physiologiste, d'autant que ces réflexions doivent être considérées plutôt comme une conséquence de l'analyse des passions, que comme une profession de foi personnelle.

Les questions de socialisme, de communisme, de solidarité fraternelle, devaient peut-être s'offrir plus naturellement sous ma plume et être envisagées avec une certaine faveur, à cause des sentiments de bienveillance, d'amitié, d'abnégation qu'elles supposent et invoquent chez les hommes. Mais je ne vois pas ces belles qualités assez prépondérantes, même chez ceux qui nous vantent leurs beaux systèmes d'organisation sociale, et je me borne à dire que ce sont là des impossibilités, des utopies. L'avenir le démontrera tôt ou tard.

Considérations médico-légales sur les passions.

L'égarement causé par les passions exclut-il la liberté morale ? « Les grandes passions, les grands mouvements de l'âme, a dit Hoffbauer, peuvent causer un égarement momentané pendant lequel l'homme est incapable d'appliquer convenablement son intelligence à ses actions présentes. S'il commet alors un crime ou un délit, il n'en est responsable qu'autant qu'il aurait pu prévenir cet état d'égarement. Sans doute, dans un assez grand nombre de cas, les passions lui laissent encore assez de présence d'esprit pour qu'il ait la conscience de ses actions ; mais 1° lorsqu'un danger inattendu menace sa vie et son bien-être ; 2° lorsque ses droits sont lésés de manière à

---

(1) Ce passage a été écrit en 1851, dans une précédente édition de cet ouvrage ; son opportunité était alors ce qu'elle est aujourd'hui.

en exalter en lui le sentiment ; 3° lorsqu'il est blessé tout à coup dans ses plus chères affections, ce serait souvent demander l'impossible que de le rendre responsable de l'oubli momentané de lui-même et des actions irréfléchies qui peuvent en résulter. »

Toutes les fois qu'un crime ou un délit a été commis sous l'influence d'une grande passion, il faut, avant d'appeler sur son auteur la rigueur de la loi, peser attentivement toutes les circonstances du fait. Si la passion qui a entraîné le coupable était de nature à être facilement maîtrisée, si elle est du nombre des passions vicieuses qui supposent déjà une certaine perversité, la culpabilité reste tout entière ; mais si un individu dont la conduite est habituellement irréprochable s'est porté à quelques excès, dans un de ces mouvements impétueux de l'âme dont personne ne peut se flatter d'être toujours exempt, si la passion qui l'a subjugué a été excitée par une cause subite et tout à fait imprévue, le juge verra alors si l'examen attentif des faits ne peut aller jusqu'à faire disparaître toute culpabilité, et alors il prononcera l'acquittement ; et dans tous les cas, il y trouvera, sinon une excuse légale, du moins des circonstances atténuantes qui lui permettront d'adoucir la peine.

Le délire des passions n'est pas toujours instantané ; pouvant durer plusieurs heures, quelquefois même davantage, il serait injuste d'admettre dans ces cas la préméditation.

CHAP. III. — FONCTIONS DU .CERVEAU SOUMISES AUX EXPÉRIENCES.
VIVISECTION.

A. Puisque le cerveau est l'agent essentiel de toute manifestation intellectuelle et affective, si l'on change les conditions normales de son exercice on doit modifier également ses manifestations ; conséquemment, si celles-ci sont confiées à des régions cérébrales spéciales, l'altération de chacune de ces régions devra troubler la faculté qui lui correspond. Ainsi ont pensé les expérimentateurs. Mais ce mode d'investigation, outre ses difficultés propres, offre de l'incertitude en ce que le trouble général causé par la mutilation de telle ou telle partie de l'encéphale apporte du trouble dans les fonctions de ce dernier, si bien qu'il est impossible de rien induire de concluant. Aussi Gall et Spurzheim rejetaient-ils les expériences sur les animaux. Ils avaient raison, dans la supposition que l'animal est observé au moment même de l'expérience. Mais ce n'est pas ainsi qu'on agit : on laisse le pauvre martyrisé se rétablir de sa blessure, et l'on cons tate ensuite l'altération qu'a éprouvée la fonction de la partie qu'on a détruite ou mutilée.

B. Il y a une autre difficulté plus grande. Chaque partie cérébrale est-elle parfaitement distincte de celles qui l'entourent, au double point de vue de l'organisation et de la fonction ? Non, car tout se tient, tout est solidaire dans l'organisme. Dès lors, comment rattacher la lésion fonctionnelle à son siège anatomique réel, si chaque portion va étendre son action à plusieurs autres ? Cela est difficile assurément. Toutefois, si l'on ne considère que les grandes divisions de l'encéphale, comme hémisphères, cervelet, protubérance, les expériences éclairent certains points obscurs, que les Legallois, Ch. Bell, Bellingeri, Rolando, Bouillaud, Magendie, Flourens, ont notés. Mais il nous faut revenir sur les travaux de ce dernier physiologiste, et citer ceux d'autres vivisecteurs.

C. Flourens est le physiologiste qui, en ce qui concerne l'étude des phénomènes encéphalo-rachidiens, a poussé le plus loin et dans une voie nouvelle l'analyse expérimentale. Ce n'est pas que nous partagions complètement l'admiration que se témoigne à lui-même Flourens pour sa propre méthode d'expérimentation, au moyen de laquelle, prétend-il, *les blessures qu'il fait à l'animal ne dépassent jamais les limites propres de chaque partie distincte;* ce n'est pas non plus que nous croyions, avec lui, que les rapports du mouvement et de la volonté, de la sensibilité et de l'intelligence, de la sensation et de la perception, de l'intelligence et de la vie, que tout cela soit résolu, et résolu par lui seul, quoiqu'il le déclare; mais enfin Flourens, à part son peu de modestie et son illusion, quand il dit : « *Ce grand problème* (le cerveau, siège de l'intelligence) *a été résolu par moi,* » est le vivisecteur qui, par la méthode d'expérimentation qu'il s'est attribuée, « a su tirer du chaos des vues et des » faits capables d'inspirer de la vie des idées nouvelles, et de l'intel- » ligence des idées plus nettes » aux gens du monde, qui demandent avant tout à sortir du vague, de la contradiction et de l'obscurité. Du vague? Il n'y en a pas avec Flourens et sa méthode; de la contradiction? pas davantage, car cet auteur ne dit pas un mot de ses devanciers, ni des travaux qui sont en opposition avec les siens; de l'obscurité? mais c'est clair comme le jour. Ecoutez plutôt.

D. Les propriétés ou forces du système nerveux sont au nombre de cinq : *sensibilité; motricité ; coordination des mouvements de locomotion; intelligence et principe de vie.*

Chacune de ces forces appartient à un organe propre : ainsi la *sensibilité* réside dans les faisceaux postérieurs de la moelle épinière et des nerfs ; — la *motricité,* dans les faisceaux antérieurs ; la *coordination des mouvements de locomotion,* dans le cervelet ; — l'*intelligence,* dans les lobes antérieurs du cerveau ; — le *principe de la vie,* dans la moelle allongée (p. 85).

Ces propositions sont généralement vraies ; mais, d'une part, elles ne constituent nullement des découvertes propres à Flourens, et, d'autre part, toutes ont contre elles des faits contradictoires. Voyons en effet :

a. La sensibilité dans les faisceaux postérieurs de la moelle. « Si sur un animal, dit Flourens, on coupe la face postérieure de la moelle, et qu'on la coupe seule, la sensibilité, et la sensibilité seule, est paralysée. » Par malheur, Jobert (de Lamballe) a démontré, en 1858, que la section des faisceaux postérieurs de la moelle ne détruit pas la sensibilité, et Brown-Séquard, en 1856, avait établi que cette section, au lieu d'abolir la sensibilité, est suivie d'une exagération morbide de cette sensibilité.

b. La motricité réside dans les faisceaux antérieurs. « Si l'on pince une racine antérieure, dit Flourens, point de douleur, mais mouvements. » Cette assertion est exacte aussi pour Ch. Bell et Magendie, mais ne l'est pas pour Jobert. Il faut d'ailleurs tenir compte, dans les expériences faites sur ce point, du *pouvoir* ou *sensibilité réflexe* (p. 171, *B*).

c. La coordination des mouvements de locomotion réside dans le cervelet. Rolando, qui a fait un grand nombre d'expériences sur le cervelet, dit au contraire « que la diminution du mouvement était toujours en raison directe de la lésion du cervelet ; » de son côté Toulmouche, après avoir analysé les observations de presque tous les expérimentateurs, conclut de la manière suivante : « Les fonctions du cervelet sont encore ignorées ; les résultats des vivisections, ceux des divers états pathologiques étant trop contradictoires pour qu'on puisse en démontrer la nature. »

d. Le cerveau est le siège de l'intelligence. Cette proposition n'a pas besoin de démonstration. Car nous sentons en quelque sorte que notre pensée se forme dans notre tête. N'importe. Flourens a privé une poule de ses deux lobes cérébraux, et celle-ci « a vécu dix mois entiers dans la plus parfaite santé, accomplissant tous les actes qui constituent la vie habituelle des poules. » Convenons qu'il est bien difficile d'admettre que cette poule ait accompli *tous les actes de sa vie habituelle* sans aucune intelligence.

« L'animal qui a perdu son cerveau, dit Flourens, conserve toute la régularité de ses mouvements, mais il a perdu toute son intelligence. » Cette régularisation parfaite des mouvements nous paraît incompatible avec la perte de l'intelligence.

Après l'ablation d'un des tubercules quadrijumeaux, poursuit le même physiologiste, l'animal tourne sur lui-même du côté du tubercule enlevé. Les tubercules quadrijumeaux sont le siège du principe de la vision, et leur ablation abolit la vision. » Cette ablation produit la cécité parce qu'elle entraîne la section des nerfs optiques, qui en sortent. Suivant Longet, les tubercules quadrijumeaux sont des centres d'action réflexe pour les nerfs optiques.

e. Le principe de vie a son siège dans la moelle allongée. Là est le point très circonscrit auquel Flourens a donné le nom de *nœud vital.* Il suffit en effet de plonger une aiguille dans la pointe du V de substance grise de la moelle allongée pour produire la *mort subite.*

E. Brown-Séquard, au contraire, conclut de ses nombreuses expériences sur les animaux : 1° que la mort n'est pas toujours le résultat immédiat de l'ablation du nœud vital; 2° que la mort, quand elle a lieu d'une manière subite après cette ablation, est due, en partie, à l'arrêt subit des mouvements du cœur, arrêt qui dépend de l'irritation de la moelle allongée; 3° que si les mouvements respiratoires s'arrêtent *quelquefois* après cette ablation, ce n'est point par suite de l'absence du *nœud, du point vital,* mais bien par suite d'une irritation de la moelle allongée; 4° que l'irritation des parties voisines du point vital amène quelquefois l'arrêt de la respiration, bien que ce point ne soit pas lésé ; 5° que la respiration et la circulation peuvent avoir lieu avec force et régularité, pendant un grand nombre de jours, après l'ablation du point vital ; d'où cette conséquence que ce point n'est pas le foyer d'origine d'une *force vitale,* et qu'il n'est pas non plus le centre premier moteur du mécanisme respiratoire ; 6° que le point vital semble n'être pas essentiel à la vie.

Ces assertions contradictoires, ces résultats opposés sont bien propres assurément à glacer la foi la plus ardente dans la physiologie expérimentale ; et ce n'est certes pas une chose indifférente que de soumettre tant d'animaux aux tortures des vivisections, pour aller chercher dans leur sang, où ils s'y noient, des faits qui, vérités aujourd'hui, seront autant d'erreurs demain (1).

F. Peu d'expériences directes ont été tentées sur le nerf grand sym-

---

(1) La ligature de l'œsophage, employée dans un but d'expérimentation toxicologique, a coûté la vie à des milliers de chiens. Orfila avait établi que cette opération ne faisait pas mourir les animaux, lorsqu'on levait le lien au bout de 2, 3, 5, 8 jours même. Son innocuité était un fait admis par tout le monde depuis 1715 : mais deux vétérinaires, MM. Bouley et Reynal, ayant repris les expériences d'Or-

pathique, à cause de sa situation profonde dans l'économie. Flourens n'en parle pas. D'ailleurs pourraient-elles déterminer des effets constants et précis, lorsque ce système nerveux se compose d'une double chaîne de ganglions qui se suppléent les uns les autres en anastomosant mille fois leurs myriades de fibrilles nerveuses? Cependant Cl. Bernard a démontré expérimentalement l'influence qu'exerce sur les circulations locales le système du grand sympathique. Lorsqu'on pratique la section des filets cervicaux du système ganglionnaire (p. 96, *B*), destinés aux artères de la face, ces petits vaisseaux sont privés de leur contractilité, paralysés en quelque sorte, et se laissent distendre par le sang ; les parties dans lesquelles ils se répandent offrent une congestion sanguine, accompagnée bientôt d'élévation de leur température. Il est donc établi que le diamètre des vaisseaux est dans une liaison intime avec les branches nerveuses du grand sympathique, et c'est à cause de cela qu'on a donné à ceux-ci le nom de nerfs *vaso-moteurs* (p. 98, *H*).

CHAP. IV. — FONCTIONS CÉRÉBRALES INDÉPENDANTES DU MOI DIRECTEUR.

Ce chapitre a trait à des actes de l'organisme qui n'ont aucun rapport avec la volonté, bien que prenant leur source, leur point de départ au cerveau. Il s'agit d'états nerveux particuliers, qui tantôt sont esclaves de la nature (*sommeil* par exemple), tantôt déterminés par des manœuvres suggestives extérieures (*hypnotisme*, *magnétisme*), etc., etc. (V. ces mots.)

Sommeil.

A. Le *sommeil* est le repos des fonctions de relation ; c'est une interruption momentanée et plus ou moins complète des phénomènes de la vie animale, pendant que les fonctions végétales ou de nutrition (respiration, circulation, digestion, sécrétions) continuent de s'accomplir sans interruption. Lorsque le sommeil est complet, profond, toutes les forces organiques relatives aux rapports extérieurs, les sensations, la perception, la volition, la combinaison des

---

fila, ont déclaré, au contraire, que les chiens auxquels on lie l'œsophage meurent de l'opération dans un espace de temps très court. Où est la vérité ?

Les vivisections se pratiquent sur une échelle plus grande que jamais : nous désirons que la science y réalise un progrès de nature à faire découvrir des moyens efficaces de guérison des maladies de l'homme; mais nous ne l'espérons guère.

idées, la parole, les penchants, dorment ou cessent de se manifester ; lorsqu'il est incomplet, au contraire, le centre de perception, l'âme ne perd pas toute action et alors se produit ce que l'on appelle le *rêve*.

Quelles sont les *causes du sommeil ?* Elles se rapportent à trois conditions organiques : la diminution ou l'épuisement de la force vitale ; la distraction de cette force vitale ou sa concentration momentanée sur un organe important ; la neutralisation de l'action cérébrale sous l'influence de médicaments narcotiques ou septiques, de blessures, etc. Expliquons-nous.

Nous disons d'abord que le sommeil est produit par la diminution de l'activité vitale. En effet, lorsque par l'exercice plus ou moins prolongé des appareils de relation, par les fatigues de toutes sortes, physiques, morales, on a dépensé une grande quantité d'influx nerveux, l'on comprend que le principe sensible et le moteur aient besoin de se retremper pour ainsi dire, et que l'on soit porté comme malgré soi au sommeil, si favorable à cette réparation ; aussi plaignons l'homme dont l'excitation mentale, naturelle ou provoquée par le tracas des affaires ou le tumulte des passions, éloigne de lui ce repos bienfaiteur, sans lequel la santé parfaite ne peut exister.

Lorsque l'action nerveuse, dont la source est à l'encéphale, se trouve enchaînée, par action réflexe, par un organe en fonction, comme quand l'estomac, par exemple, est plein d'aliments et qu'il digère péniblement, le cerveau perd de son activité et se livre au repos en y faisant participer les autres fonctions de relation.

B. Le sommeil est donc amené par toutes les causes capables d'enchaîner l'influx nerveux, comme le trop ou le manque de sang, l'action des narcotiques, des alcooliques, des épanchements d'eau, de sang ou de pus dans le crâne, etc., influences qui détournent, empoisonnent ou tarissent la source de l'innervation. Dans ces circonstances, il est vrai, le sommeil est morbide et offre des caractères différents de celui qui appartient à la santé. La pathologie nous montrera cette différence.

a. Impatients de trouver la cause anatomique déterminante des phénomènes vitaux, les physiologistes ont attribué le sommeil à un affaissement des lames du cervelet, à quelque modification moléculaire de la substance cérébrale ; mais aucune théorie ne peut faire comprendre cet état dans son essence, parce qu'il dérive d'une loi primordiale toujours inconnue.

b. Cependant on croit l'avoir découverte en disant que par suite de son activité physiologique, le cerveau s'encombre d'une certaine quantité de détritus, résultant du travail d'oxydation pareil à celui qui se passe dans un muscle fatigué. A un moment donné, l'activité cérébrale se trouve entravée, et la fatigue des éléments nerveux qui en résulte détermine, par action réflexe, une modification vaso-motrice amenant le sommeil (PEYER).

c. Il faut remarquer, d'ailleurs, qu'en vertu de la loi générale d'intermittence, le repos est nécessaire à tous les êtres vivants, aussi bien aux végétaux qu'aux animaux. Ne voyons-nous pas, en effet, dans le règne végétal, les plantes, les arbres, demeurer engourdis, inactifs sous l'impression du froid, et se réveiller au printemps sous l'influence des premiers rayons du soleil, pour produire des fruits d'autant plus savoureux que le repos a été plus complet? Dans le règne animal, quelle différence sous le rapport de la longueur du sommeil, entre ces êtres imparfaits, à sang blanc, qui ne sortent de leur engourdissement que pour effectuer l'acte de la reproduction, et les animaux supérieurs, l'homme nerveux surtout, qui est presque toujours éveillé! Mais, nous dira-t-on, la loi d'intermittence se trouve en défaut en ce qui concerne les organes de la vie de nutrition, puisque le cœur ne cesse de battre, que les sécrétions, la digestion, continuent de s'effectuer pendant le repos momentané des fonctions sensoriales. Cette objection est plus spécieuse que juste : les actions de la vie organique, qui semblent privées des avantages du sommeil, offrent des alternatives de repos et d'activité qui donnent au travail et au repos un temps à peu près égal. Il est vrai que ce repos, très court et incessamment répété, est du mouvement plutôt que du sommeil et de l'inaction.

C. Quoi qu'il en soit, le sommeil, dans l'espèce humaine, a une durée variable suivant l'âge, le sexe, le tempérament, l'habitude, etc. L'enfant, étranger au monde extérieur et dont toute la vitalité se concentre sur la nutrition, dort dès qu'il ne mange plus. Plus tard, toujours en mouvement et sous l'influence d'impressions nouvelles, il dort encore profondément et longtemps, bien plus que le vieillard, qui exerce en effet beaucoup moins ses organes locomoteurs et intellectuels. Ce n'est pas que le moral du vieillard soit plus occupé que celui du jeune sujet, mais son trouble mental, résultat des passions, telles que l'avarice, l'ambition, etc., ne permet pas le calme dans un cerveau profondément et chroniquement excité. Les individus lymphatiques, froids, ont aussi le sommeil plus prolongé et plus profond que les personnes nerveuses : ce n'est pas que les hommes calmes, bien équilibrés, dépensent plus d'innervation que les sujets irritables (c'est plutôt le contraire qui a lieu), mais ceux-ci sont sous l'influence d'une surexcitation nerveuse qui tient toujours le centre de perception en activité, en éveil. Si la vie se mesure à la somme des sensations, les gens d'un tempérament nerveux vivent plus; mais si elle se calcule d'après le nombre de moments de calme et de quiétude, les individus d'un tempérament lymphatico-sanguin sont plus heureux et vivent mieux.

a. Dans le sommeil profond, le cerveau reste plongé dans une inaction complète; les phénomènes nutritifs éprouvent eux-mêmes une notable diminution; pourtant il faut excepter l'absorption, qui paraît augmenter, et c'est à cause de cela qu'il est dangereux de dormir dans un lieu où règnent des exhalaisons malsaines. Très souvent, chez les sujets nerveux surtout, le cerveau, quoique inaccessible à l'impression des corps extérieurs, réagit par sa spontanéité, et alors se manifeste un état de *somnolence* pendant lequel le poète compose des vers, le musicien crée des airs, dont le souvenir s'envole ordinairement au réveil.

b. On croit généralement, dans le monde, que le sang s'accumule au cerveau durant le sommeil. C'est plutôt l'inverse. Dormir, c'est la machine mise au repos; le cerveau ne fonctionnant plus, dès lors il n'a plus besoin d'être stimulé par le sang, qui n'est point d'ailleurs sollicité à s'y porter.

c. Mais ce *réveil*, comment se produit-il?.... Il survient lorsque l'économie éprouve le sentiment intime de la suffisante réparation de ses forces; voilà tout ce que l'on peut répondre. C'est toujours l'explication de la *vertu dormitive* de l'opium qui revient. Chacun connaît les phénomènes dont il s'accompagne : pandiculations, bâillements, incertitude des mouvements et des sensations; ce n'est en effet que quelque temps après le sommeil que les facultés recouvrent leur pleine et libre action.

Remarques médico-légales à propos du sommeil.

Au point de vue médico-légal, il y a là un état intermédiaire entre le sommeil et la veille, qui mérite d'être signalé. Empruntons les exemples suivants au *Manuel de médecine légale* de Briant.

« Un ouvrier s'éveille subitement dans le milieu de la nuit : il se figure voir un spectre s'avancer : la frayeur, l'obscurité, ne lui laissent rien distinguer de plus : en un moment il s'est élancé de son lit, il a saisi une hache qui se trouvait à sa place habituelle non loin du lit, il a frappé.... Le prétendu fantôme était sa femme, qui mourut le jour suivant.

» Un jeune homme était descendu dans un hôtel de Lyon dans la nuit du 1ᵉʳ janvier 1843. Tout à coup, il se réveille en sursaut, il pousse des cris, l'hôtelier se présente, il se jette sur lui et lui fait de profondes blessures, on le désarme et on l'arrête ; il affirme qu'il a *vu* et *entendu* l'aubergiste donner la mort à deux personnes dans la chambre voisine, et qu'il a voulu courir à leur secours ; il persiste énergiquement dans ses déclarations ; et après une instruction, une ordonnance de non-lieu est rendue en sa faveur. »

Ces faits montrent que l'homme, dans le passage du sommeil à la veille, peut n'avoir pas conscience de ses actes. Mais, dans l'exemple du jeune homme qui vient d'être cité, quel aurait été son sort si la veille il eût eu, par exemple, une discussion avec l'hôtelier ? Une erreur judiciaire aurait probablement été commise à son égard.

Rêves, cauchemar, somnambulisme.

A. Lorsque, pendant le sommeil, l'action cérébrale ne participe pas au repos des fonctions sensoriales et musculaires, mais que le principe des combinaisons intellectuelles demeure dans un certain degré d'excitation, il se produit certains phénomènes appelés *songe*, *rêve*, *cauchemar* ; et quand il y a en même temps exercice de la locomotion, on dit qu'il y a *somnambulisme*. Le *songe* dépend d'une contention d'esprit, d'une préoccupation morale que le sommeil n'a pas suspendue ; le *rêve* consiste dans un assemblage confus de pensées et d'images qui se présentent à l'esprit pendant le sommeil ; le *cauchemar* est un songe dans lequel on éprouve un sentiment de pression sur la poitrine, qui semble être causé par un être vivant. Mais ceci ne nous instruit guère ; arrivons aux causes.

B. Rêves. — Sans nous arrêter à l'opinion des amis du merveilleux qui pensent que les prévisions instinctives, les pressentiments sont l'occasion des songes, et que ceux-ci doivent être regardés comme des interprétations de l'avenir, nous chercherons leurs véritables causes dans le domaine de l'expérience et de la physiologie. Ces causes sont : la vivacité de l'imagination et les passions ardentes, qui excitent l'irritabilité nerveuse, si favorable au développement des phénomènes magnétiques dont nous parlerons bientôt ; la délicatesse de la constitution, le sexe féminin, tout ce qui peut produire une impression vive. On s'explique par conséquent la diversité des rêves par celle des facultés cérébrales et de leurs attributs mis en action. Ces rêves roulent presque toujours, en effet, sur des objets du domaine de la faculté qui prédomine, ou qui a été vivement impressionnée pendant la veille. L'ambitieux songe aux honneurs, l'avare à son trésor, outre que l'un et l'autre peuvent en même temps rêver à ce qui a frappé leurs yeux ou leurs oreilles. Souvent les idées sont assez nettes, quelquefois justes; ordinairement cependant leur bizarrerie, leur confusion, leur manque de suite ou de vérité accusent une perversion dans les attributs des facultés qui veillent, c'est-à-dire dans la perception, l'attention, le jugement et la mémoire. Certains actes de l'intelligence, des mouvements et des sensations s'exécutent avec une perfection étonnante, sans doute parce que le pouvoir des facultés qui dorment se concentre sur celles qui veillent. Dans le demi-sommeil, les savants trouvent quelquefois des combinaisons de chiffres, les poètes des effets d'imagination qu'ils ne sont pas toujours capables de produire. J. J. Rousseau nous apprend lui-même que ses plus belles pages furent conçues dans un état voisin du sommeil et rédigées au moment du réveil.

Les rêves sont très souvent provoqués par des sensations internes, instinctives; ils se rapportent alors presque toujours au sentiment d'un besoin à satisfaire, à une douleur ou un plaisir à fuir ou à éprouver. C'est ainsi que la réplétion de la vessie nous transporte en imagination dans un lieu où l'émission de l'urine peut s'effectuer; que celle des vésicules séminales provoque des songes érotiques et des pollutions; que la faim fait apparaître une table bien servie; la soif fait entendre le murmure d'une source limpide, etc. Est-il besoin d'ajouter, après ce qui a été dit de l'influence des organes internes sur le cerveau (p. 248), que ces effets se produisent par la correspondance du nerf grand sympathique avec le système encéphalique (p. 245, *b*).

C. Cauchemar. — De toutes les anomalies du sommeil, celle-ci est la plus remarquable. Le cauchemar est presque toujours produit par un état de souffrance de l'estomac, suite d'une digestion difficile, ou l'effet d'une position qui trouble une grande fonction, la respiration ou la circulation, par exemple; il est caractérisé souvent par la sensation illusoire d'un animal ou d'un être fantastique qui comprime la région épigastrique. Cet état est donc une preuve concluante de l'influence des organes intérieurs sur l'encéphale. La victime éprouve de l'oppression, de la suffocation, veut crier et fuir, mais ne le peut, ce qui augmente sa terreur. Lorsqu'elle s'éveille, enfin, elle se lève brusquement et ne parvient que lentement à se remettre. Les personnes mélancoliques, valétudinaires, hypocondriaques ou sujettes aux névroses ganglionnaires, éprouvent le plus souvent ces rêves pénibles et fatigants; pour l'une, c'est un monstre affreux dont elle ne peut éviter les atteintes ; pour l'autre, un précipice dans lequel la chute l'entraîne avec son désespoir. Qui ne connaît, au reste, par expérience, les illusions de ces angoisses nocturnes que le réveil peut souvent à peine dissiper ?

Le cauchemar peut se montrer endémique et se communiquer à la manière d'une affection épidémique. On a vu, en effet, les soldats d'un bataillon de la Tour-d'Auvergne s'enfuir, deux nuits de suite, de la caserne où ils étaient couchés, ayant la sensation d'un chien qui leur passait sur la poitrine et les étouffait.

D. Somnambulisme. — Dans cette variété du rêve, la locomotion s'exerce en même temps que certaines facultés cérébrales, sans que la conscience et la mémoire soient en action. Il s'agit du somnambulisme ordinaire, non provoqué. C'est précisément à cette circonstance (sommeil de la conscience et de la mémoire) qu'il faut attribuer le pouvoir qu'ont les somnambules d'exécuter avec précision des actes difficiles, hardis, périlleux. Ils peuvent parcourir les bords d'un abîme, marcher sur les toits des édifices les plus élevés sans choir, parce qu'ils n'ont pas conscience du danger d'abord, ensuite parce que les préoccupations du *moi* n'existent point, et que l'activité des sens engourdis renforce celle des fonctions en exercice. Ces excursions nocturnes se terminent presque toujours sans inconvénient : cependant on a vu des somnambules faire des chutes graves, surtout quand quelque circonstance fortuite, en les éveillant, ramenait la conscience et faisait naître le sentiment du danger. — M. L., habitant d'Amiens, préoccupé d'un voyage important, se lève à minuit, réveille ses gens, fait atteler ses chevaux et se met en route après avoir transmis ses derniers ordres. Le mouvement et le bruit le réveillent ; étonné de se voir en voiture, il consulte sa montre et fait des reproches au cocher de ce qu'on le fait partir avant cinq heures, temps qu'il avait indiqué. — Un négociant de Nantes s'était levé plusieurs fois au milieu de la nuit pour sortir et rentrer deux heures après. Sa femme conçoit des soupçons jaloux, le suit et le voit se jeter à l'eau pour se baigner. Effrayée, elle pousse des cris perçants et réveille son mari, qui, ne sachant que très peu nager, s'épouvante et se noie.

Le somnambulisme, particulièrement quand il est provoqué, donne lieu à des considérations médico-légales qu'on trouvera dans l'Hygiène.

Magnétisme animal.

Le mot *magnétisme* (de *magnétès*, aimant) signifie attraction, rapport sympathique entre deux corps. Lorsque cette attraction s'exerce entre l'aimant naturel et les métaux sensibles à son action, l'agent qui la détermine porte le nom de magnétisme *minéral ;* le magnétisme *animal*, au contraire, est celui qui agit sur les hommes. Toutefois, les rapports magnétiques ne sont pas aussi sûrement démontrés dans l'espèce humaine que dans les métaux, car si la découverte de Mesmer (1) existe réellement, on ne voit pas pourquoi on ne développerait pas aussi le fluide magnétique dans les animaux, qui sont, comme nous, soumis aux effets du fluide électrique et de tous les agents naturels. Il est bien vrai que l'homme manifeste des phénomènes singuliers, inaccoutumés, lorsqu'on le soumet aux pratiques du magnétisme ; mais l'imagination, qui le rend accessible à toutes les illusions du merveilleux, peut les développer en lui ; si les animaux n'offrent jamais rien de semblable, c'est précisément parce qu'ils sont affranchis de ce pouvoir, qui cause dans notre espèce tant d'erreurs, de préjugés, de maladies même. — Si donc le *mesmérisme* n'est point un corps, un être distinct, une cause spéciale, mais au contraire un moyen d'agir sur le moral et sur le physique des individus prédisposés à son action, il devient inutile de s'occuper de phénomènes qui rentrent tout à fait dans l'ordre de ceux qui se manifestent dans le somnambulisme ordinaire. Cependant poursuivons.

Selon les apôtres du magnétisme, pour produire des résultats, il faut plusieurs conditions, qui sont : du côté de la personne qui magnétise, une belle santé physique, une supériorité morale, un respect religieux pour la nature de l'homme, une ferme volonté de développer l'action magnétique ; du côté de la personne soumise à cette action, la prédominance du système nerveux, une sensibilité prononcée, la foi en le magnétisme, et la faculté innée d'en éprouver les effets. Ne sont-ce pas là, nous le demandons, les conditions les plus favorables à l'ébranlement de l'imagination et à son exaltation, surtout si l'on ajoute, comme on ne manque pas de le faire, le silence du lieu, l'air du mystère, etc., qui agissent avec tant de puissance sur les âmes mystiques, sur les femmes surtout ; car il faut remarquer que les sujets propres aux expériences sont toujours choisis parmi le sexe féminin. Et puis, comme il est commode, en cas d'insuccès, d'avoir cette réponse à faire : cette personne n'a pas la faculté innée d'éprouver les effets du magnétisme, la foi lui manque ; ce qui veut dire, pour ceux qui ne se paient pas de mots,

(1) Le magnétisme animal a été créé par Mesmer en 1776, perfectionné par Puységur en 1830, ensuite par Deleuze, etc., etc., sans compter les maîtres en hypnotisme, Charcot, Luys, etc.

que le système nerveux n'est pas dans des conditions favorables au mesmérisme, et que celui-ci est une illusion. Quand nous parlons d'insuccès, il faut bien s'entendre. Dans les expériences faites devant les commissions savantes, ils font la règle : on ne peut parvenir à plonger les individus dans le sommeil magnétique, ou bien ces individus se montrent sans lucidité. Mais au contraire, dans les expériences des magnétiseurs de profession, de ces gens qui en font une spéculation, oh ! c'est différent, le sujet est d'autant plus vite endormi qu'il y a plus de monde dans l'antichambre, attendant une consultation médicale, par exemple, et alors sa lucidité se manifeste par un bavardage insignifiant sur l'action de telle ou telle plante contre une maladie qu'il ne définit que par des symptômes généraux pouvant s'appliquer à tous les cas morbides.

Mais examinons les phénomènes magnétiques. Ils sont de deux ordres. Premièrement, ce sont des bâillements, des pandiculations, quelquefois des mouvements convulsifs ; puis vient le sommeil somnambulique, accompagné ou non d'insensibilité plus ou moins marquée. Ces phénomènes se produisent réellement sous l'influence de certains mouvements appelés *passes* et des autres conditions énumérées ci-dessus. Mais comme ils se manifestent aussi dans le somnambulisme ordinaire et dans certaines maladies nerveuses, telles que l'hystérie, l'extase, la catalepsie, etc., ils ne méritent pas le titre de magnétiques, ou du moins ils n'exigent pas l'intervention d'un prétendu agent spécial.

Les effets du second ordre sont certainement plus extraordinaires ; mais c'est précisément parce qu'ils sont complètement en dehors des lois physiologiques qu'il faut les révoquer en doute. Car voir sans le secours des yeux, même à travers les corps opaques, même aux plus grandes distances ; décrire les lieux qu'on n'a jamais vus, deviner ce qui s'y passe à un moment déterminé ; être initié instantanément à toutes les difficultés d'une science qu'on n'a jamais étudiée ; rappeler le passé, pénétrer le présent, découvrir l'avenir, voilà des faits tout au moins extranaturels. Mais, dira-t-on, ils ont été constatés par des hommes d'un mérite et d'une probité reconnus. Sans doute ; mais qui nous dit que ce petit nombre d'hommes n'ont pas été trompés, et ne l'ont pas été d'autant plus facilement peut-être qu'ils étaient de bonne foi ? Des hommes intéressés ont tant de moyens adroits de faire des dupes ! On a cru pendant longtemps à la magie, à la sorcellerie, et pourtant il n'y avait de vrai dans tout cela que l'adresse des prétendus magiciens, que l'ignorance et la superstition du peuple. Ne voyons-nous pas l'adresse des Houdin, des Hermann, surpasser tellement notre conception que nous en demeurons stupéfaits?

Il est constant qu'une personne nerveuse peut être endormie sous l'influence de certains mouvements dont la répétition monotone, jointe à l'air mystérieux qui les accompagne, à l'ennui, à l'agacement qu'ils provoquent, modifie le système nerveux en concentrant l'innervation sur le foyer ganglionnaire, d'où production du sommeil, des rêves, particulièrement du cauchemar, lequel paraît être le résultat d'une souffrance du ganglion semi-lunaire (p. 97, *E*). Il est certain aussi que ces effets, quoique faciles à provoquer artificiellement, ne s'obtiennent pourtant que chez de rares sujets, presque tous du sexe féminin et d'une nature faible, nerveuse, mystique. Il est positif encore que la volonté de l'homme peut avoir une grande puissance, tant sur ses semblables que sur les animaux, même les plus indomptables, qu'il fascine par son regard ; mais tout cela s'explique physiologiquement, ou psychologiquement si l'on veut, sans qu'il soit nécessaire, encore une fois, d'invoquer le prétendu *agent magnétique* dont parlent ces hommes crédules ou imposteurs. Du reste, aujourd'hui, il n'en est plus question du tout, quoique les phénomènes du magnétisme suggestif n'aient fait que s'imposer davantage.

Mais les phénomènes d'ordre presque miraculeux, comme voir sans les yeux, prédire l'avenir, etc., que racontaient les enthousiastes et les intéressés, ne pourraient s'expliquer que par l'intervention d'un agent immatériel, inconnu, divin ; aussi leur démonstration est-elle encore à faire ; et tant qu'on ne verra pas les corps savants s'en occuper comme d'une chose, je ne dis pas démontrée, mais seulement possible, il faut abandonner le mesmérisme à l'amusement des oisifs, des femmes vaporeuses et des gens amis du merveilleux. Malheureusement, au temps où nous vivons, on fait de toute chose spéculation, et le magnétisme, considéré dans ses applications à la connaissance et à la guérison des maladies, doit encourir le blâme des philanthropes et la réprobation des savants. D'ailleurs, si la découverte de Mesmer est réelle, que ne la fait-on servir à dévoiler les conspirations, à prévenir les révolutions, prévoir les grands actes de politique ; et, si tant est que ses adeptes veulent qu'elle leur rapporte quelque chose, que ne profitent-ils de la connaissance des événements pour jouer à la hausse ou à la baisse, au lieu de spéculer sur les misères humaines et de faire servir à leurs intérêts l'état d'affaiblissement moral des malades, qui sollicite les incurables seuls, en désespoir de cause, à avoir recours à leur science cupide et mensongère.

Quoi qu'il en soit des phénomènes extraordinaires se produisant dans l'état d'hypnotisme, de suggestion, etc., ils ont été constatés des milliers de fois, et nous en dirons un mot.

Hypnotisme.

Un médecin irlandais, Braid, découvrit, en 1841, un état physiologique singulier qu'il décrivit sous le nom d'*hypnotisme* ou sommeil nerveux, somnambulique. Pour le développer, on prend un objet brillant entre le pouce et les doigts indicateur et médian de la main gauche, on le tient à une distance de 20 à 40 centimètres des yeux, dans une position telle, au-dessus du front, qu'il exerce le plus d'action sur les yeux et la paupière, et qu'il mette le patient en état d'avoir le regard fixé dessus, en s'attachant à l'idée de cet objet. On remarque bientôt que les pupilles se contractent, puis se dilatent, et si l'on soulève doucement les bras et les jambes du patient, celui-ci manifeste une disposition à les garder dans la situation où ils ont été mis.

Nous passons sous silence beaucoup d'autres phénomènes, pour abréger. Qu'il nous suffise de dire qu'ils ont été observés par tous les médecins qui ont répété les expériences de Braid, et que l'hypnotisme explique suffisamment, selon nous, l'état physiologique connu sous le nom de *magnétisme animal*, quoique le procédé de développement diffère dans les deux cas, en ce sens que dans le magnétisme l'objet brillant n'est pas employé.

Le phénomène des *tables tournantes*, qui fit un certain bruit, il y a un demi-siècle environ, peut s'expliquer, comme le magnétisme animal, par l'état d'hypnotisme. « Il y a, parmi les personnes qui composent la chaîne des mains appliquées, une grande contention d'esprit, et une d'elles au moins tombera dans l'état hypnotique. N'ayant plus conscience de ses actes, mais l'idée fixe de la rotation de la table, elle imprime à son insu un mouvement au meuble, par le déploiement d'une force musculaire relativement considérable. La première impulsion donnée, toutes les personnes se lèvent et suivent les mouvements de la table. » (L. Figuier.)

Cependant, dans le phénomène des tables ou des chapeaux tournants, il y a autre chose qu'un mouvement mécanique imprimé aux objets. Voici ce que l'auteur a vu, de ses yeux vu, ce qui s'appelle vu : c'était au temps où, dans tous les salons, on s'occupait de cette question. Je proposai à une mienne cousine, jeune fille de dix-sept ans, de constitution lymphatico-nerveuse, d'appliquer nos quatre mains sur les bords de mon chapeau, de la façon convenue en pareil cas. Au bout de cinq à dix minutes, le chapeau commença à se mouvoir, puis se mit à tourner. Pour entraver ce mouvement, j'eus l'idée de placer une lourde lampe modérateur dans le chapeau. Celui-ci cessa de se mouvoir circulairement, mais il exécuta des balancements tels qu'ils faillirent renverser la lampe.

On sait que le professeur Charcot, médecin de la Salpêtrière, provoque à volonté, chez les femmes de cet hospice, des attaques de catalepsie et d'épilepsie par des moyens tout physiques, rappelant le procédé de Braid. Le D\r Carlaz a donné, dans le journal *la Nature*, du 18 janvier 1879, le récit et la description des effets produits par ce qu'il a appelé « le *charcotisme* » sur les hystériques de la Salpêtrière.

Les *medium* qui, en 1861, remplacèrent les tables tournantes, sont également des individus que l'on place, par divers moyens et surtout par l'habitude, dans l'état de somnambulisme artificiellement provoqué. Ils parlent, écrivent, répondent aux questions qu'on leur adresse, mais ne peuvent tirer de leur cerveau que les notions qui s'y trouvent, car la prétendue évocation des *esprits* n'est qu'une manœuvre de charlatanerie.

Suggestion.

Le mot *suggestion*, en physiologie, doit être défini : production d'une impression psychique destinée à réaliser chez le sujet impressionné la sensation, l'idée ou l'acte correspondant à cette impression. On dit couramment : *suggérer une idée*.

Les phénomènes suggestifs sont fréquents dans la vie ordinaire : professeurs, orateurs, prédicateurs, suggèrent des idées, des actes, d'autant plus facilement qu'ils ont affaire à des auditeurs plus impressionnables et crédules. La suggestion suppose l'hypnotisme. Elle exerce, dans le cercle du magnétisme des anciens, des phénomènes qui correspondent à la léthargie, à la catalepsie et au somnambulisme. Un sujet de constitution physique et mentale particulière, prédisposé au sommeil somnambulique, obéit à la volonté de celui qui l'a mis dans le sommeil hypnotique. Il est inconscient et sans pouvoir de résistance, hormis le cas où on lui prescrirait de commettre des actes qui blessent ses convictions ou qui lui feraient horreur dans l'état de veille.

Le D\r Mesnet, de l'académie de médecine, médecin des hôpitaux, a publié une observation qui, vu l'autorité scientifique et morale de l'auteur, a convaincu les plus incrédules; depuis lors, mille faits analogues ont été produits.

Un jeune homme, dix-neuf ans, né d'une mère hystérique et ayant eu dans son enfance de violentes attaques de nerfs, éprouva vers la fin de 1885 des troubles de sommeil, de l'agitation au lit; il se levait la nuit, s'habillait, marchait. Jusque-là rien que du somnambulisme naturel, spontané. Mais bientôt se manifestèrent des troubles de l'intelligence, de la sensibilité et du mouvement dans l'état de veille, sans que pourtant cela sortît du cercle du somnambulisme ordinaire. C'est alors que M. Mesnet crut devoir *provoquer* le sommeil pour arriver ensuite à la *suggestion.*

« M'étant approché de lui, dit-il, je l'ai subitement fixé à très courte distance, surprenant ainsi son regard, qui s'est attaché à moi, sans avoir d'ailleurs eu aucun point de contact avec sa personne, sans lui dire un mot qui puisse l'occuper. En quelques secondes, l'expression de sa face s'altère, ses traits s'immobilisent, son œil prend un regard particulier; aussitôt le malade se rapproche de moi et se met en contact nez à nez et œil sur œil. Je me recule, il avance sur moi, je fais le tour de la salle, je passe entre les chaises, j'active le pas, je le ralentis, il ne me quitte pas d'une semelle, il se tient toujours au contact, ses yeux sur mes yeux. Ainsi attaché à ma personne, il n'a plus aucune communication avec le dehors, il n'a plus d'autres excitations que celles que je lui donne; il entend ma voix, répond aux questions que je lui adresse, mais n'est accessible à aucun autre son, d'où qu'il vienne. — C'est là l'exemple le plus complet de la fascination hypnotique, qui est, entre toutes les formes de l'hypnose, la plus saisissante et la plus invariable dans ses allures. »

Une autre expérience était celle de savoir dans quelle mesure on trouverait ce malade accessible aux *suggestions post-hypnotiques;* c'est-à-dire, un ordre lui étant donné tel jour, serait-il exécuté par lui le lendemain, sans provocation directe, à l'heure dite?

Un jour, à la visite de M. Mesnet, le malade avec lequel il causait, ayant les yeux sur lui, s'endort; M. Mesnet l'emmène dans son cabinet afin de ne point être entendu, et lui ordonne de prendre, le lendemain, la chaîne et la montre de l'un des externes du service. Le lendemain, le malade exécutait de point en point l'ordre qu'il avait reçu et dérobait la chaîne et la montre, qu'il mettait dans sa poche, ne comprenant pas, d'ailleurs, une fois réveillé, comment ces objets se trouvaient en sa possession. Il avait complètement oublié l'acte qui lui avait été suggéré.

Suggestion mentale, c'est-à-dire transmission directe de la pensée du suggestionneur au suggestionné ; voilà certes une proposition bien troublante ! Torschanoff a cherché à expliquer le fait. Il est impossible, dit-il, d'avoir la représentation mentale d'une lettre ou d'un mot, sans qu'il se fasse un mouvement vibratoire général du corps en même temps qu'un mouvement musculaire spécial dans les muscles qui servent à exprimer cette lettre ou ce mot ; or, les mouvements inconscients, imperceptibles, constituent une sorte de traduction extérieure du mot, une sorte de parole mimée. « Les phénomènes mystérieux de la lecture des pensées peuvent trouver une explication assez satisfaisante dans des faits psycho-physiologiques connus déjà dans la science, sans qu'il soit besoin de recourir à des hypothèses audacieuses et fantaisistes, incompatibles avec les faits scientifiques les mieux établis. »

DEUXIÈME CLASSE DE FONCTIONS

PHÉNOMÈNES DE LA VIE DE NUTRITION

Accroître, entretenir, renouveler l'organisme, tel est le rôle des fonctions nutritives ; élaborer des sucs nourriciers puisés dans des matériaux extérieurs, les assimiler à l'économie, puis éliminer les parties usées et tous les éléments qui pourraient devenir nuisibles, telles sont les opérations appelées à remplir ce rôle.

Les actes physiologiques concourant à la nutrition forment six classes ou sections, qui se nomment : 1° *digestion* ; 2° *absorption* ; 3° *respiration* ; 4° *circulation* ; 5° *sécrétions* ; 6° *nutrition*, résultat final.

Ces fonctions réalisent la vie végétative ou intérieure, laquelle est presque indépendante de la vie de relation ou animale par un système nerveux à elle propre, qui rend son action continue et affranchie de la volonté.

SECT. I. — DIGESTION

La *digestion* est une fonction au moyen de laquelle les aliments introduits dans l'appareil digestif y sont élaborés de manière à fournir un liquide, appelé chyle, représentant le principe réparateur de l'économie. Acte fondamental de toute vie organique, la fonction de nutrition existe aussi dans les végétaux, mais avec des modifications que comporte l'appareil chargé de l'effectuer, car aucun être vivant ne trouve le fluide réparateur tout formé : il faut qu'il le prépare, l'élabore lui-même.

Nous avons à considérer dans la digestion : 1° l'appareil organique ; 2° les aliments et boissons ; 3° la faim et la soif ; 4° le mécanisme de la digestion ; 5° les phénomènes particuliers qui se rattachent à cette fonction ; 6° la digestion des boissons.

CHAP. 1er. — APPAREIL ORGANIQUE DE LA DIGESTION.

Chez tous les êtres vivants, il existe des organes chargés de préparer le suc nourricier sous des formes diverses. Dans le végétal, ce sont de simples vaisseaux qui puisent dans le sol ou dans l'atmosphère les matériaux de leur entretien. Chez les animaux les plus inférieurs apparaît déjà un appareil digestif très imparfait, mais qui suffit à caractériser l'animalité. Au fur et à mesure qu'on s'élève dans la série, on le trouve plus complet, plus compliqué.

L'anatomie nous a montré que, chez l'homme, les organes qui. concourent à la digestion forment cinq groupes ayant pour mission d'exécuter la *préhension* des aliments (lèvres, membres supérieurs); la *mastication* (dents, glandes salivaires, muscles masséters) ; la *déglutition* (voile du palais, pharynx, œsophage); la *chylification* (estomac, intestins); *la défécation* (gros intestin et anus).

A. Étendu de la bouche jusqu'à l'anus, le *tube digestif* ou *canal intestinal* présente une série de renflements et de rétrécissements, de plis et replis sur lui-même. (Pl. XIII.) Sa longueur est égale chez l'homme à sept fois celle totale du corps. Dans presque toute son étendue il est formé par trois membranes, dont deux lui sont propres. 1° La *membrane musculeuse* ou *externe*, composée de fibres musculaires très minces, longitudinales ou circulaires suivant les régions, fibres qui se contractent sans la volonté, mais non sans réveiller la sensibilité générale. En se contractant, elles affectent deux genres de mouvements : les uns, dits *péristaltiques*, sont déterminés par les fibres circulaires, ils se succèdent de proche en proche et de haut en bas, depuis le pylore jusqu'à l'anus ; les autres, les *antipéristaltiques*, sont dus aux fibres longitudinales et se propagent de bas en haut, de la partie inférieure vers la supérieure.

2° La *membrane* au-dessous est la *muqueuse* (p. 26, *H*), constamment lubrifiée, dans toute son étendue, par un liquide ténu, aqueux ou visqueux, selon la région où on l'examine, et qui résulte d'une véritable perspiration ou sécrétion folliculaire, exerçant une grande influence dans la digestion ; ce liquide, dans la partie supérieure du canal, est de la salive ou du mucus ; dans l'estomac, du suc gastrique.

3° La *membrane séreuse* n'est qu'accessoire, et manque en plusieurs points, car elle est formée par le péritoine (p. 118), sur l'histoire duquel nous ne devons pas revenir ici.

De ces trois membranes, l'interne est la plus importante au point de vue de la digestion. C'est une muqueuse épaisse, molle, comme fongueuse, sillonnée par un grand nombre de vaisseaux capillaires, sanguins, formant mille arborisations, et nécessaires à sa vitalité et à son action puissante. De plus, des *vaisseaux absorbants* nombreux (veines, lymphatiques) puisent à sa surface les éléments essentiels de la réparation nutritive. Les fonctions sécrétoires et d'association des intestins sont sous l'influence du système ganglionnaire ou *grand sympathique* (p. 97, *E*).

B. Le *suc gastrique* est un fluide que versent dans l'estomac les follicules de la muqueuse de ce viscère. Il a beaucoup occupé les physiologistes, sous le double rapport de sa composition et de ses usages. Pendant que se fait la digestion, le suc gastrique offre un mélange de mucosités buccales, œsophagiennes, stomacales et de salive. Il est incolore, limpide, contenant 99 p. d'eau sur 100 ; saveur légèrement salée, constamment *acide* (*acide lactique*) avec petites proportions de sels et une substance organique particulière, *pepsine*, matière azotée qui agit à la manière d'un ferment.

Le suc gastrique exerce une action puissante dans la *chymification*, due à son pouvoir de ramollir, de gonfler les substances alimentaires. Il résulte de son mélange avec la bile et le suc pancréatique une matière colorée qui, en parcourant le tube intestinal, acquiert de plus en plus de consistance, en même temps qu'une odeur d'autant plus fétide qu'elle se rapproche davantage du rectum. Cette matière se forme même dans l'abstinence complète, ce qui explique comment les malades, lors même qu'ils sont privés depuis longtemps de toute substance alimentaire, peuvent continuer de rendre des excréments.

On peut faire de toutes pièces un suc *gastrique artificiel*, en ajoutant 99 centigr. de pepsine à de l'eau contenant 1 à 2 milligr. d'acide chlorhydrique. La possibilité d'exécuter artificiellement la digestion stomacale a multiplié les recherches pharmaceutiques. (V. *Chymification.*)

C. Le canal intestinal n'est pas entièrement soustrait à l'influence du système nerveux cérébro-spinal. Ses deux extrémités, particulièrement, en reçoivent aussi des nerfs, car la bouche, le pharynx, l'anus, devant obéir à la volonté, devaient subir son influence. Ce n'est pas tout, l'estomac reçoit des filets du pneumo-gastrique, lequel est chargé de transmettre directement au cerveau le sentiment de la faim et de la satiété : mais, du reste, leurs fonctions sont assez complexes en raison de leurs rapports intimes avec le grand sympathique. Les pneumo-gastriques ne paraissent cependant pas communiquer à l'estomac des mouvements ; ceux-ci sont sous la dépendance du système ganglionnaire, qui préside également aux fonctions du duodénum, de l'intestin grêle et du gros intestin (mouvements, sécrétions), lesquels sont en effet complètement indépendants de la volonté.

CHAP. II. — ALIMENTS ET BOISSONS.

A. L'histoire des aliments et des boissons appartient à l'hygiène. Ce que nous avons à en dire ici doit se borner à de courtes généralités sur l'alimentation des diverses espèces animales, et particulièrement sur celle de l'homme. Et d'abord, qu'est-ce qui caractérise l'*aliment* ? Pour mériter ce titre, il faut que la substance appartienne à la classe des corps organisés ; qu'elle soit soluble dans les sucs digestifs ; qu'elle ne présente rien d'actif comme agent pharmaceutique ou vénéneux, et qu'elle ne provoque pas de répugnance par son aspect ou sa saveur. L'expérience prouve que, pour qu'un corps soit nutritif, il doit contenir de l'*azote*. Ayant essayé de nourrir des chiens exclusivement avec de l'eau distillée, de l'huile d'olive, du sucre et de la gomme, substances non azotées, Magendie a vu périr ces animaux au trentième jour, présentant des ulcérations aux cornées, l'évacuation des humeurs de l'œil et un marasme complet. C'est que l'azote, en effet, entre en proportion considérable dans la composition élémentaire de nos tissus. L'homme absorbe aussi, dans de petites proportions, des substances minérales, en ce sens que ce qu'il mange et boit contient du chlorure de sodium, du phosphate de chaux et autres sels, du soufre, du phosphore, du fer, etc., car il en entre dans la composition de ses propres tissus et de ses humeurs.

B. Quelque considérable que soit leur nombre, les aliments pour le physiologiste se réduisent à deux sortes : les uns sont formés de principes immédiats *azotés*, les autres de principes *non azotés*. Les premiers contiennent du carbone, de l'hydrogène, de l'oxygène et de l'azote ; les seconds, les mêmes éléments, moins l'azote. (V. *Nutrition*.) Mais comme résultat final de la digestion, le *chyle* est le seul aliment.

Les animaux n'usent pas tous de la même alimentation : les uns ne consomment que des végétaux, ce sont les *herbivores* (bœuf, cheval, mouton, etc.); d'autres ne se nourrissent que d'animaux, ce sont les *carnivores* ; d'autres enfin mangent également des végétaux et des animaux (*omnivores*). Au nombre de ces derniers figure l'homme. Les herbivores consomment de l'azote, mais beaucoup moins que les carnivores. C'est qu'en effet toutes les substances dites d'origine végétale offrent une composition complexe, à l'exception du beurre, de l'huile, du miel, du sucre, dans lesquels l'azote fait absolument défaut.

C. On a longtemps agité la question de savoir si l'homme est ou n'est pas carnivore. Entre les deux opinions les plus opposées, celle de J.-J. Rousseau, qui le croit primitivement herbivore, et celle d'Helvétius, qui le dit carnivore, nous adopterons l'opinion mixte, généralement reçue aujourd'hui. A ne considérer que son canal intestinal, ses dents, sa mâchoire, ses muscles masséters, etc., dont la forme emprunte quelque chose aux deux espèces, tout prouve que l'homme est également herbivore et carnivore ; seulement il peut devenir l'un plus que l'autre, suivant ses habitudes premières, son tempérament et surtout le climat qu'il habite. L'influence du climat, sous ce rapport, est manifeste : la sobriété et la frugalité furent toujours faciles, presque nécessaires même dans les pays chauds ; au contraire, l'usage des aliments échauffants et très azotés, une sorte d'appétit vorace, sont presque d'obligation dans les contrées septentrionales, où le principe vital doit lutter sans cesse contre l'action du froid qui tend à l'engourdir, à l'annihiler. Aussi est-il digne de remarque que les sectes religieuses qui firent une vertu de l'abstinence habitaient des régions méridionales, et que des moines qui passèrent de ces climats sous un ciel rigoureux furent obligés de se relâcher de la sévérité de leur régime, en associant aux végétaux des œufs, du poisson, des oiseaux aquatiques, aliments assez riches en fibrine et en azote.

Des considérations d'un autre genre prouvent encore la nature omnivore de l'homme qui vit sans agitation, sans passions, dans un état de mollesse et d'inaction. Les herbivores trouvent une nourriture suffisante dans l'herbe des prairies et le fruit des champs ; mais les carnivores, étant en lutte incessante avec les autres animaux qu'ils attaquent et dévorent, ont besoin de trouver dans l'alimentation des principes nutritifs abondants et stimulants, qui soutiennent leur féroce énergie. L'homme, occupant le milieu par son instinct à la fois doux, pacifique et hardi, entreprenant, belliqueux dans l'occasion, peut trouver, dans certaines circonstances, des principes réparateurs suffisants dans les végétaux, lesquels, dans d'autres cas, seraient trop peu nutritifs, trop peu stimulants.

L'histoire de l'alimentation comporte de longs développements. Forcé de nous en tenir à ces simples remarques, nous renvoyons aux mots *Nutrition* et *Aliments* ce qu'il nous reste à dire sur ce sujet.

Toutes les *boissons* dont use l'homme renferment, en dissolution ou en suspension dans l'eau qui en constitue la base, des matériaux solides. L'eau elle-même n'est pas toujours dépourvue d'un certain nombre de sels ; d'autres liquides contiennent de l'azote, le thé par exemple ; de telle sorte que les boissons sont elles-mêmes alimentaires, bien que leur usage principal soit de réparer les pertes aqueuses faites par les humeurs.

CHAP. III. — FAIM, APPÉTIT, ABSTINENCE, SOIF.

A. La *faim* est le sentiment instinctif qui nous avertit du besoin de prendre des aliments solides. Ne pas la confondre avec l'*appétit*, qui est désir, bonne disposition, mais non nécessité. L'appétit est soumis aux influences des climats, des saisons, des localités, des goûts, des habitudes ; tandis que la faim se fait sentir toujours et partout de la même manière. Dans l'état de santé elle est d'autant plus prononcée que le besoin de réparer les pertes de l'économie est plus grand. Sa satisfaction est suivie d'un bien-être général ; au contraire, l'appétit n'est qu'un besoin factice, une fausse faim, qui souvent s'éveille dans les moments les moins propres au développement du véritable appétit, parce qu'il peut dépendre d'un simple état nerveux de la muqueuse de l'estomac.

a. La sensation de la faim est de l'ordre des sensations internes, celles qui expriment des *besoins.* Le sentiment instinctif qui nous avertit du besoin de prendre des aliments part de l'estomac très probablement, car le premier malaise qui résulte de l'abstinence se fait sentir à cet organe. Quelle est la véritable cause déterminante de ce malaise ? Sont-ce les tiraillements du diaphragme, le frottement des houppes nerveuses de l'estomac, la pression des nerfs gastriques par le froncement de la muqueuse stomacale, l'acidité du fluide gastrique, etc. ? Toutes ces théories, basées sur des suppositions, sont fautives. Disons simplement que la faim résulte d'un phénomène d'innervation lié, par action réflexe, à l'état dans lequel se trouve l'économie lorsqu'elle manque de matériaux suffisants pour réparer les pertes continuelles qu'occasionne le mouvement vital. Ceci n'explique guère sans doute ; mais vouloir pénétrer davantage le mystère, c'est perdre un temps qu'on peut mieux employer.

b. Sont-ce les nerfs du grand sympathique ou les pneumo-gastriques qui transmettent au centre de perception la sensation de la faim ? Pour résoudre la question, on a lié plusieurs fois les pneumogastriques sur des chevaux, des lapins, etc., et toujours on a vu ces animaux continuer de manger, même jusqu'au reflux des aliments par la bouche. Ils avaient donc perdu, par l'opération, le sentiment de satiété et de faim ; or, comme la gustation n'était nullement affectée (car elle dépend d'autres nerfs), on s'explique comment, obéissant à cette seule sensation, ces animaux se gorgaient d'aliments jusqu'à ne plus pouvoir en ingérer, à cause du trop-plein.

B. L'*abstinence* prolongée donne lieu à des phénomènes qu'on distingue en locaux et en généraux. Les premiers sont les suivants : l'estomac se resserre, se contracte, ses parois s'épaississent ; sa membrane muqueuse, ridée, reçoit d'abord moins de sang, et fournit une sécrétion folliculaire moins abondante ; bientôt ses villosités s'injectent, deviennent rouges, saillantes et le siège d'une véritable irritation, qui cause et explique le sentiment de chaleur et de douleur qui se manifeste à l'épigastre. La bile ne coule plus dans le duodénum ; elle s'épaissit et s'accumule dans son réservoir, qui se distend plus ou moins. Au bout de dix, quinze, vingt ou trente jours, la mort survient, et l'on trouve la muqueuse gastrique ulcérée, détruite dans plusieurs points, surtout près du pylore. — Quant aux phénomènes généraux de l'abstinence prolongée, ils se résument en ceci : forces physiques déprimées, intelligence languissante, principe vital affaibli et épuisé. Manquant de matériaux réparateurs et s'appauvrissant de plus en plus, le sang demande bientôt à l'absorption de s'emparer de la graisse propre à l'individu, et alors la maigreur fait de rapides progrès, les sécrétions diminuent en proportion ; le sommeil se perd ; le délire se déclare ; une sorte de fureur porte le patient à dévorer même ses semblables ; enfin de la fièvre et des hémorragies annoncent une mort prochaine. Ces effets sont plus ou moins prononcés, et se manifestent au bout d'un temps variable, suivant les âges, le sexe, le tempérament, le climat, etc.

a. Les jeunes sujets succombent les premiers à l'abstinence. Chose qui étonne au premier abord, les individus d'une constitution faible supportent plus longtemps que les autres les angoisses de la faim ; il en est de même pour les vieillards. Il y a des exemples d'abstinences qui se sont prolongées bien au delà du terme ordinaire où elles sont suivies de mort. Des personnes enfouies à la suite de tremblements de terre ou d'éboulements, ont pu vivre dix, quinze jours sans manger. On cite des cas d'abstinence qui auraient duré un, deux et trois ans ; ils auraient été offerts par des femmes délicates, mystiques, vivant dans l'inaction et l'obscurité. On sait que les animaux à sang froid, lézards, crapauds, etc., restent un ou deux ans et plus sans prendre de nourriture. — Règle générale : l'abstinence est d'autant plus difficile à observer qu'on se soumet à des causes plus propres à accélérer le mouvement nutritif, comme l'exercice, les frictions, les bains froids. La faim est plus lente à se manifester dans les circonstances opposées. Toutefois, il ne faut pas que l'exercice soit poussé jusqu'à la fatigue, car, dans ce cas, le malaise et l'état de souffrance font taire le sentiment de besoin d'aliments, de sommeil, bien que ces besoins existent réellement.

b. La faim n'a en soi rien qui indique la quotité d'aliments qu'il faudra pour l'assouvir. Elle exige moitié moins de nourriture chez tel individu que chez tel autre, parce qu'elle se mesure, non pas à la capacité de l'estomac, qui est à peu de chose près la même chez tous les hommes, mais à l'état de santé habituelle, aux habitudes, à l'idiosyncrasie, etc. Sans sortir des conditions normales, il est des hommes doués d'une puissance digestive extraordinaire. Le docteur Joly rapporte le fait d'un de ses condisciples de collège qui mangeait journellement aux repas la portion de quatre de ses camarades. Dans un régiment de chasseurs en garnison à Orléans, il y avait un cavalier qui fit le pari de manger à lui seul le dîner de douze officiers, et il gagna. Helwig a vu un vieillard bien portant qui consommait habituellement à son dîner près de quatre-vingts livres d'aliments. De Thou raconte que M. de Semblançay, archevêque de Bourges, son parent, ne pouvait rester plus de trois heures, même la nuit, sans manger. Nous ne citerions pas beaucoup d'exemples de ce genre, de la véracité desquels nous pussions répondre ; mais il est certain que Percy, chirurgien en chef des armées du premier empire, a vu à l'Hôtel-de-Dieu un nommé Tarare, qui était si grand mangeur qu'il dévorait chiens et chats crus, et qui complétait sa ration en avalant les cataplasmes des malades. Ce dernier fait rentre, ce nous semble, dans les cas d'aberration, de dépravation de l'appétit, suite d'états maladifs de l'estomac ou de perversion de l'innervation ganglionnaire. C'est ainsi que des jeunes filles chlorotiques mangent de la craie, de la terre ; que des femmes enceintes sont tourmentées par des envies d'une excentricité extraordiaire, comme de goûter de la chair humaine, etc. On a donné à ces états anormaux les noms de *boulimie, polyphagie, pica, malacie,* etc.

c. Terminons par une remarque qui, dans la *physiologie du goût*, devient la base des principes gastronomiques. On doit distinguer le grand mangeur du gourmet, celui qui absorbe, engloutit les aliments en obéissant à un aveugle besoin, de celui qui savoure les mets, qui les choisit et les raisonne. Lucullus et Apicius étaient des gourmets. Le premier répondit un jour à son cuisinier, qui s'excusait de n'avoir pas préparé le souper aussi magnifiquement que d'habitude parce qu'il n'y avait pas d'invités : « Ignorais-tu donc que Lucullus dînait chez Lucullus? » Le second fit le voyage d'Afrique tout exprès pour manger, dans cette partie du monde, des écrevisses plus grosses que celles qu'on lui servait à Rome.

B. La *soif* est le sentiment instinctif qui nous avertit du besoin de prendre des boissons. Ce besoin est la conséquence ordinaire de la diminution des parties aqueuses du sang, et des pertes occasionnées par les perspirations et les sécrétions. Quant à la sensation du besoin de boire, elle a son siège dans l'arrière-bouche, au pharynx et dans l'estomac, lesquels en effet présentent de la sécheresse, de là rougeur, de l'inflammation même, lorsque la soif dure depuis un certain temps.

La soif peut dépendre d'une autre cause que la diminution du sérum du sang ; elle coïncide souvent avec la présence dans l'économie de principes âcres, irritants ou vénéneux : le sang réagit alors sur le système nerveux, comme dans le cas précédent, pour éveiller le sentiment qui doit provoquer l'ingurgitation des liquides destinés à étendre, à noyer les éléments perturbateurs, afin de les rendre moins offensifs.

Il y a encore d'autres causes à la soif, c'est l'irritation directe, locale de la bouche et du pharynx par inspiration d'un air chaud ; ce sont les efforts de chant et de déclamation, le jeu des instruments à vent ; c'est le resserrement des vaisseaux exhalants par des substances astringentes, des épices, des salaisons, etc. Dans ces cas la soif est factice ; il suffit d'humecter la cavité buccopharyngienne pour la faire cesser ou la calmer ; tandis que la soif réelle exige nécessairement qu'on redonne au sang les parties aqueuses qui lui manquent ou dont une nouvelle quantité devient nécessaire pour atténuer l'action des principes irritants qu'il charrie.

Dans les maladies fébriles, ainsi que nous le dirons plus tard, il y a désir de boissons, soif vive, parce qu'il y a dépense plus grande de sérum du sang, effet de l'activité de la circulation et des exhalations, et augmentation du calorique propre du corps. — Il n'est pas de notre sujet de tracer l'horrible tableau des souffrances qu'endurent les malheureux dévorés par la soif.

CHAP. IV. — MÉCANISME DE LA DIGESTION DES ALIMENTS.

La digestion des aliments comprend huit actes principaux successifs : 1° *préhension*, 2° *mastication*, 3° *insalivation*, 4° *déglutition*, 5° *chymification*, 6° *chylification*, 7° *phénomènes chimiques* de la digestion, 8° *défécation*.

Préhension des aliments.

La plupart des animaux sont obligés de courber la tête, de la diriger au-devant des aliments, pour les saisir avec leurs lèvres ou avec leur langue, leur mâchoire ou leur bec ; on sait que le perroquet, le singe, l'écureuil, etc., se servent de leurs pattes pour introduire la substance alimentaire dans leur bouche. Mais l'homme se distingue entre tous les êtres par la perfection de ses membres supérieurs et de ses mains, à l'aide desquels il dirige les morceaux dans sa cavité buccale, où doit s'opérer leur broiement.

Préalablement préparés suivant les règles de l'art culinaire, ou employés tels que la nature les produit, les aliments sont introduits dans la bouche, qui s'ouvre à cet effet par l'action des muscles abaisseurs de la mâchoire inférieure (p. 61). Si le morceau est trop gros, une portion est détachée du tout par les dents canines, et seule admise à la mastication ; cet acte diviseur s'opère par la contraction des muscles temporaux et masséters (p. 56) qui rapprochent avec force la mâchoire inférieure de la supérieure. On sait combien sont puissants ces muscles chez les carnassiers.

Mastication.

La *mastication* est l'action de triturer les aliments solides. Ses organes principaux sont les *dents*, qui, fixées aux mâchoires, se meuvent avec elles, mises en mouvement par les muscles temporaux et masséters. Les joues, les lèvres, la voûte palatine et la langue concourent au résultat. Voici le mécanisme de la fonction.

A. La bouche étant suffisamment pleine d'aliments, le *broiement* commence. D'une part, la mâchoire inférieure, abaissée par les muscles antérieurs et supérieurs du cou, se relève par l'action puissante des masséters et des temporaux, et frappe à la manière d'un marteau dirigé de bas en haut sur la mâchoire supérieure ; celle-ci ne reste pas tout à fait inactive, car la tête est un peu portée en arrière à chaque mouvement de mastication. Les masséters ont besoin de toute leur force pour surmonter la résistance qu'offre l'extrême longueur comparative du bras de levier du 3ᵉ genre (p. 178, *c*). Aussi, lorsque nous voulons briser entre nos dents des corps solides, avons-nous soin de les introduire aussi loin que possible entre les deux mâchoires, afin de diminuer le bras de la résistance, et partant d'augmenter les forces de la puissance. Ces percussions de la mâchoire inférieure ne sont pas dans le sens perpendiculaire ; elles se combinent avec des glissements qui s'opèrent d'arrière en avant, sous l'influence des muscles ptérigoïdiens internes, et latéralement par l'action des ptérygoïdiens externes (p. 57, *q*). En même temps, les lèvres et les joues, par une action combinée, ramènent sans cesse les morceaux sous les arcades dentaires et s'opposent à ce qu'ils s'échappent de la cavité buccale ; de son côté, la langue les presse contre le palais pour les diviser.

B. Cette fonction de broiement exige l'intervention de plusieurs influences nerveuses. Pour la *motilité*, c'est l'action des nerfs qui animent les muscles abaisseurs et élévateurs de la mâchoire inférieure ; celle du nerf facial et de l'hypoglosse. C'est ensuite, pour la *sensibilité*, l'action du nerf trijumeau, qui préside de telle sorte à la sensation tactile de la muqueuse buccale, que, lorsqu'il est coupé ou paralysé expérimentalement, l'animal cesse d'être averti de la présence des aliments dans sa bouche, et que ces aliments séjournent entre l'arcade dentaire et la joue. — Les nerfs dont il est question sont particulièrement ceux de la 5ᵉ paire (p. 89, *E*).

La mastication est une fonction importante qu'il faut exécuter lentement et soigneusement. Les personnes qui broient mal ou incomplètement leurs aliments, soit qu'elles mangent trop vite ou parce qu'elles manquent de dents, sont exposées à des digestions laborieuses et à leurs conséquences.

Insalivation.

L'*insalivation* est la pénétration, l'imbibition des aliments par la salive. Pendant la mastication, une quantité plus ou moins considérable de fluide est fournie par la muqueuse buccale et par les glandes salivaires (p. 137), afflue dans la bouche et se mêle aux aliments pour en faciliter la trituration. Ce liquide devient d'autant plus abondant que les substances alimentaires sont plus sapides, ce que nous constaterons en parlant de la *sécrétion salivaire*. Non moins importante que la mastication, en ce qu'elle rend les aliments plus digestibles et qu'elle les ramène à une unité digestive en tempérant le caractère irritant des uns et relevant l'insipidité des autres, l'insalivation est tellement liée à la mastication, qu'il est impossible de les isoler sans compromettre la perfection de leur accomplissement. — Nous parlerons bientôt du rôle que joue la salive au point de vue chimique.

Déglutition.

A. On nomme *déglutition* le passage d'une substance solide, liquide ou gazeuse, de la bouche dans l'estomac. Son mécanisme est assez compliqué, car les muscles de la langue, du voile du palais, du larynx, du pharynx et de l'œsophage y prennent part. — La déglutition se fait en trois temps :

1ᵉʳ *temps :* Les aliments, suffisamment broyés et insalivés, sont amoncelés sur la face supérieure de la langue, puis poussés vers le fond de la gorge, où ils forment le *bol alimentaire.* Cette opération est due aux mouvements combinés des joues, de la langue et des mâchoires.

2ᵉ *temps :* Le bol alimentaire s'engage dans le pharynx. Ce mouvement est le plus digne de notre attention. Au fond de la gorge se présentent trois ouvertures : en avant, l'entrée du larynx ; en arrière, l'entrée de l'œsophage ; en haut et en avant, les fosses nasales. Or, les aliments doivent s'engager dans l'ouverture œsophagienne sans qu'aucune parcelle pénètre dans les autres. Pour cela, voici ce qui a lieu : le bol alimentaire, arrivant dans l'arrière-gorge, soulève le voile du palais, qui se place horizontalement pour protéger l'ouverture postérieure des fosses nasales, prolongeant ainsi en quelque sorte la voûte palatine d'avant en arrière ; en même temps le pharynx s'élève par un mouvement instinctif, involontaire, pour aller à la rencontre de ce même bol, entraînant le larynx dans son mouvement ascensionnel, ce qui fait que l'ouverture glottique se porte en haut et en avant, et se cache sous l'épiglotte qui s'abaisse sous la pression des aliments, et sous la base de la langue qui se projette en arrière : de cette façon, l'ouverture laryngienne est parfaitement protégée.

Les muscles qui opèrent la double ascension du pharynx et du larynx prennent leur point d'appui pour la plupart à l'os maxillaire inférieur, maintenu rapproché de la mâchoire supérieure par les masséters. C'est parce que ce point d'appui manque, lorsque la bouche est ouverte, qu'il est si difficile d'avaler sans rapprocher les mâchoires.

3ᵉ *temps* : Les muscles du pharynx se contractent successivement du supérieur vers l'inférieur, sur le bol alimentaire, et le font descendre rapidement dans l'œsophage. Le bol continue sa route en obéissant aux contractions des deux plans musculeux œsophagiens, dont les mouvements sont sous l'influence des nerfs pneumogastriques. Les fibres musculaires longitudinales de l'œsophage élèvent ce canal pour qu'il reçoive le bol alimentaire, et les fibres circulaires pressent sur ce bol pour le faire progresser de haut en bas.

B. « Si les précautions que nous venons de signaler n'ont pas été bien observées, il peut en résulter des *accidents* plus ou moins graves. Ainsi, pendant les efforts du rire ou de la toux, les aliments qui se trouvent sur le trajet de l'air sont entraînés, soit par l'inspiration, dans le larynx et la trachée-artère, soit par l'expiration, dans la bouche ou les fosses nasales. D'après ces théories, il est aisé de concevoir la nécessité d'une suspension absolue des phénomènes respiratoires pendant le second temps de la déglutition. » L'introduction d'une portion du bol alimentaire dans le larynx est grave ; elle détermine de la toux, de la suffocation, de l'anxiété, jusqu'à ce que l'expulsion en soit opérée. Au lieu de parcelles d'aliments, ce peut être tout autre corps étranger qui s'introduise dans les voies aériennes : les enfants qui s'amusent à faire tomber dans la bouche des haricots, des billes, etc., s'exposent souvent à cet accident, qui nécessite une opération très dangereuse, la trachéotomie.

a. La déglutition ne peut s'exercer que sur des corps qui offrent une certaine résistance. Les difficultés de son exécution s'accroissent d'une manière progressive et en proportion de l'état des substances qui de solides passent jusqu'à l'état gazeux ; à vide, elle devient impossible, comme on peut s'en convaincre après avoir fait passer toute la salive de la cavité buccale dans le pharynx.

b. La progression du bol alimentaire est singulièrement facilitée par les liquides salivaires et les mucosités abondantes dont est humectée la surface interne de l'œsophage. Aussi éprouve-t-on de la peine à avaler quand la sécrétion de la muqueuse de ce canal est diminuée soit par l'action astringente des aliments, soit par leur propriété absorbante, comme quand on mange de la pâtisserie mal cuite, des fruits acides, etc. De plus, dans ces circonstances, l'on éprouve un sentiment d'étouffement, dû à la compression de la trachée-artère par l'œsophage distendu et à la gêne consécutive de la respiration.

c. Cl. Bernard pense que la salive des glandes parotides et celle des glandules buccales, en raison de leur fluidité, sont principalement en rapport avec l'imbibition de l'aliment, tandis que la salive des glandes sous-maxillaires et sublinguales, en raison de sa viscosité, rassemble, englue en quelque sorte les parcelles de l'aliment sous forme de bol alimentaire et favorise son passage dans les voies de la déglutition.

Chymification.

A. On désigne par *chymification* la conversion des aliments en *chyme;* c'est la *digestion stomacale.* Dans cette opération, il y a à considérer trois ordres de phénomènes : 1° les changements de rapports de l'estomac ; 2° les modifications que les substances alimentaires subissent ; 3° les effets sympathiques et mécaniques de la réplétion stomacale.

Changements de rapports et mouvements de l'estomac. — Rétracté plus ou moins complètement dans l'état de vacuité, l'estomac se développe, se distend au fur et à mesure qu'il reçoit des aliments. Sa face antérieure devient supérieure, sa face postérieure inférieure, et sa grande courbure regarde en avant. Pendant que s'opère cette distension progressive, l'ouverture supérieure de l'estomac (*cardia*) et l'ouverture inférieure (*pylore*) se resserrent afin d'empêcher les aliments de rétrograder et de passer dans le duodénum avant le moment voulu ; elles se contractent même d'autant plus énergiquement que l'estomac se remplit davantage, jusqu'à ce que la chymification soit suffisamment avancée. Durant cette opération, l'estomac exécute des mouvements de place en place, mouvements péristaltiques, comme ceux de l'intestin, de manière à promener la masse alimentaire successivement dans toutes ses parties. Ces mouvements sont sous l'influence des nerfs pneumo-gastriques (p. 91, *J*).

B. Changements qu'éprouve la masse alimentaire. — Le but essentiel de la chymification est la formation du chyme.

Le *chyme* (de *chumos*, suc) est une espèce de pâte ou bouillie liquide, grisâtre ou d'un blanc sale, homogène, visqueuse au toucher, d'une saveur acide et d'une odeur fade et nauséabonde. Dans la première heure qui suit le repas, le fluide folliculaire de la muqueuse stomacale et le suc gastrique imbibent la masse alimentaire, déjà préparée par l'insalivation ; et cette masse se couvre bientôt de liquide chymeux, lequel se présente alors comme une bouillie demi fluide, qui se rencontre dans l'estomac, le duodénum et le commencement du jéjunum. Cette bouillie passe, au bout de quelques heures, dans l'intestin grêle. A mesure qu'elle continue sa marche, elle se

dépouille des principes propres à la formation du chyle. — La digestion stomacale dure de trois à cinq heures.

Le rôle de l'estomac n'est pas parfaitement défini dans la chymification; mais tout porte à croire que la digestion est une opération
tout à la fois chimique, mécanique et vitale : *chimique*, parce qu'il y
a dissolution des aliments par les mucosités, la salive, le suc gastrique, et formation de gaz par une sorte de fermentation ; — *mécanique*, parce que l'estomac exécute des mouvements de contraction,
de ballottement, qui triturent en quelque sorte les aliments; *vitale*,
parce que, avant tout, l'action nerveuse est nécessaire à la fonction.

C. L'innervation gastrique a une double source : elle provient,
d'une part, du grand sympathique, c'est-à-dire des nerfs qui émanent des ganglions semi-lunaires (p. 97, *E*), lesquels président à
la circulation sanguine propre à l'organe digestif et à la sécrétion des
fluides composant le suc gastrique ; d'autre part, elle émane du cerveau par la voie des pneumo-gastriques (p. 91, *J*), lesquels sont destinés à communiquer les mouvements à ce même organe et, comme
nous l'avons vu déjà, à avertir du sentiment de la faim et de la
satiété.

Effets de la réplétion stomacale. — Nous en parlons plus loin.

Chylification.

A. La *chylification* est la transformation du chyme en chyle ; elle
commence dans le duodénum. La chymification faite, l'ouverture
gastro-duodénale (*pylore*), exactement fermée jusqu'alors, se dilate
par degrés, et le chyme, poussé par les contractions péristaltiques
du *cardia* vers le pylore, passe dans le duodénum au fur et à mesure
qu'il se forme. Ce passage n'est pas continu ; il est comme intermit-
tent, ainsi que les contractions péristaltiques stomacales. La matière
chymeuse s'accumule dans le duodénum, où elle est longtemps retenue et ballottée, afin que les changements qu'elle doit subir puissent
se faire plus aisément. C'est dans cet intestin en effet que, se mêlant
à la bile, au suc pancréatique, aux humeurs folliculaires de la muqueuse, et subissant l'influence de l'innervation, elle se convertit en
chyle; c'est dans le duodénum enfin que commence l'un des actes
les plus importants de l'économie vivante, la formation du principe
essentiellement réparateur du sang.

a. Le *chyle* (de *chulos*, suc) est un liquide blanc laiteux, opaque,
d'une saveur salée et alcaline, et d'une odeur particulière, nauséabonde, qui ne diffère du chyme que par la disparition de certaines

parties déjà absorbées. Il ne paraît pas différer très sensiblement dans la même espèce animale, en raison de la diversité des aliments; mais il offre des différences dans chaque classe d'animaux, alors même que la nourriture est identique. D'après Leuret, Lassaigne, Bouisson, le chyle fourni par les aliments tirés du règne animal contient plus de fibrine et se prend en caillot plus promptement que celui qui provient de l'ingestion d'aliments végétaux. Ce dernier, selon Darcet, contient trois fois plus de carbone que le chyle dû aux substances animales. Ces résultats réduisent donc à néant l'opinion d'Hippocrate sur l'existence d'un aliment unique, invariable dans sa composition et sa nature, quelle que soit l'espèce de substance alimentaire dont on use.

b. Si l'on extrait le chyle de ses vaisseaux et qu'on l'abandonne à lui-même, il se sépare en trois parties, un caillot solide et fibrineux, de la sérosité albumineuse en proportion considérable, et de la matière grasse en quantité notable. Cette dernière est considérée comme une huile par les uns; par d'autres elle est assimilée au blanc de baleine. Au reste, à part la couleur et la matière grasse qui s'y trouve à l'état d'émulsion, le chyle offre une grande analogie avec le sang, dont il contient tous les principes.

B. Commencée dans le duodénum, la chylification se continue dans l'intestin grêle. Là, le chyle est pompé à la surface de la muqueuse de cet intestin par les absorbants chylifères (p. 134) pendant que le résidu de l'élaboration, composé de matériaux hétérogènes échappés à la chymification et des principes résineux et colorants de la bile, se dirige vers la partie inférieure du canal intestinal.

Le résidu de la digestion passe de l'intestin grêle dans le cœcum par la valvule de Bauhin; et là, commence à prendre l'odeur des matières fécales, pour se présenter en dernier lieu à l'anus.

Phénomènes chimiques de la digestion.

Les sucs digestifs (*salive, suc gastrique, suc pancréatique, bile, suc intestinal*) ont pour mission de dissoudre les substances alimentaires, et de les transformer en une série de produits, rendus solubles pour en faciliter l'absorption. Les boissons concourent puissamment à ce résultat.

A. La *salive*, dont nous renvoyons l'histoire au chapitre des *sécrétions*, a des usages très importants. L'un d'eux vient d'être indiqué dans l'acte de déglutition; c'est le fluide salivaire provenant de la glande parotide : il facilite plus particulièrement cette fonction,

tandis que ce sont les glandes sous-maxillaires et sublinguales qui
fournissent celui destiné à opérer les métamorphoses chimiques.
Quoi qu'il en soit, la salive mixte (sucs des glandes susdites et des
glandules de la bouche, *mucus*) jouit du pouvoir saccharifiant le
plus prononcé, et il nous reste à en indiquer le rôle.

La salive transforme d'abord les aliments féculents en *dextrine*,
puis en *glycose* ou *sucre*, parce que la fécule ou amidon est insoluble, et que la dextrine et la glycose sont solubles. L'agent actif
de la salive auquel ce résultat est dû est la *diastase*, substance
active de l'orge germée, formée du mélange de plusieurs substances
organiques différentes, et ayant la propriété de faire subir aux féculents ingérés comme aliment la *catalyse* glycosique (1).

Ainsi on peut mettre la diastase en évidence en broyant de l'amidon dans un mortier avec de la salive, surtout avec celle des glandes
sous-maxillaires, qui est beaucoup plus saccharifiante que celle des
parotides. Les matières grasses (graisses, huile, beurre) ne sont pas
modifiées par la salive, et parviennent inaltérées dans l'estomac, où
elles séjournent aussi sans altération. Les aliments azotés ne sont
point attaqués non plus par la salive, qui, conséquemment, est
moins nécessaire aux carnivores qu'aux herbivores, sous le rapport
de son action chimique, puisque les carnivores ne font pas usage de
féculents. L'action de la salive commence dans la bouche ; elle y
joue un rôle plus important que dans l'estomac.

B. Le *suc gastrique* se forme dans l'estomac dès que les aliments
y sont parvenus ; cet organe, dans l'état de vacuité, ne contient
que du mucus qui en lubrifie les parois. Le suc gastrique contient, outre son acide libre, qui est l'*acide lactique* (non l'acide chlorhydrique, comme l'avait pensé Proust), et de l'acide acétique (celui-
ci n'est pas constant), contient, disons-nous, de la *pepsine*, sorte
de ferment organique que l'on se procure expérimentalement en
traitant par l'alcool le suc gastrique obtenu du chien par une fistule
stomacale établie *ad hoc*, et qui a le pouvoir, étant dissous dans

(1) Le mot *catalyse* sert à désigner le phénomène qui a lieu quand un corps met
en jeu, par sa seule présence et sans y participer chimiquement, certaines affinités
qui, sans lui, resteraient inactives. Les actes chimiques qui se passent naturellement dans l'économie vivante sont presque tous de l'ordre catalytique. Ce sont des
actes lent, graduels, qui, d'après les récentes théories physiologiques, déterminent
les actions nerveuses, si généralement assimilées à celles dites électriques, au lieu
d'être sous leur dépendance. Pour que l'électricité manifeste des effets, il faut qu'il
y ait établissement de courants ; or, le courant électrique n'a lieu que dans les circonstances où des phénomènes de l'ordre chimique ont lieu. De là un des arguments les plus puissants des physiologistes qui font dériver la source des actes
vitaux des propriétés générales de la matière.

l'eau à laquelle on ajoute quelques gouttes d'acide, de reproduire le suc gastrique lui-même avec ses propriétés, consistant à dissoudre *les matières albuminoïdes* et à les transformer en une substance isomérique propre à être absorbée. La fibrine, le gluten, l'albumine solide ou liquide, la caséine, sont dissous et métamorphosés par le suc gastrique en une substance analogue. Le produit de la digestion des matières albuminoïdes a reçu le nom de *peptone* (Lehmann), d'*albuminose* (Mialhe) ; il a une grande ressemblance avec l'albumine.

Les substances albuminoïdes pénètrent donc par absorption dans le sang, sous forme de *peptone ;* et l'alcalinité du sang reconstitue vraisemblablement presque aussitôt la *peptone* à l'état d'*albumine,* en neutralisant les produits absorbés. Les corps gras et l'huile ne sont point attaqués ni dissous par le suc gastrique; il faut en dire autant de l'amidon, du sucre, de la gomme, en un mot des substances non azotées. Quant aux substances inorganiques, toutes celles qui sont solubles dans l'eau le sont aussi dans le suc gastrique.

C. Le *suc pancréatique* (V. *Sécrétion pancréatique*) a la propriété d'*émulsionner* les corps gras, c'est-à-dire de les diviser en particules d'une finesse extrême, et de les préparer pour l'absorption. Les corps gras n'étant miscibles ni à l'eau, ni à la salive, ni au suc gastrique, avaient besoin de subir une transformation qui permît leur dissolution dans les liquides de la digestion, et c'est au suc pancréatique que la nature paraît avoir dévolu le rôle de les émulsionner, d'après les recherches de Cl. Bernard sur les animaux. Bérard a démontré, par de nombreuses vivisections, que, chez les animaux de l'espèce bovine, on peut, trois et même quatre jours après qu'on leur a lié le conduit excréteur du pancréas et détourné le suc pancréatique au dehors, retirer du canal thoracique en vingt-quatre heures plus de quarante litres de chyle bien émulsionné, et dont on extrait par l'éther une notable quantité de graisse, ce qui prouverait que chez ces animaux, le suc pancréatique n'est *nécessaire* ni pour l'absorption des corps gras, ni pour la formation d'un chyle émulsionné. La fécule des aliments qui a échappé à l'action de la salive est réduite en dextrine, puis en glycose, au moment du passage du chyme de l'estomac dans l'intestin.

D. La *bile* (V. *Sécrétion biliaire*) est versée dans le duodénum par un canal qui lui est commun avec le suc pancréatique. Cela suffit pour faire pressentir un rôle important de sa part dans la digestion, qui devient cause provocante de son écoulement. Au moment où le chyme passe dans l'intestin, celui-ci se trouve tapissé intérieurement par une couche liquide, épaisse, visqueuse et adhérente, formée de bile et de suc pancréatique. La bile agit comme dissolvant probablement sur les corps gras, moins par acte chimique que par une sorte de mélange, et sans doute elle concourt à les émulsionner. Toutefois, son rôle, comme corps émulsionnant, est bien moins important que celui du suc pancréatique, et sa suppression n'entraîne pas les mêmes désordres. On accorde aussi au *suc intestinal (mucus)* la propriété de diviser et d'émulsionner les graisses.

E. En résumé la bile, le suc pancréatique et le suc gastrique agissent simultanément sur les aliments préalablement imbibés de salive et de suc gastrique. La digestion est donc un phénomène de chimie organique très complexe ; on peut le définir, quant à ce qui concerne la digestion dans l'intestin grêle : émulsion des matières grasses [1]; métamorphose des aliments féculents en dextrine et en glycose; transformation du sucre de canne ou de betterave en glycose ; formation d'acide lactique et d'acide acétique aux dépens d'une partie de la glycose déjà formée; formation accidentelle de l'acide butyrique. On ne sait au juste si la gomme et la pectine sont transformées en glycose ou absorbées en nature.

Il est aisé de voir, d'après ce qui précède, que l'espèce de bouillie alimentaire qu'on désigne sous le nom de *chyle* est d'une composition très complexe. Elle ne diffère du chyme stomacal que par la disparition de certaines parties déjà absorbées, et par l'addition de la bile, du suc pancréatique et du suc intestinal.

Défécation.

A. Après avoir parcouru toute la longueur de l'intestin grêle et avoir été presque entièrement dépouillée de tout ce qu'elle contenait de nutritif par les chylifères, la masse alimentaire passe dans le gros intestin. Dès qu'elle a pénétré dans le cœcum, la valvule iléo-cœcale (p. 116, *I*) se resserre, et cela d'autant plus fortement que cet intestin se remplit davantage et empêche qu'elle ne rétrograde. Les matières qui avaient perdu leur acidité en traversant l'intestin grêle la récupèrent dans le cœcum. Elles parcourent ensuite le gros intestin dans un temps qui varie suivant leurs volume, degré de fluidité,

---

(1) Une *matière grasse* est une espèce de sel non miscible à l'eau, constitué par l'acide oléique, l'acide margarique ou l'acide stéarique, unis à une base commune désignée sous le nom de *glycérine*. Dans la *saponification* à l'aide des alcalis, la glycérine est mise en liberté, et les acides s'unissent à l'alcali pour former des *savons*, c'est-à-dire des margarates, des oléates ou des stéarates alcalins, *solubles* dans l'eau. La *glycérine*, devenue libre, est également soluble dans l'eau.

leur contact plus ou moins irritant, et suivant le degré de contractilité et de sécrétion de l'intestin; puis elles s'accumulent dans la portion inférieure, laquelle est destinée à leur servir de réservoir, à les garder pendant un certain temps, afin de soustraire le sujet à la dégoûtante incommodité de les rendre sans cesse; aussi offre-t-elle une grande capacité normale, susceptible encore d'un développement plus considérable. Dans le cœcum commence l'odeur caractéristique des matières fécales, et ce qui n'a pas été absorbé par les chylifères.

Pendant leur séjour dans le côlon et le rectum, les excréments s'y moulent, durcissent par l'absorption de leurs parties les plus liquides. A un moment donné, la sensation du besoin d'expulsion se manifeste au rectum. Cette sensation est de l'ordre instinctif; elle est involontaire, vu qu'elle appartient au pouvoir ganglionnaire. Mais ce que la volonté devait nécessairement ordonner, c'est l'évacuation des fèces; et c'est pour cela que le sphincter de l'anus, qui est chargé de leur ouvrir et fermer passage, est soumis à l'influence des nerfs rachidiens (p. 95, *E*).

B. Lorsque la *défécation* doit s'opérer, voici ce qui se passe. D'une part le rectum, sollicité par la distension de ses parois et le contact des matières, entre en action; cette action est moitié instinctive, moitié volontaire; mais la force instinctive l'emporte sur la volonté lorsqu'il y a retard trop considérable. D'autre part, le diaphragme comprime les intestins de haut en bas; les muscles ischiococcygiens et releveurs de l'anus agissent de bas en haut; les obliques et grands droits de l'abdomen, d'avant en arrière: et alors le sphincter de l'anus, qui est d'ailleurs mis dans un relâchement voulu, est vaincu par ces efforts réunis, et les excréments franchissent l'ouverture anale.

C. Les excréments de l'homme contiennent du mucus intestinal, quelques principes de la bile, et le résidu non digéré et non absorbé de l'alimentation, comme grains, noyaux, pépins, fibres végétales, tissus fibreux, tendineux, sels terreux, amidon non digéré, excès de substances grasses et de substances albuminoïdes. Ils contiennent donc encore des éléments nutritifs, et en effet on voit les porcs et d'autres animaux immondes s'en repaître avec une sorte d'avidité, et s'en engraisser.

CHAP. V. — PHÉNOMÈNES PARTICULIERS DUS A LA DIGESTION.

Nous avons à parler maintenant des phénomènes suivants : *influence de la réplétion de l'estomac* sur les organes voisins et sur les facultés intellectuelles ; *production de gaz ; éructation ; régurgitation ; hoquet ; vomissement ; théorie* de ces divers troubles.

Effets de la réplétion stomacale.

La réplétion de l'estomac, quand elle est portée à un haut degré, gêne mécaniquement le jeu des organes voisins, plus particulièrement le cœur, les poumons, le foie, en les refoulant et les comprimant ; c'est de là que vient, après un repas copieux, le sentiment d'étouffement, les palpitations, la difficulté du chant, de la course, de la danse, enfin le sentiment d'embarras dans l'hypocondre droit, etc.

L'ingestion des aliments est ordinairement suivie d'un léger frissonnement, causé par la concentration à l'estomac de l'activité vitale nécessaire au travail de la digestion. A ce moment aussi le sommeil s'empare souvent du sujet, dont l'esprit tout au moins s'appesantit et l'imagination reste inactive. Lorsqu'à la place de ce petit refroidissement il se fait un mouvement vers la périphérie du corps, avec chaleur à la face et aux extrémités, on en peut inférer que l'élaboration chymeuse est difficile, incomplète, comme chez les individus affectés de gastralgie, de gastrite, de phthisie. — « L'excitation locale déterminée par les aliments sur la muqueuse gastrique est immédiatement suivie d'une réaction dont les effets sont appréciables pour tout l'organisme. Sentiment de bien-être général, d'expansion et d'hilarité ; augmentation notable des forces physiques ; exaltation momentanée des facultés intellectuelles et des passions, tels sont les principaux phénomènes sympathiques de cette irradiation digestive. »

Production de gaz.

Des gaz se produisent dans le tube intestinal pendant la digestion, en quantité et de composition variables, en rapport avec la nature des aliments employés et la portion du canal où ils se forment. Les choux, les haricots, la plupart des aliments qui nourrissent peu sous un gros volume, donnent lieu à un développement de *gaz intestinaux* assez considérable. Ces gaz, je le répète, sont diversement composés selon le lieu de leur développement : dans l'estomac, c'est de l'acide carbonique, de l'hydrogène, de l'oxygène même, souvent aussi de l'air atmosphérique introduit par déglutition ; dans l'intestin grêle, c'est de l'azote ou de l'acide carbonique en proportion dominante ;

dans le gros intestin, c'est de l'hydrogène carboné ou sulfuré, dont l'odeur est infecte. Ces produits gazeux ne sont pas tous le résultat d'une fermentation des substances ingérées, d'une décomposition chimique des fèces, ni de mauvaises digestions. Les gaz inodores sont souvent le produit d'une simple et véritable exhalation de la muqueuse gastro-intestinale, survenant sous l'influence d'un état nerveux, goutteux, comme cela se voit dans l'hystérie, les spasmes, la gastralgie, la goutte vague, etc.

Les gaz intestinaux jouent un rôle mécanique par rapport aux intestins dont ils font une sorte de coussin d'air, propre à remplir les vides de l'abdomen, à répartir les pressions et contusions sur le ventre, à transmettre à l'estomac les contractions des muscles abdominaux, à amortir les ébranlements de la course, du saut, etc.

Éructation.

L'*éructation* est une émission brusque et sonore, par la bouche, de gaz provenant de l'estomac. Lorsqu'ils font irruption pendant le repas ou immédiatement après, ce n'est le plus souvent que de l'air atmosphérique avalé en mangeant ; plus tard, ils sont dus à l'action décomposante de la chymification, et se montrent d'ordinaire acides et odorants. — Le *rapport* est une éructation de gaz qui entraîne avec elle un liquide ou une vapeur acide.

Régurgitation.

La *régurgitation* est une éructation de liquides ou de parcelles d'aliments solides. Elle est pour ainsi dire normale chez les enfants à la mamelle, qui rejettent le trop-plein du lait tété ; mais chez l'adulte, elle dénote de mauvaises digestions. — La *rumination*, phénomène anormal chez l'homme, mais naturel aux herbivores, est une régurgitation suivie d'une seconde mastication des aliments régurgités.

Le *hoquet* est un phénomène qui se manifeste par un trouble de la respiration, et que nous définirons en son temps. Mais parmi ses causes nombreuses, il faut, pour le hoquet physiologique, mettre au premier rang la surcharge des premières voies et la réplétion rapide de l'estomac qui agit par un effet réflexe sur les nerfs du diaphragme, et provoque des mouvements convulsifs de ce muscle.

Vomissement.

Le *vomissement* est un acte par lequel les substances solides et liquides contenues dans l'estomac sont rejetées au dehors par la bouche. Il n'est pas dû aux contractions antipéristaltiques de l'organe digestif, comme on le croyait généralement avant les expériences de Magendie. Ce physiologiste a démontré, en effet, que le vomissement est déterminé par les contractions convulsives et involontaires des muscles abdominaux, et par celles du diaphragme qui compriment les parois stomacales, les forcent à expulser ce qu'elles contiennent. Etant presque toujours l'expression d'un état morbide de l'estomac, des intestins ou du péritoine, le vomissement appartient à la pathologie plutôt qu'à la physiologie. Nous y reviendrons.

Théorie des troubles stomacaux.

Très nombreux sont ces troubles. Ils semblent se rattacher le plus souvent à une affection du *plexus solaire* (p. 97, *E*), par action réflexe. Il existe, en effet, une étroite relation entre le plexus et le cerveau, car des passions vives, des excès de travail qui surexcitent celui-ci, retentissent sur l'autre ; réciproquement, le plexus, troublé par les viscères auxquels il commande, réagit sur l'encéphale, et c'est ainsi qu'un estomac souffrant peut occasionner des maux de tête et inversement.

CHAP. VI. — DIGESTION DES BOISSONS.

Le mécanisme de la digestion des liquides (ceux qui ne fournissent pas de chyle) diffère de celui de la digestion des aliments.

La *préhension* des boissons se fait de plusieurs manières : tantôt le liquide est versé et tombe par l'effet de sa propre pesanteur dans la bouche ; tantôt il y est attiré par aspiration, c'est-à-dire que, le vide étant opéré dans la cavité buccale, la pression de l'atmosphère l'y pousse comme dans un corps de pompe. A ce dernier mode se rapportent les actes désignés par les mots *humer, sucer, teter*, etc.

La *déglutition* des liquides diffère peu de celle des aliments solides ; elle est plus facile, en ce sens que les liquides glissent plus aisément sur les surfaces muqueuses ; pourtant, les solides favorisent davantage la mise en action des puissances qui opèrent ce phénomène.

Quant à ce qui concerne leur *digestion* propre, voici ce qui a lieu. Arrivées dans l'estomac, les boissons passent vite dans les intestins sous forme liquide. Celles qui contiennent des substances capables de fournir de la matière chymeuse s'arrêtent dans l'estomac, qui les élabore. Arrivé dans l'intestin grêle, le liquide est absorbé par les vaisseaux lymphatiques (p. 134), surtout par les veines intestinales (p. 133, *A*), ainsi que nous l'expliquerons tout à l'heure au chapitre *Absorption*.

Outre qu'elles réparent les pertes causées à la partie séreuse du sang et étanchent la soif, les boissons facilitent la digestion des aliments, en les imbibant, les ramollissant et les divisant. Quand elles sont fournies par des liquides excitants, tels que vin, bière, thé, etc., elles ont l'avantage de stimuler la muqueuse gastrique et de préparer de bonnes digestions.

SECT. II. — ABSORPTION

L'*absorption* est la fonction au moyen de laquelle le chyle ou produit de la digestion, étant soumis à l'action aspirante des chylifères (p. 134, *B*), est transporté par ceux-ci dans le torrent de la circulation.

Un autre genre d'absorption est celle qui s'opère sur les matières diverses, liquides ou gazeuses, mises en contact avec des surfaces vivantes, celles de la peau, des muqueuses et des séreuses.

Principal acte de la nutrition dans les plantes, qui manquent d'organes digestifs, presque aussi simple chez les animaux placés au bas de l'échelle zoologique, l'absorption devient de plus en plus compliquée à mesure qu'on s'élève dans la série des organismes. Chez l'homme, par exemple, elle s'exerce à l'aide d'un système de vaisseaux qui puisent les éléments réparateurs, soit dans les intestins, où ils sont fournis par les aliments et les boissons, soit dans tous les organes en général, où la graisse en fait les frais. Car notre corps se nourrit aussi de sa propre substance, comme le prouve d'une manière incontestable la perte de l'embonpoint dans l'abstinence et les maladies.

En outre, l'absorption s'exerce, en dehors de l'état physiologique, sur tous les liquides ou les gaz anormalement épanchés dans les cavités naturelles ou accidentelles, sur toutes les molécules venues du dehors et mises en contact avec les bouches absorbantes des muqueuses ou de la peau dénudée. De là, trois divisions, suivant que la fonction s'exerce sur *des substances nutritives, sur des parties liquides et solides de l'économie, ou sur des corps étrangers,* accidentellement mis en rapport avec les absorbants.

Mais, d'abord, rappelons sommairement ce qu'est l'*appareil d'absorption* et son mécanisme.

Nous avons décrit le système des vaisseaux lymphatiques (p. 134 à 136), nous lui avons reconnu pour fonction multiple l'absorption de la lymphe, celles du chyle, des boissons. Nous savons que ces vaisseaux se divisent en *lymphatiques* proprement dits, et en *chylifères;* que les premiers charrient la lymphe avec les particules étrangères qu'elle peut entraîner; les seconds, la matière chyleuse. Magendie n'accorde pas aux vaisseaux chylifères l'importance qu'on leur reconnaît généralement. Les *veines intestinales* (p. 133, *A*), suivant ce physiologiste, sont chargées du principal rôle dans l'absorption des boissons. Absorbent-elles aussi le chyle dans les intestins ? Cela est douteux. Pourtant les expériences démontrent que quand on fait la ligature du canal thoracique, tronc commun des chylifères (p. 135), la vie continue de s'exercer, soit que les veines absorbent directement le fluide réparateur, soit qu'elles s'emparent de la matière chyleuse que les lymphatiques ont pompée dans l'intestin, et la versent dans les veines au moyen des anastomoses qui existent, dans les ganglions mésentériques, entre les deux ordres de vaisseaux.

Quoi qu'il en soit, les vaisseaux absorbants, lymphatiques et chylifères, partent de deux points différents : 1° les uns naissent des surfaces libres (muqueuses, séreuses, peau), où ils sont appropriés au genre de sécrétion de ces membranes, aux matériaux divers venus du dehors, et qu'ils doivent importer dans l'économie, constituant comme une porte ouverte aux liquides réparateurs, aux principes morbifiques et aux agents thérapeutiques ; 2° les autres absorbants existent dans l'intérieur des parenchymes des tissus, et ont pour fonction plus spéciale l'élimination des matériaux usés, la rénovation des tissus et la résolution des engorgements pathologiques dont les organes peuvent devenir le siège. Ce second rôle des lymphatiques est ce que l'on désigne par pouvoir de *résorption.* (V. Abs. *interstitielle.*)

CHAP. Ier. — MÉCANISME DE L'ABSORPTION CONSIDÉRÉE EN GÉNÉRAL.

A. Avant que les radicules des vaisseaux lymphatiques s'emparent des matériaux qui vont être transportés dans le torrent circulatoire, il est probable que ces capillaires leur font subir une

élaboration particulière, destinée à ramener les gaz, les liquides et
les solides à un état de fluidité ou de division convenables. La manière dont ces bouches absorbantes s'en emparent n'est pas bien
connue : suivant les uns, c'est par une sorte d'imbibition ; selon
d'autres, par une attraction de capillarité. Et c'est ici que se montre
avec éclat la théorie de Dutrochet, basée sur le principe que voici :
Quand deux liquides hétérogènes et miscibles sont séparés par une
cloison membraneuse, il s'établit, à travers les conduits capillaires
de cette cloison, deux courants dirigés en sens inverse et inégaux
en intensité : celui des deux liquides qui reçoit de son antagoniste
plus qu'il ne lui donne accroît graduellement son volume ; différence
de densité des fluides et électricité, voilà les deux mobiles principaux
de ce double mouvement, qui a reçu le nom d'*endosmose* lorsque le
courant est dirigé de dehors en dedans, et d'*exosmose* lorsqu'il est
dirigé au contraire de dedans en dehors. D'après cette théorie, l'*absorption* serait un effet d'endosmose, et l'*exhalation*, d'exosmose.

Mais quelque importance que l'on accorde à ces explications, qui
ont la prétention, aux yeux de la science moderne, d'expliquer le
premier fait de nutrition, nous dirons tout simplement que l'absorption est un phénomène vital dont le mécanisme intime sera peut-
être toujours un mystère, comme la plupart des actions organiques.
Que l'on admette ou non la spongiosité des tissus, l'existence de
vésicules érectiles, de bouches absorbantes agissant à la manière de
ventouses, toujours est-il que le chyle, la lymphe et les boissons
passent et circulent dans les vaisseaux chargés de les conduire.

Les matériaux ainsi absorbés traversent les ganglions lymphatiques, où ils subissent sans doute une certaine élaboration ; ils arrivent par les mille et mille voies tortueuses des deux plans lymphatiques au *canal thoracique* (p. 135), lequel les verse dans la *veine
sous-clavière* (p. 131, *A*), où ils se mêlent au sang veineux. Leur
marche est favorisée par des valvules que présentent de distance en
distance leurs canaux, par les battements artériels, par les mouvements respiratoires et les contractions musculaires qui impriment
des secousses favovables à leur progression.

CHAP. II. — ABSORPTION DES SUBSTANCES NUTRITIVES.

Les produits de la digestion sont absorbés sous diverses formes
suivant leur nature, ainsi qu'il est dit ci-après. Cette fonction
comprend : 1° l'absorption du chyle ; 2° l'absorption des boissons.

Absorption du chyle.

Le chyle, en tant que représentant les produits de la digestion, est absorbé dans l'intestin grêle par les vaisseaux chylifères (p. 134), et par les veines composant la grande veine mésentérique (p. 133, *a*).

A. Produits de la digestion absorbés par les chylifères. — Les vaisseaux chylifères s'emparent des matières grasses émulsionnées par les liquides de l'intestin, spécialement par les sucs pancréatique et gastrique; l'absorption commence, non dans l'estomac, mais dans le duodénum, pour se prolonger ensuite tout le long de l'intestin grêle. Le gros intestin s'empare aussi parfois d'une petite portion des matières grasses émulsionnées. Donc, les chylifères absorbent les matières grasses, et aussi les produits liquides de la digestion, les substances albuminoïdes, les sels, etc., miscibles à l'émulsion de ces matières, ainsi que des féculents transformés en sucre ou glycose.

B. Produits de la digestion absorbés par les veines. — De même que les vaisseaux chylifères, les veines absorbent les produits albuminoïdes et la glycose résultant de la digestion des féculents, ainsi que l'eau, les sels et les boissons; mais leur rôle diffère de celui des chylifères, en ce qu'elles n'absorbent pas sensiblement les matières grasses.

C. Les produits de la digestion sont donc absorbés sous diverses formes : les féculents le sont, en grande partie, à l'état de glycose (v. *sucre dans le foie*); l'albumine liquide l'est en nature; les albuminoïdes solides le sont à l'état de peptone (p. 330), les matières grasses, à l'état d'émulsion (p. 330, *C*).

D. Appliqué sur la surface muqueuse, où il est retenu longtemps par les nombreuses circonvolutions des intestins et surtout par les valvules conniventes agglomérées dans leur cavité, le liquide chyleux est aisément saisi, pompé par les bouches absorbantes qui s'ouvrent dans l'intérieur du canal. Dans le gros intestin, cette absorption est à peu près nulle, parce que les chylifères y sont rares. Faisons remarquer l'action élective des chylifères sur les agents de leur fonction. En effet, au milieu d'éléments très divers, ils discernent les parties chyleuses et n'admettent qu'elles dans leur intérieur; quant aux médicaments et aux poisons, ils passent par les veines.

E. Cheminant dans les chylifères, le liquide chyleux traverse les ganglions du mésentère (p. 135, *E*), où il subit sans doute une modification favorable à son assimilation ultérieure; il arrive au canal thoracique, puis est versé dans la veine sous-clavière gauche.

Ce qui est absorbé par les veines passe par la veine porte pour arriver au canal thoracique (p. 135).

F. En résumé, les produits de la digestion représentés par le chyle sont absorbés et charriés par les lymphatiques ; les veines intestinales donnent aussi passage à ces divers produits, moins les substances grasses. Le canal thoracique, d'un côté, et le système de la veine porte de l'autre, étant les voies parcourues par les matériaux de la nutrition, on conçoit que l'oblitération de ces canaux doive entraîner les plus graves désordres. On a plus d'une fois, chez les animaux, opéré la ligature du canal thoracique pour en examiner les conséquences ; la plupart de ces animaux ont succombé au bout d'un temps variable, qui n'excède pas en général huit à dix jours. Les expériences ont porté plus particulièrement sur des chiens; et l'on sait que ces animaux vivent généralement plus longtemps que les autres quand ils sont soumis à l'inanition absolue. La rapidité de la mort doit être rapportée moins à la suppression des matières de la digestion retenues dans les chylifères, qu'à la suspension de la circulation lymphatique. Si l'on a vu quelquefois l'animal continuer à vivre en parfaite santé, c'est qu'alors le canal thoracique était double, ou que les anastomoses si communes de ce canal avec les branches lymphatiques qui vont s'ouvrir dans les veines (p. 134-136) avaient rétabli le cours du chyle et de la lymphe. — Quant à la ligature de la veine porte, elle entraîne aussi la mort des animaux; mais comme le sang de la veine porte conduit au foie, avec le sang, les éléments de la sécrétion biliaire, le phénomène est complexe : il survient une sorte d'*infection générale bilieuse*, par suite de la détention des éléments excrémentitiels de la bile dans le torrent de la circulation.

Absorption des boissons non nutritives.

Les boissons, c'est-à-dire les *liquides qui ne fournissent point d'éléments chymeux*, sont absorbées en grande partie dans l'estomac, avant leur passage dans les intestins. Elles sont pompées non par les lymphatiques, mais par les *veines*, et ce qui le démontre, c'est que si l'on introduit dans l'intestin grêle d'un animal des substances odorantes ou sapides susceptibles d'être absorbées, on constate leur présence dans la veine porte dès le commencement de l'action absorbante, tandis que ce n'est que longtemps après que leurs propriétés deviennent saisissables dans les vaisseaux lymphatiques. Le liquide des boissons arrive donc nécessairement dans le foie par la *veine porte*, qui résume toutes les veines mésentériques et intestinales ; il concourt à y former la *bile*, subit une sorte de dépuration ; puis, repris par les veines hépatiques qui se rendent dans la veine cave inférieure (p. 132, *c*), il est mêlé au sang de la circulation générale, qui se rend au cœur.

Ce mécanisme rend compte de la rapidité de l'*ivresse* par ingestion des boissons alcooliques dans l'estomac. En effet, passant directement dans le torrent circulatoire, ces boissons vont exercer presque aussitôt leur influence sur le cerveau. Comment cela ? Parce qu'elles suivent le sang dans les poumons, qui s'en débarrassent en partie par l'expiration pulmonaire (haleine envinée) ; le reste va au ventricule gauche du cœur, de là dans les carotides, etc. (V. *Circulation*.)

On conçoit aussi que les vapeurs alcooliques, par leur aspiration seule, puissent enivrer rapidement, puisqu'elles se mêlent immédiatement au sang renouvelé dans les cellules pulmonaires. Les prompts effets de l'*anesthésie* par des inhalations d'éther ou de chloroforme, etc., trouvent ainsi leur explication dans ce mécanisme fonctionnel.

CHAP. III. — ABSORPTION DES FLUIDES ET DES SOLIDES PROPRES
DE L'ÉCONOMIE.

Il s'agit dans ce chapitre : 1° de l'*absorption* de la lymphe, de la sérosité, de la graisse, etc. ; 2° de l'absorption interstitielle ou *résorption*.

Absorption de la lymphe et de la sérosité.

A. Qu'est-ce que la *lymphe* ? C'est un liquide incolore ou légèrement rosé, d'une odeur particulière, résultant, suivant quelques physiologistes, de toutes les absorptions internes opérées à la surface des membranes, dans le tissu cellulaire et les parenchymes. Pour Magendie, la lymphe aurait sa source dans le sang lui-même, dont une partie aqueuse reviendrait au cœur par les vaisseaux lymphatiques, au lieu de suivre la route ordinaire des veines. Cette opinion est fondée sur ce que la lymphe présente une grande analogie avec le sang, sauf la couleur, et qu'elle augmente de quantité dans les fausses pléthores sanguines, etc. Quoi qu'il en soit, les liquides qui circulent dans les vaisseaux chylifères d'un animal *tout à fait à jeun* peuvent être considérés comme identiques à la sérosité du sang.

a. La *lymphe* est absorbée par les vaisseaux lymphatiques à la périphérie des organes. Partant de ces millions de points, elle coule par mille petits ruisseaux qui se jettent les uns dans les autres, pour aboutir au canal thoracique et à la grande veine lymphatique (p. 135), lesquels s'ouvrent, à leur tour, dans les veines sous-clavières (p. 131, *A*). Dans le canal thoracique, la lymphe amenée par les lymphatiques proprement dits rencontre le chyle, qui y est conduit par les chylifères, et se mêle à lui. Son cours est lent, quoique favorisé par des valvules et par les mouvements musculaires.

b. Comme il n'y a point de bouches ouvertes apparentes aux extrémités originelles des lymphatiques, et comme il n'y a aucune communication directe entre les capillaires sanguins et le réseau initial des lymphatiques, il s'ensuit que, d'une part, l'absorption lymphatique est un phénomène d'imbibition, et, d'autre part, que les globules qu'on aperçoit dans la lymphe se forment dans l'intérieur du système lymphatique, de même que les globules du sang se forment dans le système sanguin lui-même.

B. La *sérosité* est la partie la plus aqueuse des humeurs animales, celle habituellement exhalée par les membranes séreuses. Elle diffère peu de la lymphe ; elle la constitue même dès qu'elle circule dans les vaisseaux lymphatiques. Elle offre une grande analogie de composition et d'aspect avec le sérum du sang, seulement elle contient moins d'albumine, etc. (V. *Exhalation séreuse.*) La sérosité est absorbée au fur et à mesure qu'elle est exhalée ; si bien que, dans l'état normal, il s'établit entre l'absorption et l'exhalation un équilibre favorable aux fonctions auxquelles la sérosité est utile, fonctions consistant à favoriser les mouvements de certains organes les uns sur les autres. — Le cours de cette humeur est le même que celui de la lymphe.

Absorption de la graisse.

C. Quand les matériaux nutritifs manquent, ou que leur élaboration ne peut se faire, ou que le chyle ne trouve pas dans l'hématose altérée les conditions de sa conversion en sang artériel, le corps est forcé de se nourrir de sa propre substance, et c'est alors que l'*absorption* s'empare de la *graisse :* de là, plutôt un acte de *résorption*, amenant l'amaigrissement dans l'abstinence et les maladies.

CHAP. IV. — ABSORPTION INTERSTITIELLE OU NUTRITIVE.

« Il s'opère incessamment dans l'économie une double absorption de nutrition : 1° absorption interstitielle par laquelle les éléments liquides du sang, déjà plus ou moins modifiés par le travail chimique qui s'accomplit dans les vaisseaux, arrivent au contact des tissus et sont en quelque sorte attirés dans les éléments anatomiques des tissus ; 2° résorption interstitielle par laquelle les matériaux qui ont rempli leur rôle biologique rentrent dans le sang pour être éliminés par la voie des sécrétions. »

Si l'*obésité* se fait par absorption du chyle et des matériaux nutritifs incorporés aux tissus, la *maigreur* dépend d'un travail de résorption spéciale, lequel, en thérapeutique, est provoqué par certains médicaments dits fondants. Or, l'action de ceux-ci est favorisée par la privation d'aliments, la température peu élevée, l'âge tendre, etc.

CHAP. V. — ABSORPTION PAR LES MUQUEUSES, LA PEAU,
LE TISSU CELLULAIRE.

A. Les *membranes muqueuses* sont douées à un haut degré de la faculté d'absorber. Une goutte d'acide prussique appliquée sur la conjonctive d'un chien de forte taille le tue instantanément. La surface interne du tube intestinal absorbe les substances alimentaires et les boissons, à la manière indiquée plus haut. Il en est de même quand il s'agit de médicaments ou de poisons mis en contact avec elle, mais ce sont principalement les veines de l'intestin qui s'emparent de ces substances, à moins qu'elles ne provoquent leur expulsion en produisant le vomissement ou la diarrhée.

La muqueuse des voies respiratoires offre un canal toujours ouvert à l'absorption des particules hétérogènes, gaz, miasmes, poussières, etc., que l'air atmosphérique tient en suspension : aussi, est-ce là malheureusement la porte la plus grande ouverte à une foule de causes morbifiques ; mais, par contre, elle est la voie ouverte à l'introduction de certains médicaments sous forme de fumigations. Les veines sont encore ici la principale voie d'absorption (p. 133, *A*).

B. La *surface cutanée* jouit aussi de la faculté d'absorber, puisqu'on guérit des maladies, la syphilis par exemple, par des applications médicamenteuses externes. Cette absorption est lente et a besoin d'être excitée par des frictions. Depuis Haller, elle n'a cessé d'avoir des défenseurs et des antagonistes. L'incertitude et les divergences d'opinions, dit Scoutetten, tiennent à ce que la fonction d'absorption cutanée est envisagée dans l'ensemble, au lieu d'être particularisée dans son accomplissement. L'absorption des liquides aqueux par la peau est empêchée par l'enduit sébacé qui recouvre cette membrane, enduit qui, à la manière d'une couche de graisse ou d'huile, rend cette membrane imperméable à ces liquides et aux sels qu'ils contiennent en dissolution. Mais les corps qui possèdent la propriété de dissoudre la graisse, comme l'éther, le chloroforme, l'alcool, les huiles essentielles, la benzine, la térébenthine, etc., les corps solides susceptibles de se volatiliser, comme le camphre, le musc, le castoréum, peuvent pénétrer la couche cutanée.

C. Lorsqu'on prend la précaution de dépouiller la peau de son épiderme, au moyen du vésicatoire par exemple, les choses se passent autrement ; ce n'est plus la peau proprement dite qui est en jeu, mais les bouches absorbantes mises à nu ; elles pompent, absorbent rapidement les corps susceptibles d'obéir à cette action, et passent rapidement dans le torrent circulatoire. C'est ainsi que la morphine, l'arsenic, etc., mis à dose suffisante sur une partie dénudée, dans une plaie, dans le trou d'un cautère, peuvent produire des effets intenses, la mort même.

D. La vaccination est basée sur la propriété absorbante du tissu sous-cutané. On sait les effets fâcheux, terribles, de certains venins introduits par morsures ou piqûres malsaines ; et ceux des plaies faites avec les instruments de dissection chargés de miasmes cadavériques, etc. Enfin par elle s'expliquent les effets si prompts des injections sous-cutanées, dites *hypodermiques*.

Remarques sur l'absorption.

A. L'absorption est partout *lente*, *successive*, soit qu'elle s'opère par imbibition simple, par imbibition par pression ou par endosmose. Les capillaires sanguins et lymphatiques ne présentent point d'ouvertures béantes, et les liquides absorbés n'y pénètrent que par une filtration qui nécessite un temps assez long généralement pour qu'une certaine quantité de liquide s'introduise dans le sang. Il faut plusieurs heures aux produits d'une digestion pour pénétrer dans le sang. On a pensé qu'en injectant dans les veines les produits d'une digestion artificielle, on obvierait au défaut d'une digestion naturelle, mais le sang ne s'accommode point de changements dépassant ses limites de constitution ; il se débarrasse du trop-plein par les sécrétions. Ce n'est pas tout qu'une substance soit digérée, il faut encore qu'elle pénètre dans le sang par absorption, ce qu'elle fait avec lenteur et d'une manière successive.

B. Les vaisseaux absorbants, nous le répétons, ne s'emparent pas avec la même facilité de tout ce qui se présente à leurs orifices. Ils

semblent repousser même tout ce qui peut avoir des propriétés nuisibles; mais quand ils ne peuvent éviter la longue et profonde application de ces substances hétérogènes, ils s'y accoutument et les
absorbent; c'est ainsi que nous résistons un certain temps à l'influence des miasmes dans les hôpitaux, les prisons, au voisinage des
marais; que les parties âcres, salines, de l'urine et des excréments,
dont l'élimination naturelle trouve un obstacle invincible, finissent
par pénétrer dans le système absorbant, après avoir excité son antipathie.

C. Le mouvement d'absorption ne cesse pas immédiatement après
la mort; elle s'exécute encore alors que toutes les fonctions de la vie
de relation sont éteintes, parce qu'elle appartient à la vie végétative,
peut-être aussi parce que les forces physiques et mécaniques y jouent
le principal rôle. Quoi qu'il en soit, ce fait est très important à connaître, car il explique plusieurs phénomènes cadavériques capables
de tromper le médecin légiste qui l'ignorerait, tels que disparition
des ecchymoses légères et de certains épanchements, diminution de
volume de certaines parties, etc.

SECT. III. — LA RESPIRATION

Cette grande fonction consiste dans l'introduction de l'air dans la
cavité pectorale pour transformer le sang veineux, qui est noir, en
sang artériel, rendu rouge. L'air atmosphérique, en communiquant
une partie de son oxygène au sang, lui enlève par une opération
chimique quelques principes, et le rend ainsi apte à nourrir et
exciter les organes. En effet, se dépouillant sans cesse de ses principes vivifiants au service de la nutrition, le sang artériel, pour entretenir la vie, doit récupérer les matériaux qu'il perd : or, c'est dans
les poumons, où il est poussé par le ventricule droit du cœur, qu'il
se renouvelle sous l'influence chimico-vitale de l'air et de l'innervation.

Cette double influence serait impuissante à communiquer au sang
des qualités vivifiantes, si ce liquide ne recevait du dehors des matériaux réparateurs. Or, les vaisseaux chylifères et les veines intestinales (veine porte) doivent mêler au sang veineux, avant son
arrivée aux poumons, ces matériaux fournis par les substances alimentaires et les boissons. (V. *Circulation.*)

La respiration est l'acte le plus brillant et le plus essentiel de l'économie animale, celui que nos sens et nos procédés chimiques peuvent

le mieux étudier. Pour comprendre toute son importance, il nous faut étudier : 1° l'*appareil respiratoire ;* 2° l'*air atmosphérique,* agent modificateur ; 3° le *mécanisme de la respiration ;* 4° l'*hématose,* ou transformation du sang veineux en sang artériel ; 5° les *phéno- mènes* se rattachant à la respiration.

CHAP. 1er. — APPAREIL RESPIRATOIRE.

Une description suffisamment détaillée des organes de la respiration ayant été faite (p. 119-121), nous nous bornerons ici à faire remarquer l'immense surface de contact que la nature a su ménager au sang et à l'air dans les poumons, en multipliant si prodigieusement les cellules pulmonaires. Nous rappellerons aussi que les poumons, vastes masses spongieuses, sont criblés de plusieurs canaux aérifères, subdivisés en tous sens et s'abouchant les uns dans les autres : 1° les *bronches,* par lesquelles l'air atmosphérique arrive aux poumons ; 2° l'*artère pulmonaire,* par laquelle le sang veineux poussé par le ventricule droit du cœur arrive à ces organes ; 3° les *veines pulmonaires,* qui ramènent au cœur le sang revivifié au contact de l'air. Nous faisons abstraction des vaisseaux propres au tissu pulmonaire, ainsi que des lymphatiques et de leurs ganglions au service de la circulation de la lymphe. Quant aux nerfs des poumons, ils émanent spécialement des plexus pulmonaires, formés par le concours des nerfs pneumo-gastriques et des branches du grand sympathique (p. 95 *A,* et 97, *d*).

Si les poumons sont l'instrument spécial de l'hématose, les muscles respirateurs et les côtes jouent dans le phénomène complexe de la respiration un rôle tellement important que leur connaissance ou mode d'action est indispensable à l'intelligence du mécanisme. (V. *Muscles du thorax,* p. 63.)

CHAP. II. — L'AIR ATMOSPHÉRIQUE.

L'air atmosphérique ne doit être considéré, en physiologie, que sous le double rapport de sa *composition* et de sa *pesanteur,* seules qualités qui nous intéressent pour le moment.

Composition de l'air atmosphérique.

A. L'*air atmosphérique,* fluide qui entoure notre globe jusqu'à une hauteur de seize lieues environ, est composé d'oxygène et d'azote, plus d'une très petite quantité d'acide carbonique et de vapeur d'eau tenue en suspension. — L'*oxygène* entre dans la composition de l'air dans la proportion de 21 parties sur 100 ; gaz nécessaire, indispensable à la respiration, comme il l'est à la combustion, faisant partie de l'eau, de toutes les matières animales, végétales et du plus grand nombre des corps connus. — L'*azote* s'y trouve dans la proportion de 79 sur 100. Contrairement à l'oxygène, qui entretient la chaleur, le feu de la vie, l'azote en est l'ennemi, car il annihile l'hématose, comme il éteint les corps en combustion. Séparés l'un de l'autre, l'oxygène et l'azote ne pourraient servir aux besoins de l'acte respiratoire : le premier exciterait trop la vie, le second l'éteindrait ; mais leur union constitue le gaz qui remplit les conditions voulues pour l'entretien de la vie dans les animaux et les végétaux. L'*acide carbonique*, gaz impropre à la respiration, est en quantité trop faible pour nuire, et d'ailleurs l'acte respiratoire le produit et le rejette au lieu de l'utiliser. — La *vapeur d'eau* varie de quantité suivant la température et l'état hygrométrique de l'atmosphère, et sa présence offre, pour la respiration, plutôt des avantages que des inconvénients, à moins qu'elle ne soit en excès.

Pesanteur de l'air atmosphérique.

B. L'air est pesant : c'est sur ce fait que se basent la confection et les usages du baromètre, comme nous le dirons plus tard. La pression atmosphérique n'est pas la même dans les différentes couches d'air : étant d'autant plus forte qu'on est plus voisin de la terre, elle est d'autant plus faible au contraire qu'on s'élève davantage au-dessus du globe. Cela se comprend : les couches supérieures agissant par leurs poids réunis sur les inférieures, celles-ci doivent nécessairement être plus condensées que les premières. Le baromètre prouve, en effet, qu'à la surface de la terre la pression de l'atmosphère fait équilibre à une colonne de mercure de 76 centimètres de hauteur, et que sur les hautes montagnes cette pression diminue très manifestement.

C. L'homme supporte de la part de l'air qui agit sur tous les points de sa surface et dans tous les sens, une pression qu'on évalue à 33,000 livres environ. Il serait impossible de concevoir comment il peut exécuter des mouvements sous un poids aussi considérable, si on ne savait que dans toutes les parties de son corps existent des fluides élastiques qui contre-balancent cet effort. « La pression s'exerçant également dans des sens diamétralement opposés, la réaction est égale à l'action : ainsi, par exemple, la main qui tend à se mouvoir de bas en haut est poussée dans cette direction par le ressort de l'air, avec une force égale à celle que le fluide lui imprime dans le sens opposé. Tout ce qu'ont d'étonnant ces faits disparaît, au reste, si nous songeons que, placés au fond des mers, des animaux de la texture la plus délicate y supportent un poids beaucoup plus considérable, sans en éprouver la plus légère altération. »

CHAP. III. — MÉCANISME DE LA RESPIRATION.

Attirer l'air dans la poitrine et l'en expulser tour à tour, tel est le phénomène fondamental, physique, de la respiration. Le mécanisme repose sur deux actes principaux : l'*inspiration* et l'*expiration*. Essayons d'en esquisser le tableau, sans oublier l'*innervation*, qui est la force motrice de la machine.

Inspiration.

Pour que l'air s'introduise dans la poitrine et pénètre dans les vésicules pulmonaires, il faut le concours de deux phénomènes, qui sont la dilatation de la cavité thoracique et l'expansion des poumons. Cette double condition est susceptible d'une explication facile et simple.

A. Dilatation de la poitrine. — Elle se produit par l'inspiration : la cage thoracique s'agrandit dans tous les sens; elle se dilate transversalement, d'arrière en avant par l'élévation des côtes, et de haut en bas par l'abaissement du diaphragme; les mouvements en vertu desquels l'air entre et sort ressemblent tout à fait au jeu du soufflet. L'*élévation des côtes* s'opère par les contractions des muscles intercostaux. « Dans ce phénomène, la première côte, fixée par les muscles scalènes et sous-clavier, présente le point immobile vers lequel s'élèvent toutes les autres par un mouvement général, instantané, mais où l'analyse peut distinguer une succession de mouvements particuliers établis des côtes supérieures vers les inférieures, qui deviennent alternativement point mobile pour celle qui est au-dessus, et point fixe pour celle qui se trouve au-dessous. »

B. Dans les *inspirations* profondes, la plupart des muscles pectoraux concourent à la dilatation de la poitrine, où l'on remarque la projection du sternum en avant. Magendie pense même que la théorie du point fixe offert par la première côte n'est point exacte, et que les mouvements de la poitrine sont tout aussi bien effectués

par les muscles qui s'attachent aux côtes et prennent leur point
d'appui à la colonne vertébrale, à la tête et aux membres supérieurs.
Le diaphragme se contracte, il s'abaisse et tend à former un plan
horizontal, en effaçant sa convexité; il augmente ainsi l'étendue
du diamètre vertical de la poitrine. Naturellement, ce que celle-ci
gagne en capacité dans ce phénomène, l'abdomen le perd; aussi l'on
comprend que les organes contenus dans le bas-ventre, étant comprimés, refoulés par en bas, réagissent contre la voûte diaphragmatique, et que l'estomac étant distendu par les aliments ou par des
vents, il se produit une gêne des mouvements de la respiration et du
cœur, rendant parfois impossible l'émission du chant.

C. Expansion des poumons. — Malgré les efforts des puissances
musculaires, l'agrandissement de la cavité pectorale serait empêchée
par la pression de l'air extérieur, si les vésicules pulmonaires ne se
remplissaient d'air afin de contre-balancer cette pression. Tout ceci
est de la physique élémentaire. — L'air passe par les fosses nasales,
ou par la bouche (ces deux voies se suppléent); il traverse la glotte,
qui se dilate pour son passage, et parcourt tous les tuyaux bronchiques, jusqu'à leurs dernières extrémités. L'air dilate t-il mécaniquement les poumons par *vis a tergo*, ou bien ces organes agissent-
ils par eux-mêmes, *vitalement*, dans leur expansion? Il est difficile
de décider, lorsque tout est simultané dans la fonction; pourtant
on croit que les poumons sont tout à fait passifs et qu'ils suivent
les mouvements d'ampliation de la poitrine, en s'appliquant contre
les parois thoraciques.

D. On estime à cinq cents centimètres cubes (demi-litre) en
moyenne la quantité d'air mis en circulation dans le poumon, pendant chaque mouvement respiratoire normal. Mais cette moyenne
peut varier dans des limites assez étendues.

Expiration.

Dès que l'inspiration s'est effectuée, et que l'air introduit dans la
poitrine a rempli son office, l'expiration commence : le thorax et
les poumons reviennent sur eux-mêmes; ils expulsent cet air, profondément modifié, qui non seulement est inutile, mais serait nuisible en restant plus longtemps dans les poumons. Ce retour n'exige
presque aucun effort; il obéit tout simplement au relâchement du
diaphragme et des muscles qui agissent sur les côtes. En effet, d'une
part, les côtes s'abaissent, soit par un mouvement spontané d'élasticité, soit par l'action des muscles intercostaux internes; d'autre

part le diaphragme reprend sa voussure en se relâchant ou par les contractions des parois du ventre, qui lui sont antagonistes, et ainsi la poitrine se rétrécit dans tous les sens, comprime les poumons, chassant l'air qu'ils contiennent. Sans doute les poumons, dans ce phénomène, ne restent pas inactifs alors que tout agit autour d'eux ; ils reviennent aussi sur eux-mêmes par l'effet de leur vitalité propre. Disons par avance que les poumons exhalent de l'azote en proportion supérieure à celle contenue dans l'air expiré. Celui-ci, échauffé au contact pulmonaire, acquiert une température un peu plus élevée qu'au moment où il a été inspiré.

Rôle de l'innervation.

A. Examinons maintenant l'influence de l'action nerveuse dans les mouvements d'*inspiration* et d'*expiration*. S'effectuant par des muscles qui reçoivent leurs nerfs du système rachidien, particulièrement de la racine postérieure de la moelle épinière (p. 92, *A*), ces mouvements sont soumis à la volonté ; mais comme la respiration se rattache à un besoin interne, instinctif, dont la non-satisfaction entraînerait promptement la mort, elle devait vaincre toute opposition et c'est pourquoi il est impossible de retenir ou d'accélérer les mouvements respiratoires au delà d'un temps très court.

B. Les nerfs pneumo-gastriques jouent un rôle très important dans le phénomène en question. Outre leur influence spéciale dans l'acte de l'*hématose*, influence que nous connaîtrons tout à l'heure, ils président aux mouvements instinctifs des muscles intrinsèques du larynx (p. 81), lesquels dilatent la glotte pour laisser passer l'air librement. Magendie ayant coupé le nerf laryngé inférieur, qui n'est qu'un petit rameau du pneumo-gastrique, a non seulement altéré la phonation, mais encore déterminé l'occlusion de l'ouverture du larynx et par suite l'asphyxie.

Si l'on coupe le tronc même du pneumo-gastrique, on trouble plus profondément la respiration. Nous avons déjà dit que le foyer de l'innervation qui préside à la respiration réside dans le bulbe rachidien, où se place aussi la sensation du besoin de respirer. Un animal auquel les lobes cérébraux, le cervelet et la protubérance annulaire ont été enlevés, continue encore d'exécuter des mouvements respiratoires.

C. Si, sur un animal ainsi mutilé, on continue d'enlever, de haut en bas, des rondelles nerveuses sur le bulbe rachidien, quand on arrive au point du bulbe correspondant à l'origine des nerfs pneumo-gastriques, l'animal tombe comme frappé par la foudre. C'est donc à cet endroit, correspondant à l'espace qui sépare la première vertèbre cervicale de l'os occipital, qu'est le *nœud vital* (p. 98, *A*) ; c'est là qu'il faut faire pénétrer l'instrument tranchant, si l'on veut faire périr instantanément un animal sans douleur : c'est ce point que le picador vise pour y enfoncer l'épée au cou du taureau.

CHAP. IV. — TRANSFORMATION DU SANG VEINEUX EN SANG ARTÉRIEL.

Poussé dans les vésicules pulmonaires par le canal qu'offre l'artère de même nom (V. *Circulation*), le sang veineux, qui vient de se charger du chyle, du liquide des boissons et de la lymphe (p. 134-135), subit l'influence de l'air aspiré, et acquiert de nouvelles propriétés. Il prend une couleur plus rouge, comme écarlate, une odeur plus forte, une saveur plus prononcée, une température plus élevée, et se dépouille en même temps d'une partie de son sérum. Ces changements sont le résultat d'une action tout à fait chimique de l'air sur les éléments du sang veineux.

En conséquence, nous allons étudier : 1° *l'altération de l'air par la respiration* ; 2° *l'action de la respiration sur le sang* ; 3° *la source de la chaleur*.

Altération de l'air par la respiration.

Avant son introduction dans les bronches, l'air atmosphérique présente, en volume, sur 100 parties : oxygène, 21 ; azote, 79 ; acide carbonique, 1 ; vapeur aqueuse, une quantité à peine appréciable, quoique susceptible de varier. En sortant des poumons, il n'a plus que 4,87 d'oxygène et par contre il contient 4,26 d'acide carbonique. En outre il a acquis une température un peu plus élevée et une quantité assez considérable de vapeur d'eau.

A. La quantité d'oxygène absorbé l'emporte sur la quantité d'acide carbonique exhalé, car une partie de l'oxygène est utilisée pour brûler l'hydrogène.

Le rythme de la respiration, l'âge, le sexe, l'espèce animale à laquelle appartient l'être qui respire, modifient les proportions d'oxygène et d'acide carbonique de l'air expiré. Chez les deux sexes et à tous les âges, la quantité d'acide carbonique exhalé par la respiration est d'autant plus élevée que la constitution du sujet est saine et plus forte.

B. L'air sort de la poitrine plus chaud qu'il n'y est entré, du moins dans nos climats. La température de l'air expiré ne s'éloigne d'une manière notable de la température propre de l'individu que dans les cas où la respiration est artificiellement très accélérée, l'air alors n'a pas le temps de s'échauffer par contact.

C. L'air en sortant des poumons est chargé de vapeur d'eau. On nomme *perspiration pulmonaire* l'acte physiologique par lequel l'eau réduite en vapeur dans la respiration est chassée au dehors. Cette vapeur est-elle due à l'eau qui se produit par la combinaison de l'oxygène de l'air avec l'hydrogène du sang, ou provient-elle directement d'une portion du sérum réduite à l'état de vapeur par le calorique développé ?.... Quoi qu'il en soit, elle est exhalée en assez grande quantité, qu'on évalue à plus d'une livre en vingt-quatre heures. Cette quantité, très variable du reste, est plus considérable chez les individus lymphatiques, sanguins, doués d'organes respiratoires sains, que chez les sujets nerveux, irritables, les vieillards et les phtisiques. Elle augmente aussi lorsqu'on ingère dans l'estomac des boissons abondantes ; car c'est par la perspiration pulmonaire, principalement, que le sang se débarrasse de l'eau qu'il peut contenir par force momentanément. Ayant injecté de l'eau dans les veines des chiens, Magendie s'est assuré que le liquide s'échappait par la voie pulmonaire, laquelle est aussi une porte de sortie à une bonne partie des boissons alcooliques ingérées dans l'estomac, ainsi qu'il est facile de s'en apercevoir, par exemple, à l'odeur vineuse que répand l'haleine des ivrognes.

Action de la respiration sur le sang. — Hématose.

A. Le sang qui circule dans l'artère pulmonaire, c'est-à-dire dans le vaisseau qui le conduit du cœur aux poumons, est veineux parce qu'il n'a pas encore été soumis à l'hématose. Il est d'un rouge brun foncé, plus séreux, plus chargé d'hydrogène et de carbone et moins coagulable que le sang qui revient de ces mêmes poumons au cœur gauche. En effet, en passant des capillaires de l'artère pulmonaire dans les capillaires des veines pulmonaires (p. 130, *A*), il a reçu l'influence de l'air apporté par les capillaires bronchiques, et s'est transformé, devenant ainsi vermeil, riche en globules, plus coagulable, fibrineux. Or, c'est cette transformation qui constitue l'*hématose*.

B. Les principaux changements que subit ainsi le sang ont été expliqués de la manière suivante : l'oxygène de l'air brûle l'hydrogène et le carbone du sang, d'où formation d'acide carbonique et d'eau, élévation de la température, car dans toute combinaison chimique il se fait un dégagement de calorique ; de là aussi naît la vapeur aqueuse expirée. Cette théorie d'une combustion ou oxydation exclusivement localisée dans les poumons a été longtemps partagée par les physiologistes ; mais les faits mieux observés ont démontré de la manière la plus manifeste que la combustion des substances carbonées et hydrogénées de nos tissus et de nos humeurs a lieu dans tous les organes, c'est-à-dire partout où s'opère le mouvement de nutrition moléculaire intime.

C. Le rôle spécial des poumons, dans la respiration, paraît se borner à des échanges gazeux au travers des fines parois des innombrables ramifications bronchiques. Le sang contient, en effet, des gaz à l'état de dissolution, de même que l'eau ordinaire contient de l'air atmosphérique. Ces gaz sont l'oxygène, l'azote et l'acide carbonique. L'oxygène vient de l'air atmosphérique, mais l'acide carbonique et l'azote résultent des mutations et des combustions qui s'accomplissent dans l'économie. En traversant le poumon, le sang s'empare de l'oxygène de l'air, qui lui communique instantanément une couleur vermeille résultant, elle, d'une combustion instable de l'*hématine* (matière colorante des globules) avec l'oxygène. Si le sang, en sortant des vaisseaux capillaires artériels, prend une couleur rouge foncé en entrant dans ceux des veines (sang veineux), c'est qu'il a perdu de son oxygène dans les combustions opérées au profit de la nutrition moléculaire des tissus.

D. Les trois gaz susdits contenus dans le sang artériel existent aussi dans le sang veineux, mais leurs proportions diffèrent. L'acide carbonique y est en quantité relativement plus considérable dans le système veineux que dans le système artériel. Quant à l'azote, qui existe dans l'un et l'autre fluide sanguin, ses proportions ne présentent rien de constant. Au surplus, les différences des deux sangs, à part celles que nous venons de signaler, sont minimes et difficiles à préciser. Il ne faut pas mettre en parallèle le sang veineux ordinaire avec celui qui vient d'être chargé des produits de la digestion, car dans celui que la veine porte charrie, on trouve du sucre, des matières grasses et des matières albuminoïdes. En introduisant de l'oxygène dans le sang chargé de ces produits généraux perfectionnés de la digestion, la respiration prend donc une part directe aux métamorphoses de ces substances.

E. Les phénomènes d'absorption et d'exhalation gazeuse dont les poumons sont le siège ont une grande analogie avec les phénomènes d'*endosmose* (p. 338). D'un côté, l'oxygène de l'air atmosphérique est amené au contact de la membrane muqueuse du poumon, entre dans le sang, tandis que, d'un autre côté, l'acide carbonique en dissolution dans le sang sort de ce liquide au travers des membranes qui séparent les vésicules pulmonaires.

F. « La respiration, en définitive, introduit sans cesse de l'oxygène dans le sang. L'oxygène circule avec le sang, est porté par lui dans le système capillaire, exerce sur les principes avec lesquels il se trouve en présence des actions chimiques d'où résultent des produits variés. Ces produits sont expulsés, soit par les voies de sécrétion, soit par les voies d'exhalation. L'acide carbonique qui circule avec le sang, ainsi que l'azote, sont les résultats gazeux de l'action définitive des métamorphoses successives de la nutrition. Le sang s'en débarrasse au contact de l'air atmosphérique, dans une mesure proportionnée à leur production ; de telle sorte que la proportion des gaz contenus dans le sang se maintient à peu près la même. »

Quantité de la chaleur animale produite par la respiration.

A. La *source de la chaleur* du corps humain se trouve principalement dans l'oxydation que subissent les matériaux du sang sous l'influence de l'oxygène absorbé par voie de respiration. Nous constatons qu'un dégagement de chaleur proportionnel à la réaction a lieu dans toutes les combinaisons chimiques qui s'accomplissent sous nos yeux, dégagement tantôt rapide comme lorsque du charbon se consume dans un foyer, tantôt lent, comme lorsqu'un bâton de phosphore se combine, par combustion lente, avec l'oxygène de l'air. Or, la production de la chaleur animale peut être comparée à une combustion lente, qui active la formation de l'acide carbonique et de l'eau dans l'acte respiratoire. Certains produits de sécrétion, tels que l'urée, l'acide urique, etc., résultent d'oxydations incomplètes, qui contribuent pour une faible part à la production de la chaleur.

Si le poumon n'est pas le foyer principal de la chaleur animale, pourquoi les animaux dont on gêne la respiration perdent-ils de leur calorique propre, tandis qu'au contraire ceux qui ont des organes pulmonaires très développés, comme les oiseaux, par exemple, sont pourvus d'une température relativement très élevée? Les poumons étant le grand foyer de la chaleur du corps, il doit s'ensuivre que plus les parties s'éloignent de ce foyer, plus faible doit être leur calorique; c'est, en effet, ce qui a lieu, car les pieds et les mains sont souvent à zéro, en hiver, alors que le thermomètre placé sous l'aisselle peut s'élever à plus de 35 degrés. Cette différence, toutefois, tient aussi à ce que les extrémités présentent une surface relativement plus étendue à la déperdition de la chaleur.

B. Mais les poumons ne sont pas les seuls foyers du calorique animal, car comme il se produit des phénomènes d'oxydation dans l'intimité des tissus, il se fabrique là aussi du calorique. De plus la chaleur animale est régularisée par les *vaso-moteurs* (p. 98, *H*), sous l'influence desquels le sang afflue ou diminue dans les capillaires. En effet, si l'on coupe le *cordon cervical* du grand sympathique sur le lapin ou le chien (p. 96, *a*), on voit dans les parties auxquelles se distribuent les nerfs séparés du centre nerveux par la section, la circulation devenir plus active, les artères se remplir de sang et la chaleur s'élever. C'est parce que les artères, étant par cette section paralysées, ont perdu leur tonicité, et ont permis à l'impulsion du cœur de les dilater. C'est aussi et principalement par un phénomène nerveux *réflexe* que l'organisme lutte contre le froid chez les animaux à sang chaud. Il y aurait, par suite, à examiner le rôle des vaso-moteurs dans les actes de sécrétion, d'érection, de palpitation, etc.

Quant aux vaso-*dilatateurs*, ils sont peu connus dans leur source et dans leur direction. On sait seulement qu'ils ont une action suspensive ou paralysante. Suivant Roussy, il existerait des substances d'origine microbienne capables d'abaisser la température animale, et d'autres qui pourraient être classées sous la dénomination de *substances frigorigènes*.

C. Les animaux qui ont une nutrition active et une respiration pulmonaire proprement dite sont doués d'une température propre plus élevée que ceux placés dans une condition opposée. On les nomme animaux à *sang chaud*, par opposition aux animaux à *sang froid*, ceux-ci ainsi nommés parce qu'ils produisent à peine une chaleur suffisante pour élever leur température de quelques degrés au-dessus de celle ambiante.

Les oiseaux sont, de tous les animaux à sang chaud, ceux dont la chaleur est le plus élevée; car elle oscille en $+ 40°$ et $+ 44°$ centigrades. Après eux viennent les mammifères (temp. $+ 36°$ et $+ 40°$ centigr.).

La température de l'homme n'est que $+ 37°$. C'est que les oiseaux et la plupart des mammifères, l'espèce humaine exceptée, ont l'enveloppe extérieure protégée par des plumes ou un pelage plus ou moins touffus, qui les protègent contre le froid.

Les animaux à sang froid produisent peu de chaleur, avons-nous dit; en outre, les pertes incessantes qui s'opèrent à leurs surfaces sont presque suffisantes, dans la plupart d'entre eux, pour les rapprocher du point d'équilibre avec les milieux qui les entourent. Les reptiles n'ont guère que + 1° au-dessus du milieu ambiant.

D. Il y a une différence extrême entre les corps vivants et les corps bruts, sous le rapport du calorique dont ils peuvent se charger ou se débarrasser. Les premiers ont une température propre et indépendante, à un certain degré, de celle des corps environnants, tandis que les seconds subissent celle des milieux dans lesquels ils se trouvent. L'homme est merveilleusement organisé pour conserver une chaleur intrinsèque à peu près égale en toute saison et en tout lieu. Il résiste au froid comme au chaud, parce qu'il possède la double faculté de produire du chaud ou du froid, suivant les circonstances. D'où lui vient-elle? de l'activité plus ou moins grande de la respiration, de la nutrition, des perspirations pulmonaire et cutanée. Car c'est par l'activité de l'hématose et du mouvement nutritif (les deux sources de la chaleur animale), que nous nous procurons le calorique nécessaire pour résister à une température rigoureuse de 15, 20 et même 30 degrés au-dessous de zéro, comme l'ont prouvé nos soldats dans la campagne de Russie. C'est, au contraire, dans l'activité des exhalations que nous trouvons des moyens de refroidissement, lorsque nous sommes exposés à une chaleur excessive qui tend à s'introduire dans notre économie. Notre corps, dans ce cas, fait l'office de ces vases poreux, nommés *alcarazas*, que l'on met en usage dans les pays chauds pour refroidir les liquides qu'ils contiennent.

Il paraît certain que la température propre de l'homme peut, dans certaines conditions particulières, s'élever au point de déterminer *spontanément* dans les tissus organiques une combustion qui les carbonise. Mais il s'agit là d'une question hygiénique, que nous renvoyons à un autre endroit de cet ouvrage. (V. *Combustion humaine spontanée.*)

CHAP. V. — PHÉNOMÈNES QUI SE RATTACHENT A LA RESPIRATION.

A La respiration est plus ou moins régulière, fréquente, forte, douce ou fétide, suivant l'âge, l'état moral, la constitution, etc., de l'individu. — 1° La *régularité de la respiration* correspond à l'égalité des inspirations et des expirations ; elle s'observe chez les sujets jeunes, bien portants, d'une belle constitution et jouissant d'un calme physique et moral ; tandis que son *irrégularité* se montre dans les circonstances opposées, surtout dans les maladies du cœur.

— 2° La respiration varie sous le rapport de la fréquence : *lente* en général chez les individus lymphatiques, ceux dont la poitrine est saine et bien développée, et dans l'état de repos, elle est *précipitée* chez les personnes nerveuses, impressionnables, chez celles qui sont en proie aux passions violentes, aux maladies de cœur et des poumons, etc., et cela par l'effet des sympathies qui unissent entre eux les principaux appareils. — 3° Une respiration caractérisée par l'étendue et l'énergie des inspirations et expirations est dite *forte ;* elle est *faible* chez les vieillards, les phtisiques, les êtres cacochymes ou usés par la misère, la débauche ou la souffrance. — 4° *Douce* est la respiration dans laquelle l'air expiré porte avec soi une odeur faible et suave qui n'appartient qu'aux personnes bien portantes, d'une belle constitution et dont les dents, les poumons et les voies digestives sont sains. Elle devient *fétide* par altération de la muqueuse broncho-pulmonaire ou de la muqueuse gastrique, par carie des dents, fongosités des gencives, etc.

B. En même temps que se fait l'inspiration, la circulation est plus facile, plus régulière, le pouls plus large et accentué ; c'est que l'agrandissement de la cavité pectorale favorise l'afflux du sang et de l'air dans les poumons, et dégorge ainsi le cœur droit et, de proche en proche, toutes les veines. Il est bien entendu que nous exceptons les cas où l'inspiration serait trop longue, car il s'agirait alors d'une gêne dans la fonction, ayant des inconvénients comme ceux que voici :

C. Trop longtemps soutenue, l'inspiration trouble la circulation, congestionne les poumons, le cerveau, et conséquemment peut amener l'asphyxie et l'apoplexie. On a vu périr des enfants dans un accès de colère, des chevaux pesamment chargés gravissant une montagne, des rossignols voulant surpasser leurs émules en efforts de chant, parce qu'ils soutenaient trop longuement l'inspiration. Il est rare que nous puissions rester plus d'une ou deux minutes sans reprendre haleine : une force instinctive nous oblige à faire mouvoir la poitrine.

D. « Dans l'expiration, la circulation générale et notamment la circulation à sang noir deviennent plus difficiles, trouvant un obstacle plus ou moins grand dans les poumons ; le pouls est moins lent et plus dur ; les veines se gonflent, la face prend une teinte progressivement rouge, violette et noire ; elle est turgescente par la stase des fluides circulatoires ; une compression encéphalique devient bientôt le résultat de cet engorgement veineux, et peut même entraîner l'apoplexie, qui devient alors passive, mécanique. C'est ainsi que l'on voit souvent périr des sujets pendant les violents efforts d'une expulsion soutenue, dans l'accouchement, dans les excrétions alvines difficiles, dans l'action de soulever un fardeau pesant ou de lutter avec opiniâtreté contre une résistance insurmontable, etc. »

Un mot maintenant : 1° sur le bâillement, le ronflement, le soupir, le hoquet, l'effort, qui se produisent pendant l'inspiration ; 2° sur l'essoufflement, le sifflement, l'éternuement, la toux, l'expectoration et le mouchement, phénomènes appartenant à l'expiration ; 3° enfin sur le rire, le sanglot et l'anhélation, dus à l'inspiration et à l'expiration tout à la fois.

Bâillement.

Inspiration grande, forte, longue et presque involontaire, suivie d'une expiration prolongée, souvent bruyante. Cet acte a pour but d'introduire une grande quantité d'air dans les poumons, lorsqu'ils tendent à s'engouer sous l'influence de l'ennui, de la fatigue, d'un état nerveux, ou lorsque l'air que l'on respire est altéré, pauvre en principes vivifiants. Le bâillement soulage, car il dégorge le système veineux, le cœur droit, en attirant beaucoup d'air dans la poitrine. C'est parce qu'on a le souvenir inconscient, intime, de ce soulagement que, dans une société où se glisse l'ennui, ce phénomène devient en quelque sorte contagieux.

Reniflement.

Inspiration forte, vive et bruyante par le nez, faite dans le but d'attirer les odeurs dans les fosses nasales. Son mécanisme ne diffère pas de celui de l'inspiration.

Soupir.

Inspiration large et lente, due au besoin de faire pénétrer dans la poitrine une plus grande quantité d'air pour rétablir, entre la circulation et la respiration, l'équilibre que tendent à affaiblir des influences morales tristes. Le *soupir* exprime chagrin, le bâillement ennui. Le *sanglot* est un soupir spasmodique et involontaire.

Hoquet.

Le hoquet résulte d'une contraction spasmodique et subite du diaphragme, déterminée par une secousse brusque des cavités thoracique et abdominale, et accompagnée d'un bruit rauque tout particulier, dû à la vibration des lèvres de la glotte par l'air qui se précipite dans la poitrine. — Nous verrons plus tard quelle est sa signification dans les maladies.

Effort.

Ce phénomène rentre dans les explications de l'inspiration et de l'expiration (p. 348).

Contractions énergiques des muscles qui prennent leur point fixe sur les os du tronc, en même temps qu'il s'opère une grande aspiration : le thorax se dilate, le diaphragme est refoulé de haut en bas, ainsi que les viscères abdominaux. Pour servir de point d'appui à ses muscles, le thorax est rendu immobile, la respiration étant suspendue, mais pour peu de temps.

Sifflement.

L'action de siffler se rattache à l'expiration. Les lèvres étant portées en avant et froncées de telle sorte qu'il reste un pertuis au milieu, on pousse l'air, qui, par sa vibration, produit le *sifflement*. Il est possible d'obtenir le même résultat, à l'intensité près, en attirant l'air, c'est-à-dire en exécutant une inspiration. — Le *soufflement* est un phénomène qui ne diffère du précédent qu'en ce que les lèvres, présentant une ouverture large et restant molles, le passage de l'air ne produit pas le bruit du sifflet.

Éternuement.

Il consiste dans « un mouvement subit et convulsif des muscles expirateurs, par lequel l'air, chassé avec rapidité, va heurter les parois anfractueuses des fosses nasales, y occasionne un bruit remarquable, et entraîne les mucosités de la membrane pituitaire. » Ce phénomène est singulier, en ce qu'un simple chatouillement de la membrane muqueuse du nez met en émoi l'appareil respiratoire tout entier. C'est bien là un fait d'*action réflexe* type, puisque les nerfs olfactifs impressionnent les pneumo-gastriques, en agissant d'abord sur le centre intermédiaire, le cerveau.

Toux.

Elle est produite par une expiration subite, courte et plus ou moins fréquente, durant laquelle l'air, en sortant rapidement par les bronches, la trachée et la glotte rétrécie, produit un bruit particulier, déterminé par les parois de la glotte mise en vibration. Ses causes se résument en l'irritation de la muqueuse broncho-pulmonaire, soit *directe* par la présence de crachats, d'un corps étranger, d'une inflammation, etc., soit *sympathique* par une maladie plus ou moins éloignée du siège du phénomène. Quand on est près de tousser, on fait une profonde inspiration, comme pour prendre une sorte d'élan, afin de chasser les mucosités des bronches au moyen d'une expiration rapide.

Dans les efforts de toux un peu énergiques et prolongés, une douleur est ressentie dans les flancs ; elle dépend de la fatigue du diaphragme, lequel, comme nous l'avons vu, joue un si grand rôle dans la respiration (p. 348, *B*).

Rire.

Il consiste dans une inspiration longue, suivie d'expirations courtes, saccadées, imparfaites et bruyantes, auxquelles succède une nouvelle inspiration, suivie encore- d'expirations partielles. Il ne serait pas suffisamment caractérisé si nous n'ajoutions qu'il s'accompagne d'un grand épanouissement des traits de la face. Dans le rire excessif, les muscles abdominaux et le diaphragme deviennent douloureux à leurs insertions costales ; de là cette expression : *rire à se tenir les côtes*. Il y a stase du sang veineux qui s'étend de proche en proche par l'effet de la respiration incomplète que cause la succession des expirations, et alors survient une coloration violacée au visage, une turgescence de la face et menace d'apoplexie ou d'asphyxie, d'où vient le mot : *rire à se pâmer*. On a des exemples de rires qui ont déterminé la mort. — Les causes ordinaires du rire, considéré comme expression d'un sentiment intérieur d'hilarité et de satisfaction, sont toutes mentales. — Le chatouillement, l'action de certains poisons, les plaies du diaphragme, peuvent déterminer ce phénomène, mais il est alors pathologique.

Anhélation, essoufflement, dyspnée.

Phénomènes résultant d'une succession de mouvements respiratoires plus rapides qu'à l'ordinaire. Ils ont pour but de rétablir l'équilibre entre la respiration et la circulation, à la suite d'efforts ou d'exercices violents qui rompent l'harmonie de ces grandes fonctions. — Nous connaîtrons plus tard les maladies qui le produisent en dehors de l'exercice corporel poussé trop loin.

SECT. V. — CIRCULATION

La *circulation* peut être définie : mouvement incessant du sang dans l'intérieur d'un système de canaux ramifiés, c'est-à-dire passage du sang du cœur dans les poumons, retour de ce liquide des poumons dans le cœur ; propulsion de ce sang dans tous les vaisseaux *artériels ;* enfin retour de ce liquide, modifié pour les besoins de la nutrition moléculaire, au cœur par les vaisseaux *veineux.*

Nous avons à étudier dans ce chapitre important : 1° l'*appareil* de la circulation : 2° le *sang ;* 3° le *mécanisme* de la fonction ; 4° les *phénomènes* qui se rattachent à la circulation.

CHAP. 1er. — APPAREIL DE LA CIRCULATION.

Nous n'avons pas à décrire les organes qui l'ont été p. 121 à 134. Il nous suffit de rappeler leur disposition générale.

Donc l'appareil circulatoire sanguin comprend : le cœur, les artères, les vaisseaux capillaires et les veines.

A. Le *cœur* est formé de deux moitiés adossées l'une à l'autre, contenant chacune deux cavités, appelées oreillette et ventricule. L'oreillette communique avec le ventricule dans chaque partie, mais ni les deux oreillettes ni les deux ventricules n'ont de communication directe entre eux. On appelle *cœur droit* l'oreillette et le ventricule du côté droit du cœur ; *cœur gauche*, l'oreillette et le ventricule gauches. Les deux côtés du cœur (le cœur droit et le cœur gauche) ne communiquent pas directement l'un dans l'autre ; ils sont séparés par une cloison verticale, et ont pour intermédiaires les poumons ; car ceux-ci sont en communication 1° avec le cœur droit au moyen de l'*artère pulmonaire,* 2° avec le cœur gauche au moyen des *veines pulmonaires* (Atl., pl. XV.)

A l'orifice auriculo-ventriculaire droit est la *valvule tricuspide,* qui se redresse pendant la contraction (*systole*) du ventricule, afin d'empêcher le retour du sang dans l'oreillette. A l'orifice auriculo-ventriculaire gauche est la *valvule mitrale,* destinée à mettre obstacle à la rétrocession du sang dans l'oreillette.

L'embouchure de l'artère pulmonaire et celle de l'aorte sont pourvues, à leur origine, de valvules (*V. sigmoïdes*) qui s'abaissent au moment voulu pour fermer leur ouverture et mettre obstacle au retour du sang dans le cœur.

Les *artères* prennent origine au ventricule gauche par le tronc aortique, qui, lui, envoie ses rameaux et ramuscules dans tous les organes.

B. Entre les dernières extrémités artérielles et la naissance des radicules veineuses il y a les *vaisseaux capillaires*, vaisseaux infiniment petits, microscopiques, placés en sorte de feutrage entre les subdivisions ultimes des artères et des veines. Le diamètre des capillaires est sans doute le même que celui des globules du sang ; ils n'ont pas de bouches béantes, leurs échanges s'opèrent par endosmose.

Les *veines* commencent donc là où finissent les artères ; se réunissant, se jetant successivement les unes dans les autres, elles forment finalement deux troncs qui aboutissent au cœur droit. — Dans cet ensemble on peut distinguer deux cercles circulatoires, l'un *petit*, l'autre *grand* cercle.

Cercle circulatoire double.

C. Petit cercle : supposons le sang partant de l'oreillette droite. Il passe dans le ventricule droit ; de là se dirige dans les poumons par l'artère pulmonaire, qui le distribue dans tout le réseau des capillaires de ces organes artériels où se fait l'hématose ; aussitôt après, le sang abandonne ces capillaires pour pénétrer dans les premières ramifications des veines pulmonaires, et celles-ci le ramènent au cœur, c'est-à-dire à l'oreillette gauche. Tel est le *petit cercle* circulatoire. — *Grand cercle :* de l'oreillette gauche le sang passe dans le ventricule correspondant, puis de ce dernier dans l'artère aorte et ses divisions. Aux extrémités de celles-ci se trouve le réseau des vaisseaux capillaires artériels et des capillaires veineux, le sang le traverse, s'y laisse dépouiller de ses principes nourrissants, et enfin les radicules du système veineux général s'en emparent et le ramènent, par les gros canaux veineux, à l'oreillette droite, point d'où nous l'avons supposé parti : tel est le *grand cercle* parcouru par le sang.

Rôle de l'innervation.

L'appareil circulatoire reçoit l'influence nerveuse du grand sympathique (p. 95, 97) et du pneumo-gastrique (p. 91, *j*). Outre les trois nerfs cardiaques fournis par les trois ganglions cervicaux (p. 96, *C*), le cœur reçoit des filets que lui envoient les nerfs pneumo-gastriques ; de telle sorte que si ses mouvements sont rattachés à la vie organique par le grand sympathique et se soustraient à l'empire de la volonté, ils sont en même temps influencés très manifestement par les impressions cérébrales, grâce aux pneumo-gastriques.

Artères et veines sont comme enlacées dans les *plexus nerveux* que forment les nerfs du système ganglionnaire, nerfs qui les accompagnent jusqu'à leurs extrémités ; là on cesse de les distinguer, mais leur action n'en est pas moins présente et nécessaire pour la parfaite exécution du mouvement sanguin.

Le système circulatoire, le cœur particulièrement, puise donc l'influence vitale dans toute l'étendue du système nerveux, car le pneumo-gastrique tire son origine du bulbe rachidien, et le grand sympathique de la moelle épinière dans toute son étendue (p. 96, *b*).

L'influence des pneumo-gastriques est particulièrement intéressante. Si, par ses ganglions intra-cardiaques, le grand sympathique exerce une action bien déterminée sur les mouvements rythmiques du cœur ; le pneumo-gastrique, lui, en gouverne la force, l'accélération ou le ralentissement. Sa faible excitation les trouble peu, mais si elle est forte, elle agit tout autrement, et même d'une manière inverse, en diminuant, suspendant même leur énergie.

CHAP. II. — LE SANG.

Le *sang* est un liquide qui remplit le système entier des vaisseaux artériels et veineux ; il est d'une couleur rouge, tantôt claire et vermeille (sang des artères), tantôt foncée et comme noire (sang des veines) ; il est assez épais, d'une saveur salée, alcaline, un peu nauséeuse et d'une odeur *sui generis*. Retiré des vaisseaux, il se sépare en deux parties : l'une liquide, transparente, jaunâtre, appelée *serum* (*liquor sanguinis*) ; l'autre constituée par une masse rouge, solide, le *caillot*.

A. Le *sérum* est un liquide non coagulable à froid, mais coagulable à 88° ; dans ce liquide nagent les globules dont il est parlé ci-après. Il contient une quantité assez considérable *d'albumine* à l'état de dissolution, ainsi que d'autres matières azotées et non azotées. qu'on groupe généralement sous la désignation générale de *matières extractives, matières grasses, sels*.

Le *caillot* se forme par la coagulation de la fibrine, qui emprisonne les globules dans les mailles de son tissu et une partie du sérum. Nous ne croyons pas devoir énumérer toutes les matières contenues dans le sang ni indiquer. les procédés à l'aide desquels on les obtient : ce serait nous engager dans des considérations que ne comporte pas le but de cet ouvrage, et qui d'ailleurs ne conduisent à rien de fixe.

B. Les *globules* du sang sont de trois sortes : rouges, blancs, globulins. Les globules *rouges* ou *hématies,* infiniment plus nombreux que les autres, sont constitués, chez l'homme et la plupart des mammifères, par de petits *disques aplatis,* un peu renflés sur leur circonférence, dont le diamètre est de $0^{mm}007$. Une enveloppe et un contenu coloré les constituent : enveloppe et liquide visqueux contenu dans l'intérieur des globules sont formés par une substance albuminoïde, qui offre toutes les propriétés chimiques des matières azotées neutres. Quant à la matière qui donne au contenu sa couleur rouge, elle n'existe qu'en quantité très faible : c'est l'*hématine* ou *hématosine ;* elle contient une quantité très notable de fer.

C. Les globules *blancs* ou *leucytes* sont *sphériques* et *incolores,* relativement peu nombreux ; ils ont la plus grande analogie avec les globules du chyle et de la lymphe, sinon une identité complète, car il est extrêmement probable qu'ils ne sont autres que ceux du chyle et de la lymphe versés dans le torrent circulatoire par le canal thoracique (p. 134), lesquels n'ont pas encore disparu, et cette supposition est d'autant plus légitime que le nombre de ces globules est manifestement plus considérable lorsque se fait l'absorption chyleuse qu'à tout autre moment. Leur diamètre est de $0^{mm}008$, tandis que celui des globules de pus, auxquels ils ressemblent, est de $0^{mm}012$. Tous ces globules paraissent avoir une vie propre.

Les *globulins,* éléments solides d'une petitesse extrême, sont sphériques, finement granuleux, peu nombreux, de $0^{mm}003$ de diamètre.

On admet que les globules forment, dans le sang vivant, en moyenne, 50 p. 0/0 de la masse totale de ce liquide. Si nous ajoutons à tous ces éléments une *grande portion d'eau,* nous aurons du sang une idée suffisante.

D'après les analyses de Dumas, le sang de l'homme, extrait des veines du bras, contient sur 1,000 parties : eau, 790 ; globules, 127 ; fibrine, 3 ; albumine, 70 ; matières extractives, matières grasses et sels divers, 10.

Le sang contient en plus des gaz qui y sont à l'état de dissolution, à peu près comme l'air atmosphérique l'est dans l'eau : ce sont l'*oxygène,* l'*azote,* l'*acide carbonique.* Leur origine apparaît à l'examen des produits gazeux de l'expiration : l'oxygène vient de l'air atmosphérique ; l'acide carbonique et l'azote résultent des mutations et des combustions qui s'accomplissent dans l'économie. (V. *Respiration* et *Nutrition.*)

D. Nous avons vu plus haut que le sang veineux diffère du sang artériel. Le *sang veineux,* celui qui arrive de toutes les parties du corps aux poumons, avant d'en repartir, est d'une couleur rouge-brun et contient de l'hydrogène et du carbone en excès; après l'hématose, c'est-à-dire après qu'il a reçu dans les poumons l'influence vivifiante de la respiration, il se montre d'un rouge vermeil, plus riche en fibrine et plus coagulable, phénomènes dus à l'absorption de l'oxygène de l'air (p. 352, *A*). Mais la coloration du sang étant intimement liée avec l'espèce de gaz qu'il tient en dissolution, l'on doit s'attendre à trouver des différences entre le sang artériel et le sang veineux, suivant la proportion relative des gaz que chacun d'eux contient ou qu'il reçoit dans les différentes parties de son trajet circulatoire.

Le *caillot* est dû à la coagulation de la fibrine qui englobe tous les éléments anatomiques en suspension dans le *plasma* ou *sérum*; il est plus ou moins gros et ferme, selon les individus, les tempéraments, les âges, etc. Le sérum, conséquemment, est en proportion inverse. On appelle *sang riche* celui qui renferme une proportion considérable de globules, et celui-là forme un gros caillot; *sang pauvre*, le sang dans lequel le sérum est très abondant, le caillot petit et peu ferme.

Quantité de sang en circulation.

Le sang est envahi par les germes microbiens. Mais il possède heureusement un pouvoir microbicide, que ne diminuent pas les pertes sanguines ni les grandes saignées (Bakunin). Le sang normal du chien a un grand pouvoir bactéricide. Ogata a décrit la *substance antibacillaire du sang*.

On ne peut déterminer d'une manière absolue la quantité de sang en circulation. Valentin a employé un procédé d'estimation fort ingénieux, mais qui ne peut donner des résultats rigoureux. « Il tire une certaine quantité de sang des vaisseaux d'un animal : il fait dessécher ce sang, et calcule combien cette quantité donnée fournit de résidu sec; puis il ajoute une quantité d'eau distillée dans les vaisseaux, et, au bout de cinq minutes, il fait une nouvelle saignée. Cette saignée fournit aussi une certaine quantité de résidu. On a dès lors tous les éléments de la solution, et il est facile de calculer la quantité absolue de sang contenue dans les vaisseaux de l'animal. » En appliquant ces résultats à l'espèce humaine, il en résulterait qu'il y a chez l'homme adulte (pesant 65 kil.) près de 14 kil. de sang, et chez la femme (pesant 55 kil.) près de 12 kil. de sang. Ces chiffres sont probablement trop élevés.

Weber procède autrement. Il pèse un homme qu'on va décapiter ; après la décapitation et quand tout écoulement de sang a cessé par les artères ouvertes, il pèse le tronc et la tête : la différence donne le poids du sang écoulé. Après quoi, il fait passer un courant d'eau distillée dans les vaisseaux du tronc et de la tête, jusqu'à ce que l'eau sorte incolore. Il dessèche le liquide obtenu, et le résidu sec correspond à une quantité de sang qu'on calcule facilement, en établissant une comparaison avec une certaine proportion du sang primitivement recueilli et desséché. La quantité de sang *calculée* est ajoutée à la première. Weber a trouvé ainsi que la proportion du sang est au poids du corps comme 1 : 8.

En tout cas, au point de vue de l'utilité pratique, la question importe peu. — Sous le rapport médico-légal, le sang nous offrira, plus loin, quelques considérations sur sa constitution.

CHAP. III. — MÉCANISME DE LA CIRCULATION.

Le sang parcourt le double cercle que nous avons décrit (p. 362), en vertu de l'impulsion que lui imprime le cœur, qu'excitent la présence et les propriétés stimulantes de ce liquide. Ainsi, l'oreillette droite, après avoir mêlé, par les mouvements oscillatoires de ses colonnes charnues, le fluide composé qu'elle reçoit, se contracte sur lui et le pousse dans le ventricule du même côté. Ce ventricule, irrité par la présence du liquide, se contracte à son tour et le pousse dans l'artère pulmonaire, dont l'ouverture du côté du cœur est large. Le reflux sanguin dans l'oreillette deviendrait inévitable, si la valvule tricuspide (à l'orifice auriculo-ventriculaire droit) ne se relevait pendant chaque contraction du ventricule et ne l'empêchait de rétrograder. D'un autre côté, les valvules sigmoïdes, situées à l'orifice ventriculo-artériel, s'opposent à ce que le sang qui s'en échappe revienne sur lui-même. Le sang arrive donc aux poumons, où de veineux qu'il était il devient artériel. Alors repris par les veines pulmonaires (vaisseaux improprement nommés, puisque le sang qu'ils charrient est déjà rendu artériel), il arrive à l'oreillette gauche ; celle-ci, dilatée et stimulée par son abord, le pousse dans le ventricule correspondant, lequel, dilaté à son tour pour le recevoir, s'en irrite et tout aussitôt le chasse dans l'aorte. La valvule mitrale se redresse pendant la contraction (systole) de ce ventricule et oppose une barrière au reflux du sang dans l'oreillette ; les valvules sigmoïdes empêchent le sang de rétrograder de l'aorte dans ce même ventricule au moment où il se dilate ; de même, les sigmoïdes auriculo-artérielles droites remplissent le même rôle en barrant le retour du liquide de l'artère pulmonaire dans le ventricule.

Théorie des battements du cœur.

A. Les contractions des oreillettes comme celles des ventricules se font suivant un rythme déterminé. Les deux oreillettes se contractent et se dilatent simultanément, et les deux ventricules de même nom en font autant. Donc, en même temps que l'oreillette droite se dilate pour recevoir le sang veineux que lui apportent les veines caves, l'oreillette gauche est dilatée par le sang qui revient, hématosé, par les veines pulmonaires (mouvement de *diastole*) ; puis l'une et l'autre oreillette, excitées par sa présence, se contractent et poussent simultanément le liquide qu'elles contiennent dans le ventricule qui leur correspond (mouvement de *systole*). Même fonctionnement de la part des ventricules : en même temps que le ventricule droit se contracte pour chasser le sang veineux dans les poumons par l'artère pulmonaire, le ventricule gauche chasse le sang artériel dans l'aorte. De ces divers mouvements du cœur résultent des bruits et des battements qui marquent trois temps. *Premier temps :* bruit sourd, se manifestant plus à gauche qu'à droite, et coïncidant avec la contraction des ventricules. *Deuxième temps :* bruit moins sourd, plus éclatant, plus à droite et en haut que le précédent, et coïncidant avec la contraction des oreillettes. *Troisième temps :* silence ou temps de repos très cour

B. Ainsi quand on applique l'oreille sur la région du cœur, on perçoit se succédant assez vite : des battements sourds, profonds, qui appartiennent aux ventricules ; des battements plus clairs, plus superficiels, qui appartiennent aux oreillettes et qui suivent de très près les premiers ; un temps de silence.

Est-ce bien là la véritable théorie des *battements* et *bruits* du cœur ? Malgré toutes celles qu'on a imaginées elle n'est pas encore parfaitement connue. La théorie proposée par Rouanet, en ce qui a rapport aux bruits principalement, est généralement acceptée par les physiologistes. — *Premier temps :* pendant la contraction ou *systole* des ventricules, le sang, pressé de toutes parts, redresse les valvules auriculo-ventriculaires, qui se choquent par leur face opposée, d'où le premier *bruit* sourd ; soulevant en même temps les valvules sigmoïdes, s'échappant et distendant les artères, le sang devient la cause du *choc* du cœur contre le thorax, et du battement de l'artère qui constitue le pouls. — *Deuxième temps :* la dilatation ou *diastole* des ventricules commence aussitôt après l'achèvement de la contraction : alors le vide tendant à se faire dans ces cavités, l'artère pulmonaire et l'aorte réagissent sur le sang, qui, revenant brusquement contre les valvules sigmoïdes, les abaisse pour fermer l'orifice artériel, ce qui produit le deuxième *bruit*. En même temps, les valvules auriculo-ventriculaires s'abaissent, afin que le sang passe librement des oreillettes dans les ventricules, et cela dure un court instant pendant lequel on n'entend et on ne sent plus rien. Cette explication suppose que la diastole s'opère sous l'influence d'une force active, et que les oreillettes et les ventricules se dilatent de même. Mais cela n'est point exact : la diastole est un état tout à fait passif, elle correspond au repos de la fibre musculaire du cœur. C'est ce qui fait que la comparaison admise du cœur avec une pompe aspirante et foulante manque de vérité. S'il y a une force aspirante dans le mécanisme de la respiration, elle réside, non pas dans le cœur, mais dans la poitrine, qui, elle, se dilate d'une manière active pour opérer l'inspiration (p. 348, *A*).

C. Le cœur bat contre les parois de la poitrine. A quoi est dû ce choc? Ici encore dissidence d'opinions. Et d'abord, à quel moment de la contraction cardiaque correspond ce choc? Suivant les uns, il correspond à la diastole des ventricules, et est déterminé par le flot du liquide lancé dans ces cavités par la systole des oreillettes ; d'autres pensent, au contraire, que le choc se produit pendant la systole des ventricules, et que c'est leur contraction même qui détermine le mouvement de battement de la partie libre du cœur contre les parois pectorales. Cette explication nous paraît la mieux fondée. Au moment de la contraction ventriculaire, le cœur tourne légèrement sur son axe, de gauche à droite : et pendant la diastole, il reprend sa position première. Le mouvement de torsion du cœur sur son axe est simultané avec la projection du cœur en avant.

Modifications du cours du sang.

A. Le *cours du sang* est favorisé par le poli de la face interne des vaisseaux, par les pressions des muscles sur ces canaux, par l'élasticité des parois artérielles, mais il est dû principalement à l'impulsion du cœur. Les contractions de cet organe étant intermittentes, le flot sanguin progresse par saccades dans les artères. Hering a établi que le sang met 25 à 30 secondes à parcourir le cercle entier de la circulation. Mais la vitesse de ce liquide est probablement soumise à une grande variabilité.

Le sang marche beaucoup plus lentement dans les veines que dans les artères, par des raisons faciles à comprendre. Dans les veines, il n'est pas soumis directement aux impulsions du cœur et il progresse le plus souvent dans un sens contraire aux lois de la pesanteur ; d'autre part, les canaux veineux, considérés dans leur ensemble, offrent moins d'élasticité que les artères et leur capacité est plus grande ; aussi il en est du torrent circulatoire comme d'un fleuve qui, rapide dans un gué étroit et peu profond (les artères), coule lentement dans un bassin large et profond (les veines). Heureusement les veines sont pourvues de valvules qui, cédant au mouvement de la progression du sang, s'abaissent lorsque ce liquide tend à rétrograder, ce qui favorise singulièrement sa marche de bas en haut, comme aux membres inférieurs. Enfin les mouvements dilatateurs de la poitrine, opérant le vide de cette cavité, aspirent en quelque sorte le sang veineux et l'attirent au cœur droit (p. 348, *A*).

B. Voici le sang artériel arrivé jusqu'aux capillaires. Avant de passer dans les veines, il doit traverser le réseau de ces *capillaires*. Il s'y engage donc, progressant en vertu de la force dont il est animé sous l'impulsion du cœur et de la réaction élastique de ces capillaires, où sa marche se modifie suivant leurs différents diamètres et longueurs ; en outre, se mouvant dans un espace plus ample, sa vitesse y est moindre que dans les artères et même dans les veines ; car le calibre additionné des artères va en augmentant des troncs vers les branches, tandis que le calibre additionné des veines va en diminuant des branches vers les troncs. Il en résulte que le *réseau capillaire* intermédiaire l'emporte en capacité sur les troncs artériels et sur les troncs veineux, d'où circulation ralentie dans ce réseau, où doit s'opérer le travail intime de nutrition.

C. Les capillaires sont rétractiles et soumis à l'influence des *nerfs vaso-moteurs* (p. 98, *H*). En coupant le grand sympathique, source de ces nerfs, on détermine de la congestion et de l'inflammation dans les tissus, parce qu'on paralyse les capillaires. La simple excitation des vaso-moteurs détermine leur rétraction, qui peut être portée même au point de produire des arrêts de circulation, des *embolies*. Or cela arrivera dans les parties congestionnées d'autant plus facilement que le sang est plus riche en globules, plus plastique et coagulable.

CHAP. IV. — PHÉNOMÈNES SE RATTACHANT A LA CIRCULATION.

Ils ont rapport aux fonctions du cœur, des artères, des capillaires et des veines, et expliquent les palpitations, le pouls, la pâleur et la coloration des tissus, la dilatation et l'affaissement des veines.

Palpitations.

A. On a des *palpitations* quand le cœur accélère ses mouvements et bat plus fort qu'à l'état normal. Ses mouvements sont modifiés par des influences morales, physiques ou pathologiques. Né parlons ici que des deux premières catégories de causes ; car les palpitations seront étudiées plus tard comme symptômes de maladie.

Chacun sait que les *émotions*, les *passions* vives ont une influence sur les battements du cœur. Qui n'a senti cet organe s'émouvoir, remplir la poitrine en quelque sorte, à la vue d'un être aimé? Quel orateur n'a jamais été troublé en présence d'une assemblée imposante? Dans la colère, le cœur ne bat-il pas tumultueusement, de manière parfois à ébranler les parois pectorales? Au coup d'une terreur subite, la circulation ne semble-t-elle pas se suspendre en quelque sorte ? Or, ces effets s'expliquent par les liens sympathiques ou actions réflexes, qui unissent le cerveau organe des passions, et le cœur instrument principal de la circulation, sympathies entretenues par les nerfs cardiaques, et dont le facile jeu a donné lieu aux expressions de *cœur tendre, cœur de rocher, cœur de bronze,* etc.

B. Les troubles du cœur par *causes physiques* sont ceux que produisent les efforts, les exercices outrés, lesquels provoquent nécessairement l'accélération de la respiration et des mouvements du cœur, organe dont le fonctionnement est tellement lié à celui des poumons qu'il ne saurait se ralentir ou augmenter de vitesse tout seul. Les pulsations cardiaques sont toujours plus fréquentes que les mouvements respiratoires ; mais, nous le répétons, les deux ordres de phénomènes augmentent ou diminuent conjointement.

Pulsations artérielles. — Pouls.

A. L'impulsion communiquée au sang artériel par le ventricule gauche se fait sentir dans toutes les artères d'un calibre appréciable. C'est à elle que, au soulèvement de la paroi artérielle qu'elle provoque, on donne le nom de *pouls* (de *pulsus,* pulsation). Correspondant à la systole ventriculaire et déterminé par elle, le pouls est isochrone au premier bruit du cœur. Il subit toutes les modifications du rythme cardiaque ; or le cœur étant l'organe qui entretient le plus grand nombre de sympathies avec l'organisme entier, dès que les conditions normales de ses pulsations se modifient, on en conclut qu'un trouble général a lieu. En effet, c'est par les modifications du pouls que l'on juge de la marche, de l'intensité et de la nature des troubles survenus. Le pouls est en quelque sorte la *boussole* du médecin. Sous ce rapport, il ne doit pas encore nous occuper ; seulement disons que les conditions les plus favorables pour son appréciation sont que l'artère interrogée soit superficielle et qu'elle appuie sur des parties peu dépressibles. — Le nombre de pulsations par minute varie selon l'âge et même le sexe : on en compte, en moyenne, 140 chez le nouveau-né, 70 chez l'adulte.

B. Le cours du sang veineux est uniforme, non saccadé, et ne donne pas lieu au phénomène du pouls. Toutefois, dans certaines conditions morbides, les veines jugulaires (p. 131, *A*) offrent des battements auxquels on a donné le nom de *pouls veineux*, phénomène dû à certain état pathologique du cœur que nous connaîtrons plus tard.

Pâleur et rougeur des tissus.

A. Les tissus, la peau particulièrement, pâlissent ou rougissent très facilement, selon que les vaisseaux capillaires se désemplissent ou se gorgent de sang. Les causes de ce phénomène sont de trois ordres : morales, physiques, pathologiques. Les dispositions de l'âme ont une grande influence sur la coloration de la face ; elle s'anime lorsque le cœur, ému, précipite ses battements ; pâlit, au contraire, quand la frayeur concentre les mouvements vitaux à l'intérieur. Le froid, les applications astringentes (sauf la réaction qu'ils peuvent produire) refoulent le sang de la périphérie vers le centre, l'empêchent de pénétrer dans les capillaires, et produisent ainsi la décoloration de la peau ; au contraire la chaleur, les applications excitantes, tout ce qui appelle les courants sanguins du centre à la périphérie, colorent la membrane cutanée en remplissant ses petits vaisseaux. Les maladies influent aussi considérablement sur la teinte de la peau ; mais ce n'est pas le moment de traiter ce sujet.

B. Dans le réseau des capillaires il se passe des phénomènes bien plus importants que ceux dont il vient d'être question. En effet, c'est dans ces vaisseaux microscopiques que s'effectue le travail d'*association moléculaire* et de *nutrition*, aux dépens des éléments vivifiants du sang artériel ; c'est dans les capillaires du poumon que s'exécute l'*hématose* ou transformation du sang noir en sang rouge. Mais ce n'est pas le lieu d'insister sur ces grandes fonctions, la première devant être étudiée plus loin (V. *Nutrition*), la seconde l'ayant été déjà (p. 352).

C. Dans l'état de repos du corps et de calme moral, dans la position horizontale surtout, l'homme voit à peine ses veines par transparence sous la peau, à moins pourtant que cette membrane ne soit très fine; elles ne se dessinent point en saillies, parce que le sang y circule aussi librement que possible. Il n'en est plus de même dans les circonstances opposées. En effet, quand les efforts, la marche, la course, les émotions, viennent troubler la respiration et la circulation, comme conséquence les veines se gonflent et se dilatent plus ou moins. Le dicton populaire « *qui voit ses veines voit ses peines,* » exprime bien cet état physiologique. La respiration agit trop remarquablement sur le cours du sang veineux pour que nous laissions passer l'occasion de le rappeler. Quand la poitrine se resserre, le sang, comme refoulé dans ses vaisseaux par la pression qu'il supporte de la part des puissances expiratrices, retarde son cours. Se dilate-t-elle largement, au contraire, le sang remplit les veines, et le cœur est plus libre dans ses mouvements. Le gonflement des veines et l'aspect violacé de la face, qui en est la conséquence, s'expliquent donc par toutes causes pouvant empêcher la liberté de la respiration : là est l'explication du gonflement de la rate dans la course, de la distension du corps thyroïde chez la femme qui s'épuise en efforts pour accoucher, de l'injection vultueuse de la face dans les convulsions épileptiques, etc.

Considérations médico-légales relatives à la constitution du sang.

A. Existe-t-il une différence entre le sang de l'homme et celui de la femme? Selon Denis, le *sang de la femme* est un peu moins riche. Il serait très important certainement de distinguer les deux liquides à des caractères infaillibles; mais Barruel et Lecanu, qui se sont occupés d'expériences sur le sang humain, n'ont pu leur découvrir de tels caractères. Toutefois le premier de ces chimistes prétend que tout sang traité par l'acide sulfurique concentré dégage une odeur qui rappelle celle de l'animal qui l'a fourni. Le sang humain, traité par le même réactif, exhale une odeur de sueur, plus forte chez l'homme que chez la femme. Andral et Gavarret ont reconnu que la proportion d'eau est plus considérable dans le sang de la femme que dans celui de l'homme, et que les globules y sont en plus faible proportion, l'albumine restant en quantité à peu près la même. Mais qui oserait trancher la question en présence de résultats incertains? A plus forte raison est-il difficile de distinguer le sang d'une vieille

femme de celui d'une jeune fille, le sang d'une blonde de celui d'une
brune, comme on l'a avancé dans ces derniers temps, encore bien
que le sérum soit plus abondant chez les individus lymphatiques que
chez les personnes nerveuses ou sanguines, car chez les mêmes sujets les proportions de l'eau et des matières animalisées sont susceptibles de varier d'un jour à l'autre, sous l'influence d'une affection morbide, d'un changement de régime, etc.

B. Ce que nous venons de dire des différences que présente le
sang résulte d'expériences faites sur une quantité notable de ce
liquide. Mais presque toujours, lorsqu'il s'agit de découvrir les preuves
d'un crime, on ne peut opérer que sur une minime quantité, sur de
simples taches le plus souvent.

Si l'on a affaire à du sang encore liquide, le meilleur parti à
prendre est de recourir au microscope et d'examiner les globules,
dont la forme et les dimensions sont déterminées. Par ce moyen, il
est possible de distinguer dans bien des cas s'il s'agit de sang d'un
animal ou de sang humain, parce qu'on sait que si, chez beaucoup
de mammifères, le chien, le lapin, le cochon, le mouton, le bœuf, le
cheval, par exemple, les globules sont circulaires comme chez l'homme,
chez d'autres animaux, tels que le pigeon, le canard, le dindon, le
poulet, l'oie, etc., les globules sont elliptiques. De plus, on connaît
les diamètres de chaque espèce de globules ; mais malheureusement
il est impossible de baser une opinion motivée sur cette donnée,
attendu que le sang du chien, du lapin, du cochon, etc., a, comme
celui de l'homme, des globules de $1/150$ millimètre de diamètre : ce
qui revient à dire que si le sang des mammifères est facile à distinguer des autres animaux par le microscope, l'odeur du liquide reste
seule pour attribuer à ce liquide son caractère humain.

C. Quand il s'agit de taches de sang sur du linge, voici comme on
procède : on découpe les parties imprégnées, les petits lambeaux
maculés sont suspendus à l'aide d'un fil, chacun dans un tube bou-
ché contenant de l'eau. Au bout d'un certain temps de cette macération, on aperçoit des stries colorées qui gagnent peu à peu le fond ;
le tissu présente alors une teinte grisâtre, et l'on peut souvent, au
moyen d'une lame mince, en détacher de la fibrine, que l'on reconnaît à ses caractères propres. La liqueur, qui est rosée ou rougeâtre,
étant chauffée jusqu'à l'ébullition et maintenue à ce degré de chaleur
pendant quelque temps, se trouble, et l'on voit apparaître des
flocons plus ou moins volumineux que l'on dissout très facilement
au moyen de quelques gouttes d'une dissolution de potasse. Le chlore
et les acides chlorhydrique et nitrique font reparaître les flocons. Il

est d'ailleurs possible de distinguer les globules dans le sang formant taches. — Nous ne devons pas nous étendre davantage sur ces expériences, qui demandent une grande habitude de la part de l'opérateur, ni sur les différentes questions relatives aux taches qui simulent celles de sang. (V. *les Traités de Médecine légale*.) Citons seulement deux faits qui démontrent l'extrème importance de ces études. Un couteau dont la lame était couverte de taches qui paraissaient être du sang coagulé est trouvé derrière un meuble, dans un coin du logement d'un individu sur lequel planaient des soupçons d'homicide : l'inculpé se trouble, et nie connaître ce couteau. On croit tenir l'instrument du crime.... Chevallier constate que les taches ne sont que la rouille provenant du jus de citron desséché; et en effet il fut établi que peu de temps auparavant ce couteau avait servi à couper un citron. — En 1842, des taches observées sur une cognée et sur des sabots appartenant à un individu inculpé d'assassinat sont soumises à l'analyse chimique : il est constaté que ce n'est pas autre chose que de la matière colorante rougeâtre ou violacée qui suinte de certains bois et particulièrement de l'aune.

CHAP. V. — CIRCULATION DE LA LYMPHE.

La lymphe est soumise à un mouvement de circulation dans ses propres vaisseaux (p. 134). Cette circulation n'est pas moins intéressante que celle du sang; elle l'est au contraire bien plus si l'on ajoute qu'elle comprend le *chyle* dans son mouvement circulaire. Du reste c'est un chapitre qui se résume dans les descriptions des vaisseaux lymphatiques et chylifères, des sécrétions et exhalations.

SECT. V. — SÉCRÉTIONS

Considérées d'une manière générale, les *sécrétions* doivent être ainsi définies : « Action des organes sécréteurs sur les fluides qui leur sont apportés, pour en extraire et combiner les matériaux d'une humeur qui n'existait pas avant cette élaboration. » Cet ordre de phénomènes a pour effet de débarrasser l'économie des molécules organiques détachées par le travail d'élimination nutritive; d'épurer les humeurs, particulièrement le sang, des matériaux hétérogènes, acrimonieux, nuisibles, qui s'y trouvent produits par les actions chimico-vitales de nutrition, ou qui y sont importés par absorption externe; de former certaines humeurs nécessaires aux fonctions dont elles découlent.

Le sang est la source des sécrétions; pour qu'elles aient lieu, il faut que ce liquide transsude de ses capillaires, caractère commun à toutes.

Ce sujet est anatomiquement complexe, aussi le diviserons-nous comme suit : 1° sécrétions perspiratoires ou *exhalations*; 2° sécrétions *folliculaires*; 3° sécrétions *glandulaires*; 4° sécrétions *considérées en général*.

SOUS-SECT. Iʳᵉ. — SÉCRÉTIONS PERSPIRATOIRES OU EXHALATIONS

Les *exhalations* sont des suintements plutôt que des sécrétions, qui s'opèrent à la surface libre des membranes. Elles ont pour but de verser, sous forme de rosée, à la surface de la peau, des muqueuses et des séreuses et dans les petites cavités, cellules, du tissu cellulaire, divers fluides qui n'ont pour organes producteurs que des vaisseaux capillaires diversement ramifiés, lesquels se confondent peut-être avec la substance même des tissus.

Les exhalations se distinguent en *internes* et en *externes;* elles s'opèrent : les premières dans des cavités closes, membranes séreuses, vésicules cellulaires; les secondes à la surface des muqueuses et à celle de la peau. Les exhalations *séreuses, synoviales, cellulaires, vasculaires* et *médullaires* (internes); *muqueuses* et *cutanées* (externes), tels sont les chapitres à passer en revue.

CHAP. Iᵉʳ. — EXHALATION SÉREUSE. — SÉROSITÉ.

Toutes les membranes séreuses (arachnoïde, plèvres, péricarde, péritoine, tunique vaginale, séreuses articulaires) exhalent par leur surface interne un liquide ténu, incolore, à peu près identique pour toutes, appelé *sérosité*, et qui a pour but d'humecter les faces contiguës de ces membranes, de prévenir leur adhérence et de faciliter leurs glissements.

La *sérosité* est un liquide qui contient de l'eau, des sels comme le sang, et un peu d'albumine. Très ténue, incolore, elle a une grande analogie de composition avec le sérum du sang, dont elle diffère par moins d'albumine; elle ne contient point de fibrine, et cela la distingue du sérum, qui en possède; formée dans les cavités closes des membranes séreuses, elle y est pompée par les *vaisseaux lymphatiques*, et mêlée au sang, dont elle forme une sorte de réserve pour réparer ses pertes. Dans les vaisseaux lymphatiques on l'appelle *lymphe ;* dans le sang, *sérum ;* or, nous venons de dire que ces deux liquides diffèrent. La sérosité, dont les usages principaux viennent d'être signalés, est répandue aussi dans le tissu cellulaire par l'effet d'une exhalation spéciale des petites cavités ou cellules de ce tissu. C'est elle qui forme l'épanchement dans les phlyctènes produites par la brûlure, comme sous l'épiderme soulevé par le vésicatoire, etc.

CHAP. II. — EXHALATION SYNOVIALE. — SYNOVIE.

Les membranes synoviales sont ces petits sacs séreux qui tapissent la surface interne des articulations mobiles et forment des gaines aux tendons ; elles sont le siège d'une exhalation particulière dont le produit est appelé *synovie* (p. 48, *d, e*).

Celle-ci est un fluide blanc, visqueux, analogue par l'aspect au blanc d'œuf, d'une saveur salée, formé d'eau, d'albumine, de gélatine et de sels divers en dissolution. Elle est plus consistante que la sérosité, dont elle diffère surtout par une quantité plus considérable d'albumine. La synovie favorise par sa viscosité le jeu des parties qu'elle lubrifie. Dans la mécanique animale, elle joue le rôle de l'huile dont nous enduisons les surfaces de frottement de nos machines. Son exhalation est excitée par les mouvements articulaires. L'immobilité prolongée des jointures, des tendons, produit la sécheresse de leurs synoviales respectives, et cela explique la difficulté que nous éprouvons à mettre en mouvement un membre condamné depuis longtemps au repos. L'*hydropisie articulaire* dépend d'un défaut d'équilibre, d'un trouble fonctionnel de ces membranes, l'exhalation l'emportant sur l'absorption, ainsi que nous le verrons en pathologie.

CHAP. III. — EXHALATION CELLULAIRE. — LYMPHE, GRAISSE.

Le tissu cellulaire se compose de deux espèces de cellules (ou vacuoles, aréoles) : cellules formées de lamelles diversement arrangées et petites bourses ou vésicules particulières appelées *adipeuses*, renfermées dans ces cellules. Or, selon que l'action exhalante prédomine dans les premières ou dans les secondes, le produit est de la *lymphe* ou de la *graisse*.

Lymphe ou humeur séreuse.

L'*humeur séreuse* ou *lymphe*, exhalée par les parois des aréoles du tissu cellulaire, est ténue, diaphane, formée d'eau en grande proportion, d'albumine et de quelques sels. Elle humecte la trame celluleuse, entretient l'élasticité, la souplesse que ce tissu doit naturellement présenter. Reprise par les vaisseaux absorbants, elle est portée dans le torrent circulatoire. Lorsque l'exhalation dépasse l'absorption, il y a *hydropisie* du tissu cellulaire, *œdème* ou *anasarque*.

Graisse. — Obésité.

A. La *graisse* ou substance *adipeuse* est un corps semi-fluide, huileux, jaunâtre, qui remplit les vésicules du tissu cellulaire adipeux, dont elle est le produit d'exhalation. L'analyse chimique y découvre deux parties distinctes : la *stéarine*, corps solide, incolore, insipide, presque inodore ; et l'*élaïne*, liquide jaunâtre plus léger que l'eau. De plus, unie à un alcali, la graisse se décompose en deux acides, que Chevreul appelle margarique et oléique. Ce dernier est de la *graisse fluide*.

La graisse se montre plus spécialement abondante sous la peau, au voisinage des reins, dans les interstices musculaires, entre les feuillets de l'épiploon et dans les intervalles que laissent généralement les organes entre eux. Toutes choses égales, les femmes en sont plus pourvues que les hommes. Sa quantité augmente généralement vers l'âge de retour, alors que la puissance génitale s'affaiblit, que l'ardeur des passions s'amortit, et que la circulation devient plus lente, circonstances qui favorisent, en effet, son exhalation. Elle disparaît dans la vieillesse avancée.

La graisse a cet avantage d'arrondir les formes, de protéger mollement les organes, d'émousser la susceptibilité nerveuse, et surtout de constituer pour l'économie un réservoir de combustion et de chaleur. Elle sert à la combustion quand les aliments respiratoires font défaut ; au contraire, ceux-ci sont-ils en excès, elle s'accumule. Ce sujet intéressant est examiné au chapitre *Nutrition*.

B. L'*obésité* ou surabondance de graisse se montre surtout à l'abdomen. Elle n'indique, en réalité, ni une bonne santé ni un bon estomac, car beaucoup de personnes, quoique mangeant peu, digérant difficilement, se portent mal, restent grasses ; c'est que l'embonpoint se lie plutôt à l'idiosyncrasie qu'à l'état de la nutrition, et qu'agir sur celle-ci pour combattre l'obésité, c'est s'exposer à l'inconvénient de troubler la santé générale sans avantage. — Il en est de même pour la *maigreur ;* elle se montre souvent avec des facultés digestives extraordinaires, et l'on essaierait en vain de la faire disparaître en se gorgeant d'aliments substantiels.

C. On a dit que l'eau fait engraisser ; les avis sont différents les uns des autres ; mais les divergences ne sont qu'apparentes. On devient gras de deux façons : ou parce que l'assimilation augmente, ou parce que la désassimilation diminue. Or, il est prouvé que sous l'influence de l'eau la combustion et la nutrition sont plus actives.

CHAP. IV. — EXHALATION MUQUEUSE. — MUCUS.

Toutes les membranes muqueuses (p. 26, *H*) sont le siège d'une *exhalation* qui, de concert avec la *sécrétion* de leurs follicules, forme le *mucus*.

Nous ne parlerons de ce fluide qu'à l'occasion des sécrétions, parce qu'il en est généralement considéré comme le produit (sécr. folliculaire), plutôt que celui d'une perspiration d'ailleurs niée par beaucoup de physiologistes. Nous croyons cependant que, indépendamment de leur action sécrétoire, les membranes muqueuses forment, par un travail perspiratoire analogue à celui des séreuses, un fluide ayant les caractères du *mucus*, sauf qu'il est plus ténu peut-être ; c'est ce fluide que les anciens appelaient *phlegmes, glaires, pituite,* quand il se forme avec abondance dans les voies respiratoires et gastriques.

CHAP. V. — EXHALATION CUTANÉE. — SUEUR.

La surface de la peau laisse échapper par les pores qui la criblent une humeur aqueuse que l'air vaporise ou que les vêtements absorbent au fur et à mesure qu'elle se forme, humeur parfois assez abondante pour constituer, en se condensant, des gouttelettes connues sous le nom de *sueur.* Les pores de la peau correspondent aux *glandes sudoripares* (p. 111, *b*), lesquelles sont formées par l'enroulement d'un tube microscopique terminé en cul-de-sac, et qui se terminent par un canal excréteur (canal sudorifère), contourné en spirale et traversant le derme et l'épiderme.

Sueur.

A. La *sueur* est un fluide de perspiration cutanée, à odeur caractéristique, acide, alcalin ou neutre, selon la partie qui le produit. Lorsqu'il s'échappe à l'état de vapeur, il a nom *transpiration*, nom qui s'applique proprement à ce que nous entendons par *exhalation cutanée*. Outre le fluide perspiratoire, la peau fournit un liquide qui exsude de ses follicules sébacés (*matière sébacée*).

La sueur n'a pas même composition chimique ni même odeur, suivant les régions du corps chez la même personne. Sa quantité est aussi très variable. Quoiqu'elle paraisse nulle dans l'état de repos, de calme, de température convenable, elle peut être évaluée à trente grammes et plus par heure. Mais une température extérieure élevée, des mouvements ou efforts énergiques et prolongés, certaines émotions et certaines conditions morbides la rendent assez abondante pour se condenser en gouttelettes et même ruisseler à la surface du corps. La sueur, dans ce cas, est un moyen de maintenir l'équilibre de température qui tend à être rompu, en fournissant promptement une grande quantité de liquide à l'évaporation et en augmentant ainsi temporairement les sources de refroidissement.

B. La fonction *perspiratoire* cutanée se rattache à la finesse et à la grande vascularisation de la peau, au tempérament sanguin, à l'usage de boissons aqueuses, abondantes, et aux conditions physiologiques et morbides ci-dessus indiquées. Tout ce qui tend à entretenir la souplesse et la propreté de la peau favorise la perspiration : c'est ce qui rend l'usage des bains si précieux; en favorisant cette fonction excrémentitielle, non seulement ils épurent les humeurs, le sang, mais rendent plus rare et moins actif le contact des poussières et des principes miasmatiques qui pourraient être absorbés.

C. La sueur n'est pas homogène, car elle résulte du liquide perspiratoire (*sueur* proprement dite), du produit des follicules glomérulés, du produit des glandes pileuses, des régions pourvues de poils, enfin des cellules épithéliales qui se desquament incessamment. Elle est odorante, avons-nous dit. C'est en effet à la perspiration cutanée que chaque animal doit l'odeur qui le fait reconnaître; par elle le chien peut suivre les traces du gibier, celles de son maître, longtemps même après son passage. Les enfants, les femmes et les hommes n'exhalent pas la même odeur, et chaque individu a la sienne propre.

En hygiène il sera question des accidents morbides causés par la suppression brusque de la transpiration cutanée.

CHAP. VI. — EXHALATION OU PERSPIRATION PULMONAIRE.

Cette fonction a été étudiée à l'occasion de la respiration, à laquelle elle se rattache directement (p. 352, *C*).

SOUS-SECT. II. — SÉCRÉTIONS FOLLICULAIRES

Les sécrétions que nous venons d'étudier n'ont pour organes que des surfaces dépourvues d'appareils sécréteurs proprement dits ; elles consistent plutôt en exhalations de fluide gazeux ou d'un liquide ténu. Les *sécrétions folliculaires*, au contraire, offrent plus de perfection dans les instruments chargés de les effectuer; on nomme ceux-ci *follicules* (ou *cryptes*), sortes de petits sacs, ou ampoules, logés dans l'épaisseur des muqueuses et de la peau, et s'ouvrant à la surface de ces membranes par un goulot très étroit. Or, le creux de ces ampoules sécrète une humeur particulière, qui y trouve comme son réservoir, humeur qui s'épanche, lubrifie les surfaces muqueuses et les garantit des irritations extérieures ; parfois, lorsque le goulot s'est obstrué, ces mêmes ampoules se remplissent et se distendent, au point de donner lieu à des tumeurs indolentes, qu'on appelle *tannes*, *kystes*.

CHAP. Ier. — SÉCRÉTION FOLLICULAIRE DES MUQUEUSES.

Les follicules, les glandes en tube des membranes muqueuses sécrètent le *mucus* proprement dit.

C'est un liquide plus ou moins épais ou ténu, inodore, ressemblant au mucilage végétal pour l'aspect, mais en différant essentiellement par sa composition, car il contient de l'azote, des globules à lui propres, des cellules d'épithélium, des sels, outre une forte proportion d'eau. Il enduit les surfaces des muqueuses et en favorise les fonctions. Le mucus des fosses nasales contribue à la perception des odeurs, celui de l'estomac à la digestion ; dans la vessie, il protège cet organe contre le contact irritant de l'urine, etc. Il n'est point identique dans toutes les muqueuses, ni chez le même individu dans les diverses conditions de santé et de maladie. Ce liquide constitue le *flux muqueux* qui coule du nez dans le rhume de cerveau ; du vagin, dans le catarrhe utérin ; par l'anus, dans la diarrhée ; par l'urèthre dans la blennorrhagie, etc. C'est le produit caractéristique des affections catarrhales. L'étude de ces modifications appartient à la Pathologie.

CHAP. II. — SÉCRÉTION FOLLICULAIRE DE LA PEAU.

L'appareil de ce genre de sécrétion se compose de l'ensemble des *follicules sébacés* (p. 111, *a*); ils offrent beaucoup d'analogie avec les cryptes muqueux, ils en diffèrent par leur siège. On les trouve, comme les *glandes sudoripares*, dans tous les points de la peau, sauf toutefois la paume des mains et la plante des pieds. C'est surtout au niveau des ouvertures naturelles, autour ou sur les ailes du nez, sur la conque de l'oreille, à l'entrée des organes génitaux de la femme, etc., que leur nombre et leur volume sont remarquables.

A l'état normal, l'*humeur sébacée*, ou produit de la sécrétion des follicules de même nom, est grasse, huileuse, d'une odeur ambrée plus ou moins désagréable ; elle tache le linge appliqué sur la peau. Elle est si abondante et odorante chez certains individus, qu'elle rend leur présence insupportable par les émanations nauséabondes qu'ils répandent au loin. Le fluide sébacé du conduit auditif externe se nomme *cérumen*, celui que fournissent les follicules ou glandes de Meïbomius aux paupières est la *chassie*.

Les *tannes* sont des follicules sébacés remplis d'une matière sécrétée, rendue noire au goulot par contact de la poussière. Le corps des nouveau-nés est souvent couvert d'une matière sébacée qui forme un enduit d'une certaine épaisseur, auquel on a donné le nom de *vernix caseosa*.

SOUS-SECT. III. — SÉCRÉTIONS GLANDULAIRES

On nomme *glandulaires* les sécrétions qui s'opèrent dans des glandes et des appareils plus ou moins compliqués. Les *glandes* sont des organes parenchymateux, dont le produit est dirigé par un ou plusieurs canaux, dans un réservoir spécial où il séjourne un certain laps de temps avant d'être expulsé, quand cette expulsion n'est pas immédiate.

C'est aux dépens du sang artériel que s'élaborent les sécrétions, de même que s'effectue la nutrition elle-même. Tandis que les muscles contiennent un sang veineux ou de retour qui est d'autant plus noir, plus oxydé, qu'ils se sont contractés plus énergiquement, les glandes, au contraire, offrent un sang d'autant plus rouge, moins oxydé, qu'elles ont fonctionné avec plus d'intensité : singulière opposition qui montre que ce que nous considérons comme un temps de repos, dans les glandes, pourrait bien être le moment de leur action sécrétoire. (Cl. Bernard.)

Les sécrétions glandulaires sont au nombre de sept, appelées : *lacrymale, salivaire, pancréatique, biliaire, urinaire, spermatique, laiteuse*. Chacune d'elles possède un appareil spécial approprié à la nature du fluide sécrété et au mécanisme de son excrétion, et ne produit jamais un liquide autre que celui qui lui est propre.

CHAP. Ier. — SÉCRÉTION LACRYMALE.

Dans la *sécrétion des larmes* il y a à considérer : l'appareil ; le fluide lacrymal ; le mécanisme de la fonction.

Appareil lacrymal.

A. La description que nous avons donnée des voies lacrymales (p. 139) nous dispense d'entrer ici dans de nouveaux développements. Bornons-nous à rappeler que la *glande lacrymale*, organe où s'élaborent les larmes, doit l'influence vitale qui la rend apte à sécréter aux nerfs de la 5e paire cérébrale (p. 89, *a*), et à d'autres filets nerveux provenant du grand sympathique. La sécrétion des larmes est notablement diminuée par la section du nerf trifacial (5e paire). En outre, ce nerf exerce une influence sur la nutrition du globe de l'œil, puisque quelques jours après sa destruction, la cornée devient opaque, ce qui ne saurait être attribué au défaut de clignement de la paupière et au manque de larmes.

Les larmes.

B. Les *larmes* sont constituées par une humeur incolore, limpide, à saveur salée, composée d'environ 99 parties d'eau sur 100, et d'une partie de chlorure de sodium, de phosphates de soude et de chaux, plus une faible proportion de matière organique. Elles sont destinées à lubrifier le devant du globe oculaire, dont elles facilitent les mouvements et ceux des paupières.

Aucune sécrétion n'est modifiée d'une manière plus remarquable par certaines dispositions de l'âme que celle des larmes : les *pleurs* résultent de leur abondance : un sentiment tendre, mélancolique, triste ou pénible, en agissant sur la glande lacrymale par l'intermédiaire de la 5ᵉ paire (p. 89, *a*), provoque les pleurs. Toutefois on serait dans l'erreur si l'on jugeait de l'intensité de la douleur morale par la quantité de larmes répandues ; l'homme qui ressent une peine profonde ne pleure pas ; il ne verse des larmes que lorsque la première impression a perdu de son intensité, encore ne pleure-t-il jamais s'il est fortement constitué, et s'il se fait une loi d'éviter les démonstrations de la douleur ou de l'attendrissement, que quelques stoïques traitent de faiblesse et de puérilité.

Le liquide lacrymal, dans l'état ordinaire comme quand il est produit par une affection douce, agréable et passagère de l'âme, n'a rien d'irritant pour la peau ; mais lorsque sa sécrétion est provoquée soit par le chagrin, soit par l'inflammation de l'œil, il produit une action corrosive sur les parties externes qu'il touche, parce qu'alors il contient une proportion de sels et de matière animale relativement plus considérable : de là cette rougeur des yeux et des joues qui se remarque chez les personnes qui ont pleuré *amèrement*, comme l'on dit. Cela n'empêche que *pleurer* est le propre de l'homme comme le *rire*.

Mécanisme de la sécrétion lacrymale.

C. En vertu de ses propriétés vitales particulières, excitée surtout directement par les mouvements des paupières ou indirectement par les passions affectives, la glande lacrymale agit sur le sang que lui apporte l'artère lacrymale pour former le liquide des larmes. Celles-ci, incessamment versées sur le globe oculaire, s'y étendent sous l'influence des mouvements des paupières, et se dirigent ensuite vers l'angle interne de l'œil, pour pénétrer dans les points lacrymaux, qui baignent en quelque sorte dans le liquide ; de là elles descendent dans le sac lacrymal, lequel, grâce à la contractilité de ses parois, les pousse dans le canal nasal et dans la narine correspondante, où elles servent à rendre l'olfaction plus parfaite. C'est ainsi que les choses se passent dans l'état ordinaire ; quand le liquide lacrymal est sécrété en abondance, comme quand il est provoqué par une action théâtrale pathétique, il occasionne des mouchements répétés par son abord et son contact sur la muqueuse nasale.

CHAP. II. — SÉCRÉTION SALIVAIRE.

La *sécrétion salivaire* a pour siège un *appareil* et pour facteur un mécanisme que nous allons examiner. Former la *salive* (liquide important), tel est son rôle.

Appareil salivaire.

A la description que nous avons donnée de l'*appareil* salivaire (p. 137), ajoutons l'indication des sources auxquelles il emprunte le sang et l'innervation qui lui sont nécessaires. La *glande parotide* reçoit ses artères de la carotide, de la faciale et de la temporale; elle reçoit ses nerfs de la 5ᵉ paire (p. 89) et du plexus cervical (p. 93, *a*). Lorsque le nerf de la 5ᵉ paire est coupé, la sécrétion de la salive est considérablement ralentie; l'excitation du nerf l'augmente au contraire. La *glande sous-maxillaire* reçoit le sang des branches provenant de l'artère maxillaire interne et de la linguale. L'*innervation* lui vient du nerf lingual (p. 90, *c*). Le ganglion sous-maxillaire qui se trouve sur le trajet du nerf lingual et qui en reçoit des filets (p. 96, *b*), a une influence spéciale sur la sécrétion de la glande sous-maxillaire. La *glande sublinguale* est nourrie par les artères sublinguale et sous mentale, et innervée par le ganglion sublingual.

La salive.

La *salive* est un liquide incolore, visqueux, écumeux, inodore, composé d'eau, d'une matière animale particulière, de mucus, soude et lactate de soude. (Berzélius.) Il afflue avec abondance dans la bouche au cours de la mastication. Cependant sa quantité varie beaucoup suivant une foule de circonstances physiologiques et pathologiques qu'il serait trop long d'énumérer ici, mais que nous aurons occasion de mentionner. (V. PATHOLOGIE.) La salive a des propriétés et des usages qui diffèrent suivant sa source particulière, car les trois humeurs qui la constituent dans la bouche, malgré leur mélange, remplissent chacune un rôle distinct : ainsi la salive *parotidienne* est sécrétée à l'usage de la mastication ; la *sous-maxillaire*, pour la gustation ; la *sublinguale* et celle provenant des *glandes buccales* servent à la déglutition.

La salive mixte, celle mélangée dans la bouche, a la propriété de transformer les aliments *féculents* ou l'amidon en *glycose*, ce que ne fait aucun liquide salivaire recueilli avant ce mélange. Cette propriété dissolvante est due à une matière organique azotée, désignée sous le nom de *diastase* et qui paraît se former au contact de l'air.

La salive est quelquefois acide le matin ; mais celle qui s'écoule dans la bouche au moment du repas est toujours alcaline, et cette alcalinité est due au phosphate de soude tribasique. Dans les maladies, la salive devient sensiblement acide. On accuse son acidité de causer la carie prématurée des dents.

Mécanisme de la sécrétion salivaire.

D. Pressées simultanément par les mouvements des mâchoires et des muscles masticateurs, excitées surtout par le contact des aliments sur la muqueuse buccale, les glandes salivaires agissent sur le sang, qu'elles reçoivent à ce moment en plus grande abondance pour former la salive. Celle-ci peut être sécrétée sous l'influence de causes tout à fait indirectes, purement morales, comme à la vue d'un mets sapide ou par la pensée arrêtée sur certains fruits acides, d'où l'expression : *l'eau en vient à la bouche.* Au fur et à mesure qu'il est élaboré, le liquide salivaire afflue dans la cavité buccale par les canaux des glandes parotides, sous-maxillaires et sous-linguales. Il se mélange au liquide sécrété par la muqueuse, et qui occupe les parties inférieures de cette cavité pendant le repos des organes masticateurs. Mais dès que le broiement des aliments commence, il augmente de quantité.

CHAP. III. — SÉCRÉTION PANCRÉATIQUE.

Le *pancréas*, sorte de glande analogue aux glandes salivaires, sécrète le *suc pancréatique* (p. 138). Ce suc est incolore, filant, constamment alcalin, de consistance sirupeuse, ayant la propriété de se coaguler par la chaleur, comme l'albumine. La matière qui se coagule est la partie essentielle du suc pancréatique, différant de l'albumine en ce que le précipité qu'elle forme par les acides faibles est de nouveau soluble dans l'eau. Cette matière possède la propriété d'émulsionner les corps gras, les graisses (oléine, butyrine, stéarine) et de les dédoubler en glycérine et en acide libre. Et quand le pancréas est malade, les corps gras contenus dans les aliments passent tout entiers dans les déjections.

Le suc pancréatique coule lentement dans le duodénum pendant la digestion stomacale pour remplir le but que nous avons indiqué (p. 330, *C*).

CHAP. IV. — SÉCRÉTION BILIAIRE.

La sécrétion de la bile est une fonction organique des plus importantes. D'une part, l'influence qu'exerce l'appareil biliaire sur les

autres organes, sur l'encéphale en particulier, est considérable, et
d'autre part, le produit sécrété joue un rôle remarquable dans l'acte
de la chylification et de la dépuration du sang. En outre, le foie jouit
de la propriété de former du sucre ou glycose, ce qu'on désigne par
glycogénie.

Appareil biliaire.

Nous nous proposons donc d'étudier successivement l'*appareil*
biliaire, la *bile*, le *mécanisme* de la sécrétion biliaire, la *glycogénie*.

A. L'*appareil biliaire* comprend : le foie, organe sécréteur; le
conduit hépatique, canal afférent; la vésicule biliaire, réservoir; le
canal cholédoque, canal différent (p. 140-142). — Il ne diffère pas
des autres glandes seulement par ses tissu, produit et volume, il est
surtout remarquable par le système de la *veine porte*, qui le traverse
(p. 133). En effet, outre le sang artériel que lui apporte l'artère hépatique (p. 128, *H*, *b*), sang nécessaire à sa nutrition propre et à la
formation de la bile, le foie reçoit le sang veineux abdominal chargé
du liquide des boissons et d'une certaine quantité de chyle, sang qui
lui arrive par le canal de la veine porte, pour être soumis à une
action spéciale de la part de cette glande, en vue de former la bile,
et être versé ensuite dans le système veineux général par les veines
hépatiques (p. 132, *d*).

Le foie reçoit ses nerfs du grand sympathique; conséquemment
son action est affranchie de la volonté. Toutefois, la moelle épinière
exerce sur lui une influence particulière, car une piqûre faite au
bulbe rachidien, dans le voisinage des nerfs pneumogastriques, fait
accumuler le sucre dans le sang par une sorte d'excitation sécrétoire
glycogénique du foie, et peu de temps après le sucre apparaît dans
l'urine sécrétée.

La bile.

B. La *bile* est un liquide sécrété par le foie, brun-jaunâtre ou verdâtre, alcalin lorsque se fait la digestion, acide dans les intervalles,
d'une saveur très amère. Elle se dirige vers le duodénum par le
conduit ou canal hépatique et par le canal cholédoque, qui est la
continuation de celui-ci; mais une portion remonte jusqu'à la vésicule par le canal cystique, qui prend ce nom au point où le canal
hépatique et le cholédoque s'abouchent. (Pl. XIII.) Dans le duodénum elle concourt à séparer le chyle de la matière excrémentitielle,
d'où le rôle important qu'elle joue dans la digestion. Dans sa composition, imparfaitement connue, on trouve 90 parties d'eau sur 100.
Les 10 parties de matériaux solides se composent de matières ani-

males et salines diverses, d'acides unis à la soude (cholate et choléate de soude), de matières grasses (cholestérine, oléine, margarine), mucus et sels. La bile de l'homme ne contient point le principe à la fois amer et sucré qu'on trouve dans la bile de bœuf, et auquel Thénard a donné le nom de *picromel*. L'amertume qu'elle présente est due à un élément résineux. Elle n'est pas exclusivement un liquide excrémentitiel, puisqu'elle sert à la fonction digestive.

La bile est plus liquide chez l'enfant que chez l'adulte ; sa consistance et sa couleur varient aussi suivant les différentes maladies du foie, mais sans qu'il y ait rien de constant à cet égard. On ne peut évaluer la quantité de bile sécrétée dans un temps donné : elle varie suivant une foule de circonstances physiologiques et pathologiques. La sécrétion biliaire est troublée par les affections profondes de l'âme, ainsi que nous le verrons à l'article *Ictère*.

On accuse la bile d'exercer une grande influence dans l'étiologie et les complications des maladies ; mais, sous ce rapport encore, on ne sait rien de positif et l'on ignore son mode d'action. Nous essaierons plus tard de préciser son rôle dans ce qu'on nomme *maladies bilieuses*.

Mécanisme de la sécrétion biliaire.

C. « Le sang noir distribué dans le tissu du foie par la veine porte, qui offre ici la disposition et fait les fonctions d'une artère, se trouve soumis à l'action vitale particulière de cette glande, qui saisit les éléments appropriés au travail sécrétoire qu'elle doit effectuer, les combine et les élabore de manière à former le liquide qu'on appelle bile. Ce travail est particulièrement sollicité par la présence du chyme dans le duodénum, par l'excitation opérée sur l'orifice du conduit excréteur et propagée vers le foie en vertu de la sympathie par continuité du tissu. »

a. L'action sécrétoire du foie s'exerce-t-elle plutôt sur le sang de la *veine porte* que sur celui de l'*artère hépatique ?* On ne saurait l'affirmer : Haller, ayant lié sur des pigeons l'artère hépatique, a vu que cela empêchait le sang artériel de se rendre au foie, quoique l'élaboration de la bile continuât : il a fait ensuite la ligature de la veine porte, et il a constaté la suspension de cette sécrétion. Mais Abernethy rapporte un fait en opposition avec cette thèse, c'est celui d'une petite fille dont la veine porte, au lieu de pénétrer dans le foie, se portait directement dans la veine cave inférieure, et chez laquelle on trouva de la bile dans la vésicule biliaire. D'autres exemples d'oblitération de la veine porte avec persistance de la sécrétion biliaire ont été publiés. Quel peut donc être le rôle vrai de la veine porte, car elle présente dans l'économie le seul exemple d'un vaisseau veineux se distribuant dans un organe à la manière d'une artère ?.... Quant à *l'artère hépatique*, sa mission, à elle, serait de donner au foie les éléments de son excitation et de sa nutrition ; mais certainement elle contribue aussi à la fabrication de la bile.

b. « La bile sécrétée par le foie s'écoule par le canal hépatique, elle passe de là dans le canal cholédoque, qui la transmet dans l'intestin, où elle s'écoule goutte à goutte et d'une manière continue. Mais une portion de la sécrétion, au lieu de suivre son trajet descendant par l'intestin, remonte par le canal cystique, et vient s'emmagasiner dans la *vésicule biliaire*, qui se remplit. » En effet, éprouvant quelque difficulté à couler dans le duodénum à cause du rétrécissement que présente l'orifice duodénal du canal cholédoque, la bile reflue dans la vésicule du fiel par le canal cystique. Cette vésicule se remplit d'autant plus que l'estomac reste plus longtemps dans un état de vacuité. La raison de ce phénomène, qui étonne au premier abord, est toute naturelle : le travail de la digestion étant la seule cause normale de l'excitation des voies biliaires et de leur sollicitation à se vider, du moment que l'estomac et le duodénum sont dans l'inaction, la bile ne trouve pas les conditions favorables à son écoulement dans l'intestin, et elle reflue dans la vésicule, où elle reste comme en réserve.

Le réservoir de la bile peut se vider dans d'autres circonstances que le travail digestif, sous l'influence de causes morbides qui, en provoquant le vomissement, en comprimant le foie, les canaux biliaires et l'estomac, débarrassent les voies digestives et hépatiques des liquides qu'elles contiennent,

L'influence grande qu'exerce la digestion stomacale sur la sécrétion biliaire explique l'activité prononcée du foie chez les personnes qui font abus d'aliments de haut goût, chez les gourmands enfin, par l'irritation continue qu'entretient la surexcitation de la muqueuse gastro-duodénale. Quant au rôle de la bile dans la digestion, nous l'indiquerons ci-après.

Formation du sucre dans le foie.

D. On trouve du sucre ou glycose (1) dans le foie. D'où vient ce

---

(1) On appelle *glycose* (de *glucus*, doux), le sucre de raisin ou d'amidon ; c'est l'espèce de sucre qui est trouvé dans les fruits et les plantes acides. Il est difficilement cristallisable et diffère du sucre de canne en ce qu'il contient trois atomes d'eau de plus.

sucre ? est-il fabriqué dans cette glande, y est-il transporté tout formé par le sang de la *veine porte*, ou celui de l'*artère hépatique*? Le sucre est formé sur place par une action propre du foie, et ce n'est pas l'artère hépatique qui le lui fournit, puisque le sang artériel général n'en renferme pas. Quant à la veine porte, elle ne contient pas de sucre non plus ou extrêmement peu si l'alimentation a été exclusivement animale ; tandis que le foie en renferme toujours une quantité très notable.

Cependant il se peut que le sang artériel général présente quelques traces de sucre, que la veine porte continue d'offrir de la glycose, alors même qu'il y a eu abstinence complète de tout aliment féculent. Et ces circonstances ont fait surgir de nombreuses objections contre la découverte de la *glycogénie* du foie, due à Cl. Bernard. Voici ce qu'on répond à ces objections :

Le sucre formé dans le foie n'est pas un phénomène de sécrétion ; il n'est pas excrété avec les produits biliaires, mais sort de cette glande avec le sang des veines sus-hépatiques (p. 134, *c*) et se mêle ainsi à la grande circulation. Il n'est pas brûlé, détruit instantanément. D'un autre côté, comme certains états du poumon ou du système nerveux peuvent augmenter considérablement la quantité de glycose, en ralentissant les phénomènes de combustion dans le sang en circulation ou en exagérant la fonction glycogénique du foie, il en résulte que le sang artériel peut contenir des traces de sucre d'une façon à peu près constante, car tout le sucre n'est pas détruit dans les capillaires du poumon ; or, de même que les veines, qui font suite aux artères, peuvent encore en présenter, le sucre qui a échappé à l'acte respiratoire ne disparaît pas complètement en passant au travers des capillaires généraux. De ce que la veine porte peut charrier du sucre chez un animal nourri de viande, on a soutenu que le sucre trouvé dans le foie provient de l'alimentation, et qu'il se forme dans l'intestin. C'est une erreur. La viande ne se transforme jamais en sucre dans l'intestin par les procédés digestifs ; d'autre part, l'explication de la présence du sucre dans la veine porte, même après une suite de digestions de viande, est rendue facile, d'après les considérations précédentes.

E. Une alimentation féculente donne lieu à la formation de sucre dans l'intestin ; rien de plus naturel, puisque la veine porte et le foie en contiennent. Or, disent les adversaires de la glycogénie du foie, si on trouve du sucre dans le foie d'un animal qu'on a nourri avec de la viande, c'est que ce sucre a été amené au foie à la suite d'un régime amylacé antécédent. Cette objection disparaît devant ce fait :

qu'un chien, nourri pendant 2, 4, 6, 8 mois *exclusivement* avec de la viande, présente du sucre dans le foie. En résumé, donc, il se forme du sucre dans le foie, sucre indépendant de celui qui arrive à cette glande par la veine porte et est puisé dans l'intestin par suite d'une alimentation féculente.

F. Le sucre provenant de la digestion, de même que celui que forme le foie, disparaît peu à peu dans le sang, au fur et à mesure qu'il y est versé ; il ne s'accumule point dans ce liquide, et on ne le rencontre pas normalement dans les produits de sécrétions excrémentitielles : nous disons *normalement*, attendu que, dans le diabète par exemple, le sucre règne dans le sang. Que devient donc ce sucre ? il passe par diverses phases d'oxydation dans les poumons, pour se résoudre en eau et en acide carbonique sous l'influence de l'oxygène absorbé par la respiration. Probablement qu'une partie du sucre, surtout celui introduit par l'alimentation, est destinée à la transformation graisseuse, car c'est sous forme de sucre que les animaux herbivores qui engraissent absorbent leurs aliments féculents. C. Bernard suppose qu'une partie du sucre de la digestion subit la transformation graisseuse dans le sein même du foie, avant d'arriver aux veines hépatiques.

La veine porte n'est pas la seule voie qui conduit la glycose de la digestion dans le torrent circulatoire : une partie de ce produit est absorbée par les vaisseaux chylifères, qui vont au canal thoracique (p. 135) sans passer par le foie, et l'on peut le retrouver dans le canal, comme les expériences de Colin (d'Alfort) l'ont démontré.

<h2 style="text-align:center">CHAP. V. — SÉCRÉTION URINAIRE.</h2>

Cette fonction est une des plus importantes de l'économie, car elle a pour but soit de débarrasser le sang et les humeurs de matériaux usés ou hétérogènes, soit de créer une voie de dépuration, de dérivation, de flux critique, en élaborant le liquide qu'on nomme *urine*. — Etudions l'*appareil*, le *produit sécrété* ou *urine*, le *mécanisme de la sécrétion* et les *remarques* physiologiques.

Appareil urinaire.

A. Tout en renvoyant le lecteur à la description que nous avons donnée de cet appareil (p. 143), rappelons qu'il se compose des organes suivants : *reins*, ou organes sécréteurs ; *uretères*, canaux afférents ; *vessie*, réservoir de l'urine ; *urèthre*, canal excréteur. —

Les reins reçoivent une très grande quantité de sang artériel par l'artère rénale, qui est très volumineuse relativement à la glande. L'organisation de celle-ci, vue au microscope, offre des *tubes* uriniffères, qui, commencés dans la substance corticale par des *culs-de-sac*, se réunissent entre eux pour aboutir par 15 à 20 ouvertures dans les calices. — Les reins reçoivent l'influence nerveuse du grand sympathique. La vessie doit ses artères à l'iliaque interne (p. 129, *a*), et ses nerfs au plexus hypogastrique (p. 98, *G*). Des muscles volontaires concourent à la fonction en provoquant soit l'excrétion, soit la rétention de l'urine.

L'urine.

B. L'*urine* est un liquide excrémentitiel jaune citron, transparent, d'une odeur particulière, d'une saveur acide et salée ; ses propriétés physiques et chimiques sont très variables, suivant le régime, la nature des boissons et des aliments ingérés. Elle est composée de nombreux principes ; dans l'ordre de leurs proportions, dont nous négligeons le chiffre, elle contient, d'après Berzélius, 95 °/₀ d'eau, de l'urée, du sulfate de potasse, du phosphate et du muriate de soude, du phosphate d'ammoniaque, de l'acide urique libre, une matière animale, une résine, du phosphate et de l'oxalate de chaux. En outre, on y rencontre souvent de l'albumine, de la gélatine, des principes hétérogènes, des poisons même, introduits dans l'économie ; enfin dans le cours de certaines affections morbides on peut y signaler du pus, du sang, du mucus, du sperme.

a. L'élément essentiel de l'urine est l'*urée*, substance très azotée, qui forme à elle seule la plus grande partie des matières organiques que laisse en résidu le liquide évaporé ; elle provient de deux sources : une partie est fournie par la décomposition des tissus azotés de l'organisme ; l'autre partie dérive de l'oxydation directe d'une portion des aliments azotés ; en général, plus ceux-ci sont abondants, plus l'urine contient d'urée.

La couleur de l'urine rendue le matin après le réveil est d'un jaune citron ou orange ; elle est généralement moins colorée chez la femme que chez l'homme. Sa teinte foncée est due à deux circonstances, diminution de sa partie aqueuse et prédominance de l'urée et de l'acide urique, deux substances des plus animalisées et azotées. Il y a de l'urée dans le sang, mais en très faible proportion. Néanmoins on peut conclure de ce fait que l'urée ne se forme pas exclusivement dans les reins, mais s'engendre aussi directement dans le sang, par l'effet de combustions qu'opère la nutrition interstitielle. D'ailleurs, l'urée s'accumule dans le sang dans les maladies où l'excrétion de l'urine est profondément troublée. C'est à l'urée que l'urine doit la propriété de se putréfier rapidement en exhalant une odeur ammoniacale et puante très prononcée.

b. L'*acide urique*, substance très azotée, comme il vient d'être dit déjà, peut être envisagé comme un produit de combustion de matières azotées, combustion moins avancée que pour l'urée. Cet acide existe à l'état libre ou à l'état d'urates alcalins. Sa quantité augmente ou diminue dans les mêmes circonstances que celle de l'urée. L'acide urique est remplacé, chez les herbivores, par l'*acide hippurique*, avec lequel coïncide généralement une grande proportion de carbonates alcalins, lesquels rendent l'urine alcaline chez ces êtres. — Nous nous bornons à ce peu de mots sur un produit de sécrétion qui occupe beaucoup plus le pathologiste que le physiologiste. Nous y reviendrons dans la Pathologie générale.

Mécanisme de la sécrétion urinaire.

C. La *sécrétion urinaire* s'opère d'une manière continue et sans que l'individu en ait conscience. Les reins agissent sur le sang pour en extraire et combiner les matériaux de l'urine ; au fur et à mesure qu'elle se produit, l'urine pénètre dans les tubes urinifères, descend dans les calices, le bassinet, dans les uretères, et arrive enfin dans la vessie. Elle y coule lentement, goutte à goutte, comme par un suintement continuel.

a. La *vessie*, réservoir spacieux, peut se remplir, être même distendue par l'urine, sans que ce liquide puisse refluer dans les uretères, parce qu'il en ferme l'orifice par la pression qu'il exerce, ni s'échapper, par l'urèthre dont l'ouverture est tenue close sous l'influence de la volonté. Toutefois, lorsque la vessie contient une certaine quantité du produit sécrété, le besoin de son expulsion se fait sentir. Alors la volonté intervenant, les muscles releveurs de l'anus se relâchent pour laisser le passage uréthral libre ; les muscles abdominaux se contractent pour presser sur la vessie, dont la couche musculeuse ne reste pas inactive, et, sous ces efforts réunis combinés, l'urine est chassée, la *miction* (action de pisser) a lieu. Vers la fin de l'excrétion, quand il ne reste que très peu de liquide dans le réservoir, les muscles du périnée se contractent brusquement pour expulser, comme par un *coup de piston*, ce qui reste, et tout rentre ensuite dans le repos, jusqu'à nouvelle réplétion vésicale et nouvelle envie d'uriner. Cela se passe ainsi chez l'homme; mais la fonction est plus simple et facile chez la femme.

b. La quantité d'urine augmente généralement en proportion des boissons que l'on ingère dans l'estomac. Cette suractivité sécrétoire se montre peu de temps après l'ingestion, parce que les liquides n'ayant pas besoin d'être digérés, sont presque aussitôt absorbés par les veines et mêlés au torrent circulatoire, qui les porte aux reins, où ils sont en quelque sorte attirés par une affinité vitale. L'urine n'est pas formée aux dépens des boissons seules, puisqu'elle n'en présente pas les propriétés; mais, grâce à celle-ci, elle devient plus aqueuse, moins chargée de principes salins et animalisés, et sa sécrétion est plus facile et plus abondante.

Remarques physiologiques.

D. L'urine enlève à l'économie, dans les vingt-quatre heures, une quantité moyenne de liquide qui peut être évaluée à plus d'un kilogramme. Etant un liquide purement excrémentitiel, elle débarrasse l'économie d'une certaine quantité d'eau tenant en dissolution divers sels, et des substances azotées provenant de la décomposition des tissus. Elle concourt, avec les exhalations cutanées et pulmonaires, l'excrétion des fèces, à entretenir l'équilibre organique. Si les gaz et les vapeurs de l'exhalation cutanée et pulmonaire représentent principalement le dernier terme des aliments respiratoires (aliments féculents, gras et sucrés), l'urine, elle, est la voie par laquelle sont spécialement évacués les aliments albuminoïdes métamorphosés, comme on le verra plus loin.

E. Mais ce n'est pas tout, l'urine est une *voie d'élimination* d'un grand nombre de substances solubles, portées dans les voies d'absorption dans un but expérimental, thérapeutique ou toxique. Les substances non décomposées qui apparaissent en nature dans l'urine sont celles qui ne forment avec aucun des principes de nos tissus des composés insolubles, et ne sont ni oxydables ni décomposables avec facilité, tels le carbonate, l'azotate et le sulfate de potasse, le borate de soude, les matières colorantes de l'indigo, la rhubarbe, la garance, les mûres, les matières odorantes de la valériane, de l'ail, du safran, de l'asperge, etc., etc. — Les substances qu'on ne trouve pas dans l'urine ont été décomposées dans le sang, et peuvent être envisagées comme ayant joué le rôle d'aliments : tels sont l'alcool, l'éther, le camphre, les résines, la matière colorante du tournesol, l'orcanète, la caféine, etc., etc., substances qui sont en effet d'ordre organique.

CHAP. VI. — SÉCRÉTION SPERMATIQUE. — SÉCRÉTION LAITEUSE.

L'histoire de ces deux fonctions sécrétoires trouve plus naturellement sa place au chapitre des *fonctions de reproduction*, où nous
renvoyons le lecteur.

CHAP. VII. — LES SÉCRÉTIONS DANS LEURS GÉNÉRALITÉS COMMUNES.

Les sécrétions sont en général intermittentes ou rémittentes. Elles
présentent des intervalles d'activité et de repos relatifs, fait qui dépend sans doute de l'influence nerveuse; mais celle-ci, comment
s'exerce-t-elle? On l'ignore.

A. Le sang est le liquide d'où procèdent toutes les sécrétions.
Leurs produits sont destinés, les uns à être éliminés de l'économie,
comme l'urine, la sueur : ce sont les *excrémentitiels ;* d'autres sont
reportés dans le torrent circulatoire (sérosité, graisse) : ils sont qua-
lifiés de *récrémentitiels ;* il en est enfin (bile, salive) qui, en partie
résorbés et en partie rejetés, sont dits *excrément-récrémentitiels.*

a. Les produits de sécrétion sont-ils formés d'avance dans le sang
qui circule, ou bien les organes sécréteurs les composent-ils de toutes
pièces? Cette dernière opinion paraît la plus probable. Toutefois, les
reins ne semblent être que des organes éliminateurs, une sorte de tamis
destiné à enlever au sang l'urée qui y est contenue en nature. Car
les animaux auxquels on a enlevé les reins présentent bientôt un
grand abattement, de la fièvre, des troubles nerveux et succombent;
si l'on examine leur sang, on y trouve une grande quantité d'*urée.*
Mais l'urée n'est pas l'urine tout entière. Chez ces mêmes animaux
privés de reins, ni la matière de leurs vomissements, ni leurs fluides
d'exhalation n'offrent d'odeur urineuse; l'urine n'existe donc pas en
nature dans le sang. Au contraire, les animaux auxquels on lie le
canal de l'urèthre répandent bientôt une odeur ammoniacale qui résulte de ce que l'urine, obligée de séjourner dans la vessie, est résor-
bée et qu'elle manifeste sa présence par l'exhalation cutanée.

b. « Et ce que nous disons de la sécrétion urinaire, l'expérience
le prouve par toutes les autres ; aussi ne doit-on jamais chercher,
dans les humeurs en circulation, du lait, de la bile, de l'urine, du
sperme, tous formés antérieurement à l'action des mamelles, du
foie, des testicules; autrement il n'y aurait pas de raison pour ne
pas admettre l'existence des tissus muqueux, séreux, cutané,
fibreux, indépendamment de l'influence assimilatrice de ces mêmes

tissus. C'est une vérité à l'état d'axiome, que pour les sécrétions comme pour la nutrition, les éléments des humeurs et des solides organiques se trouvent nécessairement dans les fluides circulatoires, qui deviennent ainsi leur modificateur particulier, et qu'il n'existe pas plus d'identité entre ces éléments et les produits qu'ils servent à former, qu'entre les principes chimiques simples d'un corps et ce même composé. »

Maintenant, est-ce par un procédé mécanique, ou chimique, ou purement vital, que les sécrétions s'opèrent? Passant sous silence les diverses théories proposées à ce sujet, nous dirons simplement que le phénomène est essentiellement vital, ce qui veut dire inconnu dans sa nature intime.

B. Les sécrétions établissent entre elles des rapports sympathiques étroits; mais, eu égard à leur activité, elles sont en opposition les unes avec les autres. Ainsi, par exemple, plus l'exhalation cutanée devient abondante, plus la sécrétion urinaire diminue : cela se comprend, du reste, car comme les sécrétions puisent toutes aux mêmes sources (torrent circulatoire et innervation ganglionnaire), si l'une d'elles absorbe matériaux et influx nerveux comme deux, les autres, une au moins, diminuent d'énergie. L'expérience démontre tous les jours que cet antagonisme existe, surtout entre les exhalations muqueuse, séreuse, pulmonaire, et les sécrétions urinaire, laiteuse, etc.

SOUS-SECT. IV. — NUTRITION

Considérée comme fonction autonome, en bloc, quoique étant très complexe, la *nutrition* consiste dans l'action organique moléculaire, intime, sur les éléments réparateurs du sang, et la transformation de ces éléments en matière organique (*assimilation*). Or, prise dans le sens le plus général, la *Nutrition* est une sorte d'*acte sécrétoire* de l'économie, dont le rôle est de composer et renouveler les tissus. Ce grand acte donne lieu à un dégagement d'une certaine quantité de calorique, car il a pour instruments tous les tissus, pour matériaux le chyle, les boissons, et pour aides obligés les poumons et l'air, chargés d'opérer l'hématose sanguine.

A. Le sang circule dans un système de canaux fermés; la partie liquide peut seule traverser les pores invisibles de leurs parois. Elle (*plasma*) constitue le liquide nutritif, lequel peut être comparé à la *lymphe*, sauf qu'il contient la plupart des éléments du sang (*lymphe plastique* ou *coagulable*) et dans quelques cas un peu de matière colorante. Les globules du sang ne prennent pas une part immédiate à la nutrition. Mais leur diminution ou leur augmentation retentit d'une manière directe sur les phénomènes nutritifs. Ils se forment sans cesse aux dépens des matières organiques dissoutes dans le plasma ; ils s'engendrent, disent les uns, dans le foie, suivant d'autres dans les poumons, et sans doute se développent aux dépens des matières albuminoïdes introduites dans le sang par le travail de la digestion ; ils se détruisent en abandonnant de nouveau dans les parties liquides du sang les matières albuminoïdes qui les ont formés. Les matières dissoutes dans le plasma passent probablement par l'état vésiculaire ou phase globulaire, avant de s'échapper au travers des parois vasculaires pour servir à la nutrition au sein des organes.

B. Car la nutrition, soit locale ou générale, doit être étudiée jusque dans les mailles primitives de chaque organe : c'est là que doit s'opérer comme une sorte de digestion intra-cellulaire. Des corps de diverses natures s'y trouvent englobés par le proto-plasma des cellules et sont élaborés en vue d'une opération nutritive. Là aussi est le siège de la phagocytose, ou rôle des *phagocytes*. Ceux-ci, espèce de microbes particulière, absorbent ou neutralisent les autres qui tentent de pénétrer dans l'organisme. Nous avons lu même, ô merveille de la microscopie ! qu'il se livrait entre ces microbes ennemis une véritable bataille, dans laquelle le *leucocyte* s'empare du *bacille* et l'absorbe ; d'autres combattants arrivent au secours des premiers, et chacun d'eux absorbe le plus de microbes qu'il peut.

CHAP. 1er. — PHÉNOMÈNES CHIMIQUES DE LA NUTRITION.

A. L'acte multiple de la nutrition se réduit à deux phénomènes essentiels : *composition* et *décomposition*, par suite d'une métamorphose ininterrompue du sang. En même temps que les organes s'approprient des matériaux nouveaux, ils se débarrassent des molécules vieillies ou usées ; de cette façon, le corps se compose et se décompose incessamment en dégageant du calorique dans ce double mouvement : 1° il se *recompose* par l'action qu'exercent les vaisseaux absorbants sur les matériaux réparateurs ; par la transformation du sang veineux chargé de ces matériaux en sang artériel (p. 352), et par la force assimilatrice des vaisseaux capillaires généraux sur ces mêmes matériaux ; 2° il se *décompose* par résorption des molécules qui ne peuvent plus servir, ou par leur élimination au moyen des sécrétions excrémentitielles. Donc *assimilation* et *élimination* correspondent à *composition* et à *décomposition*.

a. Assimilation. — Elle suppose une série d'opérations préliminaires que résument les mots chylification, absorption du chyle, respiration, hématose, circulation. (V. ces mots.)

La digestion introduit dans l'organisme des éléments *inorganiques* (*minéraux*) et des éléments *organiques :* les premiers sont dissous dans les liquides digestifs et pénètrent en nature dans le sang ; les seconds arrivent dans celui-ci sous forme de peptone, de matières grasses ou de glycose (p. **327** à **331**).

b. Les *matières azotées* (*albuminoïdes*) , c'est-à-dire celles à base d'albumine, sont dites *quaternaires* comme étant constituées par quatre principes : carbone, hydrogène, oxygène et azote. Elles portent le titre d'*aliments plastiques*, parce qu'elles servent principalement à réparer les pertes et à accroître le corps.

c. Les matières *non azotées* sont des composés *ternaires*, c'est-à-dire qui ne renferment que du carbone, de l'hydrogène et de l'oxygène : on les désigne par l'expression *aliments respiratoires.*

d. Les aliments de toute origine contiennent des principes azotés et des non azotés, mais les principes azotés dominent dans les animaux, tandis que les non azotés sont plus abondants dans les végétaux.

B. Les *matières azotées* de l'alimentation, quelles que soient les modifications moléculaires qu'elles éprouvent au moment de leur absorption, se reconstituent promptement dans le sang à l'état d'albumine, laquelle prend part à la formation des *globules*. Ceux-ci s'organisent au sein même de ce liquide, de la même manière que nous voyons les cellules organiques prendre naissance dans les formations embryonnaires.

C. La *fibrine* se forme dans les globules du sang par l'intervention de l'oxygène absorbé dans les poumons. Elle a une tendance naturelle à la forme solide : naissant incessamment dans le sang, elle est incessamment exhalée. Mise hors des vaisseaux avec le liquide albumineux qui la contient et se coagulant spontanément, elle devient le point de départ des phénomènes d'organisation. On ne peut affirmer cependant que la fibrine constitue l'élément générateur des tissus ; mais il est à croire que quelques tissus procèdent directement de l'albumine que contient le plasma exhalé au sein des organes.

La fibrine est un premier degré d'oxydation de l'albumine. « Les tissus sont eux-mêmes, dans leur épaisseur, le théâtre de transformations chimiques variées, et passent par une succession de produits intermédiaires qui rentrent dans le sang sous forme soluble, où ils constituent ce qu'on nomme les *matières extractives*. Ces matières elles-mêmes, qui ne sont vraisemblablement que des degrés plus ou moins avancés d'oxydation des matières albuminoïdes, ne sont pas encore complètement connues. Cependant, à mesure que la science progresse, on est de plus en plus disposé à les envisager comme les produits d'oxydations successives des tissus d'origine albumineuse, dont les derniers termes sont l'acide urique et l'urée. L'oxydation commence donc dans les vaisseaux (c'est la transformation de l'albumine en fibrine), elle se continue dans l'épaisseur des tissus eux-mêmes, aux dépens de l'oxygène exhalé des vaisseaux avec les liquides qui le tiennent en dissolution, et elle s'achève ensuite dans le sang, quand les matériaux des tissus y rentrent à l'état de matières extractives. »

D. Les *matières non azotées*, c'est-à-dire les matières grasses absorbées en nature, et les *féculentes* absorbées à l'état de sucre *(glycose)*, circulent pendant quelque temps avec le sang, mais finissent par disparaître par l'effet d'un phénomène de combustion lié à l'introduction incessante de l'oxygène de l'air dans les poumons. Ce phénomène d'importance capitale est la source principale de la *chaleur animale.* Le dernier terme de la combustion du sucre et des matières grasses aboutit à la formation d'eau et d'acide carbonique. Ces produits sont éliminés de l'organisme par des voies diverses, principalement par les poumons, les reins et la peau. Ces aliments sont expulsés de l'organisme à l'état d'eau et d'acide carbonique, sans faire partie intégrante de nos tissus ; cependant lorsque l'animal augmente de poids, ils concourent pour la plus grande part à ce résultat, parce qu'alors les matières grasses s'accumulent dans les tissus. La quantité de glycose l'emportant sur les besoins de la respiration, une partie se transforme en *graisse.* Cette *métamorphose* des *féculents en matières grasses* nous explique comment les animaux que nous soumettons à l'engraissement se remplissent de tissu adipeux à l'aide d'une nourriture végétale composée surtout de fécule (fourrages, orge, avoine, pommes de terre, etc.).

E. Nous avons dit que quand l'aliment fait défaut, la graisse joue le rôle de substance nutritive (p. 342). La *graisse* est un hydrate de carbone déposé dans les tissus adipeux ; on l'a comparée avec raison à une sorte d'aliment mis en réserve. Pour suppléer les matériaux insuffisants de la respiration, elle subit préalablement une décomposition dans l'épaisseur même des tissus, sous l'influence de l'oxygène exhalé des vaisseaux avec le plasma du sang et en vertu d'une combustion lente, car les vaisseaux qui charrient des matériaux de résorption ne contiennent point de matières grasses libres. Notons d'ailleurs que les animaux carnivores sont remarquables par leur peu de graisse ; et celle qui leur est nécessaire pour les besoins des combustions de respiration leur vient de la chair des herbivores.

F. Ainsi deux espèces d'aliments sont nécessaires : les albuminoïdes ou *aliments plastiques*, et les hydrates de carbone (fécules, sucre) ou *aliments respiratoires*. Leurs proportions doivent correspondre aux diverses excrétions. On estime que l'homme contient une partie d'albumine (aliments plastiques) pour quatre parties de fécule ou de graisse (aliments respiratoires). Le lait de femme correspond à cette composition, car il entre dix parties de caséine (aliment plastique), quarante de sucre et de beurre (hydrates de carbone). Nous ne pouvons poursuivre davantage ces considérations sans empiéter sur le domaine de l'hygiène.

a. Les sels et l'eau jouent un rôle important dans la nutrition. Le *sel* (chlorure de sodium) développe le sentiment de soif et favorise ainsi le travail nutritif, car l'eau que boivent les animaux a, suivant la quantité, une grande influence sur l'activité de la nutrition ; la suppression du sel dans l'alimentation serait promptement suivie d'une altération grave de la santé. D'ailleurs il ne faut pas oublier que parmi les sels du sang, le chlorure de sodium est le plus répandu, et que son intervention est nécessaire à la constitution de ce liquide, pour entretenir son alcalinité et maintenir à un degré déterminé le point de coagulation de l'albumine.

Quant à l'*eau*, partout répandue dans le corps humain, elle forme la base de toutes les humeurs et fait partie constituante de tous les tissus. Incessamment renouvelée par les boissons, elle est incessamment évacuée par les diverses voies d'excrétion.

b. C'est dans les vaisseaux capillaires que s'exécute l'*assimilation*, acte mystérieux, inconnu dans son mode intime, mais qui exige, pour être parfait, le concours régulier de l'innervation, de l'activité respiratoire, de l'intégrité de l'hématose, de l'harmonie entre les sécrétions et les exhalations, en un mot de l'équilibre entre toutes les fonctions appartenant à la vie de nutrition.

G. Élimination. — Cette fonction exige moins de précautions ; elle n'est même jamais plus active que lorsque l'équilibre fonctionnel est rompu, car elle a pour but alors de reprendre au corps lui-même les matériaux dont le sang a besoin pour se renouveler ; mais renouvellement bien pauvre est celui qui se fait aux dépens de l'économie, car l'amaigrissement s'ensuit plus rapide ! Telle est la loi : dans la nutrition normale les vaisseaux absorbants s'emparent des molécules usées et les entraînent dans le torrent circulatoire pour les soumettre à l'hématose afin de rajeunir celles qui peuvent encore servir, et pour éliminer les autres par les sécrétions dépuratoires. Mais lorsque la nutrition est troublée, lorsque le chyle ne vient plus enrichir le sang de matériaux nouveaux, soit par manque d'aliments, soit par imperfection ou impossibilité de chylification, le sang, continuant d'éliminer les parties vieilles, hors de service, et ne recevant point de principes extérieurs nouveaux, emprunte à l'absorption ceux que le corps peut abandonner, et alors la graisse, le tissu cellulaire, disparaissent et la maigreur fait d'affreux progrès.

H. Pénétrer plus avant dans le mécanisme de la nutrition serait chose pleine d'intérêt, sans doute, mais aussi hérissée d'immenses difficultés. Le secret de la vie est là qui nous barre le passage à chaque instant. Nous terminerons par cette remarque histologique très générale : « Les divers tissus de l'économie animale peuvent être, sous le rapport de la nutrition, divisés en trois groupes. Dans un premier groupe de tissus, l'élément anatomique primordial ou *cellule* constitue le tissu lui-même ; en d'autres termes, ces tissus, qui comprennent les épidermes ou épithéliums et qui recouvrent les surfaces tégumentaires externes et internes, sont essentiellement constitués par le groupement d'une quantité innombrable de cellules de formes diverses et plus ou moins polygonées par leur adossement. Un second groupe de tissus est constitué par une substance *amorphe* fondamentale, analogue au plasma du sang lui-même, quoique présentant une certaine solidité. Au milieu de cette substance, on trouve des cellules ou corpuscules en plus ou moins grande abondance, cartilages et os. Un troisième groupe comprend les tissus dans lesquels l'élément primordial, la cellule, a presque entièrement disparu et où il n'existe plus qu'un vestige. Ces tissus sont constitués essentiellement par des *fibres*. Ces fibres sont pleines, comme dans les muscles, le tissu cellulaire et ses dérivés ; ou bien elles sont creuses, comme dans les nerfs, où elles se présentent sous la forme de véritables tubes » (p. 20 à 22).

La nutrition est plus ou moins active suivant les âges, les tempéraments, le sexe ; elle présente des différences très marquées suivant que l'*assimilation* l'emporte sur l'*élimination*. Dans la jeunesse, le mouvement de composition prédomine sur la décomposition ; vient un âge où l'équilibre s'établit entre ces deux phénomènes ; mais plus tard, l'élimination a l'avantage sur l'assimilation. Dans cette terrible loi se trouve donc la cause de la *mort naturelle*. En effet, les molécules organiques ne pouvant servir à la vie que pendant un laps de temps déterminé, il faut qu'elles soient renouvelées. Or comme, passé un certain âge, la composition de la matière animale se ralentit et que sa décomposition augmente, au contraire, il s'ensuit que les molécules deviennent de plus en plus inaptes à répondre aux besoins de la vie, et par conséquent que celle-ci doit finir par s'éteindre, en supposant même qu'il ne survienne aucune altération organique. On s'est demandé si la révolution qui s'opère incessamment dans les tissus devient complète, et après combien de temps. Les uns ont pensé que l'organisme était entièrement renouvelé au bout de trois ans, d'autres au bout de quatre, le grand nombre au bout de sept. Quelques-uns croient, au contraire, qu'au milieu d'une rénovation incessante, le parenchyme, une fois complètement développé, reste invariable.

CHAP. II. — THÉORIE DE LA COMPOSITION DES VÉGÉTAUX ET DES ANIMAUX ET DES ÉCHANGES DE LEURS ÉLÉMENTS.

Nous pourrions borner nos considérations sur la nutrition animale, celle de l'homme spécialement, aux considérations qui précèdent; mais nous ne résistons pas au désir de reproduire, presque en son entier, une leçon du cours de chimie organique, par Dumas, de l'Institut, professeur à la Faculté de médecine en 1841.

« Les plantes, les animaux, l'homme, renferment de la matière. D'où vient-elle? Que fait-elle dans leurs tissus et dans ces liquides qui les baignent? Où va-t-elle quand la mort brise les liens par lesquels ses diverses parties étaient si étroitement unies ?

» Les animaux constituent, au point de vue chimique, de véritables appareils de combustion au moyen desquels du carbone brûlé sans cesse retourne à l'atmosphère sous forme d'acide carbonique ; dans lesquels de l'hydrogène brûlé sans cesse, de son côté, engendre continuellement de l'eau ; d'où enfin s'exhalent, sans cesse, de l'azote libre par la respiration, de l'azote à l'état d'ammoniaque par les urines. — Ainsi, du règne animal, considéré dans son ensemble, s'échappent constamment de l'acide carbonique, de la vapeur d'eau, de l'azote et de l'ammoniaque, matières simples et peu nombreuses, dont la formation se rattache étroitement à l'histoire de l'air lui-même. D'autre part les plantes, dans leur vie anormale, décomposent l'acide carbonique pour en fixer le carbone et en dégager l'oxygène ; elles décomposent l'eau pour s'emparer de son hydrogène et pour en dégager aussi l'oxygène ; enfin elles empruntent tantôt indirectement de l'azote à l'air, tantôt indirectement de l'azote à l'ammoniaque ou à l'acide nitrique, fonctionnant de tout point d'une manière inverse à celle qui appartient aux animaux. Si le règne animal constitue un immense appareil de combustion, le règne végétal, à son tour, constitue un immense appareil de réduction où l'acide carbonique réduit laisse son charbon, où l'eau réduite laisse son hydrogène, où l'oxyde d'ammonium (1) et l'acide azotique réduits laissent leur azote.

» Si les animaux produisent sans cesse de l'acide carbonique, de l'eau, de l'azote, de l'ammoniaque, les plantes consomment donc sans cesse de l'ammoniaque, de l'azote, de l'eau, de l'acide carbonique. Ce que les uns donnent à l'air, les autres le reprennent à l'air, de sorte qu'à prendre ces faits au point de vue le plus élevé de la physique du globe, il faudrait dire qu'en ce qui touche leurs éléments vraiment organiques, les plantes et les animaux, dérivant de l'air, ne sont que de l'air condensé, et que pour se faire une idée juste et vraie de la constitution de l'atmosphère aux époques qui ont précédé la naissance des premiers êtres organisés à la surface du globe, il faudrait rendre à l'air, par le calcul, l'acide carbonique et l'azote dont les plantes et les animaux se sont approprié les éléments.

» Les plantes et les animaux viennent donc de l'air et y retournent donc ; ce sont de véritables dépendances de l'atmosphère. — Les plantes reprennent donc sans cesse à l'air ce que les animaux lui fournissent, c'est-à-dire du charbon, de l'hydrogène et de l'azote, ou plutôt de l'acide carbonique, de l'eau et de l'ammoniaque. — Reste à voir maintenant comment, à leur tour, les animaux se procurent ces éléments qu'ils restituent à l'atmosphère, et l'on ne peut voir sans admiration pour la simplicité sublime de toutes ces lois de la nature, que les animaux empruntent toujours aux plantes elles-mêmes.

» Nous avons reconnu en effet, par des résultats de toute évidence, que les animaux ne créent pas de véritables matières organiques, mais qu'ils les détruisent ; que les plantes, au contraire, créent habituellement ces mêmes matières, et qu'elles n'en détruisent que peu, et pour des conditions particulières et déterminées.

» Ainsi, c'est dans le règne végétal que réside le grand laboratoire de la vie organique ; c'est là que les matières végétales et animales se forment, et elles s'y forment aux dépens de l'air.

» Des végétaux ces matières passent toutes formées dans les ani-

(1) L'ammonium est un radical composé formant la base de l'ammoniaque. La combinaison de ce radical avec une certaine quantité d'oxygène, ou l'oxyde d'ammonium, constitue l'ammoniaque.

maux herbivores, qui en détruisent une partie et qui accumulent le reste dans leurs tissus.

» Des animaux herbivores elles passent toutes formées dans les animaux carnivores, qui en détruisent ou en conservent selon leurs besoins.

» Enfin pendant la vie de ces animaux, ou après leur mort, ces matières organiques, à mesure qu'elles se détruisent, retournent à l'atmosphère d'où elles proviennent.

» Ainsi se ferme ce cercle mystérieux de la vie organique à la surface du globe. L'air contient ou engendre des produits oxydés, acide carbonique, eau, acide azotique, oxyde d'ammonium. Les plantes, véritables appareils réducteurs, s'emparent de leurs radicaux, carbone, hydrogène, azote, ammonium. Avec ces radicaux, elles façonnent toutes les matières organiques ou organisables, qu'elles cèdent aux animaux. Ceux-ci, à leur tour, véritables appareils de combustion, reproduisent, à leur aide, l'acide carbonique, l'eau, l'oxyde d'ammonium et l'acide azotique qui retournent à l'air, pour reproduire de nouveau, dans l'immensité des siècles, les mêmes phénomènes.

» Et si l'on ajoute à ce tableau, déjà si frappant par sa simplicité et sa grandeur, le rôle incontesté de la lumière solaire, qui seule a le pouvoir de mettre en mouvement cet immense appareil, cet appareil illimité jusqu'ici, que le règne végétal constitue et où vient s'accomplir la réduction des produits oxydés de l'air, on sera frappé du sens profond de ces paroles de Lavoisier : « L'organisation, le sentiment, » le mouvement spontané de la vie n'existent qu'à la surface de la » terre et dans les lieux exposés à la lumière. On dirait que la fable » du flambeau de Prométhée était l'expression d'une vérité philoso- » phique qui n'avait point échappé aux anciens. Sans la lumière la » nature était sans vie, elle était morte et inanimée ; un dieu bien- » faisant, en apportant la lumière, a répandu sur la surface de la » terre l'organisation, le sentiment et la pensée. »

» Ces paroles sont aussi vraies qu'elles sont belles. Si le sentiment et la pensée, si les plus nobles facultés de l'âme et de l'intelligence ont besoin, pour se manifester, d'une enveloppe matérielle, ce sont les plantes qui sont chargées d'en ourdir la trame avec les éléments qu'elles empruntent à l'air et sous l'influence de la lumière que le soleil, où en est la source inépuisable, verse constamment et par torrents à la surface du globe.

» Et comme si, dans ces grands phénomènes, tout devait se rattacher aux causes qui en paraissent le moins proches, il faut remarquer encore comment l'oxyde d'ammonium, l'acide azotique, auxquels les plantes empruntent une partie de leur azote, dérivent eux-mêmes presque toujours de l'action des grandes étincelles électriques qui éclatent dans les nuées orageuses, et qui, sillonnant l'air sur une grande étendue, y produisent l'azotate d'ammoniaque que l'analyse y décèle....

» Ainsi, des bouches de ces volcans, dont les convulsions agitent si souvent la croûte du globe, s'échappe sans cesse la principale nourriture des plantes, l'acide carbonique ; de l'atmosphère enflam-mée par les éclairs, et du sein même de la tempête descend sur la terre cette nourriture non moins indispensable des plantes, celle d'où vient presque tout leur azote, le nitrate d'ammoniaque, que renferment les pluies d'orage.

» Ne dirait-on pas comme un souvenir de ce chaos dont parle la Bible, de ces temps de désordre et de tumulte des éléments qui ont précédé l'apparition des êtres organisés sur la terre ?

» Mais à peine l'acide carbonique et l'azotate d'ammoniaque sont-ils formés, qu'une force plus calme, quoique non moins énergique, vient les mettre en jeu ; c'est la lumière. Par elle, l'acide carbonique cède son carbone, l'eau son hydrogène, l'azotate d'ammoniaque son azote. Ces éléments s'associent, les matières organisées se forment, et la terre revêt son riche tapis de verdure.

» C'est donc en absorbant sans cesse une véritable force, la lumière et la chaleur émanées du soleil, que les plantes fonctionnent et qu'elles produisent cette immense quantité de matière organisée ou organique, pâture destinée à la consommation du règne animal.

» En consommant du charbon et du bois dans nos foyers, ou du pain et du vin dans notre estomac, nous ne faisons que mettre en liberté la force emmagasinée par les matières combustibles et alimen-taires, à l'époque de leur formation, sous la merveilleuse action chi-mique inverse du soleil. Sous cette influence, l'eau et l'acide carbo-nique ont subi une décomposition dans l'organisme du végétal en voie de développement, et ont donné, d'une part, l'hydrogène du tissu végétal et d'autre part l'oxygène de l'air. Les produits de cette décomposition ont absorbé dans les rayons solaires juste autant de chaleur qu'ils en reproduiront lorsqu'ils seront brûlés plus tard. Donc, quand le tissu végétal et l'oxygène se combinent de nouveau, dans nos foyers ou dans notre organisme, nous ne faisons que pro-fiter de la chaleur latente des rayons solaires ou de l'équivalent mé-canique de cette chaleur emmagasinée depuis des siècles dans chacune de ces matières isolément. (Odling.)

» Mais les animaux produisent de leur côté de la chaleur et de la force, en consommant ce que le règne végétal a produit et a lentement accumulé, ne semble-t-il pas que la fin dernière de tous ces phénomènes, que leur formule la plus générale se révèle à nos yeux?

» L'atmosphère nous apparaît comme renfermant les matières premières de toute l'organisation; les volcans et les orages sont comme les laboratoires où se sont façonnés d'abord l'acide carbonique et l'azotate d'ammoniaque dont la vie avait besoin pour se manifester.

» A leur aide, la lumière vient développer le règne végétal, producteur immense de matière organique. Les plantes absorbent la force chimique qui leur vient du soleil pour décomposer l'acide carbonique, l'eau et l'azotate d'ammoniaque, comme si les plantes réalisaient un appareil réductif supérieur à tous ceux que nous connaissons; car aucun d'eux ne décomposerait l'acide carbonique à froid.

» Viennent ensuite les animaux consommateurs de matière et producteurs de chaleur et de force, véritables appareils de combustion. C'est en eux que la matière organisée revêt sa plus haute expression, sans doute : mais ce n'est pas sans en souffrir qu'elle devient l'instrument du sentiment et de la pensée; sous cette influence, la matière organisée se brûle, et, en produisant cette chaleur, cette électricité, qui font notre force et qui en mesurent le pouvoir, ces matières organisées ou organiques s'anéantissent pour retourner à l'atmosphère d'où elles sortent.

» L'atmosphère constitue donc le chaînon mystérieux qui lie le règne végétal au règne animal.

» Les végétaux absorbent de la chaleur et accumulent donc de la matière qu'ils savent organiser.

» Les animaux, par lesquels cette matière organisée ne fait que passer, la brûlent ou la consomment pour produire à son aide la chaleur et les diverses forces que leurs mouvements mettent à profit.

» Comme si, empruntant aux sciences modernes une image assez grande pour supporter la comparaison avec ces grands phénomènes, comme si nous assimilions les végétaux actuels, véritable magasin où s'alimente la vie animale, à cet autre magasin de charbon que constituent les anciens dépôts de houille, et qui, brûlé par le génie de Papin et de Watt, vient produire aussi de l'acide carbonique, de l'eau, de la chaleur, du mouvement, on dirait presque de la vie et de l'intelligence.

» Comme si nous disions que le règne végétal constitue un immense dépôt de combustible, destiné à être consommé par le règne animal, et où ce dernier trouve la source de la chaleur et des forces locomotives qu'il met à profit.

» Ainsi un lien commun entre les deux règnes, l'atmosphère ; quatre éléments dans les plantes et les animaux, le carbone, l'hydrogène, l'azote et l'oxygène ; un très petit nombre de formes sous lesquelles les végétaux les accumulent, sous lesquelles les animaux les consomment ; quelques lois très simples que leur enchainement simplifie encore ; tel serait le tableau de l'état de la chimie organique la plus élevée, et qui résulterait de nos conférences de cette année.

» Vous avez compris, comme moi, qu'avant de nous séparer, nous avions besoin de nous recueillir en nous-mêmes, de préciser tous les faits, de rapprocher et de résumer les opinions qui expliquent et développent ces grands principes ; enfin, qu'il était utile à vos études futures de vous donner par écrit, et sous une forme plus nette, l'expression de ces vues nées en partie sous l'excitation de vos regards, et par conséquent formulées avec l'hésitation qui accompagne si souvent le premier jet de toutes nos pensées.

» Puisque tous les phénomènes de la vie s'exercent sur des matières qui ont pour base le carbone, l'hydrogène, l'azote, l'oxygène ; puisque ces matières passent du règne animal au règne végétal par des formes intermédiaires, l'acide carbonique, l'eau et l'ammoniaque ; puisqu'enfin l'air est la source où le règne végétal s'alimente, qu'il est le réservoir dans lequel le règne animal vient s'anéantir, nous sommes conduits à étudier rapidement ces divers corps au point de vue particulier de la physiologie générale.

» *Composition de l'eau.* — L'eau se forme et se décompose sans cesse dans les animaux et les plantes ; pour apprécier ce qui en résulte, voyons d'abord quelle est sa composition.

» Des expériences fondées sur la combustion directe de l'hydrogène, et où j'ai produit plus d'un kilogramme d'eau artificielle, très difficiles, très délicates, il est vrai, mais dont les erreurs seraient, du reste, sans importance pour les circonstances qui nous occupent, rendent très probable que l'eau est formée, en poids, de 1 partie d'hydrogène, et 8 parties d'oxygène ; et que ces nombres entiers et simples expriment le véritable rapport suivant lequel se combinent ces deux éléments pour constituer l'eau.

» Comme les matières se représentent toujours aux yeux du chimiste par des molécules, comme il cherche toujours à rattacher dans sa pensée, au nom même de chaque matière, le poids de la molécule, la simplicité de ce rapport n'est pas sans quelque importance.

» En effet, chaque molécule d'eau se trouvant formée d'une molécule d'hydrogène et d'une molécule d'oxygène, on arrive à ces nombres simples qui ne s'oublient plus.

» Une molécule d'hydrogène pèse 1 ; une molécule d'oxygène pèse 8,
et une molécule d'eau pèse 9.

» *Composition de l'acide carbonique.* — L'acide carbonique se
produit sans cesse dans les animaux et se décompose sans cesse dans
les plantes ; sa composition méritait donc une attention spéciale à
son tour.

» Or, l'acide carbonique, comme l'eau, se représente par les nombres
les plus simples.

» Des expériences fondées sur la combustion directe du diamant et
sur sa conversion en acide carbonique m'ont prouvé que cet acide
se forme de la combinaison de six parties en poids de carbone pour
seize parties en poids d'oxygène.

» On est donc conduit à se représenter l'acide carbonique comme
étant formé d'une molécule de carbone pesant 6, pour deux molécules d'oxygène pesant 16, ce qui constituerait une molécule d'acide
carbonique pesant 22.

» *Composition de l'ammoniaque.* — Enfin, l'ammoniaque, à son
tour, semble formée en nombres entiers de trois parties d'hydrogène
pour quatorze d'azote, ce qui peut se représenter par trois molécules
d'hydrogène pesant 3 et par une molécule d'azote pesant 14.

» Ainsi, comme pour montrer mieux toute sa puissance, la nature
n'opère, quand il s'agit de l'organisation, que sur un très petit nombre d'éléments combinés dans les rapports les plus simples.

» Tout le système atomique du physiologiste roule sur ces quatre
nombres 1, 6, 7, 8.

» 1, c'est la molécule d'hydrogène ;
» 6, celle du carbone ;
» 7, ou deux fois 7, c'est-à-dire 14, celle de l'azote ;
» 8, celle de l'oxygène.

» Qu'il rattache toujours ces nombres à ces noms, car pour le chimiste il ne saurait exister ni hydrogène, ni carbone, ni azote, ni oxygène abstraits. Ce sont ces êtres dans leur réalité qu'il a toujours en
vue ; c'est de leurs molécules qu'il parle toujours, et pour lui le mot
hydrogène peint une molécule qui pèse 1, le mot carbone une molécule qui pèse 6, et le mot oxygène une molécule qui pèse 8.

» *Composition de l'air.* — L'air atmosphérique, qui joue un si grand
rôle dans la nature organique, possède-t-il aussi une composition
simple comme l'eau, l'acide carbonique et l'ammoniaque ? Telle est

la question que nous avons récemment étudiée, M. Boussingault et moi. Or, nous avons trouvé, comme le pensaient le plus grand nombre des chimistes, et contrairement à l'opinion du docteur Prout, à qui la chimie doit tant de vues ingénieuses, que l'air est un mélange, un véritable mélange.

» En poids, l'air renferme 2,300 d'oxygène pour 7,700 d'azote; en volume, 208 du premier pour 792 du second.

» L'air renferme, en outre, de $\frac{4-6}{10000}$ d'acide carbonique en volume, soit qu'on le prenne à Paris, soit qu'on le prenne à la campagne. Terme moyen il en renferme $\frac{4}{10500}$.

» De plus, il contient une quantité presque égale de ce gaz hydrogène carboné qu'on nomme gaz des marais et que les eaux stagnantes laissent dégager à chaque instant.

» Nous ne parlons pas de la vapeur aqueuse si variable, de l'ammoniaque et de l'acide azotique, qui ne peuvent avoir dans l'air qu'une existence momentanée à raison de leur solubilité dans l'eau.

» L'air constitue donc un mélange d'oxygène, d'azote, d'acide carbonique et de gaz des marais.

» L'acide carbonique y varie, et même beaucoup, puisque les différences y sont du simple au double, de $\frac{4-6}{10000}$. N'est-ce pas la preuve que les plantes lui enlèvent cet acide carbonique et que les animaux lui en restituent? n'est-ce pas, en un mot, la preuve de cet équilibre des éléments de l'air, attribué aux actions inverses que les animaux et les plantes produisent sur lui?

» Il y a longtemps, en effet, qu'on l'a remarqué; les animaux empruntent à l'air son oxygène et lui rendent de l'acide carbonique; les plantes, à leur tour, décomposent cet acide carbonique pour en fixer le carbone, et restituent son oxygène à l'air.

» Comme les animaux respirent toujours, comme les plantes ne respirent que sous l'influence solaire; comme en hiver la terre est dépouillée, tandis qu'en été elle est couverte de verdure, on a cru que l'air devait traduire toutes ces influences dans sa constitution. L'acide carbonique devait augmenter la nuit et diminuer le jour. L'oxygène à son tour devait suivre une marche inverse. L'acide carbonique devait aussi suivre le cours des saisons et l'oxygène subir le même sort. Tout cela est vrai, sans doute, et très sensible pour une portion d'air limitée et confinée sous une cloche; mais dans la masse de l'atmosphère toutes ces variations locales se confondent et disparaissent. Il faut des siècles accumulés pour que cette balance des deux règnes au sujet de la composition de l'air puisse être mise en jeu d'une manière efficace et nécessaire; nous sommes donc bien loin de ces variations journalières ou annuelles qu'on était disposé à regarder comme aussi faciles à observer qu'à prévoir.

» Relativement à l'oxygène, le calcul montre qu'en exagérant toutes les données il ne faudrait pas moins de 800,000 années aux animaux vivant à la surface de la terre pour le faire disparaître en entier. Par conséquent, si l'on supposait que l'analyse de l'air eût été faite en 1800, et que pendant tout le siècle les plantes eussent cessé de fonctionner à la surface du globe entier, tous les animaux continuant d'ailleurs à vivre, les analystes, en 1900, trouveraient l'oxygène de l'air diminué de $\frac{1}{8000}$ de son poids, quantité qui est inaccessible à nos méthodes d'observation les plus délicates, et qui, à coup sûr, n'influerait en rien sur la vie des animaux ou des plantes.

» Ainsi, nous ne nous y tromperons pas, l'oxygène de l'air est consommé par les animaux, qui le convertissent en eau et en acide carbonique. Il est restitué par les plantes, qui décomposent ces deux corps. Mais la nature a tout disposé pour que le magasin d'air fût tel, relativement à la dépense des animaux, que la nécessité de l'intervention des plantes pour la purification de l'air ne se fît sentir qu'au bout de quelques siècles.

» L'air qui nous entoure pèse autant que 581,000 cubes de cuivre d'un kilomètre de côté. Son oxygène pèse autant que 134,000 de ces mêmes cubes. En supposant la terre peuplée de mille millions d'hommes, et en portant la population animale à une quantité équivalente à trois mille millions d'hommes, on trouverait que ces quantités réunies ne consomment en un siècle qu'un poids d'oxygène égal à 15 ou 16 kilomètres cubes de cuivre, tandis que l'air en renferme 134,000. Il faudrait 10,000 années pour que tous ces hommes pussent produire sur l'air un effet sensible à l'eudiomètre de Volta, même en supposant la vie végétale anéantie pendant tout ce temps.

» En ce qui concerne la permanence de la composition de l'air, nous pouvons dire en toute assurance que la proportion d'oxygène qu'il renferme est garantie pour bien des siècles, même en supposant nulle l'influence des végétaux, et que néanmoins ceux-ci lui restituent sans cesse de l'oxygène en quantité au moins égale à celle qu'il perd et peut-être supérieure ; car les végétaux vivent tout aussi bien aux dépens de l'acide carbonique fourni par les volcans qu'aux dépens de l'acide carbonique fourni par les animaux eux-mêmes.

» Ce n'est donc pas pour purifier l'air que ceux-ci respirent que les végétaux sont surtout nécessaires aux animaux ; c'est pour leur fournir surtout et incessamment de la matière organique toute prête à l'assimilation, de la matière organique qu'ils puissent brûler à leur profit. Il y a donc un service nécessaire sans doute, mais si éloigné que notre reconnaissance en est bien petite, que les végétaux nous rendent en purifiant l'air que nous consommons. Il en est un autre tellement prochain que si, pendant une seule année, il nous faisait défaut, la terre en serait dépeuplée, c'est celui que ces mêmes végétaux nous rendent en préparant notre nourriture et celle de tout le règne animal. C'est en cela surtout que réside cet enchaînement des deux règnes. Supprimez les plantes, et les animaux périssent tous d'une affreuse disette, et la nature organique elle-même disparaît tout entière avec eux en quelques saisons.

» Cependant, avons-nous dit, l'acide carbonique varie de $\frac{4-6}{10000}$. Ces variations sont très faciles à observer et très fréquentes. N'est-ce pas là un phénomène qui accuse l'influence des animaux qui introduisent cet acide dans l'air et celle des végétaux qui le lui enlèvent ?

» Non, vous le savez, ce phénomène est un simple phénomène météorologique. Il en est de l'acide carbonique comme de la vapeur aqueuse, qui se forme à la surface des mers, pour se condenser ailleurs, retomber en pluie et se reproduire encore sous forme de vapeur.

» Cette eau qui se condense et tombe dissout et entraîne l'acide carbonique ; cette eau qui s'évapore abandonne ce même gaz à l'air.

» Il y aurait donc un grand intérêt météorologique à mettre en regard les variations de l'hygromètre et celles des saisons ou de l'état du ciel avec les variations de l'acide carbonique de l'air ; mais jusqu'ici tout tend à montrer que ces variations rapides constituent un simple événement météorologique, et non pas, comme on l'avait pensé, un événement physiologique qui, considéré isolément, produirait à coup sûr des variations infiniment plus lentes que celles qu'on observe en réalité tant dans les villes qu'à la campagne elle-même.

» Ainsi l'air est un immense réservoir où les plantes peuvent longtemps puiser tout l'acide carbonique nécessaire à leurs besoins, où les animaux, pendant bien plus longtemps encore, trouveront tout l'oxygène qu'ils peuvent consommer.

» C'est aussi dans l'atmosphère que les plantes puisent leur azote, soit directement, soit indirectement ; c'est là que les animaux le restituent en définitive.

» L'atmosphère est donc un mélange qui reçoit et fournit sans cesse de l'oxygène, de l'azote ou de l'acide carbonique, par mille échanges dont il est maintenant facile de se former une juste idée, et dont une analyse rapide va nous permettre d'apprécier les détails.

» Que l'on jette une graine en terre et qu'on la laisse germer et se développer, qu'on suive la plante jusqu'à ce qu'elle ait porté fleurs et graines, et l'on verra, par des analyses convenables, que la graine primitive, en produisant le nouvel être, a fixé du carbone, de l'hydrogène, de l'oxygène, de l'azote et des cendres.

» *Carbone.* — Le carbone provient essentiellement de l'acide carbonique, soit qu'il ait été emprunté à l'acide carbonique de l'air, soit qu'il provienne de cette autre partie d'acide carbonique que la décomposition spontanée des engrais développe sans cesse au contact des racines.

» Mais c'est dans l'air surtout que le plus souvent les plantes puisent leur carbone. Comment en serait-il autrement quand on voit l'énorme quantité de carbone qu'ont su s'approprier des arbres séculaires, par exemple, et l'espace si limité pourtant dans lequel leurs racines peuvent s'étendre? A coup sûr, quand a germé le gland qui a produit, il y a cent ans, le chêne qui fait notre admiration maintenant, le terrain sur lequel il était tombé ne renfermait pas la millionième partie du charbon que le chêne renferme aujourd'hui. C'est l'acide carbonique de l'air qui a fourni le reste, c'est-à-dire la masse à peu près entière.

» Mais quoi de plus clair et de plus concluant d'ailleurs que cette expérience de M. Boussingault, où des pois semés dans du sable, arrosés d'eau distillée et alimentés d'air seulement, ont trouvé dans cet air tout le carbone nécessaire pour se développer, fleurir et fructifier?

» Toutes les plantes fixent du carbone, toutes l'empruntent à l'acide carbonique, soit que celui-ci soit pris directement à l'air par les feuilles, soit que les racines puisent dans la terre les eaux pluviales imprégnées d'acide carbonique, soit que les engrais, en se décomposant dans le sol, fournissent de l'acide carbonique dont les racines s'emparent aussi pour le transporter aux feuilles.

» Tous ces résultats se constatent sans peine. M. Boussingault a vu des feuilles de vigne enfermées dans un ballon prendre tout l'acide carbonique de l'air qu'on dirigeait au travers de ce vase, quelque rapide que fût le courant. M. Boucherie a vu à son tour s'échapper du tronc coupé des arbres en pleine sève des quantités énormes d'acide carbonique évidemment aspiré du sol par les racines.

» Mais si les racines puisent dans le sol cet acide carbonique; si celui-ci passe dans la tige et de là dans les feuilles, il finira par s'exhaler dans l'atmosphère sans altération, si aucune force nouvelle n'intervient. Tel est le cas des plantes végétant à l'ombre ou dans la nuit. L'acide carbonique du sol filtre au travers de leurs tissus et se répand dans l'air. On dit que les plantes produisent de l'acide carbonique pendant la nuit ; il faut dire que les plantes, en pareil cas, laissent passer de l'acide carbonique emprunté au sol.

» Mais que cet acide carbonique venant du sol, ou pris à l'atmosphère, se trouve en contact avec des feuilles ou des parties vertes, que la lumière solaire intervienne d'ailleurs, et alors la scène change tout à coup. L'acide carbonique disparaît. Des bulles déliées d'oxygène se développent sur tous les points de la feuille, et le carbone se fixe dans les tissus de la plante.

» Chose bien digne d'intérêt, ces parties vertes des plantes, les seules qui jusqu'ici puissent manifester cet admirable phénomène de la décomposition de l'acide carbonique, sont aussi douées d'une autre propriété non moins mystérieuse. En effet, vient-on à transporter leur image dans l'appareil de M. Daguerre, ces parties vertes ne s'y trouvent pas reproduites, comme si tous les rayons chimiques essentiels aux phénomènes daguerriens avaient disparu dans la feuille, absorbés et retenus par elle. Les rayons chimiques de la lumière disparaissent donc en entier dans les parties vertes des plantes ; absorption extraordinaire sans doute, mais qu'explique sans peine la dépense énorme de force chimique nécessaire à la décomposition d'un corps aussi stable que l'acide carbonique.

» Quel est d'ailleurs le rôle de ce carbone fixé dans la plante ? A quoi est-il destiné ? Pour la majeure partie sans doute il se combine à l'eau ou à ses éléments, donnant ainsi naissance à des matières de la plus haute importance pour le végétal. Que douze molécules d'acide carbonique se décomposent et abandonnent leur oxygène, et il en résultera douze molécules de carbone qui, avec dix molécules d'eau, pourront constituer, soit le tissu cellulaire des plantes, soit leur tissu ligneux, soit l'amidon et la dextrine qui en dérivent.

» Ainsi, dans une plante quelconque, la masse presque entière de la charpente, formée comme elle l'est par du tissu cellulaire, du tissu ligneux, de l'amidon ou des matières gommeuses, se représentera par douze molécules de charbon unies à dix molécules d'eau. Le ligneux insoluble dans l'eau, l'amidon qui fait empois dans l'eau bouillante et la dextrine qui se dissout si bien dans l'eau à froid ou à chaud constituent donc, comme l'a si bien prouvé M. Payen, trois corps doués exactement de la même composition, mais diversifiés par un arrangement moléculaire différent.

» Ainsi, avec les mêmes éléments, dans les mêmes proportions, la nature végétale produit ou bien les parois insolubles des cellules du tissu cellulaire et des vaisseaux, ou bien l'amidon qu'elle accumule comme aliment autour des bourgeons et des embryons, ou bien la dextrine soluble que la sève peut transporter d'une place à l'autre pour les besoins de la plante. Admirable fécondité, qui sait du même corps en faire trois différents, et qui permet de les transmuter l'un en l'autre avec la plus faible dépense de force toutes les fois que l'occasion l'exige!

» C'est encore au moyen du charbon uni à l'eau que se produisent les matières sucrées, si fréquemment déposées dans les organes des plantes pour des besoins spéciaux que nous rappellerons bientôt. Douze molécules de carbone et onze molécules d'eau forment le sucre de canne; douze molécules de carbone et quatorze molécules d'eau font le sucre de raisin.

» Ces matières ligneuses, amylacées, gommeuses et sucrées que le charbon, pris à l'état naissant, peut produire en s'unissant à l'eau, jouent un rôle si large dans la vie des plantes qu'il n'est plus difficile de s'expliquer, quand on les prend en considération, le rôle important que joue dans les plantes la décomposition de l'acide carbonique.

» *Hydrogène.* — De même que les plantes décomposent l'acide carbonique pour s'approprier son carbone et pour former avec celui-ci tous les corps neutres qui composent leur masse presque entière, de même, et pour certains produits qu'elles forment en moindre abondance, les plantes décomposent l'eau et en fixent l'hydrogène. C'est ce qui ressort clairement des expériences de M. Boussingault sur la végétation des pois en vaisseaux clos. C'est ce qui ressort plus clairement encore de la production des huiles grasses ou volatiles si fréquentes dans certaines parties des plantes et toujours si riches en hydrogène. Celui-ci ne peut venir que de l'eau, car la plante ne reçoit pas d'autre produit hydrogéné que l'eau elle-même.

» Ces corps hydrogénés, auxquels donne naissance la fixation de l'hydrogène emprunté à l'eau, servent dans les plantes à des usages accessoires. Ils constituent en effet les huiles volatiles qui servent de défense contre les ravages des insectes; des huiles grasses ou des graisses dont la graine s'entoure, et qui servent à développer de la chaleur en se brûlant au moment de la germination; des cires dont les feuilles ou les fruits se revêtent pour devenir imperméables à l'eau.

» Mais tous ces usages ne constituent que des accidents de la vie des plantes; aussi les produits hydrogénés sont-ils bien moins nécessaires, bien moins communs dans le règne végétal que les produits neutres formés de charbon et d'eau.

» *Azote.* — Pendant sa vie, toute plante fixe de l'azote, soit qu'elle emprunte cet azote à l'atmosphère, soit qu'elle le prenne aux engrais. Dans les deux cas il est probable que l'azote n'arrive dans la plante et ne s'y utilise que sous forme d'ammoniaque ou d'acide azotique.

» Les expériences de M. Boussingault ont prouvé que certaines plantes, comme les topinambours, empruntent à l'air une grande quantité d'azote ; que d'autres, comme le froment, ont, au contraire, besoin de tirer tout leur azote des engrais ; distinction précieuse pour l'agriculture, car il faut évidemment dans toute culture commencer par produire ces végétaux qui s'assimilent l'azote de l'air, élever à leur aide des bestiaux qui fourniront des engrais et tirer parti de ces derniers pour la culture de certaines plantes qui ne savent prendre l'azote que dans les engrais eux-mêmes.

» L'un des plus beaux problèmes de l'agriculture réside donc dans l'art de se procurer de l'azote à bon marché. Pour le carbone, il n'y a pas à s'en inquiéter, la nature y a pourvu ; l'air et l'eau pluviale y suffisent. Mais l'azote de l'air, celui que l'eau dissout et entraîne, les sels ammoniacaux que l'eau recèle elle-même, ne sont pas toujours suffisants. Pour la plupart des plantes de culture importante, il faut encore entourer leurs racines d'un engrais azoté, source permanente d'ammoniaque ou d'acide azotique dont la plante s'empare à mesure de leur production. C'est là, comme on sait, une des grandes dépenses de l'agriculture, un de ses grands obstacles, car elle ne retrouve que l'engrais qu'elle produit elle-même. Mais la chimie est assez avancée sur ce point pour que le problème de la production d'un engrais azoté purement chimique ne puisse tarder à être résolu.

» M. Schattenman, M. Boussingault, M. Liebig, ont fixé l'attention sur le rôle de l'ammoniaque dans les engrais azotés. Des essais récents montrent que l'acide azotique des azotates mérite aussi une attention particulière.

» Mais à quoi sert donc cet azote, dont les plantes semblent avoir un besoin si impérieux ? Les recherches de M. Payen nous l'apprennent en partie ; car elles ont prouvé que tous les organes de la plante sans exception commencent par être formés d'une matière azotée analogue à la fibrine, à laquelle viennent s'associer plus tard le tissu cellulaire, le tissu ligneux, le tissu amylacé lui-même. Cette matière azotée, véritable origine de toutes les parties de la plante, ne se détruit jamais ; on la retrouve toujours, quelque abondante que soit la matière non azotée qui est venue s'interposer entre ses propres particules.

» Cet azote fixé par les plantes sert donc à produire une substance fibrineuse concrète qui fait le rudiment de tous les organes du végétal. Il sert à produire, en outre, l'albumine liquide que les sucs coagulables de tous les végétaux recèlent, et le caséum, si souvent confondu avec l'albumine, mais si facile à reconnaître dans beaucoup de plantes.

» La fibrine, l'albumine, le caséum, existent donc dans les plantes. Ces trois produits, identiques d'ailleurs dans leur composition, ainsi que M. Vogel l'a prouvé depuis longtemps, présentent une analogie singulière avec le ligneux, l'amidon et la dextrine. En effet, la fibrine est insoluble comme la matière ligneuse ; l'albumine se coagule à chaud comme l'amidon ; le caséum est soluble comme la dextrine.

» Ces matières azotées sont neutres d'ailleurs, aussi bien que les trois matières non azotées parallèles, et nous verrons qu'elles jouent, par leur abondance dans le règne animal, le même rôle que ces dernières nous ont offert dans le règne végétal.

» En outre, de même qu'il suffit, pour former les matières non azotées neutres, d'unir du carbone à l'eau ou à ses éléments, de même, pour former ces matières azotées neutres, il suffit d'unir le carbone et l'ammonium aux éléments de l'eau. Quarante-huit molécules de carbone, six d'ammonium et dix-sept d'eau constituent ou peuvent constituer la fibrine, l'albumine et le caséum.

» Ainsi, dans les deux cas, des corps réduits en carbone ou ammonium et de l'eau suffisent à former les matières qui nous occupent, et leur production rentre tout naturellement dans le cercle des réactions que la nature végétale semble surtout propre à produire.

» Le rôle de l'azote dans les plantes est donc digne de la plus sérieuse attention, puisque c'est lui qui sert à former la fibrine qu'on retrouve comme rudiment dans tous les organes ; puisque c'est lui qui sert à produire l'albumine et le caséum si largement répandus dans tant de plantes et que les animaux s'assimilent et modifient pour leurs propres besoins.

» C'est donc dans les plantes que réside le véritable laboratoire de la chimie organique. Le carbone, l'hydrogène, l'ammonium et l'eau sont donc les principes que les plantes élaborent. La matière ligneuse, l'amidon, les gommes et les sucres d'une part ; la fibrine, l'albumine, le caséum et le gluten de l'autre, sont donc les produits fondamentaux des deux règnes, produits formés dans les plantes et dans les plantes seules, et transportés par la digestion dans les animaux.

» *Cendres.* — Une immense quantité d'eau traverse le végétal pendant la durée de son existence. Cette eau s'évapore à la surface des feuilles et laisse nécessairement pour résidu dans la plante les sels qu'elle contenait en dissolution. Ces sels constituent les cendres, pre-

duits évidemment empruntés au sol et qu'après leur mort les végétaux lui restituent. Quant à la forme sous laquelle se déposent ces
produits minéraux dans le tissu végétal, rien de plus variable. Remarquons toutefois que, parmi les produits de cette nature, l'un des
plus fréquents et des plus abondants consiste en ce pectinate de
chaux, reconnu par M. Jacquelain dans le tissu ligneux de la plupart
des plantes.

» Si, dans l'obscurité, les plantes fonctionnent comme de simples
filtres que traversent l'eau et les gaz ; si, sous l'influence de la lumière solaire, elles fonctionnent comme des appareils réducteurs qui
décomposent l'eau, l'acide carbonique et l'oxyde d'ammonium, il est
certaines époques et certains organes où la plante revêt un autre
rôle, un rôle tout opposé. En effet, s'agit-il de faire germer un embryon, de développer un bourgeon, de féconder une fleur, la plante
qui absorbait la chaleur solaire, qui décomposait l'acide carbonique
et l'eau, change tout à coup d'allure. Elle brûle du carbone et de
l'hydrogène, elle produit de la chaleur, c'est-à-dire qu'elle s'approprie
les principaux caractères de l'animalité.

» Mais ici une circonstance remarquable se révèle. Si l'on fait germer de l'orge, du blé, il se produit beaucoup de chaleur, d'acide carbonique et d'eau. L'amidon de ces graines se change d'abord en
gomme, puis en sucre, puis il disparaît en produisant l'acide carbonique recueilli. Une pomme de terre germe-t-elle, c'est encore son
amidon qui se change en dextrine, puis en sucre, et qui produit enfin
de l'acide carbonique et de la chaleur. Le sucre semble donc l'agent
au moyen duquel les plantes développent de la chaleur au besoin.

» Comment n'être pas frappé, dès lors, de la coïncidence des faits
suivants ? La fécondation est toujours accompagnée de chaleur ; les
fleurs respirent en produisant de l'acide carbonique ; elles consomment donc du charbon ; d'où vient ce charbon ? Dans la canne à sucre,
le sucre accumulé dans la tige a disparu en entier quand la floraison
et la fructification sont accomplies. Dans la betterave, le sucre va
toujours en augmentant dans la racine, jusqu'à la floraison ; mais la
betterave porte-graine ne contient plus de trace de sucre dans sa racine. Dans le panais, le navet, la carotte, les mêmes phénomènes se
reproduisent.

» A certaines époques, dans certains organes, la plante se fait animal ; elle devient comme lui appareil de combustion ; elle brûle du
carbone et de l'hydrogène ; elle développe de la chaleur. Mais, à ces
mêmes époques, elle détruit en abondance des matières sucrées
qu'elle avait lentement accumulées et emmagasinées. Le sucre ou

l'amidon converti en sucre sont les matières premières au moyen desquelles les plantes développent, au besoin, la chaleur nécessaire à l'accomplissement de quelques-unes de leurs fonctions.

» Et si nous remarquons avec quel instinct les animaux, les hommes eux-mêmes, vont précisément choisir pour leur nourriture ces parties du végétal où il avait accumulé le sucre et l'amidon qui lui servent à développer de la chaleur, ne devient-il pas probable que, dans l'économie animale, le sucre et l'amidon sont aussi destinés à jouer le même rôle, c'est-à-dire à se brûler pour développer la chaleur qui accompagne le phénomène de la respiration ?

» En résumé, tant que le végétal conserve son caractère le plus habituel, il emprunte au soleil de la chaleur, de la lumière et des rayons chimiques. Il reçoit de l'air, du carbone ; il prend de l'hydrogène à l'eau, de l'azote à l'ammoniaque, au sol divers sels. Avec ces matières minérales ou élémentaires, il façonne des matières organisées qui s'accumulent dans ses tissus. — Ce sont des matières ternaires : ligneux, amidon, gommes ou sucres. — Ce sont des matières quaternaires : fibrine, albumine, caséum, gluten.

» Jusque-là, le végétal est donc un producteur incessant ; mais si, par moments, pour satisfaire à certains besoins, le végétal se fait consommateur, il réalise exactement les mêmes phénomènes que l'animal va nous offrir.

» Un animal, en effet, constitue un appareil de combustion d'où se dégage sans cesse de l'acide carbonique, où sans cesse se brûle par conséquent du carbone. Vous savez que nous n'avons pas été arrêtés par cette expression d'*animaux à sang froid*, qui semblerait désigner des animaux dépourvus de la propriété de produire de la chaleur. Le fer qui brûle avec éclat dans l'oxygène produit une chaleur que personne ne voudrait nier, mais il faut de la réflexion et quelque science pour s'apercevoir que le fer qui se rouille lentement à l'air en dégage tout autant, quoique sa température ne varie pas sensiblement. Le phosphore enflammé brûle en produisant une grande quantité de chaleur, personne n'en doute. Le phosphore à froid brûle encore dans l'air, et pourtant la chaleur qu'il développe en pareil cas a été longtemps contestée.

Ainsi des *animaux à sang chaud* ; ces animaux brûlent beaucoup de charbon dans un temps donné et conservent un excès sensible de chaleur sur les corps environnants ; ceux qu'on nomme à sang froid brûlent beaucoup moins de charbon et conservent conséquemment un excès de chaleur si faible qu'il devient difficile et impossible de l'observer. Mais néanmoins, le raisonnement nous fait voir que le caractère le plus constant de l'animalité réside dans cette combustion de charbon et dans le développement d'acide carbonique qui en est la conséquence, partant aussi dans la production de chaleur que toute combustion de chaleur détermine. Qu'il s'agisse d'animaux supérieurs ou inférieurs, que cet acide carbonique s'exhale du poumon ou de la peau, il n'importe ; c'est toujours la même fonction.

» En même temps que les animaux brûlent du carbone, ils brûlent aussi de l'hydrogène ; c'est un point prouvé par la disparition constante d'oxygène qui a lieu dans leur respiration. En outre, ils exhalent constamment de l'azote. J'insiste sur ce point, et c'est surtout pour faire disparaître une des illusions que je croirais parmi les plus fâcheuses à vos études. Quelques observateurs ont admis une absorption d'azote dans la respiration, qui ne se présente jamais qu'avec des circonstances qui la rendent plus que douteuse. Le phénomène constant, c'est l'exhalation de ce gaz.

» Il faut donc en conclure avec certitude que nous n'empruntons jamais de l'azote à l'air ; que l'air n'est jamais un aliment pour nous ; que nous nous bornons à lui prendre l'oxygène nécessaire pour former, avec notre carbone, de l'acide carbonique, avec notre hydrogène, de l'eau. L'azote exhalé provient donc des aliments, et il en provient tout entier. Celui-là, dans l'économie générale de la nature, pourra, dans des milliers de siècles, être absorbé par les plantes qui, comme les topinambours, empruntent directement leur azote à l'air.

» Mais ce n'est pas là tout l'azote que les animaux exhalent. Chacun de nous rend par ses urines, terme moyen, quinze grammes d'azote par jour, d'azote évidemment emprunté à nos aliments, comme le carbone et l'hydrogène que nous brûlons. Sous quelle forme cet azote s'échappe-t-il ? Sous forme d'ammoniaque. Ici se présente une de ces observations qui ne manquent jamais de nous pénétrer d'admiration pour la simplicité des moyens que la nature met en œuvre.

» Si, dans l'ordre général des choses, nous rendons à l'air de l'azote que certains végétaux pourront utiliser directement un jour, il devait arriver que nous étions tenus de lui rendre aussi de l'ammoniaque, produit si nécessaire à l'existence, au développement de la plupart des végétaux. Tel est le principal résultat de la sécrétion urinaire. C'est une émission d'ammoniaque au sol ou à l'air.

» Mais est-il besoin d'en faire ici la remarque ? Les organes urinaires seraient altérés, dans leurs fonctions et leur vitalité, par le contact de l'ammoniaque ; ils le seraient même par le contact du carbonate d'ammoniaque : aussi la nature nous fait-elle excréter de l'urée. L'urée, c'est du carbonate d'ammoniaque, c'est-à-dire de l'acide carbonique comme celui que nous expirons, et de l'ammoniaque tel que le veulent les plantes. Mais ce carbonate d'ammoniaque a perdu de l'hydrogène et de l'oxygène ce qu'il en faut pour constituer deux molécules d'eau. Privé de cette eau, le carbonate d'ammoniaque devient de l'urée ; alors il est neutre, inactif sur les membranes animales ; alors il peut traverser les reins, les uretères, la vessie, sans les enflammer. Mais parvenu à l'air, il éprouve une fermentation véritable, qui lui restitue ses deux molécules d'eau et qui fait de cette même urée du véritable carbonate d'ammoniaque : volatil, pouvant s'exhaler dans l'air ; soluble, pouvant être repris par les pluies ; destiné en conséquence à voyager ainsi de la terre à l'air et de l'air à la terre, jusqu'à ce que, pompé par les racines d'une plante et élaboré par elle, il se convertisse de nouveau en matière organique. Ajoutons un trait à ce tableau. Dans l'urine, à côté de l'urée, la nature a placé quelques traces de matière animale albumineuse ou muqueuse, traces presque insensibles à l'analyse. Celle-ci pourtant, parvenue à l'air, s'y modifie et devient un de ces ferments comme nous en trouvons tant dans la nature organique ; c'est lui qui détermine la conversion de l'urée en carbonate d'ammoniaque.

» Ainsi nous émettons de l'urée, accompagnée de cet artifice qui, jouant à un moment donné, va transformer cette urée en carbonate d'ammoniaque. Si nous rendons au phénomène général de la combustion animale cet acide carbonique du carbonate d'ammoniaque qui lui appartient de droit, il reste de l'ammoniaque, comme produit caractéristique des urines.

» Ainsi par le poumon et la peau, acide carbonique, eau, azote ;

» Par les urines, ammoniaque ;

» Tels sont les produits constants et nécessaires qui s'exhalent de l'animal. Ce sont précisément ceux que le végétal réclame et utilise, tout comme le végétal rend à son tour à l'air l'oxygène que l'animal a consommé. D'où viennent ce carbonate, cet hydrogène, brûlés par l'animal, cet azote qu'il a exhalé libre ou converti en ammoniaque ? Ils viennent évidemment des aliments.

» En étudiant la *digestion* à ce point de vue, nous avons été conduits à la considérer d'une manière bien plus simple qu'on n'a coutume de le faire, et qui va se résumer en quelques mots. En effet, dès qu'il a été prouvé pour nous que l'animal ne crée point de matière organique, qu'il se borne à se l'assimiler ou à la dépenser en la brûlant, il ne fallait plus chercher dans la digestion tous ces mystères qu'on était bien sûr de n'y point trouver.

» C'est qu'en effet la digestion est une simple fonction d'absorption. Les matières solubles passent dans le sang, inaltérées pour la plupart ; les matières insolubles arrivent dans le chyle assez divisées pour être aspirées par les orifices des vaisseaux chylifères.

» D'ailleurs, la digestion a évidemment pour objet de restituer au sang une matière propre à fournir à notre respiration ces douze ou quinze grammes de charbon ou l'équivalent d'hydrogène que chacun de nous brûle à l'heure, et de lui rendre ce gramme d'azote qui s'exhale par heure aussi, tant par la peau que par les urines.

» Ainsi, les matières amylacées se changent en gomme et sucre ; les matières sucrées s'absorbent. — Les matières grasses se divisent, s'émulsionnent et passent ainsi dans les vaisseaux. — Les matières azotées neutres, la fibrine, l'albumine et le caséum, dissoutes d'abord, puis précipitées, passent dans le chyle très divisées ou dissoutes de nouveau.

» Ainsi l'animal reçoit et s'assimile presque intactes des matières azotées neutres qu'il trouve toutes formées dans les animaux ou les plantes dont il se nourrit ; il reçoit des matières grasses qui proviennent des mêmes sources ; il reçoit des matières amylacées ou sucrées qui sont dans le même cas.

» Ces trois grands ordres de matières, dont l'origine remonte toujours à la plante, se partagent en produits assimilables : fibrine, albumine, caséum, corps gras, qui servent à accroître ou à renouveler les organes ; en produits combustibles : sucre et corps gras que la respiration consomme.

» L'animal s'assimile donc ou détruit des matières organiques toutes faites ; il n'en crée donc pas.

» La digestion introduit dans le sang des matières organiques toutes faites ; l'assimilation utilise celles qui sont azotées ; la respiration brûle les autres.

· » Si les animaux ne possèdent aucun pouvoir particulier pour produire des matières organiques, ont-ils du moins ce pouvoir spécial et singulier de produire de la chaleur sans dépense de matière, qu'on leur a attribué ?

» Vous avez vu, en discutant les expériences de MM. Dulong et Despretz, vous avez positivement vu le contraire en ressortir. Ces habiles physiciens ont supposé qu'un animal placé dans un calorimètre à eau froide en sort exactement avec la température qu'il possédait à l'entrée, chose absolument impossible, on le sait aujourd'hui. C'est ce refroidissement de l'animal, dont ils n'ont pas tenu compte, qui exprime dans leurs tableaux les excès de chaleur attribués par eux et par tous les physiologistes à un pouvoir calorique particulier à l'animal et indépendant de la respiration.

» Il m'est démontré que *toute* la chaleur animale vient de la respiration [1], qu'elle se mesure par le charbon et l'hydrogène brûlés. Il m'est démontré, en un mot, que cette assimilation poétique de la locomotive des chemins de fer à un animal repose sur des bases plus sérieuses qu'on ne l'a cru peut-être. Dans l'une et l'autre, combustion, chaleur, mouvements, trois phénomènes liés et proportionnels.

» Vous voyez qu'à la considérer ainsi, la machine animale devient plus facile à comprendre ; c'est l'intermédiaire entre le règne végétal et l'air ; elle emprunte tous ses aliments au premier, pour rendre au second toutes ses excrétions.

» Vous rappellerai-je comment nous avons envisagé la respiration ? phénomène plus complexe que ne l'avaient cru Laplace et Lavoisier, que ne l'avait pensé Lagrange, mais qui, précisément en se compliquant, tend de plus en plus à rentrer dans les lois générales de la nature morte. Vous avez vu que le sang veineux dissout de l'oxygène et dégage de l'acide carbonique ; qu'il devient artériel sans produire trace de chaleur. Ce n'est donc pas en s'artérialisant que le sang produit de la chaleur.

» Mais sous l'influence de l'oxygène absorbé, les matières solubles du sang se convertissent en acide lactique, celui-ci en acétate de soude ; ce dernier, par une véritable combustion, en carbonate de soude, qu'une nouvelle portion d'acide lactique vient décomposer à son tour. Cette succession lente et continue de phénomènes, qui constitue une combustion réelle, mais décomposée en plusieurs temps, c'est le véritable phénomène de la respiration. Le sang s'oxygène donc dans le poumon ; il respire réellement dans les capillaires de tous les autres organes, là où la combustion du carbone, la production de chaleur, se manifestent surtout.

» Une dernière réflexion. Pour monter au sommet du mont Blanc, un homme emploie deux journées. Pendant ce temps, il brûle trois cents grammes de carbone. Si une machine à vapeur s'était chargée de l'y porter, elle en aurait brûlé mille à douze cents pour faire le même service. Ainsi, comme machine empruntant toute sa force au charbon qu'il brûle, l'homme est une machine quatre ou cinq fois plus parfaite que la plus parfaite machine à vapeur.

» Nos ingénieurs ont donc encore à faire, et pourtant ces nombres sont bien de nature à prouver qu'il y a communauté de principe

(1) *Toute*, expression inexacte. (Voir p. 355, *B*.) Note de l'auteur.

entre la machine vivante et l'autre ; car si l'on tient compte de toutes les pertes inévitables dans les machines à feu et si soigneusement évitées dans la machine humaine, l'identité du principe de leurs forces respectives ressort manifeste et évidente aux yeux.

» Si nous nous résumons, nous voyons que de l'atmosphère primitive de la terre il s'est fait trois grandes parts :

» L'une, qui constitue l'air atmosphérique actuel ;

» La seconde, qui est représentée par les végétaux ;

» La troisième, par les animaux.

» Entre ces trois masses des échanges continuels se passent ; la matière descend de l'air dans les plantes, pénètre par cette voie dans les animaux, et retourne à l'air à mesure que ceux-ci la mettent à profit.

» Les végétaux verts constituent le grand laboratoire de la chimie organique. Ce sont eux qui avec du carbone, de l'hydrogène, de l'azote, de l'eau et de l'ammoniaque, construisent lentement toutes les matières organiques les plus complexes.

» Ils reçoivent des rayons solaires, sous forme de chaleur ou de rayons chimiques, les forces nécessaires à ce travail.

» Les animaux s'assimilent ou absorbent les matières organiques formées par les plantes. Ils les altèrent peu à peu, ils les détruisent. Dans leurs organes, des matières organiques nouvelles peuvent naître, mais ce sont toujours des matières plus simples, plus rapprochées de l'état élémentaire que celles qu'ils ont reçues.

» Ils défont peu à peu ces matières organiques créées lentement par les plantes. Ils les ramènent peu à peu vers l'état d'acide carbonique, d'eau, d'azote, d'ammoniaque, qui leur permet de les restituer à l'air.

» En brûlant ou en détruisant ces matières organiques, les animaux produisent toujours de la chaleur qui, rayonnant de leur corps dans l'espace, va remplacer celle que les végétaux avaient absorbée.

» Ainsi tout ce que l'air donne aux plantes, les plantes le cèdent aux animaux, les animaux le rendent à l'air : cercle éternel dans lequel la vie s'agite et se manifeste, mais où la matière ne fait que changer de forme.

» La matière brute de l'air, organisée peu à peu dans les plantes, vient donc fonctionner sans altération dans les animaux et servir d'instrument à la pensée, puis, vaincue par cet effort et comme brisée, elle retourne, matière brute, au grand réservoir dont elle était sortie. »

Telle est la théorie physico-chimique de la vie qui était professée par Dumas il y a cinquante-deux ans. M. Dumas parlait discrètement des facultés cérébrales, car elles l'embarrassaient beaucoup ; comment en effet en rattacher l'exercice à une combustion ? Depuis lors, la physiologie a cru pouvoir passer ce nouveau Rubicon : elle prétend que l'équivalence mécanique de la chaleur n'est pas seulement démontrée par la conversion de la chaleur en force mécanique et de la force mécanique en chaleur, mais que l'intelligence elle-même a son équivalent en charbon, en hydrogène, en soufre et en phosphore brûlés dans le cerveau. Il y a sans doute dans le système nerveux un mouvement, des activités moléculaires d'un ordre chimique ou physico-dynamique qui déterminent ses actes ; mais quel en est l'agent ? l'affinité ? mot vague, qui cache notre ignorance. Pour démontrer l'équivalence intellectuelle de la combustion des éléments matériels du cerveau, il faudrait nécessairement convertir aussi l'intelligence en chaleur, et prouver que son interruption subite a une valeur calorique.

Toutes les sciences physiques participent les unes des autres : il y a des mathématiques dans la physique, de la physique dans la chimie, de la chimie dans la biologie ; mais la psychologie a-t-elle le moindre point de contact — qui soit démontré ou même entrevu jusqu'ici — avec ces sciences ?

———

TROISIÈME CLASSE DE FONCTIONS

PHÉNOMÈNES DE LA VIE DE REPRODUCTION

OU GÉNÉRATION

La *Génération*, ou action d'engendrer, comporte une longue série de fonctions à étudier, dans l'espèce humaine principalement.

Elle exige le concours des deux sexes, le rapprochement intime (accouplement) de deux êtres doués d'organes génitaux différents.

Tous les animaux sont pourvus d'organes générateurs plus ou moins apparents ; chez tous la fécondation exige comme facteurs l'organe femelle producteur de l'œuf, et l'organe mâle en possession du principe fécondant de l'ovule. Quant au siège précis où s'opère la fécondation et le milieu dans lequel l'œuf se développe, ils varient selon les diverses classes d'animaux. Parmi ceux-ci, beaucoup effectuent l'accouplement. La reproduction, fruit de la fécondation de la femme par l'homme, fait l'objet spécial de la troisième partie de la physiologie humaine.

Les fonctions génitales diffèrent, sous certains rapports, des fonctions de Relation et de celles de Nutrition. — 1° Elles ne durent pas toute la vie ; car, commençant longtemps après la naissance, elles s'éteignent avant le terme de l'existence, la nature ayant voulu que, pour exécuter des actes aussi importants que ceux qui communiquent l'étincelle du feu générateur, les êtres fussent dans leur développement complet et possédassent toute leur énergie vitale. — 2° Ces fonctions ne s'exercent pas d'une matière continue. Chez tous les animaux elles suivent, dans leurs phases d'exercice et de repos, la périodicité des saisons. Si l'homme fait exception à cette règle, c'est qu'il sait se soustraire aux influences physiques de la nature, et qu'il contracte des habitudes artificielles, fruit précoce de la civilisation, encore que, comme tous les êtres, il se sente plus enclin à l'union sexuelle au retour du printemps qu'en toute autre saison. — 3° La faculté génératrice peut s'éteindre prématurément, disparaître accidentellement, ne jamais exister même, sans que l'existence de l'individu en soit le moins du monde compromise ; seulement des signes d'imperfection physique et morale attestent ordinairement son absence. — 4° Enfin, l'exercice des fonctions génitales nécessite la coopération des deux sexes.

La physiologie de la Génération sera divisée en huit chapitres principaux : 1° Organes génitaux ; 2° Copulation ; 3° Fécondation ; 4° Gestation ; 5° Grossesses anormales ; 6° Accouchement ; 7° Avortement ; 8° Lactation. Plus, les considérations médico-légales.

Dans l'exposé de ce sujet délicat, notre intention est de tenir un langage réservé, conforme au caractère austère et simple de la science. Nous craignons, malgré cela, que les personnes tout à fait étrangères à ce point de physiologie ne nous accusent d'être libre dans nos paroles, et que leur pudique sensibilité ne s'effarouche ; cependant, à moins de nous taire, il faut que nous expliquions les choses comme elles sont, et que nous les appelions par leur nom respectif.

CHAP. Ier. — ORGANES OU APPAREILS GÉNÉRATEURS.

Les organes de la Génération sont constitués par deux appareils distincts, dont l'un est à l'homme, l'autre à la femme. Dans ce sujet il y a à examiner les caractères respectifs des deux appareils organiques, la puberté, la menstruation, puis l'hermaphrodisme.

Appareil génital de l'homme.

Nous n'avons pas à revenir sur la description que nous avons donnée des organes génitaux de l'homme, mais à rappeler que c'est un appareil de l'ordre sécréteur, car il se compose de : 1° deux glandes (*testicules*), chargées d'élaborer le liquide prolifique (*sperme*) ; 2° deux canaux (*conduits déférents*), destinés à transmettre ce liquide à ses réservoirs ; 3° deux poches ou réservoirs (*vésicules séminales*), dont le but est de tenir le sperme en réserve ; 4° deux canaux excréteurs (*conduits éjaculateurs*), destinés à l'excrétion de ce sperme ; 5° enfin un canal (*urèthre*), chargé de déposer ledit fluide prolifique à l'entrée de la matrice (p. 145 à 150).

Appareil génital de la femme.

Les organes qui composent cet appareil ne sont pas moins compliqués que ceux de l'homme ; on peut en effet les considérer comme formant un appareil de sécrétion. Ils présentent : deux organes glanduleux (*ovaires*), où siègent les vésicules contenant les œufs qui doivent être fécondés, et qui ont été appelés *testicules de la femme* ; deux conduits déférents (*trompes*), destinés à conduire les œufs fécondés dans leur réservoir (*utérus*) ; un canal excréteur (*vagin*), susceptible d'une grande dilatation pour livrer passage au produit de la conception à terme (p. 150).

Hermaphrodisme.

La question de savoir s'il existe des individus pourvus des deux ordres d'organes a beaucoup occupé les esprits amants du merveilleux. Voici la simple vérité sur ce point.

D'abord pour ce qui regarde les animaux à sang rouge, on peut affirmer que l'hermaphrodisme n'existe pas. Les prétendus êtres de cette espèce n'étaient que des individus mal conformés, dont les organes mâles imparfaitement ébauchés ou l'appareil féminin trop développé rendaient le sexe équivoque. Aucun ne s'est montré capable d'engendrer à lui seul un être semblable à lui-même, et le plus grand nombre même sont impropres à la reproduction.

On distingue pourtant un hermaphrodisme *vrai*, *normal*, dans deux cas : 1° chez les plantes, sur lesquelles les organes mâles et les femelles sont développés sur le même individu ; elles sont en grande majorité ; 2° chez les animaux inférieurs, au bas de l'échelle zoologique, par la même disposition, leurs organes étant d'ailleurs très simples, soit qu'ils aient leurs orifices ouverts dans une cavité génitale commune, soit que l'oviducte et le canal déférent se réunissent en un seul conduit, soit enfin que l'un de ces canaux pénètre dans l'autre organe génital (l'huître, par exemple).

Quant à l'hermaphrodisme *faux*, c'est une conformation anormale de l'appareil génital qui n'est pas rare chez les animaux supérieurs, voire même dans l'espèce humaine; mais cette anomalie ne se manifeste que par certains caractères extérieurs trompeurs. En effet, qu'on se figure, chez l'homme, un pénis très peu développé, exigu, ayant l'ouverture de l'urèthre en dessous, près de sa racine, un scrotum effacé (les testicules étant restés dans l'abdomen), et divisé perpendiculairement de manière à représenter deux grandes lèvres, ne croira-t-on pas reconnaître les organes extérieurs de la femme? D'autre part, quand chez celle-ci le clitoris est anormalement développé, simulant un petit pénis, et la vulve conformée de telle façon qu'elle ressemble au scrotum de l'homme, il est clair que la méprise pourra avoir lieu. Au reste, voici un exemple des nombreuses erreurs qui ont été commises en pareil cas. « L'enfant d'un fermier de Bu (Eure-et-Loir) fut présenté au baptême, le 19 janvier 1792, comme fille, et reçut les noms de Marie-Marguerite. Blonde, fraîche, jolie, elle atteignit sa vingtième année sans être réglée. A cette époque, elle fut demandée en mariage; mais les parents, qui avaient reconnu qu'elle *n'était pas faite comme toutes les autres filles*, la soumirent à l'examen de plusieurs médecins, qui déclarèrent que Marie-Marguerite était un garçon. Cette déclaration, le jugement qui intervint pour lui restituer sa qualité d'homme, changèrent en peu de temps les habitudes et les goûts de cet individu. Revêtu des habits d'homme, il se montra bientôt aussi habile agriculteur, aussi gai compagnon, aussi courageux dans le danger que, sous les vêtements de femme, il s'était montré bonne ménagère, fille douce et modeste. »

Autre exemple plus extraordinaire : « On a observé à Lisbonne, en 1807, un individu âgé de vingt-huit ans, qui avait la taille svelte, le teint brun, un peu de barbe, la voix d'une femme. Cet individu présentait un pénis développé, et des testicules ou du moins des tumeurs dans les bourses, qu'on désignait ainsi ; une vulve avec grandes et petites lèvres très bien conformées; fonctions de reproduction ; une menstruation régulière. La grossesse eut lieu deux fois, mais elle se termina par deux fausses couches, à cinq mois. Pendant la copulation, le pénis entrait en érection. Cet individu n'avait aucun penchant pour les femmes. Il est évident que cet hermaphrodite était une femme. Ses prétendus testicules n'étaient que des ovaires anormaux situés en dehors, dans l'épaisseur de la partie supérieure des grandes lèvres. Le pénis n'était qu'un clitoris très développé, et lorsqu'on voulait sonder le canal dont il était perforé, on arrivait bientôt à un cul-de-sac. La vessie venait s'ouvrir à la partie supérieure du vagin par un méat urinaire conformé comme chez la femme. »

Rome et la Grèce nous ont transmis des statues qui montrent que ces vices de conformation n'avaient pas passé inaperçus chez les anciens. Le Louvre en possède, qui tournent le dos au public.

Puberté.

A l'âge de puberté, l'homme et la femme ne se distinguent pas seulement par leurs organes génitaux : certains caractères physiques et moraux les différencient. Au *physique*, la femme a la taille moins élevée, une organisation plus délicate, des formes arrondies et plus gracieuses, une peau fine et blanche, un système nerveux plus développé, les muscles moins saillants, etc. Si l'on compare sa forme générale à celle de l'homme, on y remarque cette différence qu'en traçant la figure des deux corps dans deux aires elliptiques de même grandeur, le bassin de la femme se trouve en dehors de l'ellipse et ses épaules en dedans, tandis qu'au contraire les épaules de l'homme et ses hanches y sont comprises. — Au *moral*, la femme est plus sensible, d'un caractère plus vif et plus mobile que l'homme. Sa passion dominante est l'amour ; aimer est pour elle la principale chose de la vie ; et, soit qu'on la considère sous le rapport des charmes de sa personne, qui excitent l'homme sans cesse à se rapprocher d'elle, soit qu'on l'envisage sous le rapport de ses facultés et de ses instincts, qui sont principalement ceux d'attachement et d'amour maternel, toujours elle semble n'exister que pour la reproduction de l'espèce. Mais la puberté se reconnaît à des signes plus importants, essentiels même, c'est chez l'homme la sécrétion d'un sperme à *spermatozoïdes*, et chez la femme la fonction appelée *menstruation*.

Le sperme.

Le *sperme* (de *speiréin*, semer), encore appelé *semence*, *liquide prolifique*, est une humeur blanchâtre, un peu épaisse et gluante, d'une odeur forte *sui generis*, d'une saveur salée un peu âcre, sécrétée par les testicules. Il contient, d'après Vauquelin, sur 1,000 parties : eau, 900 ; mucilage animal, 60 ; phosphate calcaire, 30 ; soude, 10. Berzélius croit qu'il contient tous les sels du sang et une matière animale particulière qu'il a appelée *spermatine*. Au moment de son émission, il est mêlé au liquide prostatique dont nous avons déjà parlé.

Le microscope fait apercevoir dans le sperme fécondant, ainsi que dans la plupart des liquides de l'économie, une multitude d'animalcules, ou plutôt de microorganiques, auxquels on a donné les noms de *zoospermes, spermatozoïdes, filaments spermatiques*. Ces infiniment petits présentent une partie renflée, un peu aplatie, qui est la *tête ;* une autre, terminée par un long appendice cylindrique qui va s'amincissant; ils exécutent des mouvements rapides ondulatoires.

Les zoospermes diffèrent dans chaque espèce animale, mais ils sont toujours identiques chez les individus d'une même espèce. Ils paraissent constituer la condition essentielle de la vertu prolifique du sperme, car on ne les rencontre qu'à l'âge nubile chez l'homme, et qu'à l'époque du rut chez les animaux ; ils manquent chez les êtres hybrides ou mulets, animaux stériles. Les hommes affaiblis par l'âge, les excès vénériens ou les maladies les voient disparaître.

Répétons que les spermatozoïdes ne sont pas des animaux proprement dits ; autrement, il faudrait les considérer comme de génération spontanée ; or, celle-ci n'a pu encore être démontrée. Ce sont des éléments organiques, analogues par leur mobilité aux *cellules vibratiles,* et ils n'ont aucunement l'organisation dont l'imagination s'est plu à les douer.

Indépendamment des spermatozoïdes, on remarque encore dans le sperme des globules d'une matière particulière, appelés *cellules spermatiques.* Ces cellules, de volume très variable, ne sont que les premières phases du développement des filaments spermatiques. Elles existent en grand nombre dans le sperme contenu dans les canaux séminifères du testicule. On n'en retrouve qu'un petit nombre dans le sperme éjaculé, parce qu'au moment où la semence est évacuée, ces cellules ont déjà subi leurs métamorphoses. Par la même raison, le sperme extrait des canaux séminifères du testicule ne renferme que de rares spermatozoïdes, et le nombre de ces derniers augmente dans l'épididyme, le canal déférent et dans les vésicules séminales.

Menstruation.

A. La *menstruation* est une fonction consistant dans une exhalation et évacuation sanguine par l'utérus, se répétant tous les mois (*menstrues* (de *mên*, mois), *règles*).

Sa première apparition annonce que la jeune fille est *pubère*. Elle se produit, en général, dans notre climat, vers treize à quinze ans. A ce moment la jeune fille, qui naguère présentait les attributs physiques et moraux de l'enfance, éprouve un sentiment secret de pudeur, de plaisir mêlé d'embarras à la vue de l'homme ; elle ressent de l'agitation, des douleurs vagues, de la pesanteur aux lombes, du gonflement aux seins ; elle se plaint de céphalalgie, de chaleurs, de pandiculations et divers accidents nerveux, tous signes précurseurs de la *première menstruation*. Celle-ci s'opère quelquefois sans être précédée d'autres phénomènes sensibles que ceux résultant des modifications physiques qui impriment le cachet de la puberté à toute l'économie de la femme ; dans d'autres cas, au contraire, des accidents plus ou moins sérieux se déclarent quand l'activité vitale est détournée par une irritation locale, quelque disposition morbide ou par une simple aberration fonctionnelle, au lieu de se porter sur l'utérus qui doit en être le siège. A cette époque, on doit donc surveiller attentivement la jeune fille, interroger toutes ses fonctions pour les équilibrer, et aider la nature. (V. *Hygiène*.)

L'évacuation des règles s'accompagne le plus souvent de douleurs plus ou moins vives, durables ou passagères, causées par les contractions des fibres de la matrice (*coliques utérines*) et les efforts que fait celle-ci pour se dégorger. Tantôt ces coliques se reproduisent à chaque époque menstruelle, tantôt elles affectent, dans leurs retour et disparition, des variations imprévues et inexpliquées ; mais presque toujours un malaise général, une certaine susceptibilité morale, un cercle livide autour des yeux, une exhalation muqueuse vaginale, quelquefois même une odeur particulière de toute la personne, annoncent une menstruation très prochaine, sinon déjà en cours.

B. Vers quarante-cinq à cinquante ans, plus tôt ou plus tard quelquefois, les règles disparaissent pour ne plus revenir. Cette époque est appelée *âge de retour*, *temps critique*, parce qu'il est souvent orageux, suivi d'accidents. Il fait perdre à la femme le pouvoir de procréer, pouvoir qui ne lui est accordé que durant le temps de la menstruation ou *vie sexuelle*. Une diminution progressive dans la quantité des règles, l'irrégularité des périodes, annoncent que l'âge critique approche, et bientôt c'est la disparition complète de la fonction, accompagnée quelquefois ou suivie de plusieurs genres d'indispositions ou maladies, telles que douleurs rhumatismales, engorgements de matrice, inflammations dans divers points, etc., suivant la susceptibilité des organes et leur prédisposition à des affections qui n'attendaient qu'un changement subit dans l'organisme pour éclater.

Les femmes nourrices ne sont ordinairement point menstruées

durant l'allaitement : la sécrétion laiteuse absorbe l'activité vitale et la part d'humeurs dévolues à la menstruation. Quelques-unes cependant continuent de *voir*; et cela n'est pas, comme le croit le vulgaire, une circonstance défavorable à l'allaitement; cela prouve au contraire qu'il y a chez ces femmes assez de force et d'activité nutritive pour fournir aux besoins de deux fonctions qui, chez le plus grand nombre, se font opposition : il faut seulement s'assurer si les règles ne diminuent pas le lait. — Quant aux femmes enceintes, on comprend mieux qu'elles ne puissent être menstruées, alors que la matrice contient et nourrit le produit de la conception; quelques-unes pourtant auraient continué de *voir* durant la grossesse.

La menstruation est une hémorragie utérine. La cause et le mécanisme de cette hémorragie ne peuvent être indiqués dans l'état actuel de la science. Il paraît constant cependant que le sang s'échappe de la membrane muqueuse utérine par de petites déchirures ou gerçures microscopiques, à la manière de toute hémorragie spontanée; mais on ignore si ce sont les capillaires veineux ou les capillaires artériels qui fournissent ce sang. Quant à la périodicité de son exhalation, la cause en est mystérieuse.

C. Il n'est pas douteux néanmoins que la menstruation est intimement liée au développement périodique d'une vésicule ovarique de Graaf (p. 152, *D*, *a*). Chaque mois, une de ces vésicules vient former saillie à la surface de l'ovaire, subit une rupture, se vide de son contenu, et donne lieu ainsi à une espèce de *ponte mensuelle*; celle-ci produit une excitation dans l'utérus et le rend chaque fois le siège d'un état fluxionnaire, qui se termine par l'évacuation des règles. Les vésicules de Graaf peuvent donc se rompre, les ovules s'engager dans les trompes en dehors de la fécondation, et dans ces cas l'ovule est détruit et expulsé avec le sang menstruel.

Les règles coulent de trois à six jours. Leur quantité, très variable, est de 125 à 250 grammes. Une vie active, l'embonpoint, sont des causes à leur diminution; les femmes de la campagne *voient* moins, en général, que celles nerveuses et excitables des grandes villes.

Le sang des règles ne diffère pas sensiblement de celui de toute autre hémorragie; peut-être est-il moins riche en globules. Quant à lui attribuer des propriétés malfaisantes, cela est puéril, absurde. Si quelques femmes exhalent, pendant le temps menstruel, une odeur forte, particulière, elles le doivent à l'oubli des soins de propreté; elles ne sauraient, par exemple, selon le préjugé, faire tourner le vin en entrant dans une cave. Elles peuvent donc continuer leurs fonctions ordinaires, si ces fonctions ne sont point de nature à troubler l'évacuation menstruelle.

CHAP. II. — COPULATION.

« La *copulation*, encore appelée *coït*, est l'acte au moyen duquel, érigés sous l'influence de l'excitation mentale, les organes mâle et femelle sont mis en rapport dans le but essentiel d'opérer la fécondation. Nul pour les végétaux qui peuvent recevoir le pollen à une distance considérable, pour les plantes dioïques par exemple, ce concours est borné, dans un assez grand nombre d'animaux, au simple frottement ; dans les autres, notamment chez les mammifères et chez l'homme, ce rapprochement s'effectue par l'introduction du pénis dans le vagin. »

Nous aurions à étudier ici les organes génitaux, si cela n'avait été fait dans une autre partie du livre, où nous renvoyons le lecteur (p. 148). Mais ici doivent être examinés les phénomènes de l'érection et du coït.

Erection.

Lorsque la copulation doit s'effectuer, voici ce qui arrive. Le pénis qui, dans les conditions ordinaires, reste mou et pendant, se gonfle, s'allonge, durcit, enfin se met en état d'*érection*, sous l'influence d'excitations particulières liées au besoin instinctif d'opérer l'union sexuelle. Ce phénomène singulier est dû à l'afflux du sang dans les cellules du corps caverneux ; ce liquide s'y porte par les artères honteuses (branches des spermatiques (p. 128, *M*), sous l'influence de l'innervation ganglionnaire, soumise elle-même à l'action particulière du cerveau, plus spécialement du cervelet suivant Gall ; le sang ainsi engagé dans le membre viril trouve un obstacle à son retour dans la compression des veines de cette partie turgescente, de là aspect violacé du gland, volume et dureté de l'organe augmentés d'autant. L'excitation est toute mentale dans l'érection naturelle, physiologique ; et l'on peut dire que l'érection est d'autant plus intense que l'orgasme vénérien est plus énergique, circonstance qui se rencontre particulièrement dans l'âge de puberté, chez les hommes jeunes, d'une bonne santé, vigoureux, et dont la sécrétion testiculaire est très active. Car telles sont les influences réciproques des organes les uns sur les autres, que le sperme dans les vésicules séminales devient le stimulus de l'action cérébrale, laquelle développe les désirs avec l'érection, et que cette action cérébrale active à son tour la sécrétion spermatique. Dans tous les cas, que la pensée soit l'unique stimulant de l'érection, ou que le tempérament génital agisse seul ou de concert avec elle pour la produire, toujours est-il que, suivant Gall, le cervelet entrerait en action dans ce phénomène, du moins quand il se produit dans les conditions ordinaires de l'état de santé et sous l'influence de désirs érotiques.

Mais l'érection peut avoir un tout autre caractère ; elle peut être factice, en quelque sorte, produite par des causes qui ne se rattachent point au vœu de la nature. Elle peut être provoquée par des excitations physiques, comme la flagellation, par exemple, ou d'autres manœuvres illicites. Elle peut être due à l'inflammation du cervelet, à une irritation interne ayant son siège dans les organes génitaux, à un simple afflux mécanique sanguin dans les mailles du tissu spongieux du pénis, etc. C'est à cause de cela que : *a*. les masturbateurs parviennent à consommer des actes anormaux qui les énervent d'autant plus qu'ils sont moins naturels, moins faciles dans leur solution ; *b*. que des érections se manifestent dans certaines affections cérébrales ; *c*. que le matin, au réveil, les hommes se trouvent très souvent en érection, sans avoir rien fait pour cela et sans avoir de désirs, cet état étant alors le résultat de la stase du sang dans les parties, par suite de la position horizontale, de l'accumulation de l'urine dans la vessie, de celle des matières fécales dans le rectum, conditions de gêne pour le retour du sang par les veines spermatiques ou honteuses (p. 132, *d*).

Le coït.

Les organes de la femme sont susceptibles d'un phénomène analogue à l'érection. Les petites lèvres, le vagin, l'utérus, le clitoris surtout, et jusqu'au mamelon, éprouvent dans l'orgasme vénérien un frémissement qu'on peut considérer comme une sorte d'érection. Mais souvent, chez les femmes froides surtout, ces organes restent impassibles, à moins que l'acte vénérien ne soit commencé et poussé assez loin, encore que quelques-unes ne ressentent aucun plaisir pendant comme avant sa durée. Le phénomène d'érection, pas plus chez la femme que chez l'homme, n'est lié absolument à la réussite de la fécondation ; son rôle est d'exciter le désir du rapprochement des sexes, et de soustraire à l'indifférence ou au dégoût la fonction la plus essentielle de l'animalité. On sait que des femmes en léthargie ont subi l'approche de l'homme et sont devenues enceintes sans avoir pu comprendre comment cela leur était arrivé. Quant à l'éjaculation, il n'y en a pas chez la femme ; mais pendant la copulation, ses parties génitales exhalent une humidité particulière qui se produit sans sensation voluptueuse spéciale, car celle-ci paraît se rattacher à la stimulation du clitoris.

Toujours chez l'homme, et en général chez la femme, « la copulation est accompagnée d'une ivresse mentale, d'un sentiment de plaisir dont la vivacité paraît ordinairement en raison de l'excitation préliminaire et de l'attraction qui rapproche les deux individus. Cette impression déterminant une sorte de ravissement, de convulsion nerveuse, comparée par les anciens à l'épilepsie, rencontre sa cause physique dans le frottement des muqueuses génitales et particulièrement du gland chez l'homme, du clitoris et des nymphes chez la femme, organes dont la sensibilité se trouve montée passagèrement au plus haut degré. La jouissance mutuelle, inséparable de cet acte générateur, présente le lien naturel et sympathique des sexes, la garantie d'un concours sur lequel repose la propagation des espèces. »

L'acte du coït est exactement représenté dans les lignes suivantes :

« Les frottements du gland de la verge contre les surfaces nerveuses, lubrifiées et gonflées, de la vulve et du vagin, entraînent, par action réflexe, la contraction des muscles bulbo-caverneux et ischio-caverneux de l'homme. L'érection des corps caverneux de la verge et celle du gland se trouvent ainsi portées à leurs dernières limites. Le frottement du dos de la verge contre le clitoris et contre l'ouverture de la vulve, douée en ce moment d'une vive sensibilité, amène également, par action réflexe, la contraction du constricteur du vagin et de l'ischio-caverneux, contraction qui augmente la turgescence de l'appareil érectile de la femme, ou qui la détermine si elle n'avait pas lieu au commencement du coït. L'appareil érectile de la femme, distendu par le sang, réagit à son tour sur le membre viril, et ainsi de suite. Enfin, lorsque la sensibilité développée sur le gland par les frottements réitérés de l'organe mâle contre l'organe femelle est arrivée à un certain degré d'exaltation, il survient dans tout l'organisme une sensation indéfinissable, accompagnée d'un sentiment de chaleur le long de l'axe cérébro-spinal, de l'accélération du pouls et d'efforts convulsifs d'expiration. La contraction des voies d'excrétion du sperme et celle de tous les muscles du périnée surviennent par action réflexe de la moelle épinière, et l'éjaculation a lieu. » (Béclard.)

Pendant la copulation, et sous l'influence de l'exaltation de la sensibilité et des désirs, l'action sécrétoire des testicules devient plus active ; les vésicules séminales reçoivent du sperme en abondance par les canaux déférents, et elles se remplissent bientôt si elles ne l'étaient déjà. Excités par la présence de ce liquide, par l'afflux sanguin et surtout par le frottement et les mouvements voluptueux, dont la sensation se prolonge au loin, ces réservoirs se contractent et chassent, à un moment donné, le liquide prolifique, qui suit le trajet des canaux éjaculateurs et arrive dans l'urèthre pour être lancé au delà de l'extrémité de la verge, sur l'ouverture de la matrice, qui probablement s'ouvre et se resserre par des mouvements convulsifs pour attirer en quelque sorte la semence dans sa cavité. Le sperme ne coule pas comme l'urine, d'une manière continue et par des efforts volontaires et soutenus : il est dardé par jets saccadés, dus aux contractions brusques et plusieurs fois répétées des muscles bulbo-caverneux, ischio-caverneux et releveurs de l'anus (Pl. VI) ; et, pour rendre son glissement plus facile, la prostate et les glandules de Cowper fournissent un liquide ténu, filant, qui enduit les parois du canal de l'urèthre ; or, ce flux prostatique apparaît au méat urinaire longtemps avant l'éjaculation spermatique ; et même une simple érection voluptueuse ou l'influence de l'attente d'un rendez-vous amoureux provoquent son exhalation.

Les parties génitales internes de la femme, nous le répétons, deviennent plus humides dans les rapports sexuels, l'excitation vénérienne déterminant une exhalation à la surface de sa membrane muqueuse ; mais aucun liquide ne provient des ovaires, comme le croyaient les anciens.

Le premier rapport de la femme avec l'homme est très souvent douloureux : la déchirure de l'hymen est ordinairement accompagnée de douleur et d'une légère effusion de sang, outre que les grandes et petites lèvres subissent des contusions de la part du pénis.

L'évacuation spermatique ou plutôt l'éjaculation terminée, la volupté s'éteint, l'orgasme vénérien tombe, et un affaissement physique et moral mêlé d'une sorte de tristesse ou de regret succède à un délire de trop courte durée. Dès ce moment, « l'homme devient complètement étranger aux actions organiques ultérieurement indispensables à l'accomplissement de la génération ; la femme seule reste chargée de ces soins importants. Pour le premier, c'est une fonction momentanée qu'environnent les attraits de la volupté ; pour la seconde, c'est un acte plus durable, offrant le mélange bizarre des charmes du plaisir et des angoisses de la douleur. »

CHAP. III. — FÉCONDATION.

La *fécondation* est le phénomène de l'animation du germe, la création d'un être nouveau. La copulation est stérile, sans profit pour l'espèce, sinon sans plaisir pour l'individu, lorsque ce résultat n'a pas lieu. Qui pourra jamais expliquer comment la fécondation s'opère, quelles sont les causes qui font que tantôt elle réussit, tantôt elle manque, alors que l'homme et la femme s'unissent dans des conditions identiques ? Ces questions, à la solution desquelles les plus grands génies ont renoncé, ne doivent pas nous occuper. Nous exposerons cependant très brièvement l'état de la science à cet égard, et, dans un autre endroit, nous traiterons de la *stérilité*, considérée chez l'un et l'autre sexe.

Voici la division de ce chapitre : 1° théories de la fécondation ; 2° signes de la copulation fécondante ; 3° sexes et ressemblances ; 4° fécondation artificielle ; 5° fécondation contre nature ; 6° considérations médico-légales.

Mécanisme et théories de la fécondation.

A. Ce point de physiologie se dérobe toujours à notre curiosité avide derrière un voile épais que les savants n'ont pu déchirer, ni avec l'ingéniosité de leurs théories, ni avec les expériences sur les animaux. Le sperme est lancé dans les organes génitaux de la femme, comment agit-il pour animer une vésicule ovarique, quelquefois deux, très rarement trois, et opérer la fécondation ? Suivant les uns, le liquide-semence est déposé simplement à l'entrée du museau de tanche, et sa pénétration dans la matrice et les trompes ne serait point nécessaire : son influence vivifiante serait communiquée par une sorte de vapeur (*aura seminalis*) qui s'en échappe et irait seule aux ovaires. Selon d'autres, en plus grand nombre, le sperme ou du moins les spermatozoïdes entrent dans la matrice et s'acheminent par les trompes jusqu'aux ovaires. Haller a trouvé le fluide spermatique dans les trompes d'une brebis ; Ruysch, sur une femme adultère immolée par son mari. Prévost et Dumas ont démontré, par leurs expériences, que le contact immédiat et suffisamment prolongé du fluide mâle sur l'ovule femelle est indispensable à la fécondation. D'ailleurs, la fécondation artificielle des œufs de poisson donne la preuve évidente que le contact mutuel du sperme et de l'ovule est indispensable à la fécondation : tout le reste, érection, sensations voluptueuses, etc., n'est qu'accessoire et destiné seulement à assurer l'accomplissement de la fonction.

B. Mais comment le sperme pénètre-t-il dans les cavités génitales profondes ? Y est-il lancé directement à travers le museau de tanche ouvert, ou bien la matrice l'aspire-t-elle au moment de l'éjaculation ? Dans tous les cas, comment s'introduit-il dans les trompes et arrive-t-il jusqu'à l'ovaire ? Ici on a fait jouer un rôle important aux animalcules. On a prétendu que ces êtres microscopiques portent à l'ovaire le liquide séminal adhérent à leur corps ; pour d'autres, comme ils constituent la partie fondamentale, nécessaire, de ce liquide, ils pénètrent dans l'œuf et s'y développent en miniature de l'embryon dont ils formeraient le système nerveux central. Spallanzani, tout en admettant que le sperme en nature se montre seul capable de produire la fécondation, a fait des expériences qui tendent à infirmer la nécessité des animalcules, car il aurait obtenu des fécondations artificielles avec des globules de sperme tellement divisés qu'il n'était plus possible d'y découvrir un seul de ces animalcules. Mais les expériences de ce célèbre expérimentateur ont été mal interprétées ; il paraît bien démontré que la présence des spermatozoïdes dans la semence est la condition *sine qua non* de la propriété fécondante du sperme, propriété qui paraît d'autant plus certaine que ces petits corps jouissent de plus de mobilité et d'intégrité, puisque, à mesure que l'homme avance en âge, ils perdent de ces qualités. Il est certain que des quantités très petites de semence suffisent, chez les poissons, les crapauds, etc., pour féconder de grandes quantités d'œufs, et qu'une femme féconde par nature devient enceinte, alors même que le mari prend des précautions ou triche de façon à se croire à l'abri de l'imprégnation.

Barry a avancé, en 1840, que les spermatozoïdes entrent dans l'intérieur même de l'ovule, et ce fait, qui a été contesté par la plupart des physiologistes, a été confirmé par Meissner en 1854. Mais où se fait la rencontre des spermatozoïdes et de l'ovule ? Elle peut avoir lieu dans l'ovaire lui-même, et dans ce cas la fécondation ne s'accomplirait que quelques jours après le coït, temps que mettent les animalcules à parvenir jusqu'à cet organe. Elle peut avoir lieu dans les trompes, au moment de l'accouplement, au moment où l'ovule, déjà sorti de la vésicule de Graaf, chemine vers la matrice. Il se peut enfin que la fécondation s'opère dans l'intérieur même de la matrice, si le coït a lieu à une époque peu éloignée du départ de l'ovule, ou si celui-ci n'est arrivé dans l'utérus que depuis très peu de temps. Comme, d'un autre côté, les spermatozoïdes peuvent rester intacts dans les organes femelles pendant plusieurs jours, on conçoit qu'il y a dans ce fait une nouvelle cause de fécondation, possible plusieurs jours après la copulation.

C. Dans les espèces animales, la fécondation coïncide avec le retour périodique du rut : celui-ci n'a pas lieu aux mêmes époques chez toutes les femelles, et il ne se manifeste qu'au moment où les vésicules de Graaf arrivent à maturité. Quant au mâle, il n'est sollicité à l'accouplement qu'au moment du rut, et, chose remarquable, sa semence ne contient des spermatozoïdes qu'à ce moment-là. Chez l'espèce humaine, c'est bien différent : l'homme jouit du privilège de pouvoir féconder la femme en tout temps ; en tout temps aussi sa liqueur spermatique contient des zoospermes. La menstruation étant pour la femme l'époque naturelle de la maturation des vésicules ovariques, il s'ensuit que la copulation qui a lieu immédiatement après l'écoulement menstruel est la plus favorable pour la fécondation. Celle-ci, prétend-on, passé le quatorzième jour de l'apparition des règles, ne peut plus avoir lieu.

Ici se présente naturellement la question des *fécondations multiples* ; mais nous ne voyons aucun inconvénient à la renvoyer au chapitre consacré à la grossesse.

Signes de fécondation réussie ; sexes ; ressemblances.

Si nous voulions sortir du champ de l'observation et, comme le font beaucoup d'auteurs, nous lancer dans le domaine sans limite de l'imagination et de la fable, nous pourrions faire un long roman sur les copulations fécondantes, les stériles, sur l'art prétendu de procréer les sexes à volonté, d'expliquer les ressemblances, etc.; mais ces questions, plus curieuses que solubles, sont environnées de mystère et ne méritent pas de trouver place dans un travail de la nature de celui-ci. Un mot cependant.

A. Dans la *copulation fécondante*, dit-on, la femme éprouve un tressaillement inaccoutumé, accompagné d'une sensation voluptueuse, puis ses traits s'altèrent, ses yeux perdent de leur brillant, etc. Mais que de femmes n'éprouvent rien de tout cela, bien qu'elles soient enceintes, et combien d'autres présentent des phénomènes semblables, quoique n'ayant pas conçu ? Les anciens pensaient que la matrice se précipitait comme un animal avide sur le sperme, ou bien qu'elle restait inactive, selon que la fécondation devait ou non s'opérer. Galien avait fait observer déjà que, après le coït non fécondant, plusieurs femmes sentent des contractions utérines, comme si la matrice expulsait la semence qu'elle a reçue. On sait que l'expulsion du sperme chez les animaux est regardée par les nourrisseurs comme une preuve de non-succès de l'approche du mâle ; pour obvier à ce rejet, on applique, immédiatement après la

copulation, de l'eau froide sur la vulve des femelles, des génisses surtout, disposées à cette répulsion. Mais cette précaution est super-
flue ; la plus petite quantité de semence qui reste suffit.

B. On a cru expliquer la *détermination des sexes* en disant que les
œufs mâles sont dans l'ovaire droit, les œufs femelles dans le
gauche ; qu'en conséquence, si la femme effectue la copulation sur
le côté droit, les vésicules mâles sont animées, tandis que ce sont les
femelles, dans la position opposée. On a dit encore que la chance
d'avoir des garçons était en rapport avec la vigueur du père ; que lors
d'un accouchement, si la lune ne change pas de phase dans les huit
jours qui suivent la délivrance, le sexe sera le même dans la grossesse ultérieure ; on a dit.... Mais à quoi bon rappeler de telles
absurdités? Avouons tout simplement notre ignorance, et n'inven-
tons pas lorsque nous ne pouvons expliquer, encore moins démontrer.

C. A l'égard des *ressemblances*, la science est tout aussi pauvre
d'explications. On comprend cependant que l'être producteur ait une
influence profonde sur le produit ; car « l'on peut envisager le nouvel
être comme une cire molle où chacun des sujets qui concourent à la
fécondation peut imprimer son cachet d'une manière plus ou moins
profonde, suivant la part plus ou moins active qu'il prend à cet acte
générateur. » Fort bien ; mais qu'un spermatozoïde communique à
l'ovule, en même temps qu'une nouvelle vie, la propriété de ressem-
bler à celui qui fournit cet infiniment petit en se développant, voilà
ce que la physiologie n'expliquera jamais.

D. L'*œuf* est le principe, le germe de tout être organisé, soit végétal, soit animal ; mais pour qu'il parcoure la série de ses évolu-
tions, il faut qu'il soit animé d'une vie nouvelle, laquelle ne lui est
donnée que par le contact de la semence du mâle. La nature a déterminé les lois et les modes de ce contact, lesquels varient suivant les
classes d'êtres organisés. Mais ici, comme en mille autres circonstances, l'homme a cherché, non à perfectionner les lois naturelles,
mais à les suppléer dans certains cas où elles ne peuvent répondre
aux nécessités des situations.

Fécondation contre nature.

Deux individus, mâle et femelle, d'espèce différente, peuvent quelquefois, en s'accouplant, produire un être nouveau ayant les caractères réunis des deux espèces. Les produits de ces fécondations
anormales sont appelés *mulets*, *métis*, *êtres hybrides ;* tel est celui

du cheval et de l'ânesse, de la jument et de l'âne, tel est le végétal hybride résultant du concours de deux végétaux de genres différents. Toutefois la production des mulets n'est possible qu'entre un bien petit nombre de races, encore ne peut-elle avoir lieu qu'entre individus qui se distinguent plutôt par des nuances fugitives que par des caractères fondamentaux. C'est dire qu'il n'a jamais existé d'animal moitié chat et moitié lapin, moitié homme et moitié singe, etc. Les monstres sont l'effet d'une aberration de la génération, jamais le produit de deux êtres d'espèce différente.

Quoi qu'il en soit, les mulets sont à jamais incapables de reproduire leur type bâtard. La nature a voulu que le produit de copulations faites contre son vœu manquât, ou du moins vécût et mourût sans postérité, afin de ne pas confondre les races dans une fusion générale.

Fécondation artificielle.

A. On sait qu'elle se pratique journellement, chez les végétaux, en répandant le pollen sur l'ovaire ; chez les poissons, en répandant sur leurs œufs la laitance (liqueur sém.) du mâle, délayée dans de l'eau. Le docteur Girault prétend qu'il est facile de féconder la chienne sans l'approche du mâle, en empruntant à celui-ci de son sperme par la castration ou la masturbation, et en injectant ce liquide au moyen d'une seringue dans le vagin de la femelle.

Le même expérimentateur prétend avoir rendu plusieurs femmes enceintes par un procédé analogue. Il demande au mari un peu de son sperme, il l'introduit de suite dans une seringue munie d'une canule longue *ad hoc*, et il l'injecte dans l'intérieur même de l'utérus. Cette pratique, prétend-il, doit être essayée soit lorsque l'utérus a une direction vicieuse, soit lorsque le museau de tanche ne donne pas facile accès au sperme, ou que la copulation ne peut être complète, etc. Il serait même arrivé ceci, que mari et femme désirant ardemment avoir un héritier, le premier étant soupçonné infécond par l'âge ou autrement, on aurait substitué adroitement la semence d'un homme sain et vigoureux à la sienne, laquelle, injectée dans les organes de l'épouse, aurait causé une grossesse comblant les vœux du mari crédule.

B. L'idée d'une telle opération étonne, déroute l'imagination par la complication des précautions à prendre, et blesse la morale. Elle se simplifie cependant si l'on recueille le sperme dans le vagin, au moyen d'une pompe aspirante, aussitôt après le congrès, et si sans désemparer on l'injecte. Sous cette forme, néanmoins, qui n'est pas

sans des difficultés d'exécution que l'on devine, le procédé a été condamné par le tribunal civil de la Seine comme immoral.

Mais la *Société de Médecine légale de Paris*, appelée à émettre son
avis, a jugé : un médecin honorable ne doit pas prendre l'initiative de
proposer l'opération de la fécondation artificielle, mais il ne doit
pas se refuser à la pratiquer quand elle est réclamée par les intéressés (couple légitime) et que toutes les méthodes rationnelles de
traitement ont échoué.

Si l'on considère d'une part la rareté des succès de l'opération
(1 sur 26, d'après le docteur Lutaud) et, d'autre part, la possibilité
d'une fécondation naturelle après 10, 15, 20 ans même de stérilité,
on est disposé à croire que les tentatives de fécondation artificielle
n'ont aucune raison d'être.

Cependant, malgré l'extrême rareté du succès, elle doit être essayée
dans le cas où le mari serait affecté d'hypospadias.

CHAP. IV. — GROSSESSE OU GESTATION.

La *grossesse*, ou *gestation* (de *gestare*, porter), est l'état de la
femme qui a conçu et qui porte dans son sein le produit de la conception. Elle est *vraie* ou *fausse*, selon qu'il existe dans la matrice
un véritable fœtus ou un produit pathologique. Le produit s'est développé dans ou hors de l'utérus ; il est unique ou multiple. — De
là à examiner quatre points principaux : 1° *grossesse utérine* ou *normale* ; 2° *grossesse extra-utérine* ; 3° *grossesse multiple* ; 4° *grossesse
fausse*.

Grossesse utérine ou normale.

Lorsque le produit de la conception est renfermé dans l'utérus
(selon le vœu de la nature), on dit qu'il y a *grossesse utérine* ; c'est
la grossesse naturelle, normale, dont la durée ordinaire est de deux
cent soixante-dix jours. Elle peut se terminer un peu plus tôt ou
plus tard, mais cela est rare.

Voyons d'abord : 1° les modifications subies par l'utérus ; 2° les
troubles organiques qu'elle cause ; 3° les changements dans la santé
habituelle de la femme ; 4° les signes positifs de la gestation ; 5° les
grossesses anormales (multiples, extra-utérines, fausses) ; 6° les naissances précoces, tardives ; 7° les considérations médico-légales.

Viendra ensuite l'étude de l'embryologie.

Modifications de l'utérus dans la grossesse.

Dès que l'ovule est arrivé dans l'utérus, celui-ci change de volume, de forme et de direction. Il se développe peu à peu, et continue d'augmenter jusqu'à la fin de la gestation, époque à laquelle son diamètre transversal est de 30 à 35 centimètres, l'antéro-postérieur de 20 à 25. Il subit une véritable hypertrophie, car en même temps que sa capacité s'accroît, ses parois acquièrent plus d'épais-

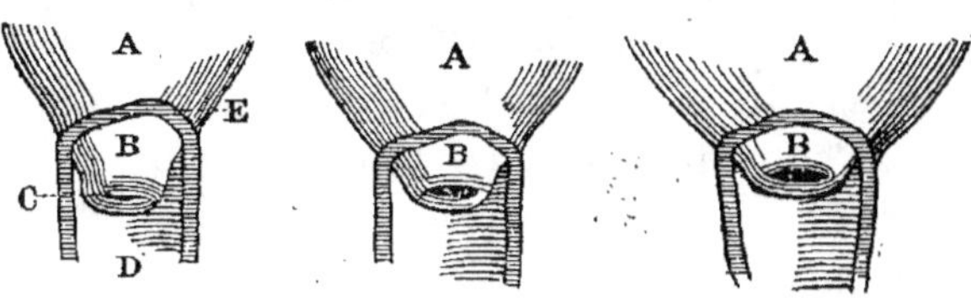

Fig. 16.

Ces trois figures représentent les dimensions du corps et du col de la matrice à des époques différentes de la gestation.

A, corps, B, col, au 3ᵉ mois de la grossesse ; C, museau de tanche ; D, intérieur du vagin ; E, coupe de la paroi du vagin.

A et B, corps et col de la matrice au 6ᵉ mois de grossesse.

A et B, corps et col au 8ᵉ mois de la grossesse.

seur. Le col reste à peu près le même durant les deux ou trois premiers mois ; mais au cinquième, il s'évase de haut en bas, et concourt ainsi à la dilatation du corps ; vers le terme de la grossesse, le col finit par s'effacer complètement. L'accoucheur peut suivre, à l'aide du *toucher vaginal*, la diminution progressive de volume et de longueur de cette partie de l'utérus, dont l'orifice inférieur se modifie lui-même ; car, au lieu de rester allongé transversalement comme dans l'état de vacuité de la matrice, le col prend la forme circulaire, et s'évase un peu en forme d'entonnoir à grand diamètre supérieur.

Pendant les trois premiers mois de la gestation, la matrice reste cachée dans l'excavation du petit bassin ; elle descend même un peu, en vertu du poids considérable qu'elle a acquis ; aussi, à cette époque, le ventre de la femme semble-t-il s'aplatir plutôt que se développer, d'où ce proverbe : *à ventre plat enfant il y a*. Mais, au delà de ce terme, les choses changent, l'utérus s'élève, ne pouvant se dilater à l'aise dans le petit bassin ; à quatre mois, son fond peut être senti, au palper, au-dessus du pubis ou du détroit supérieur du bassin ; à six mois, il est déjà au niveau de l'ombilic ; à neuf mois, il remonte jusqu'à la région épigastrique. Le *col* suit cette ascension, et le doigt, introduit dans le vagin, l'atteint difficilement vers le huitième mois, car non seulement il est très élevé, mais est en même temps dirigé en arrière.

Quant au corps de l'organe, obligé de suivre la direction du détroit supérieur, en se développant, il se porte en avant, étant naturellement rejeté dans ce sens par la saillie de la colonne vertébrale. D'autre part, comme il ne peut se maintenir au milieu de l'abdomen, précisément à cause de cette saillie bombaire et des divers mouvements et positions auxquels se livre la femme, la matrice est sollicitée à s'incliner d'un côté ou de l'autre, à droite ou à gauche; mais presque toujours c'est dans le premier sens qu'elle penche. Il résulte de cette disposition que le col se dirige en sens inverse du corps, et que c'est en général du côté gauche et en arrière qu'il faut l'aller chercher, lorsqu'on pratique le *toucher* par le vagin.

Modifications organiques causées par la grossesse.

En se développant dans la cavité abdominale, la matrice gravide soulève le péritoine et la masse intestinale ; se rapprochant des ovaires, elle fait disparaître peu à peu les ligaments larges. Elle exerce des pressions de tous côtés. Pressant sur le corps de la vessie, elle cause du ténesme, des envies fréquentes, illusoires, d'uriner ; comprime-t-elle le col vésical, il y a impossibilité de satisfaire à ce besoin et nécessité quelquefois d'employer la sonde ; appuie-t-elle sur le rectum, une constipation opiniâtre en résulte ; comprime-t-elle les vaisseaux couchés dans le bassin, elle cause des engorgements œdémateux aux membres inférieurs, des varices, si ce sont les nerfs qui soient pressés, des douleurs névralgiques se font sentir, enfin la matrice gravide refoule de bas en haut la masse intestinale, l'estomac, et de là divers troubles de la digestion, des coliques, etc.; le diaphragme étant repoussé par en haut, il survient gêne de la respiration, de la circulation, des étouffements, de l'oppression, des palpitations, etc. Tous ces accidents, cela se comprend, dépendent de causes *mécaniques*.

Mais il est des phénomènes d'un ordre essentiellement *physiologique* qu'il faut indiquer. La membrane muqueuse du vagin s'injecte et exhale des mucosités abondantes, tellement que les femmes croient qu'elles ont des flueurs blanches et attribuent à ces pertes l'indisposition générale qui accompagne une grossesse ignorée; quand elles ont la certitude d'être enceintes, elles disent, d'après un vieux préjugé, qu'elles perdent du lait dès le début de la grossesse. Les mamelles deviennent le siège d'une fluxion par une sympathie étroite avec l'utérus; ce mouvement fluxionnaire disparaît vers le quatrième mois, pour reparaître bientôt plus prononcé, comme effet d'une activité spéciale liée au travail de sécrétion laiteuse qui se prépare.

Santé habituelle de la femme modifiée pendant la grossesse.

La femme grosse est exposée à une foule d'indispositions : les unes, comme nous venons de le voir, dues à une simple action *mécanique* de l'utérus sur les organes circonvoisins; les autres à une action *sympathique*, c'est-à-dire physiologique, vitale.

Après les accidents relatés ci-dessus, les indispositions les plus ordinaires de la grossesse sont les suivantes :

Diminution, perversion, perte de l'appétit. Rien n'est variable comme les symptômes de l'état nerveux de l'estomac chez les femmes enceintes ; on peut rencontrer les plus bizarres anomalies, depuis le simple dégoût pour les aliments, ceux mêmes qui étaient recherchés auparavant, jusqu'au désir immodéré de manger les substances qui répugnent le plus dans l'état ordinaire. Les anecdotes relatives à ce sujet sont nombreuses.

Céphalalgie. Le mal de tête est dû soit à un simple trouble nerveux, soit à un embarras gastrique, ou enfin à la pléthore sanguine, qui est commune dans la grossesse.

Diarrhée. Ce phénomène est le plus souvent nerveux dans les premiers mois.

Nausées, vomissements. Phénomènes nerveux d'abord, plus tard par action réflexe ou sympathique de la grossesse; vers la fin de celle-ci, par action mécanique de l'utérus gravide refoulant l'estomac.

Vertiges, éblouissements. Symptômes d'un état nerveux ou de pléthore.

Toux. Elle s'explique soit par l'irritation sympathique des bronches, soit par refoulement du diaphragme.

Nous ne parlons ni des *maux de dents*, ni de diverses autres *indispositions*, qui toutes n'ont rien de grave, les moyens qu'on leur oppose, et que nous ferons connaître en hygiène, étant d'ailleurs généralement peu efficaces. Nous devons faire observer, toutefois, que beaucoup de femmes n'éprouvent aucun dérangement dans leur état de santé, et que quelques-unes même ne sont jamais mieux portantes que lorsqu'elles sont enceintes. Tout cela dépend de l'idiosyncrasie de la femme, c'est-à-dire d'une cause indéterminée.

Etat moral de la femme pendant la grossesse.

La femme enceinte devient ordinairement très impressionnable : son caractère change, parfois même complètement. Il lui prend des fantaisies bizarres ; elle devient difficile à vivre, acariâtre, souvent insupportable ; en un mot, elle peut offrir les plus étonnantes singularités, depuis la plus légère irritabilité nerveuse jusqu'aux goûts, aux désirs, aux actions les plus ridicules et les plus excentriques. Il faut donc être patient, indulgent à son égard. Nous signalons plus loin les questions médico-légales que cet état soulève.

Signes positifs de la grossesse.

Il semble, à l'énumération que nous venons de faire des phénomènes qui se rattachent à la grossesse, que rien n'est plus facile à reconnaître que cet état. Il n'en est rien. A moins qu'ils ne se montrent réunis tous ou pour le moins en grand nombre, ces signes sont insuffisants, trompeurs, vu qu'on les voit se manifester dans des circonstances très diverses. Ainsi l'air languissant, l'excavation des yeux, les taches à la peau, les bizarreries dans les goûts et le caractère, le développement du ventre lui-même, coïncidant avec la disparition des règles, ne peuvent autoriser à affirmer qu'il y a grossesse, à moins, nous le répétons, que ces phénomènes ne se manifestent simultanément, et ne soient accompagnés de mouvements de l'enfant. Le développement du ventre est trompeur, parce qu'il peut être dû à une fausse grossesse, une môle, une affection de la matrice, ou un épanchement d'eau dans le péritoine. La cessation des règles n'aura pas plus de valeur ; car, dans les maladies aiguës et les affections chroniques, la menstruation cesse presque toujours. D'un autre côté, assurer qu'une femme n'est point enceinte parce qu'elle continue de *voir*, ce serait s'exposer à l'erreur, attendu qu'il est possible que les règles ne cessent pas de paraître alors qu'il y a conception, encore que cela soit très rare. Les mouvements du fœtus sont bien un signe positif de grossesse, mais il faut s'assurer que ces mouvements appartiennent réellement au produit de la conception ; car on a vu des femmes, l'auteur pourrait en citer deux exemples remarquables, qui, prises du désir ardent d'être enceintes, ont fini par se persuader qu'elles l'étaient réellement, à tel point que, par un effet nerveux qu'on conçoit mieux qu'on ne l'explique, les intestins et surtout les muscles du bas-ventre exécutaient des mouvements involontaires simulant ceux attribuables au fœtus.

A. Ce n'est pas à dire qu'il soit impossible d'affirmer qu'il y a ou qu'il n'y a pas grossesse? Il existe au contraire deux *signes positifs :* le ballottement et les battements du cœur du fœtus.

On nomme *ballottement* un phénomène de pesanteur fœtale consistant en ce que le doigt indicateur, introduit dans le vagin et frappant la matrice de bas en haut, reçoit la sensation d'un corps qui retombe par l'effet de son poids, à la manière d'une bille de marbre qui serait placée dans une vessie remplie de liquide. Cette comparaison est assez juste, la matrice représentant la vessie, remplie par l'eau de l'amnios, et le fœtus étant la bille qui nage librement dans ce liquide. Ce phénomène n'est appréciable qu'à partir de quatre mois de grossesse.

Les *battements du cœur* du fœtus peuvent être perçus à cinq ou six mois. Si l'on applique sur le ventre de la femme grosse son oreille exercée, on distingue de très petites pulsations comparables aux battements d'une montre qui serait profondément située dans les parties. On perçoit en même temps d'autres pulsations isochrones aux battements du cœur de la mère ; ces pulsations sont accompagnées d'une sorte de souffle, et ont lieu dans les artères utérines extrêmement développées à ce moment.

B. En résumé, avant le quatrième mois, il est impossible d'affirmer que la grossesse existe ; mais à cette date le ballottement, puis les mouvements du fœtus, plus tard enfin les battements de son cœur ne laisseront plus de doute. Cependant, sans attendre la manifestation de ces phénomènes, une foule de signes secondaires peuvent, dans leur ensemble, équivaloir à la certitude de l'existence, sinon d'un produit vivant dans la matrice, du moins d'un corps quelconque ; et comme les grossesses *fausses* sont très rares comparativement aux *vraies*, on aura la plus grande chance de dire juste en diagnostiquant une gestation commençante.

Les données de la science, en pareille question, sont loin de légitimer le ton affirmatif des bonnes femmes, qui ne craignent point non seulement d'affirmer qu'il y a grossesse, mais encore d'annoncer le sexe de l'enfant, et cela rien qu'en inspectant l'urine, le sang, les traits, etc., de la femme. Sans doute la conception amène quelques modifications dans les humeurs de la femme, comme dans son physique et son moral ; mais, nous le répétons, l'inconstance des unes, le degré insaisissable des autres, ne permettent pas d'affirmer dans un sens plutôt que dans l'autre. Une personne étrangère à l'art, un ignorant dépourvu de toute responsabilité scientifique, peut hasarder de telles prédictions ; il ne risque rien à se tromper, mais il sait au contraire qu'il peut acquérir de la réputation si, par hasard, il prédit juste. L'accoucheur instruit se montre, au contraire, très circonspect, parce qu'il comprend la difficulté, et sait qu'on est plus disposé à lui reprocher une méprise qu'à le louer de sa sagacité. Ces réflexions sont applicables du reste dans tous les cas où l'ignorance et le savoir se combattent, c'est-à-dire partout et toujours.

CHAP. V. — GROSSESSES ANORMALES.

Ce chapitre comprend la grossesse extra-utérine ; la grossesse multiple ; la fausse grossesse ; la superfétation, et des considérations médico-légales relatives à ces sujets.

Grossesse extra-utérine.

La grossesse vraie nous montre l'ovule, fécondé dans l'ovaire, s'engageant dans le pavillon de la trompe, parcourant toute la longueur de ce canal, et arrivant dans la cavité de l'utérus pour s'y développer. Dans la *grossesse extra-utérine*, les choses se passent autrement : l'ovule est arrêté dans sa route, ou dévié de son chemin ; il se fixe en un point autre que la matrice, lequel est tantôt dans l'ovaire lui-même, tantôt dans la trompe, ou bien il tombe dans l'abdomen. De là différentes sortes de grossesses extra-utérines, appelées *ovariques, tubaires, abdominales.*

Les causes de ces anomalies, heureusement assez rares, sont peu connues. On les attribue le plus souvent à une grande perturbation du moral de la femme, survenant au moment de la fécondation, comme, par exemple, une surprise.

Les grossesses *extra-utérines* se terminent presque toujours d'une manière fâcheuse : par la mort du fœtus d'abord, cela est inévitable ; et plus tard par celle de la mère après une série d'inflammations, d'abcès, divers accidents. Il arrive quelquefois que le produit s'enkyste, s'ossifie dans sa demeure extra-physiologique, et que la femme prolonge une longue existence avec ce fardeau.

Grossesse multiple.

Lorsque deux fœtus sont renfermés dans la cavité utérine (il peut y en avoir trois), la grossesse est dite *multiple*. On ne peut expliquer ces grossesses qu'en admettant l'un de ces trois phénomènes : ou les deux ovaires ont été simultanément imprégnés dans la fécondation ; ou deux ou trois vésicules d'un même ovaire ont été fécondées simultanément ; ou bien enfin deux fécondations ont été opérées, l'une après l'autre, à peu de jours d'intervalle, la seconde avant que le premier ovule fût arrivé dans la matrice. La supposition de deux fécondations successives dans l'explication de la grossesse multiple conduit naturellement à la question des *superfétations* : nous allons en dire un mot.

La grossesse multiple est du fait de la femme, jamais de l'homme. C'est ce dont se doutait fort peu l'impératrice Catherine lorsqu'elle se fit présenter le paysan russe qui avait eu quatre-vingt-dix enfants avec ses femmes, dont, chance singulière, toutes les grossesses avaient été, non pas seulement triples, mais quadruples.

Fausse grossesse.

Par suite de certaines influences pathologiques, il peut arriver qu'au lieu d'un embryon, c'est une *môle* qui se développe dans l'utérus, ou un fœtus qui, ayant vécu un certain temps et cessé de vivre, s'est converti en un corps charnu, rappelant plus ou moins l'organisation première de l'œuf.

A. On appelle indistinctement *môle* (de *moles*, masse), soit une masse charnue due à des caillots de sang menstruel qui se sont organisés, ou à un polype, etc., soit le résidu informe d'un embryon détruit. Dans ce dernier cas, on a affaire à une *môle vraie* ou *faux germe*. Si cette môle n'est expulsée que longtemps après la destruction du jeune embryon, elle ressemble à une masse placentaire. Son volume est considérable quand la sérosité, ordinairement contenue dans une cavité centrale, n'a pas été évacuée avant la môle elle-même. Lorsque la destruction du fœtus n'a lieu qu'à une époque avancée de la grossesse, on trouve dans cette masse charnue des vestiges d'os, de poils, etc. Du reste, rien de plus variable que le volume et le poids de ces *faux germes*, dont il est inutile pour nous de parler davantage.

B. Diverses affections peuvent simuler la grossesse. « Dans un couvent, près de Toulouse, trois religieuses voient le volume de leur ventre grossir assez rapidement, sans aucune indisposition préalable. On soupçonne leur chasteté ; on invoque les lumières de la science, et, les avis étant partagés, un accoucheur renommé est chargé de prononcer en dernier ressort. Il les déclare enceintes. Quelques mois après, lorsque ces religieuses avaient dépassé toutes trois le terme ordinaire de la gestation, l'une d'elles meurt, et l'on reconnaît que le volume du ventre dépend d'une *hydropisie enkystée des ovaires*. »

Une jeune fille, se croyant enceinte, fait à sa famille l'aveu de son état. Un procès est intenté à l'homme qu'elle déclare être le père de l'enfant. Au neuvième mois, tous les symptômes disparaissent sous l'influence de quelques bains. C'était ce que les auteurs ont appelé une *fausse grossesse nerveuse*.

Nous pourrions citer bien des exemples d'hydropisie de l'*utérus*, du *péritoine*, etc., qui en ont imposé pour des grossesses.

Superfétation.

La *superfétation* est la conception d'un second fœtus au cours d'une grossesse. On a contesté et l'on conteste encore sa possibilité. Cependant elle est possible, comme il vient d'être dit, dans les conditions que voici : 1° lorsqu'un premier ovule, qui vient d'être fécondé, n'est pas encore descendu dans la matrice au moment où une seconde fécondation a lieu dans l'autre ovaire ; 2° lorsque l'utérus est *bivalve*, c'est-à-dire partagé par une cloison perpendiculaire en deux cavités qui s'ouvrent séparément dans le vagin, comme cela existe chez quelques espèces animales. Par contre, la superfétation est matériellement impossible lorsque l'utérus contient un œuf en voie de développement, attendu que cet œuf intercepte toute communication entre la cavité utérine et les ovaires, et qu'alors le sperme ne saurait transmettre son influence vivifiante aux ovules. On conçoit parfaitement, par exemple, qu'une grossesse naturelle puisse avoir lieu longtemps après une grossesse extra-utérine, qui laisse les voies libres.

On a vu des femmes qui, après être accouchées d'un enfant à terme, ont donné naissance, au bout de deux, trois, quatre ou cinq mois, à un autre enfant également à terme. Ces cas sont très rares et ne peuvent s'expliquer que par la duplicité de l'utérus. Lorsque le second enfant est plus petit que le premier, il y a lieu de croire qu'il s'agissait d'une grossesse gémellaire, de deux jumeaux, dont l'un est venu plus tard, par suite d'un arrêt de développement. S'il est mort dans le sein de sa mère, cette circonstance n'infirme pas l'explication, car on sait qu'un enfant mort peut séjourner des mois entiers dans l'utérus sans se putréfier.

Considérations médico-légales.

Elles se rapportent aux sujets suivants : viol, époque de la conception, grossesse, naissances précoces, penchants de la femme enceinte, ignorance de sa grossesse, superfétation, etc.

Cas de viol. Il s'agit de savoir si des taches que présente le linge de la victime ou de l'auteur de l'attentat sont du sperme ou du mucus.

A. Taches spermatiques. — Les taches de sperme ont pour caractères physiques, reconnaissables à la simple inspection, d'être grisâtres, circonscrites, empesées. Mais cela est insuffisant pour légitimer une opinion sur la nature des taches que l'on soupçonne être dues au sperme. Voici donc des preuves plus concluantes. D'abord, il va sans dire que si le microscope fait découvrir des spermatozoïdes dans le fluide que l'on veut spécifier, toute incertitude cesse. Mais cela ne pouvant se présenter dans les taches desséchées, il faut recourir à d'autres expériences. Or, quand il s'agit de sperme, l'on soumet à une légère chaleur le tissu maculé, bientôt se manifeste une odeur spéciale qui a beaucoup d'analogie avec celle que répand l'ivoire lorsqu'on le scie, et le tissu prend une couleur jaunâtre. L'eau fait disparaître la tache, et la dissolution répand une odeur de plus en plus forte à mesure qu'on évapore. Cette dissolution ne peut être obtenue bien limpide; elle ne se coagule pas par la chaleur. Evaporée jusqu'à siccité, elle donne lieu à un enduit luisant et transparent : ce résidu est en partie soluble, et fournit une substance glutineuse soluble dans la potasse ; l'alcool produit un léger trouble dans la partie dissoute, mais l'acide nitrique (qui trouble ou coagule tous les liquides sécrétés) ne donne ni précipité ni trouble dans cette même dissolution.

Nous ne consignons que des résultats, car les modes opératoires sont trop délicats et multipliés pour pouvoir trouver place ici.

B. Taches de mucus vaginal. — Après l'union sexuelle, ces taches sur linge ressemblent beaucoup à celles du sperme ; mais l'eau dans laquelle on fait macérer le lambeau maculé tient en suspension de petites écailles ou lamelles épidermiques, qui distinguent le produit testiculaire de la muqueuse du vagin, et si ce mucus est mélangé avec du sperme, on reconnaît les zoospermes d'avec les monades du fluide prostatique.

Si le mucus est sans mélange de sperme, les taches sont légèrement jaunâtres, le tissu est seulement raide, au lieu d'être comme empesé, et le produit de la macération ne présente que des corpuscules irréguliers, sans zoospermes ni monades prostatiques.

C. Si le sperme était mêlé de sang, on distinguerait ce dernier aux caractères propres de ses globules et de sa constitution.

D. Quant aux autres liquides provenant de l'urèthre, du vagin, du nez, etc., sans en indiquer les caractères comparatifs, il suffit de dire qu'ils précipitent par l'acide nitrique, ce que ne fait point la solution spermatique, ainsi que nous venons de le voir.

Depuis et jusqu'à quel âge la femme peut-elle concevoir ? — La réponse à cette question se trouve au chapitre de la menstruation et de la puberté (p. 427). La conception est possible dès que la jeune fille est réglée, et elle cesse de l'être lorsque arrive l'âge critique. Cependant on cite de nombreux exemples de femmes qui sont devenues mères sans jamais avoir été menstruées, d'autres qui ont conçu après l'âge de retour, et de jeunes filles avant la puberté. Haller parle de deux personnes qui accouchèrent, l'une à soixante-deux ans, l'autre à soixante-dix. Ainsi donc, de ce qu'une femme n'aurait pas atteint l'âge pubère ou l'aurait passé, ce ne serait pas un motif de repousser absolument tout examen, si on avait quelque raison de croire qu'elle a mis au monde l'enfant qu'on trouve délaissé ou homicidé. Mais ce cas doit être extrêmement rare.

Une femme enceinte peut-elle présenter encore les signes de la virginité ? — Cela est possible. En effet, si la membrane hymen est peu étendue et laisse pour l'écoulement des règles une ouverture comparativement très large, elle peut permettre l'introduction d'un pénis peu volumineux, sans se déchirer. D'un autre côté, cette membrane peut être épaisse, élastique, très résistante, et dans ces conditions il est possible qu'elle se dilate pendant des rapports sexuels incomplets, et ne se déchire point. La présence de l'hymen ne prouve donc pas *nécessairement* la virginité.

D'un autre côté, la destruction de cette membrane ne doit pas l'infirmer, car elle peut avoir été détruite, même de très bonne heure, par suite d'attouchements, de l'introduction de corps étrangers, par l'action de flueurs blanches acrimonieuses, etc.

Une femme peut-elle ignorer sa grossesse jusqu'au moment de l'accouchement ? — « On a de nombreux exemples de femmes qui, n'ayant pas le moindre motif de nier leur grossesse, ont persisté jusqu'au dernier moment à affirmer qu'elles n'éprouvaient aucun des symptômes de la grossesse, qu'elles n'étaient point enceintes. Il est donc possible qu'une femme soit de bonne foi quand elle affirme avoir ignoré sa grossesse et que cette ignorance puisse persister jusqu'au moment de l'accouchement. Mais à moins d'idiotisme complet, il n'est pas vraisemblable que l'erreur persiste encore chez une femme primipare, pendant les douleurs mêmes de l'accouchement, au point qu'elle ne distingue pas les douleurs de l'enfantement de celles qu'elle peut avoir éprouvées à l'époque de ses règles.

Une femme peut-elle être fécondée à son insu? — Oui, si elle était dans un état d'anesthésie complète ou de léthargie.

Voici deux faits qui prouvent que la femme peut ignorer être enceinte. 1° Une jeune fille, un jour, a la permission de sortir de son hôpital. Elle se rendit chez une de ses amies qui connaît son aptitude à être endormie. Elle fut, en effet, soumise au sommeil hypnotique. Un homme inconnu d'elle se trouvait là. Que se passa-t-il alors? Elle n'en savait absolument rien. Mais quel ne fut pas son étonnement de se réveiller, à dix heures du soir, dans un fossé des fortifications, et quelques semaines après de constater qu'elle était enceinte?

2° Un mendiant infirme, du nom de Castellan, simulant la surdité, parvint à impressionner vivement la jeune Joséphine H., dont le père lui donnait l'hospitalité. Il parvint à exercer sur elle une telle fascination qu'elle tomba en léthargie et qu'il en profita pour lui faire subir les derniers outrages. Ce misérable fut condamné par le jury du Var aux travaux forcés. (*Gazette des Hôpitaux.*)

Naissances précoces et naissances tardives.

Plusieurs questions méritent d'être posées, et demandent une solution dans l'intérêt des dispositions promulguées dans nos codes, et dans celui de la morale et de la responsabilité individuelle.

A. La première a trait aux *naissances précoces* et aux *naissances tardives.* Ce sujet a donné lieu à de longues discussions, qui trouveraient place ici si elles nous importaient davantage. Qu'il nous suffise de dire, dans l'impossibilité de déduire des lois de l'organisme, encore trop peu connues, la limite rigoureuse de ces anomalies, que le Code civil (art. 312 et suivants) a fixé au 180ᵉ jour après la conception le terme des naissances précoces, et au 300ᵉ jour celui des plus tardives. Ainsi, par exemple, l'enfant qui naît avant le 180ᵉ jour du mariage peut être désavoué par le mari. Celui qui vient au monde avant le 300ᵉ jour depuis la mort de l'époux est réputé appartenir à celui-ci, sauf les preuves d'impossibilité absolue où était le mari de cohabiter avec sa femme.

B. La seconde question est celle-ci : *La grossesse peut-elle déterminer des désirs et des penchants irrésistibles?* L'homme de l'art est souvent consulté sur ce point. Il est certain que la femme enceinte peut commettre des actes contraires à sa volonté, à ses habitudes, à sa moralité, à l'ordre social même. Langius parle d'une femme qui, désirant manger de son mari, l'assassina pour se satisfaire, et en sala une partie pour prolonger son féroce plaisir. Vivès, dans ses commentaires sur la *Cité de Dieu* par saint Augustin, dit avoir vu une femme sur le point d'avorter si elle n'eût satisfait son désir de mordre au cou un jeune homme, à qui cette morsure causa les plus vives douleurs. Le vol est l'action répréhensible que la grossesse porte le plus souvent à commettre, mais il s'exerce ordinairement sur des objets de consommation alimentaire.

S'il faut avoir égard à l'influence de la grossesse dans l'appréciation d'un délit ou d'un crime commis par une femme enceinte, il importe aussi d'apprécier les cas, d'en estimer la juste portée, de ne pas être la dupe, par exemple, d'une personne qui prétexterait son état pour désarmer la loi. Le médecin légiste doit donc prendre en considération le degré d'irritabilité nerveuse de l'accusée avant d'émettre un avis, lequel devra être d'ailleurs très général, laissant à l'avocat à faire valoir la moralité de l'inculpée.

Question de superfétation.

La *superfétation* n'est pas seulement une source de discussions scientifiques, c'est un fait gros de difficultés et d'embarras dans les affaires de famille. On peut soumettre à la décision du médecin légiste des cas extrêmement embarrassants, comme le suivant, par exemple. La femme Vivier, de Strasbourg, accoucha d'un garçon le 30 avril 1748, et le 16 septembre suivant, c'est-à-dire quatre mois après, elle mit au monde une fille. Etait-elle à demi-terme du second enfant quand elle accoucha du premier? Dans cette supposition, il y avait superfétation, malgré toute la difficulté de la chose, à moins que l'utérus ne fût bivalve, ce que l'autopsie infirma plus tard, ou à moins que les deux jumeaux, conçus en même temps, ne se fussent gênés mutuellement dans le sein maternel et que l'un n'eût pu se développer qu'après l'expulsion de l'autre, ce qui ne paraît pas très probable. Cependant qu'aurait répondu la science dans le cas où le mari, absent depuis un an environ au moment du second accouchement, aurait désavoué le dernier enfant?.... Il faut que l'on sache encore que, dans la grossesse double, l'un des jumeaux peut périr dans le cours de sa vie intra-utérine, et rester dans un état de parfaite conservation jusqu'au moment où l'autre fœtus, parvenu à son terme, est expulsé. Dans ce cas, certainement, l'idée de superfétation devrait être éloignée.

CHAP. VI. — ACCOUCHEMENT.

L'*accouchement* est un acte physiologique qui a pour effet l'expulsion du produit de la conception par les parties naturelles de la génération. A neuf mois le fœtus est à terme : s'il voit le jour avant cette époque, l'accouchement est dit *précoce;* il est *tardif* lorsqu'il a lieu au delà du 270ᵉ jour.

Cette distinction est peu importante; mais en voici une autre qui l'est davantage. Lorsque le fœtus est expulsé avant sept mois révolus, il y a *avortement;* nous en dirons quelque chose. On dit l'accouchement *naturel,* lorsqu'il a lieu à terme et par les seuls efforts de la nature. L'accouchement est *artificiel* quand il est opéré par le secours de l'art. Il n'est pas question dans cet ouvrage de la *Dystocie.*

L'accouchement naturel comprend une série de phénomènes que nous diviserons, suivant leur ordre de succession, en : 1° *signes précurseurs;* 2° *dilatation du col* de la matrice; 3° *expulsion du fœtus;* 4° *délivrance;* 5° *phénomènes consécutifs.*

Phénomènes précurseurs de l'accouchement.

Lorsque, pendant et par l'effet de la grossesse, le corps de l'utérus s'est prêté à tout le développement qu'il peut fournir, il fait participer à sa dilatation le col lui-même, qui finit par s'effacer complètement. Le corps et le col, c'est-à-dire l'utérus tout entier étant arrivé au degré de sa plus grande distension, vers la fin du neuvième mois, ses fibres, tiraillées et irritées de plus en plus, réagissent contre la cause de cet état, contre le corps qui leur devient désormais étranger, le fœtus; elles se contractent donc pour l'expulser. Alors commencent à se faire sentir de petites coliques, des douleurs intermittentes, dues aux tiraillements et contractions de ces mêmes fibres musculaires.

Quelquefois cependant, longtemps avant le terme de la grossesse, du malaise, une grande fatigue, des douleurs parfois très fortes se manifestent et font croire à un travail très prochain ou déjà commencé. Ces phénomènes, qui inquiètent la femme et lui font appeler l'accoucheur un mois ou deux quelquefois avant l'époque fixée par la nature, s'expliquent : par la compression des parties voisines, inaccoutumées à la présence d'un corps aussi volumineux que la matrice gravide; par la distension forcée des fibres de cet organe, non habitué lui-même à cet état passager, et par le ramollissement des cartilages et ligaments des os du bassin, qui fait que les articulations manquent de solidité, que les mouvements sont sans précision et sûreté. Par contre, il arrive souvent qu'après avoir souffert sans relâche, la femme éprouve, quelques jours avant l'accouchement, un soulagement qui n'est pas ordinaire ; elle ressentait de l'oppression, des palpitations, de la dyspepsie, des envies de vomir, causées par le refoulement de bas en haut de l'estomac et du diaphragme ; voici que la matrice s'abaisse tout à coup, que le ventre *tombe*, comme on dit vulgairement, et que toutes les incommodités cessent. A ce moment l'attention est distraite alors que le terme, qu'on croyait encore très éloigné, est arrivé. Mais, si les organes supérieurs (tête, poumons, cœur) sont dégagés, les inférieurs sont plus incommodés qu'ils ne l'étaient : la constipation, la dysurie, l'œdème des membres inférieurs, les varices, les crampes, apparaissant ou devenant prononcés. Il est des femmes assez heureuses pour ne rien éprouver de toutes ces indispositions, et même pour se porter mieux pendant qu'avant leur grossesse : heureuses, parce que c'est autant de souffrances d'évitées, mais non qu'elles doivent moins souffrir au cours de l'accouchement, car la longueur et la difficulté de celui-ci n'ont aucun rapport avec les troubles que la grossesse a déterminés.

Dilatation du col.

Lorsque le moment fixé par la nature pour l'expulsion du fœtus est arrivé, les parois de la matrice se contractent sur le produit de la conception, comme il vient d'être dit. Ces contractions sont accompagnées de *coliques (douleurs)* ; ces douleurs de l'enfantement sont plus ou moins sourdes ou aiguës, continues ou intermittentes, et peuvent se faire sentir longtemps avant le commencement du travail : on les nomme *fausses douleurs*, car elles sont irrégulières, mal définies, et dépendent de diverses causes, telles que tiraillements des fibres de la matrice, compression des nerfs, disjonction des articulations du bassin, etc. Quant aux *douleurs vraies*, celles qui appartiennent essentiellement à l'accouchement, elles affectent une certaine régularité dans leur marche ; elles disparaissent et reviennent à des intervalles à peu près égaux, si bien que les femmes qui ont eu déjà des enfants ne les confondent pas avec d'autres ; les vraies, les *bonnes* douleurs se font sentir principalement dans le bas-ventre, souvent aussi dans les lombes, auquel cas on les désigne sous le nom de *douleurs de reins*. Ces douleurs de reins sont très fatigantes et peu favorables aux progrès du travail.

A. Quoi qu'il en soit, d'abord très légères et rares (*mouches*), les douleurs deviennent de plus en plus fortes et fréquentes. Chez quelques femmes, elles s'accompagnent de frissonnements et quelquefois

Fig. 17.

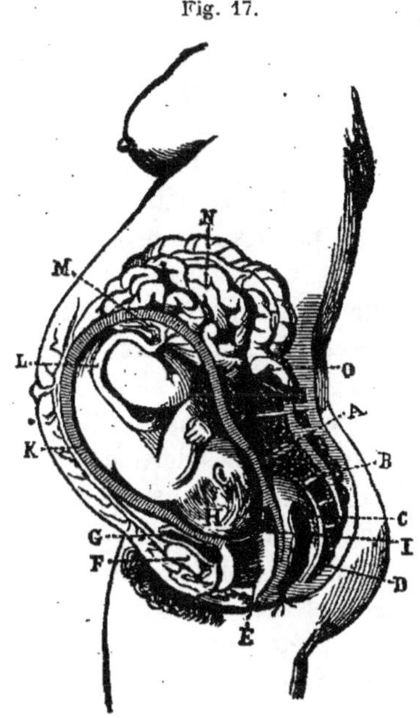

Etat des organes au moment où le col est à peu près entièrement dilaté, la poche des eaux fait saillie dans le vagin et la tête s'engage.

A et B, vertèbres lombaires et sacrum. C, rectum dont une portion de paroi est enlevée, ce qui en laisse voir l'intérieur. D, coccyx. E, intérieur du vagin. F, symphyse du pubis. G, vessie. H, tête du fœtus en première position. I, poche des eaux. K, paroi de la matrice. L, cordon ombilical. M, placenta. N, intestin grêle. O, gros intestin.

de nausées et de vomissements, phénomènes qui n'ont d'autre inconvénient que de ralentir un peu la marche de l'accouchement. Pressant de tous côtés sur le produit de la conception, les contractions utérines forcent le col, partie qui résiste le moins et qui offre une issue, à se dilater. La dilatation du col se fait en général lentement ; et l'on comprend qu'il en soit ainsi quand il s'agit d'amener une légère fente (le museau de tanche) au diamètre d'une tête d'enfant. Elle est favorisée d'ailleurs, cette dilatation, par les membranes de l'œuf (chorion et amnios), qui, remplies de liquide, s'engagent en cône, en forme de coin dans l'ouverture du col, et font saillie dans le vagin. A cette saillie des membranes on donne le nom de *poche des eaux* ou *bain*. Celui-ci ne se forme pas dans tous les cas ; il manque même absolument lorsque les membranes se rompent dès le début du travail, auquel cas les *eaux* s'écoulent prématurément, lentement, ce qui fait dire que *l'accouchement se fait à sec*.

B. L'accoucheur peut suivre très exactement les progrès de la dilatation du col en portant le doigt indicateur dans le vagin. Le *toucher* a encore cet avantage qu'il fait reconnaître la partie du fœtus qui se présente. Celle-ci est, 98 fois sur 100 au moins, la tête ; la forme sphérique de cette partie, sa dureté, la résistance de ses parois, la mollesse de ses sutures et fontanelles ne permettent pas de la méconnaître, à moins que l'insuffisance de la dilatation du col ou le volume et la résistance de la poche des eaux ne gênent l'exploration.

C. Tant que la tête n'a pas franchi le col de la matrice, qu'elle n'est pas descendue dans le petit bassin, les *douleurs* ne font que disposer les parties pour le passage de l'enfant ; on les nomme, à cause de cela, *préparantes*. Mais une fois le col franchi, le travail prend une activité nouvelle ; les contractions deviennent excessives, toutes-puissantes pour expulser le fœtus : de là leur épithète de douleurs *expultrices, conquassantes*. Les dernières douleurs, quoique de beaucoup les plus fortes, sont moins pénibles, causent moins d'anxiété que les *préparantes* et même les *mouches*, parce qu'elles sont plus franches, plus nettement dessinées, et qu'elles convertissent en un besoin naturel les efforts à ce moment involontaires que fait la femme, bien qu'elle leur prête aussi le secours de sa volonté en *poussant*, comme disent les matrones.

Expulsion du fœtus.

A. Par l'effet des contractions de la matrice et grâce à leur intensité, intermittente et persistante, la tête du fœtus, quand c'est la tête qui se présente, ce qui a lieu, nous le répétons, 98 fois sur 100 au moins, s'applique sur le pourtour du col dilaté ; elle le franchit lorsque cette dilatation est arrivée au point voulu. Mais avant que ce passage s'effectue, la poche des eaux se rompt d'ordinaire sous les efforts d'expulsion, et alors le liquide amniotique coule en plus ou moins grande abondance. Quand cette rupture s'opère avant ou dès le commencement du travail, on dit que l'accouchement *se fait à sec*, et souvent, dans ce cas, il cause plus de difficulté à la mère et plus d'inconvénients pour l'enfant, car celui-ci est en effet pressé d'une manière directe, immédiate, par l'utérus, sans être protégé par le *bain* ou les *eaux*. Néanmoins ce genre d'accouchement se termine généralement bien. L'écoulement prompt des eaux, en désemplissant la cavité utérine, fait cesser les douleurs pendant un certain temps, jusqu'à ce que l'utérus revienne sur lui-même et ait accompli son mouvement de retrait ; or, cela exige 10, 20 ou 30 minutes. Mais alors, s'appliquant immédiatement sur le fœtus, les parois de l'utérus

Fig. 18.

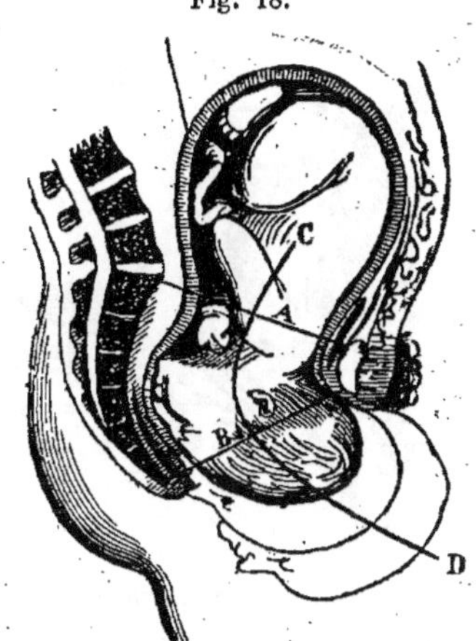

La tête est engagée dans le détroit inférieur et prête à le franchir. Pressée de toutes parts, elle s'allonge un peu en cône pour faciliter son passage ; et lorsqu'elle est au dehors, elle remonte vers le pubis, comme l'indiquent les traits expliquant ses positions successives.

A, ligne mesurant le diamètre du détroit supérieur ou sacro-pubien. B, le détroit inférieur. CD, ligne courbe indiquant la direction de la résultante des forces qui agissent sur le fœtus.

redoublent d'énergie, et à ce moment commencent les grandes douleurs ou *douleurs expultrices*, lesquelles, après une durée très variable, font franchir à la tête le détroit inférieur et l'ouverture externe des parties molles.

Les puissances expulsives sont dues tout à la fois à la matrice, dont les contractions involontaires sont soumises à l'innervation ganglionaire, au diaphragme et aux muscles de l'abdomen. Au commencement du travail, ces muscles obéissent à la volonté de la femme, mais vers la fin, dans les grandes douleurs, ils se contractent malgré elle, instinctivement.

L'enfant ne s'aide pas dans l'accouchement, comme le croit le vulgaire, il reste passif ; et ce qui le prouve, c'est que quand il meurt dans le sein maternel, son expulsion n'en est ni plus ni moins difficile. D'ailleurs, si l'on considère les efforts prodigieux des fibres de la matrice réunies et des muscles abdominaux, efforts tels que ceux de l'accoucheur exerçant des tractions sur le forceps, au cas où l'application de cet instrument est nécessaire, ne peuvent leur être comparés, on se demande si ce n'est pas de la démence que de compter pour quelque chose les faibles mouvements d'un enfant qui n'a pas encore respiré, et qui, pelotonné, replié sur lui-même, peut à peine se mouvoir.

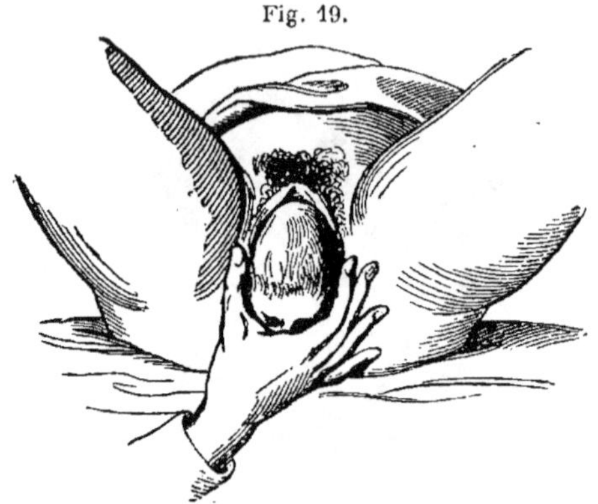

Fig. 19.

B. Arrive le dernier temps de l'accouchement. — Le fœtus, di sons-nous, doit être considéré, dans le mécanisme de l'accouchement, comme un corps inerte, mais pour arriver au dehors, il obéit à un mouvement assez compliqué, qui représente la résultante courbée de deux forces représentées, l'une par l'action des fibres de la matrice et des muscles du ventre, l'autre par la résistance des parois du bassin et de son canal brisé. Ce mouvement complexe, dont l'étude difficile ne peut être de notre sujet, varie suivant la partie du fœtus (tête, pieds, genoux ou siège) qui se présente la première, et suivant la direction (à droite ou à gauche, en avant ou en arrière) qu'elle affecte.

Tel est l'accouchement naturel. La durée en est extrêmement variable suivant l'activité des douleurs, la résistance des parties, les diamètres du bassin, les dimensions de la tête, et certaines causes dynamiques, vitales, difficiles à apprécier.

C. Divers *accidents* peuvent se déclarer pendant le travail de l'accouchement ; du côté de la mère, c'est l'hémorragie, les convulsions, elles compromettent sa vie et celle du fœtus ; du côté de l'enfant, c'est la compression du cordon ombilical, l'étranglement du cou par une anse de ce cordon, etc., mettant le fœtus en danger de mort. Mais, en s'en rapportant au chiffre des naissances, ces accidents sont rares.

D. Plusieurs *indications spéciales* exigeant l'intervention de l'accoucheur peuvent se présenter. Les principales sont celles-ci : 1° administrer le *seigle ergoté ;* on y a recours quand il s'agit de réveiller ou d'activer les douleurs qui se ralentissent, pourvu toutefois que la dilatation du col soit complète : 2° *perforer la poche des eaux*, car elle a pour but de désemplir la matrice et par ainsi lui donner plus de vigueur en facilitant son retrait ; 3° le *bain général tiède*, employé comme moyen également utile pour calmer les fausses douleurs, activer et rendre plus efficaces celles du travail commencé ; 4° pratiquer une *saignée*, chez la femme pléthorique et à fibre sèche, contractée ; ce moyen assouplit, détend les tissus, et les rend plus aptes à seconder la nature ; 5° application du *forceps* : cet instrument devient nécessaire lorsque la tête, une fois le col franchi, trouve une grande résistance au périnée, et que les forces de la femme s'épuisent ; 6° procéder à la *version*, lorsque la position de l'enfant est telle qu'il est impossible que celui-ci soit expulsé, à moins d'aller, avec la main introduite dans les organes maternels, chercher les pieds du fœtus pour les amener les premiers au dehors ; 7° procéder à l'*écrasement de la tête* au moyen du *céphalotribe*, lorsque le bassin mal conformé offre un rétrécissement infranchissable ; 8° combattre l'*hémorragie*. (V. *Métrorragie*.)

Si nous voulions examiner ces divers points avec les détails qu'ils comportent, nous dépasserions de beaucoup les bornes que nous nous sommes imposées. Ce n'est pas un traité d'accouchement que nous écrivons ; nous avons voulu seulement exposer les conditions physiologiques qui président au mécanisme du travail naturel, renvoyant aux ouvrages spéciaux les personnes qui désirent acquérir des connaissances plus parfaites.

Les soins à donner à la femme en couche et à l'enfant qui vient de naître sont indiqués dans l'Hygiène. (V. t. II.)

Délivrance.

Le fœtus est expulsé, mais tout n'est pas fini : il reste dans l'utérus le *placenta* ou *délivre* et les membranes rompues y attenantes, c'est-à-dire les débris de l'œuf. Or, la matrice doit s'en débarrasser. Dix, quinze ou vingt minutes au plus après la naissance de l'enfant, dans les cas ordinaires (et n'oublions pas que nous ne nous occupons que de ceux-là, qui d'ailleurs sont comme 19 sur 20), de nouvelles contractions utérines se manifestent, mais bien faibles en comparaison des précédentes. Elles sont provoquées par la présence du délivre, qui fait l'effet d'un corps étranger.

Donc la matrice revient peu à peu sur elle-même ; ce mouvement de retrait arrête l'écoulement du sang, en fermant les orifices béants des vaisseaux. S'appliquant bientôt sur le délivre, qui lui résiste d'abord, elle s'irrite de sa présence, redouble d'énergie dans ses contractions et en achève le décollement. Alors la masse charnue roule sur elle-même, se pelotonne et tombe sur le col ; celui-ci s'entr'ouvre de nouveau et laisse échapper la masse avec une quantité plus ou moins considérable de sang liquide ou coagulé provenant des vaisseaux utéro-placentaires qui ont été rompus avant, pendant et après l'accouchement et la délivrance.

La *délivrance* peut s'opérer par les seuls efforts de la nature ; mais il convient de l'aider en exerçant doucement sur le cordon ombilical, qui pend au dehors, des tractions auxquelles on imprime des mouvements alternatifs en avant, en arrière et sur les côtés.

Fig. 20.

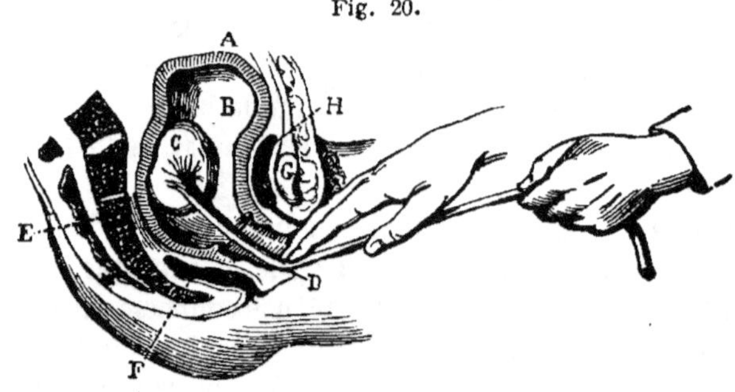

Délivrance.

A, matrice. B, intérieur de la matrice. C, délivre ou placenta. D, cordon, point où les doigts de la main droite de l'accoucheur forment une sorte de poulie de renvoi tandis que la main gauche exerce des tractions. E, sacrum. F, rectum. G, pubis. H, vessie.

Notre rôle s'est borné, en physiologie, à décrire le mécanisme de l'accouchement, les phénomènes de la menstruation, mais ces importantes fonctions réclament des soins, des précautions spéciales que le lecteur trouvera au chapitre : Hygiène des fonctions de reproduction, tome II.

Phénomènes consécutifs de l'accouchement.

A. A l'agitation produite par le travail douloureux de l'enfantement succède une espèce d'accablement, semblable à celui qu'on éprouve à la suite d'un violent exercice. Assez souvent un frisson s'empare de la femme qui vient d'être délivrée, mais il n'a rien d'inquiétant, il se dissipe bientôt pour faire place au calme et au sommeil. Disons toutefois que le sommeil qui s'empare de la femme qui vient d'accoucher doit exciter une certaine défiance, car il peut favoriser une hémorragie intra-utérine ou même être provoqué par cette hémorragie, déjà commencée ; par conséquent, sans empêcher la patiente de dormir après sa délivrance, il est bon de la surveiller, de s'assurer, pendant qu'elle dort, de l'état de son pouls et de sa matrice. Si le pouls est régulier, modérément fréquent, assez développé, c'est bien ; si, à la palpation de la région sus-pubienne (bas-ventre), la matrice se présente sous forme d'une tumeur sphérique, dure, sensible ; si surtout cet organe tend à diminuer de volume, il n'y a rien à craindre, car les vaisseaux ne peuvent rester béants lorsque les tissus qui les renferment se rétractent, se rapetissent. Le danger d'hémorragie utérine en pareil cas dépend du défaut de contractilité et de rétraction des bouches artérielles et veineuses. (V. *Métrorragie*.)

B. Comme l'utérus ne peut revenir à son état ordinaire qu'en se dégorgeant par exhalation des liquides sanguinolents qui imbibent son tissu, il s'ensuit que pendant les deux ou trois premiers jours qui suivent la délivrance, un écoulement sanguin se fait par la vulve ; il reçoit le nom de *lochies*, et s'accompagne souvent de *coliques* ou *tranchées* ; celles-ci sont d'autant plus fortes et inévitables en général, que la femme a eu plus d'enfants. Au sang lochial du premier jour se mêle bientôt un liquide blanc ; puis, au bout de quelques jours, l'écoulement est constitué par un fluide séro-purulent (*suites de couches*), lequel diminue peu à peu de quantité, pour cesser complètement après trois semaines environ. Après ce laps de temps, la matrice a repris à peu près son volume et sa consistance ordinaires. Quant aux soins dont il faut entourer la femme délivrée, les précautions antiseptiques à prendre, etc., cela est du ressort de l'hygiène, à laquelle nous renvoyons le lecteur.

Considérations médico-légales relatives à l'accouchement.

A. Peut-on reconnaître qu'une femme est accouchée depuis peu de temps ? — L'homme de l'art est très souvent appelé à éclairer la justice, dans les cas de suspicion d'infanticide, d'exposition de part, etc. ; pour cela il doit soumettre la nouvelle accouchée à un examen spécial des signes existants au moyen desquels on peut reconnaître qu'un accouchement a eu lieu récemment. Voici ces signes : écoulement des lochies, fièvre de lait, état particulier des seins, flaccidité du ventre, tuméfaction de la vulve et de la matrice, déchirure de la fourchette, etc. Mais hâtons-nous de déclarer que ces troubles disparaissent assez rapidement, et que dix à douze jours après le travail, il n'est guère possible de statuer avec certitude sur l'époque de l'accouchement, ni même sur sa réalité. Ajoutons, de plus, que la question des *visites corporelles* est très délicate ; que la femme n'est pas absolument obligée de s'y soumettre, et qu'en tout cas l'examen doit être fait avec les plus grands ménagements.

B. Une femme peut-elle accoucher à son insu ? — Il est certain qu'une femme complètement idiote peut n'avoir pas eu conscience de son accouchement. Chambeyron en cite un exemple observé à la Salpêtrière. Il en serait de même pour une femme qui serait frappée d'apoplexie au moment de son accouchement, ou sous l'influence d'une substance stupéfiante narcotique, comme dans le cas de la comtesse de Saint-Géran (*Causes célèbres*). Mais, hors de ces circonstances toutes particulières et rares, il est difficile d'admettre qu'une femme se méprenne sur les douleurs de l'enfantement et qu'elle accouche sans le savoir.

Mais ne peut-il arriver qu'une femme prise des douleurs de l'accouchement, éprouvant en même temps le besoin d'aller à la garde-robe, et s'étant placée sur l'ouverture des latrines, accouche sans le vouloir et que son enfant tombe dans la fosse ? « Que l'on » suppose, dit Devergie, une femme primipare, qui, seule et sans » secours (parce qu'elle veut cacher son accouchement), éprouve un » pressant besoin d'aller à la garde-robe ; elle va se placer sur l'ou- » verture d'une latrine, *en y montant*, au lieu de s'asseoir (*par cela » même qu'elle est dans l'impossibilité de le faire*, à cause des dou- » leurs qui portent sur le siège) : l'enfant va tomber dans les la- » trines, le cordon se rompra sous l'influence de sa chute, et le » crime pourra être regardé comme consommé , alors même qu'il » n'eût pas été accompli, si la mère avait vu son enfant ! » Ainsi, selon l'auteur de ces lignes, le fait de l'accouchement involontaire et de la chute de l'enfant dans les latrines est possible ; toutefois, pour admettre cette opinion, il faudrait supposer que la femme est montée sur le rebord des latrines, car elle est dans l'impossibilité de s'y asseoir, à cause des douleurs qui portent sur le siège. D'un autre côté, si l'accouchement avait lieu, la femme étant assise sur les lieux d'aisances, l'enfant *serait projeté en avant* sur la tablette antérieure de la lunette, et si l'enfant tombait dans la fosse ce ne serait que par la volonté de la mère.

C. La femme peut-elle se méprendre sur la nature de ses souf-frances, prendre pour un *besoin* les douleurs déchirantes de l'enfan-tement ? Peut-elle, au milieu de ses douleurs, *se tenir montée sur le rebord* d'une latrine ? — La chose n'est pas absolument impossible chez une femme qui a eu plusieurs enfants et qui accouche habituellement avec une facilité exceptionnelle ; mais chez le plus grand nombre, et surtout chez les femmes primipares, cela nous paraît inadmissible. Au surplus, l'inspection des lieux est nécessaire pour résoudre la question. Une fille B. disait être accouchée au moment où, pour satisfaire un *besoin*, elle était *montée* sur le siège des latrines. Bayard constata que ce siège était disposé de telle manière qu'on ne pouvait s'y accroupir, et qu'il fallait s'y tenir debout.

D. Lorsque, dans le travail de l'accouchement, la mère et l'enfant ont succombé, lequel des deux est supposé avoir survécu ? — Cette *question de survie* peut être d'un grand intérêt dans le cas où les époux n'ont qu'un enfant issu de leur mariage : car si cet enfant a survécu, il a hérité de sa mère, il transmet cette succession à son père ; au contraire, s'il a succombé le premier, la succession de la mère doit retourner à sa famille, sauf les dispositions conventionnelles. D'après les articles 720 et 721 du Code civil, à défaut de renseignements sur les circonstances de l'accouchement, l'enfant sera toujours censé avoir succombé le premier, à moins du cas, extraordinairement rare, où la mère aurait plus de soixante ans. Quant à la femme qui accoucherait avant quinze ans, et qui succomberait en même temps que son enfant, elle serait censée avoir survécu, d'après les termes mêmes de l'article 721. Toutefois l'âge cesse d'être pris en considération lorsque des renseignements précis sur les circonstances de l'accouchement peuvent être fournis.

Quelque long et pénible qu'ait été le travail de l'accouchement, on ne peut en conclure que la mère doive avoir succombé la première à cause de l'épuisement qu'elle a éprouvé. Cette opinion a pourtant été soutenue par des médecins célèbres, et la loi l'admet. Il ne faut pas conclure non plus que, de ce que la mère était malade lorsqu'elle a accouché, elle a dû périr avant son enfant. On voit combien d'incertitudes s'élèvent dans les questions de survie, et l'on comprend la nécessité de s'en tenir le plus souvent aux prescriptions déterminées par le Code.

Déclaration de naissance.

D'après la loi française et celle de beaucoup d'autres pays, les médecins et sages-femmes qui ont assisté à l'accouchement sont tenus, à défaut du père, à déclarer la naissance de l'enfant. Cette prescription est impérative et, d'après la jurisprudence, elle n'en subsiste pas moins, que l'accouchement ait lieu dans le domicile ou hors du domicile de la mère de l'enfant.

Mais, au point de vue médico-légal, que doit-on entendre par le mot *accouchement?* D'après Devergie, l'accouchement est la sortie de l'enfant du sein de la mère, c'est-à-dire l'expulsion de l'enfant de l'utérus ; dès lors, assister à l'accouchement, c'est voir sortir l'enfant de la matrice ou arriver à un moment où l'enfant tient encore à la mère par le cordon ombilical.

Hors ces deux conditions, les personnes de l'art, ne pouvant affirmer avec certitude l'origine de l'enfant, ne sont pas *tenues* à faire la déclaration.

M. le docteur Gilbert (de Dresde) avait été appelé auprès d'une femme en travail, domestique et logée chez ses maîtres ; à son arrivée, l'enfant était déjà expulsé, mais tenait encore à la mère ; M. Gilbert sectionna le cordon, et peu après arriva une sage-femme qui assista, en même temps que le médecin, à l'expulsion du placenta. La sage-femme se présenta au bureau de l'état civil pour faire la déclaration prescrite par la loi ; mais, après avoir entendu les détails de l'accouchement, l'employé refusa de recevoir cette déclaration et le magistrat condamna notre confrère à une amende pour non-observation de la loi. M. le docteur Gilbert porta l'affaire devant le tribunal des échevins ; d'après lui, il ne peut y avoir que deux définitions du mot accouchement : ou l'accouchement est l'ensemble des actes comprenant la sortie de l'enfant, la section du cordon et l'expulsion du placenta, ou bien c'est simplement l'expulsion de l'enfant. Dans le premier cas, la sage-femme avait assisté avec le médecin à l'accouchement puisqu'elle était présente au moment de l'expulsion du placenta, et dès lors elle était tenue de faire la déclaration ; dans le second, ni le médecin ni la sage-femme n'avaient assisté à l'accouchement.

Le tribunal, se fondant sur ce que le législateur a voulu charger de la déclaration celles des personnes qui peuvent affirmer avec certitude l'acte de l'accouchement, à la seule fin de rendre impossible toute *substitution d'enfant*, a décidé que la sage-femme ne pouvait pas être rangée dans la catégorie des personnes ci-dessus indiquées, puisqu'elle n'était arrivée qu'après la section du cordon, et que seul le médecin pouvait faire valablement la déclaration prescrite ; en conséquence, le tribunal a maintenu la condamnation à l'amende prononcée contre M. le docteur Gilbert.

CHAP. VII. — AVORTEMENT.

A. L'*avortement* est l'expulsion du fœtus à une période de la grossesse où le produit n'est pas encore viable. Quand il a lieu spontanément, par cause interne, on l'appelle *fausse couche ;* lorsqu'il est causé par une violence extérieure, un accident, on dit que la femme s'est *blessée.*

Causes internes de l'avortement. Elles proviennent, les unes de la femme elle-même, les autres du produit de la conception. Les premières sont la constitution pléthorique, le tempérament nerveux et irritable, les émotions vives, la vie sédentaire, etc., qui agissent en congestionnant la matrice, ou en provoquant des contractions inopportunes. Quant aux secondes, ce sont des maladies de l'œuf, qui ont pour origine un vice de la constitution maternelle, les maladies de la matrice ou de ses annexes (irritation, rigidité, congestion sanguine, tumeurs, etc.), ou du côté du père, un sperme altéré par les excès, la débauche, la vieillesse, la syphilis, les orchites. (V. *Stérilité.*)

Causes externes de l'avortement. Elles ne sont autres que des coups, chutes, fatigues excessives, qui agissent en contondant, irritant violemment les organes de la mère, en blessant le fœtus, en causant sa mort. Il est d'autres influences encore très fâcheuses, mais dont on a exagéré l'importance. Si certaines femmes, prédisposées par leur constitution aux fausses couches, avortent sous l'influence d'une légère frayeur, de l'odeur d'une bougie mal éteinte, etc., il en est d'autres, au contraire, qui éprouvent les peines morales les plus vives, les secousses physiques les plus violentes sans qu'il en résulte aucun accident. Ainsi donc, les causes de l'avortement sont aussi diverses que nombreuses, et comme elles se compliquent ordinairement les unes par les autres, il en résulte qu'il est difficile, souvent impossible, de déterminer les véritables facteurs de l'accident.

Nous ne devons ni ne voulons rappeler les manœuvres manuelles ou instrumentales, les breuvages, etc., que des mains criminelles et certaines malheureuses mères emploient pour provoquer l'avortement : ils ne sont que trop connus.

B. L'avortement s'accompagne de phénomènes qui diffèrent suivant l'âge de la grossesse à laquelle il a eu lieu. Dans les premiers jours, l'accident est si peu douloureux que les femmes n'éprouvent guère que ce qu'elles ressentent lors d'une menstruation difficile ; la plupart croient n'avoir eu qu'un retard dans leurs règles, parce que l'œuf, déchiré, enveloppé de sang coagulé, est pris pour un caillot et passe inaperçu. A une période plus avancée de la gestation et lorsque l'accident survient par l'effet de causes internes ci-dessus mentionnées, la femme éprouve des frissons, des nausées, des palpitations, de l'abattement, de la pesanteur vers l'anus, des envies fréquentes d'uriner ; l'éclat de ses yeux, la fermeté des mamelles disparaissent, etc.; puis des douleurs lombaires se déclarent, suivies souvent de coliques utérines, comme dans l'accouchement. Si à ce moment l'on exerce le toucher vaginal, on sent que le *col* s'entr'ouvre, que les membranes proéminent. L'œuf, lorsqu'il n'a pas plus de trois ou quatre mois, est expulsé en totalité (*embryon* et *placenta ;* au delà de ce terme, le *fœtus* s'échappe seul, le placenta ne vient qu'après. Quand il est l'effet de violences extérieures, l'avortement se déclare au bout d'un temps plus ou moins long (2 à 15, 20 et 30 jours) à partir du moment de l'accident. Alors, de deux choses l'une, ou le fœtus est expulsé encore vivant, c'est le cas où la cause a agi principalement sur les organes de la mère; ou bien il est mort par suite d'une cause ayant agi sur le produit lui-même : dans ce dernier cas, la mère peut éprouver des phénomènes fort bizarres, qui, du reste, sont fort inconstants.

C. L'avortement est ordinairement précédé, accompagné et suivi d'un écoulement sanguin, provenant de la matrice. Dans les premiers mois de la grossesse il est difficile de savoir si l'hémorragie est spontanée, naturelle, ou si elle dépend du décollement de l'œuf, partiel ou total, d'un avortement accompli ou en préparation. Lorsque la grossesse est reconnue vraie, on ne peut attribuer cette hémorragie qu'à pareil décollement, surtout si en même temps le ventre de la femme s'affaisse, les seins se flétrissent ; s'il y a douleur aux lombes, cessation des mouvements du fœtus, des battements de son cœur, etc., tous signes qui indiquent que l'enfant est mort.

D. Dans les premiers mois de la grossesse, l'expulsion du placenta, comme il a été dit déjà, a lieu en même temps que celle du produit ; mais quelquefois le fœtus est expulsé tout seul, le placenta restant dans la matrice, qui se ferme sur lui et l'emprisonne. Ce cas est très regrettable ; car la présence du délivre dans l'utérus ramène tôt ou tard des douleurs, détermine des hémorragies, et compromet la santé, la vie même de la femme par suite des pertes de sang plus ou moins continues ou intermittentes qu'elle entretient. D'autres fois la masse charnue placentaire se décompose dans la matrice et les lochies deviennent fétides ; c'est alors surtout que des accidents de *septicémie* sont à craindre. Enfin, l'on voit, dans certains cas plus rares, cette masse se convertir en une môle (p. 447). Cette môle peut disparaître par résorption.

E. L'avortement est un état pathologique plutôt que physiologique ; c'est pourquoi nous ne devrions nous en occuper que dans la partie consacrée à la Pathologie. Cependant le peu que nous en avons dit nous oblige à poser les bases du *traitement*, des soins qu'il exige.

Il faut d'abord, s'il en est temps encore, s'efforcer de prévenir l'expulsion du fœtus, ou la favoriser lorsqu'elle est inévitable ; puis on remédie aux accidents.

C'est en se rendant compte des causes et en les combattant qu'on pourra prévenir la fausse couche. Les femmes prédisposées à celle-ci ne sauraient prendre trop de précautions. Elles doivent surtout éviter fatigues, efforts et secousses morales. Si elles ont la fibre irritable, leur matrice disposée à se congestionner, on peut leur faire une petite saignée vers le quatrième ou cinquième mois de la grossesse, en vue de détourner le sang de cet organe ; si le sujet est pléthorique, l'évacuation sanguine sera plus copieuse. S'agit-il d'une constitution nerveuse, les bains deviennent nécessaires ; la matrice serait-elle le siège d'un état morbide, il faut y porter remède avant de conseiller de nouveaux rapports génésiques, etc.

Lorsqu'une femme enceinte est menacée d'avortement, qu'elle ressent des coliques, que déjà un peu de sang s'écoule, elle doit se coucher, se soumettre à un régime froid, et prendre des quarts de lavement additionnés de 20, 40, 60 gouttes de laudanum de Sydenham, pour calmer les douleurs et faire cesser l'état de rigidité de la matrice. Cette pratique est la meilleure à suivre, en dehors même de l'avis du médecin.

F. Lorsque l'hémorragie est abondante, on peut considérer l'expulsion du fœtus comme inévitable, attendu que le décollement du placenta, dans ce cas, est considérable ou complet : alors c'est au *traitement de la ménorragie* qu'il faut recourir : boissons froides, compresses imbibées d'eau froide sur le ventre, et surtout *seigle ergoté* (un gramme et demi en quatre prises). En déterminant les contractions de la matrice, l'ergot de seigle hâte l'expulsion du produit de la conception, en même temps qu'il resserre les orifices béants des vaisseaux qui fournissent le sang. Si ces moyens sont insuffisants, on a recours au *tamponnement*, c'est-à-dire qu'on introduit dans le vagin des bourdonnets de charpie sèche ou imbibée d'un liquide astringent (solution d'alun ou de perchlorure de fer, par exemple), de manière à remplir ce canal depuis le col de la matrice jusqu'à la vulve. A défaut de charpie, on se servirait de coton cardé avec le même avantage. Le tout, autant que possible, rendu *aseptique*. (V. *Antisepsie*.)

G. L'avortement, dans les deux ou trois premiers mois de la grossesse, est peu grave pour la mère, parce que les vaisseaux utéro-placentaires sont peu développés, et que toutes les parties constituantes de l'œuf sortent à la fois. Il est plus sérieux vers trois à cinq mois, attendu que le délivre, s'il reste renfermé dans la matrice, cause plus ou moins tôt ou tard des hémorragies ou des accidents de putridité et de résorption purulente. A une époque plus avancée encore, les phénomènes ressemblent à ceux de l'accouchement à terme.

En tout cas, la femme qui vient de faire une fausse couche doit garder le repos au moins aussi longtemps que si elle avait accouché naturellement, afin de se mettre à l'abri des accidents immédiats ou consécutifs auxquels sa position l'expose.

Considérations médico-légales relatives à l'avortement.

A. Des recherches à faire pour constater un avortement. — Au point de vue médico-légal, l'avortement est assez difficile à constater. L'examen doit porter d'abord sur le produit, car comme il constitue le corps du délit, il faut avant tout prouver son existence ; on procède ensuite à la visite de la prévenue.

Il s'agit de décider, d'abord, si le produit est une môle ou un être organisé ; ensuite si cet être organisé est un embryon ou un fœtus ; enfin, quel âge avait celui-ci au moment de sa mort ou de son expulsion et à combien de jours environ celle-ci remonte, etc. Pour résoudre ces questions, des connaissances exactes sur les développements successifs des organes du fœtus doivent être acquises.

Il est bien entendu que c'est de *l'avortement provoqué* qu'il est question en ce moment. Comme il est produit malheureusement trop souvent par la perforation des membranes de l'œuf (chorion et amnios), au moyen d'un instrument piquant introduit dans les organes de la femme, il importe d'examiner avec soin le fœtus et ses annexes, afin de découvrir les traces de la criminelle manœuvre. Si ces traces se présentent, on doit en apprécier le siège, la forme, la couleur, les dimensions, et noter toutes les particularités capables de faire reconnaître si les lésions sont morbides, accidentelles ou l'effet d'un attentat. Tout cela encore une fois exige des connaissances spéciales, du ressort des Traités de *médecine légale.*

B. L'examen de la femme repose sur les signes de l'accouchement récent. Mais cet examen est fort peu concluant, par la raison que le produit expulsé, étant d'un petit volume, distend fort peu les organes, et que ceux-ci reviennent promptement à leur état normal. On peut dire même qu'avant le commencement du troisième mois de la grossesse, cet examen est tout à fait inutile. Quoi qu'il en soit, le médecin expert ne doit pas perdre de vue qu'une môle sanguine ou un produit quelconque de fausse grossesse peut laisser des traces capables d'induire en erreur, si on n'a pas la certitude que les matières expulsées sont réellement un fœtus. Il faut établir ensuite un rapport entre le développement de celui-ci et l'époque de la gestation.

C. L'avortement une fois constaté, il s'agit d'en rechercher la cause. Ceci constitue un autre point très délicat. En effet, outre les causes accidentelles et innocentes dont nous avons déjà parlé, et qui doivent entrer dans la balance, il faut s'enquérir de la question de savoir si la femme a tenté de se faire avorter ; il faut examiner ses pieds, ses cuisses, ses bras, pour voir s'il n'y existerait pas des traces de piqûres de sangsues ou de saignées récentes ; il faut rechercher si elle s'est procuré des substances abortives, si elle en a fait usage, etc.; sans oublier, toutefois, que tout cela a pu être employé sans intention criminelle. Les conséquences à tirer de cet examen devront être soumises au contrôle des antécédents, de la position et de la moralité de l'accusée.

Ce sont surtout les organes génitaux, et particulièrement le col de la matrice, qu'il importe d'examiner ; s'ils présentent des plaies récentes dues à un instrument vulnérant, la probabilité se convertira en certitude, et alors on aura à rechercher le complice qui, en attentant à la vie du fœtus, a exposé la femme à une métropéritonite mortelle.

CHAP. VIII. — EMBRYOLOGIE.

Fécondé dans l'ovaire (on le suppose du moins), l'ovule s'engage dans la trompe de Fallope. D'après Dumas et Prévost, chez la chienne, deux jours après la copulation fécondante, plusieurs vésicules ovariques se gonflent, puis se rompent et laissent échapper les ovules. Ceux-ci sont aussitôt embrassés par le pavillon de la trompe, s'y engagent et se dirigent vers l'utérus, dans lequel ils arrivent du sixième au septième jour de l'accouplement. Les vésicules ovariennes rompues se cicatrisent ensuite en conservant des traces de leur rupture.

L'ovule devient œuf aussitôt son enveloppe rompue. Cet œuf renferme l'*embryon*, qui sera plus tard le *fœtus*.

De l'œuf ou ovologie.

Ainsi chez l'espèce humaine, comme chez tous les mammifères, l'ovule fécondé constitue l'œuf. Celui-ci, avant d'être parvenu dans l'utérus, présente des phénomènes particuliers que nous devons étudier.

Fig. 21.

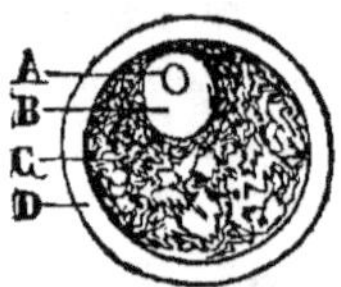

A. vésicule germinative dans B, cellule germinative. C, vitellus. D, membrane vitelline.

L'ovaire contient des ovules en nombre indéterminé. Chaque ovule a une forme sphérique et est enveloppé d'une membrane assez épaisse, transparente, appelée *membrane vitelline*, et renferme un corps opaque, le *vitellus ;* celui-ci est entouré d'un anneau clair dû à la membrane vitelline et est connu sous le nom de *zone transparente*.

B. De plus le vitellus est une masse granulée, visqueuse, dans laquelle on aperçoit une cellule claire A, appelée *vésicule germinative.*

Or, le premier changement qui se manifeste dans l'ovule fécondé est la *segmentation* du vitellus ; celui-ci représente le jaune dans l'œuf d'oiseau, et ainsi donc le phénomène segmentation est le prélude du développement de l'embryon. Au milieu de la masse vitelline, devenue uniforme par la disposition de la vésicule germinative, on voit apparaître un point un peu plus clair, qui est un noyau pourvu d'un nucléole ; ce noyau agit sur la masse entière du jaune comme une sorte de centre d'attraction. Le jaune se resserre sur lui-même, laissant un espace clair entre lui et la membrane vitelline. Bientôt le noyau central se partage en deux, et des noyaux nouveaux agissent à leur tour comme autant de centres d'attraction sur la masse du vitellus, qui se réduit bientôt à deux masses juxtaposées. Les noyaux contenus dans ces deux masses se divisent à leur tour ; les sphères de segmentation se groupent autour des noyaux nouveaux, et parviennent successivement, au nombre de 4, 8, 16, 32, etc., à remplir la cavité entière de l'ovule (segmentation complète). Dans l'œuf d'oiseau, il n'y a qu'une petite partie du jaune, la cicatricule, qui se segmente, le reste sert à nourrir l'animal.

C. Les sphères de *segmentation* deviennent de véritables cellules. Les premières formées se rassemblent à la périphérie, contre la face interne de la membrane vitelline, et y forment une nouvelle membrane, appelée *blastoderme*. A peine le blastoderme a-t-il pris la forme de membrane, qu'il s'obscurcit sur un des points de son étendue ; il y acquiet plus d'épaisseur, et ce point est le premier vestige de l'embryon : c'est la *tache embryonnaire*. Pendant que s'accomplissent ces phénomènes, l'œuf poursuit sa marche à travers la trompe vers l'utérus, dans lequel il arrive vers le huitième jour qui suit la fécondation, avec son blastoderme plus visible et son volume quatre ou cinq fois plus gros qu'il n'était dans l'ovaire. Son arrivée dans l'utérus est marquée par de nouveaux phénomènes qui se passent dans cet organe, et qui concernent la membrane caduque, le chorion, l'amnios, le placenta.

D. Membrane caduque. — Aussitôt l'ovule fécondé, l'utérus se prépare à le recevoir. Par un travail d'exhalation particulier, la membrane interne de cet organe donne naissance à une espèce de poche, à paroi très mince et remplie de liquide : c'est la *membrane caduque*. Cette poche est destinée à recevoir mollement le produit de la conception, lequel, à son arrivée, la déprime, glisse entre sa paroi et celle de l'utérus et va se greffer sur un des points de celui-ci. En se développant, l'œuf refoule donc peu à peu la membrane caduque, qui lui est pour ainsi dire étrangère ; et cette membrane se repliant de plus en plus finit par mettre sa face interne en contact avec elle-même. Or, le feuillet déprimé se nomme *caduque réfléchie*.

Fig. 22 et 23.

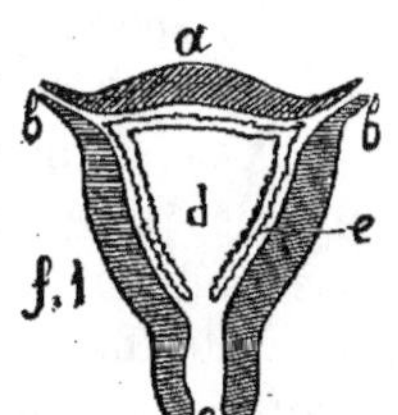

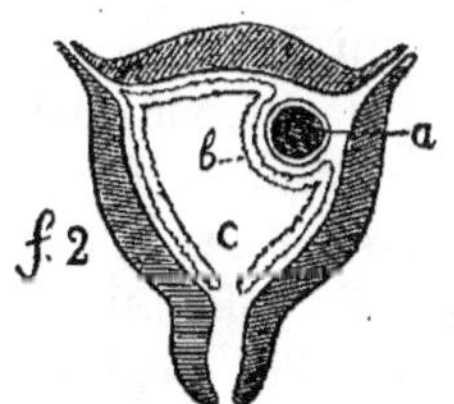

Ces figures représentent l'une et l'autre la matrice coupée verticalement par la moitié : celle de gauche représente la membrane caduque avant l'arrivée de l'ovule fécondé ; l'autre fait voir cette membrane déprimée par l'ovule.

Fig. 1. a, corps de la matrice. *b, b,* trompes de Fallope. *c,* col. *d,* intérieur de la caduque.

Fig. 2. a, œuf. *b,* caduque réfléchie. *c,* intérieur de la caduque.

E. Chorion. — Le chorion (de *chórein,* contenir) n'est autre chose que la membrane vitelline modifiée dans sa texture et sa densité. C'est une membrane fibreuse, assez résistante, qui constitue

l'enveloppe externe de l'œuf, auquel elle appartient essentiellement
(fig. 2, et At., pl. XX). Dès que l'œuf est arrivé dans la matrice, le
chorion se couvre de filaments vasculaires, de villosités très nombreuses et très développées, principalement dans le point où l'œuf
doit s'unir avec l'utérus, autrement dit là où le placenta doit se former ; les autres points du chorion sont en rapport avec la membrane
caduque.

F. Amnios. — Membrane interne de l'œuf, lisse, transparente,
en rapport avec le chorion par sa face externe, et contenant dans sa
cavité un liquide séreux, nommé *eau de l'amnios.*

G. Ce liquide aqueux a des usages importants : d'abord il sert à
nourrir l'embryon dans les premiers temps de son existence ; plus
tard, il protège le fœtus contre les chocs extérieurs ; nageant au milieu de ce bain et obéissant aux lois de la pesanteur, le nouvel être
présente son extrémité la plus lourde, c'est-à-dire la tête, la première
à l'ouverture du col de la matrice ; enfin, au moment de l'accouchement, ces eaux facilitent la dilatation du col en s'y engageant et formant ainsi une poche conoïde due au chorion et à la membrane amniotique.

Ainsi donc une double membrane (le chorion et l'amnios) convertie
en poche et remplie d'eau dans laquelle nage l'embryon, voilà l'œuf
dans sa plus grande simplicité. Maintenant, comment vit cet œuf,
comment surtout l'embryon se développe-t-il ? C'est ce que va nous
enseigner l'étude du placenta et du cordon ombilical.

H. Placenta. — Le placenta (*délivre,* après l'accouchement) est
une espèce de gâteau charnu, aplati, ovalaire, éminemment vasculaire, qui adhère à la matrice par sa face externe, spongieuse et
lobée, et qui donne naissance au cordon ombilical par sa face fœtale,
qui est lisse et recouverte par le chorion (At., pl. XX). Cette masse
charnue se compose d'un lacis de vaisseaux sanguins, provenant du
développement des villosités du chorion, ou espèces de touffes vasculaires qui s'enfoncent dans l'épaisseur des parois utérines ; celles-
ci envoient elles-mêmes des productions vasculaires à la rencontre
des premières. Il résulte de cette disposition une sorte d'engrène-
ment réciproque, formé presque entièrement par des vaisseaux appelés *utéro-placentaires,* qui offrent la disposition générale des capillaires (p. 130). Ces vaisseaux sont plongés dans une espèce de tissu
de nature albumineuse, interposé entre la face interne de la matrice
et la face externe du placenta, et établissent entre ces deux surfaces
des rapports intimes.

I. Cordon ombilical. — Espèce de tuyau trivasculaire qui unit le fœtus au placenta et établit leurs communications mutuelles (At., pl. XX). Il est formé de trois vaisseaux accolés : les deux artères ombilicales et la veine du même nom. — Les *artères ombilicales* naissent des artères iliaques primitives du fœtus, accompagnant le cordon qu'elles concourent à former, elles traversent l'anneau ombilical de dedans en dehors du corps du fœtus, et se rendent, accolées l'une à l'autre, au placenta, dans lequel elles se ramifient. Au contraire, la *veine ombilicale* prend origine dans la masse du placenta, et, accolée aux vaisseaux précédents, arrive à l'ombilic du fœtus, qu'elle traverse de dehors en dedans, pour se rendre au foie. Là cette veine ombilicale se loge dans le sillon transversal de cette glande, et se divise en deux branches ; l'une, sous le nom de *canal veineux*, va s'ouvrir dans la veine cave ; l'autre forme la branche droite de la veine porte. (Pl. XX, n° 7.)

Les usages de ces vaisseaux, artères et veines, sont faciles à comprendre ; la veine ombilicale transmet au fœtus le sang de la mère, qui pénètre dans le placenta par les vaisseaux utéro-placentaires ; les artères ombilicales (n° 19), elles, transportent au placenta le sang que le fœtus a reçu et dont il s'est nourri. Nous allons revenir dans un instant sur ces usages en parlant de la circulation fœtale. — Reprenons l'étude de l'œuf, en revenant sur nos pas.

Embryon.

A. Les cellules premières de segmentation du vitellus se rassemblent contre la face interne de la membrane vitelline (celle qui portera bientôt le nom de chorion) et y forment une nouvelle membrane (le *blastoderme*) sur un des points de laquelle on voit apparaître bientôt la *tache embryonnaire*. Cette tache s'allonge, s'éclaircit vers le centre, et au milieu de cette partie claire se dessine une ligne opaque, qui est le premier indice de la moelle épinière. A ce moment le blastoderme se dédouble en deux feuilles ; l'œuf est alors composé de trois tuniques qui sont la membrane vitelline et les deux feuillets du blastoderme. Ces deux derniers correspondront, plus tard, l'externe à la surface cutanée, l'interne à la muqueuse intestinale.

En se développant, l'embryon fait saillie à la surface du feuillet externe du blastoderme ; ses deux extrémités s'incurvent, ressemblant à une petite nacelle dont la concavité regarde le côté du centre de l'œuf. La partie du feuillet externe du blastoderme, qui avoisine les deux extrémités, se soulève et forme, en se portant sur la partie convexe de l'embryon, deux replis, appelés *capuchons*, lesquels marchent à la rencontre l'un de l'autre. Quant au feuillet interne, il subit un étranglement qui correspond à l'ombilic, et sa cavité se trouve bientôt partagée en deux parties, dont l'une, enserrée dans l'embryon, formera plus tard la cavité intestinale, et l'autre, qui forme en ce moment la plus grande partie intérieure du blastoderme, sera la *vésicule ombilicale*.

Fig. 24.

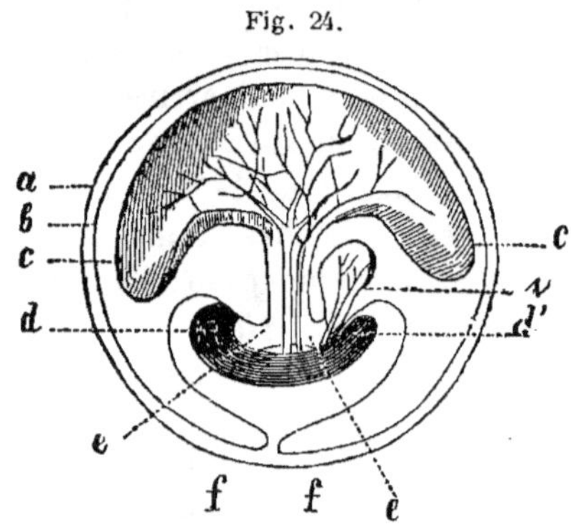

Œuf de 25 jours.

a, chorion; — *b*, feuillet externe du blastoderme; — *c,c*, vésicule ombilicale, portion extra-fœtale avec ses vaisseaux; — *d*, portion céphalique de l'embryon; — *d'*, portion caudale du même; — *e, e*, portion fœtale de la vésicule ombilicale, premiers vestiges de l'intestin; — *f, f*, feuillet externe du blastoderme qui va former l'amnios; — *v*, vésicule allantoïde.

Ainsi l'embryon présente déjà, vers le douzième jour de son développement, un *corps* et des *annexes*. Ces annexes sont : le *chorion* ou membrane vitelline; l'*amnios*, dû à la réunion des replis du feuillet externe du blastoderme à la partie dorsale de l'embryon; l'*allantoïde*, portion du feuillet muqueux du blastoderme, située hors du fœtus; la *vésicule ombilicale*, autre poche ou réservoir servant à nourrir le fœtus de son contenu.

B. Voici l'origine de la formation des principaux organes. Le système nerveux encéphalo-rachidien est le premier système organique qui se dessine sur la *tache germinative embryonnaire*; puis se forment les organes des sens; ensuite le système osseux, le système musculaire, les parois du tronc, la face, la peau, etc. Les membres se dessinent vers la fin du premier mois, sous la forme de petits tubercules, de chaque côté du tronc. Les membres supérieurs se développent plus rapidement que les inférieurs. Nous avons dit que les premiers phénomènes du développement de l'embryon commencent par la segmentation du jaune, c'est-à-dire par la formation de cellules qui se multiplient suivant un mode spécial. C'est des *cellules* que dérivent tous les tissus de l'être organisé. De là vient que l'étude histologique prend le nom de *théorie cellulaire*. La première cellule est représentée par l'*ovule*. Toutes les cellules nouvelles procèdent des cellules déjà existantes par succession de générations. — Les tissus dérivent de ces cellules par des métamorphoses variées.

Fœtus.

A quatre mois, le produit de la conception se nomme *fœtus :* tous ses organes sont bien formés : il a de 16 à 20 centimètres de longueur et pèse 130 à 200 grammes. La peau est légèrement rosée. Le cordon ombilical s'insère à peu de distance au-dessus du pubis ; la moitié de la longueur du corps répond à plusieurs centimètres au-dessus de l'ombilic. Les ongles se montrent déjà sous forme de petites plaques membraneuses. Le sexe est distinct. — Le fœtus, à cinq mois, pèse 200 à 250 grammes. La peau est plus colorée et moins transparente ; elle présente un duvet blanchâtre et soyeux, il y a quelques cheveux argentins. L'insertion du cordon *s'éloigne* de plus en plus du pubis. L'intestin grêle contient du *méconium*. Les ongles sont bien évidents. — A six mois, longueur 30 centimètres, pesanteur 380 à 420 grammes. La peau a une couleur pourprée, surtout à la face. La tête, qui était proportionnellement très volumineuse dans les premiers mois, prédomine moins. La moitié de la longueur totale du corps correspond à l'appendice du sternum, et l'insertion du cordon s'en rapproche. Méconium dans l'intestin ; bile dans la vésicule du fiel ; ongles consistants. — A sept mois le fœtus a 32 à 36 centimètres de longueur, et son poids est de 1 kilogramme 1/2 à 2 kilogrammes. La peau est moins colorée et moins épaisse. Duvet et cheveux plus apparents. Les ongles n'arrivent pas encore à l'extrémité des doigs, mais ils acquièrent plus de largeur. — A huit mois, le poids est de 2 à 2 kilogrammes 1/2 ; la peau est couverte d'une matière sébacée, et son duvet est moins lisse. L'insertion du cordon n'est plus qu'à 2 ou 3 centimètres au-dessus du point auquel correspond la moitié de la longueur totale du corps. Les ongles arrivent à l'extrémité des doigts. Les testicules, jusque-là retenus dans l'abdomen, s'engagent dans l'anneau sous-pubien pour descendre dans le scrotum. Enfin le fœtus présente une maturité plus grande. — A neuf mois sa longueur ordinaire est de 48 centimètres environ, son poids de 3 à 3 kilogrammes 1/2. (Il est extrêmement rare, sinon impossible, qu'un nouveau-né pèse 4 et surtout 5 kilogrammes, comme les matrones disent en rencontrer souvent.) Le cordon ombilical s'insère à peu près à la moitié de la longueur du corps. Les ongles se prolongent jusqu'au bout des doigts et ont assez de largeur pour recouvrir la moitié de leur circonférence. Enduit sébacé plus adhérent et plus épais, cheveux plus longs, etc.

Fonctions du produit de la conception, spécialement du fœtus.

L'existence du fœtus n'est que végétative : nutrition, respiration placentaire, circulation et quelques sécrétions, telles sont ses fonctions, qui ont un caractère à lui propre (1).

A. *Nutrition*. Jusqu'à ce qu'il se soit fixé dans l'utérus et qu'une circulation commune se soit établie entre la mère et lui, l'œuf entretient son existence par des moyens à lui propres. C'est l'absorption d'abord (imbibition par endosmose), favorisée par les villosités du chorion ; puis ce sont les fonctions de l'allantoïde, celles de la vésicule ombilicale, plus tard enfin la circulation, qui lui fournissent des moyens de vie.

L'*allantoïde*, cette vésicule allongée qui sort de l'extrémité inférieure du jeune embryon, communique avec le canal intestinal et les artères, encore rudimentaires, du produit. Mais elle ne persiste pas au delà des deux premiers mois, et son rôle, son histoire, ne sont pas encore bien connus. Cette espèce de poche s'allonge rapidement, jusqu'à ce qu'elle ait atteint le chorion, elle sert de conducteur aux vaisseaux qui de l'embryon vont au placenta en formant le *cordon*.

C'est par le *cordon ombilical* que s'établit le nouveau mode de nutrition du fœtus. Lorsque les parois abdominales se constituent, l'allantoïde se trouve comme étranglée à l'ombilic, et alors toute la partie qui dépasse cet orifice disparaît. La portion restée à l'intérieur conserve d'abord la forme d'un cylindre étendu de l'ombilic à l'intestin ; mais bientôt la partie supérieure de cette espèce de cylindre s'oblitère, et la partie inférieure, continuant de se développer, forme la vessie, laquelle tient à l'ombilic par l'*ouraque*, canal allantoïdien qui se convertit bientôt en un cordon ligamenteux.

La *vésicule ombilicale* est cette petite poche de la grosseur et de la forme d'une poire, dont il vient d'être parlé. Située entre le chorion et l'amnios, elle communique par son pédicule canaliculé avec le tube intestinal de l'embryon ; remplie d'une matière grasse, jaunâtre et visqueuse, elle sert à nourrir le produit de la conception

---

(1) Voir la pl. XX de l'atlas et sa légende, pour aider à l'intelligence du mécanisme des fonctions fœtales.

avant l'établissement de la circulation par le cordon ombilical ; elle disparaît du 3ᵉ au 6ᵉ mois. Nous commettons sciemment quelques répétitions.

Lorsque ces moyens d'existence sont épuisés, le fœtus se nourrit, en partie aux dépens de l'*eau de l'amnios,* qui contient de l'albumine, de l'osmazôme, des sels, et qui pénètre dans le fœtus par l'absorption cutanée ; en partie et principalement aux dépens des éléments nutritifs du sang, puisé dans le placenta, lequel l'emprunte à la matrice, c'est-à-dire à la mère.

B. Respiration du fœtus. Elle se fait d'une façon bien différente chez le fœtus que chez l'être qui respire l'air atmosphérique. Le fœtus respire, mais non par les poumons ; l'influence vivifiante que reçoit son sang a une autre source que l'atmosphère, un autre siège que la poitrine. Ce siège, c'est le placenta ; cette source, c'est le sang vivifié de la mère. Effectivement, dans le mouvement circulatoire commun à la mère et à l'enfant, le sang des deux êtres se mêle dans les vaisseaux utéro-placentaires, c'est-à-dire dans les capillaires qui traversent le tissu intermédiaire entre le placenta et la matrice. C'est là par conséquent que les deux liquides se mettent en contact : ils se modifient en effet de telle sorte que celui du fœtus arrivant par les artères ombilicales est vivifié au contact du sang maternel dans le placenta, avant de retourner au fœtus par la veine ombilicale [1].

C. Circulation du fœtus. — Comme la respiration, la circulation de l'être renfermé dans le sein maternel est différente de ce qu'elle est chez le sujet qui respire. La respiration par les poumons n'ayant pas lieu pendant la vie intra-utérine, le sang ne doit pas traverser ces organes, qui restent par conséquent dans l'inaction la plus complète. Certaines dispositions anatomiques rendent compte de ce phénomène. Voici ce qui y a lieu. Au cœur, la cloison inter-auriculaire qui, chez le sujet qui respire, intercepte toute communication entre l'oreillette droite et l'oreillette gauche, est, chez le fœtus, percée d'une ouverture, appelée *trou de Botal,* et qui fait communiquer ces deux cavités l'une dans l'autre. D'un autre côté, le ventricule droit qui, chez l'être qui a vu le jour, communique avec les poumons par l'artère pulmonaire, ce ventricule, chez le fœtus, chasse

(1) Ce qui peut gêner la compréhension de cette circulation, c'est que les *artères* ombilicales devraient s'appeler *veines,* puisqu'elles charrient du sang qui va se revivifier, et, par contre, que la *veine* ombilicale devrait porter le nom d'*artère,* puisqu'elle apporte au fœtus un sang renouvelé par la respiration placentaire. A la vérité, les artères ombilicales naissent des iliaques, et, d'autre part, les tuniques de la veine ombilicale sont d'ordre veineux.

le sang directement dans l'aorte, au moyen d'un conduit spécial temporaire (le *canal artériel*), qui s'étend de l'artère pulmonaire à la crosse de l'aorte ; or, n'existant que chez le fœtus, ledit canal artériel s'oblitère dès que celui-ci respire. (Pl. XX, nᵘ 12.) De cette double disposition il résulte : 1° que le sang qui arrive dans l'oreillette droite passe : partie dans l'oreillette gauche par le *trou de Botal*, partie dans le ventricule droit, d'où il est chassé dans l'aorte par la voie du *canal artériel* (n° 12) ; 2° que les poumons n'en reçoivent que la quantité nécessaire à leur vitalité ; 3° que le sang qui arrive dans l'oreillette gauche est poussé dans le ventricule gauche, lequel le chasse à son tour directement dans l'aorte qui lui fait suite, etc.

D. Ce n'est pas tout. Chez le fœtus, les artères iliaques primitives, comme nous l'avons vu, fournissent les *ombilicales* (nᵒˢ 17, 18), lesquelles sortent du ventre par l'ombilic et se ramifient dans le placenta ; puis, du placenta part la *veine ombilicale* (n° 3), laquelle pénètre dans l'abdomen, et se comporte dans le foie comme il a été précédemment expliqué. Or, le sang du fœtus qui arrive aux artères iliaques s'engage en grande partie dans les artères ombilicales du cordon (une très faible quantité se distribue aux membres inférieurs), et cela explique la petitesse relative des extrémités pelviennes du fœtus ; ce sang va donc se revivifier au placenta, puis de là revient par la veine ombilicale, qui, elle, le verse en partie dans la *veine cave* par le canal veineux (n° 8), en partie dans le parenchyme du *foie* (n° 6), où il se mêle au sang de la veine porte (n° 7), sang provenant des membres inférieurs. Après avoir subi une sorte d'épuration dans le foie, le sang retourne à la veine cave par les veines hépatiques, et arrive à l'oreillette droite, où il rencontre le sang apporté des parties supérieures par la veine cave supérieure, comme chez les sujets qui respirent à l'air libre.

Réduisons à sa plus simple expression, s'il est possible, la *circulation fœtale.* De l'oreillette droite, d'où nous le supposons partir, le sang passe en partie dans l'oreillette gauche par le trou-Botal, il descend dans le ventricule droit, et celui-ci le pousse directement dans l'aorte en passant par le canal artériel. (Pl. XX, n° 12.) Arrivé tout entier dans l'aorte, le flot sanguin se distribue aux différents organes par leurs artères respectives ; mais une forte proportion va au placenta par les artères ombilicales, qui entrent dans la constitution du *cordon ;* puis il revient au fœtus par la veine ombilicale, qui fait aussi partie du cordon, et se dirige vers le foie. Une portion de ce sang se répand dans le foie, tandis qu'une autre quantité est versée directement dans la veine cave inférieure par le canal veineux (n° 8). Le sang versé dans le foie, pour servir à la sécrétion de la bile et de la glycose, se dirige ensuite dans la veine cave inférieure par les veines hépatiques, et cette veine cave le verse dans l'oreillette droite, comme la veine cave supérieure y verse le sang qu'elle ramène des parties supérieures.

D. Après la naissance tout change : l'influence de l'air venant mettre en action les forces respiratoires, le trou de Botal et le canal artériel s'oblitèrent ; le sang se précipite alors dans les poumons par l'artère pulmonaire, au lieu de passer d'une oreillette dans l'autre, et du ventricule droit dans l'aorte. En même temps, les artères ombilicales s'atrophient, et le sang les abandonne pour suivre le trajet des artères des membres inférieurs : dès lors, la circulation est établie telle qu'elle doit rester.

E. Sécrétions. — Les sécrétions offrent peu d'intérêt chez le fœtus. Toutefois la bile se forme en assez grande quantité. C'est de son mélange avec le produit de la sécrétion folliculaire intestinale que résulte le *méconium*, espèce de bouillie d'un brun verdâtre que l'enfant rend par l'anus après sa naissance ; son nom lui vient de sa ressemblance avec le suc du pavot (*mécônion*, suc de pavot). Le fœtus n'urine ni n'évacue dans le sein de sa mère ; pourtant la sécrétion urinaire s'est établie longtemps avant sa naissance, car le nouveauné n'a pas sitôt respiré et ressenti l'action de l'air, qu'il urine abondamment.

CHAP. IX. — LACTATION.

Après l'accouchement, les mamelles déjà tuméfiées pendant les derniers mois de la grossesse deviennent le siège d'une irritation sécrétoire à fin de formation du lait. Presque immédiatement après la délivrance, ces glandes peuvent fournir à la succion un liquide jaunâtre, épais, sucré, appelé *colostrum ;* ce n'est pas encore le vrai lait, car il possède des propriétés relâchantes qui favorisent chez le nouveau-né l'évacuation du *méconium* (1). Trois ou quatre jours après, le lait s'élabore avec toutes les qualités requises pour les besoins ultérieurs du nourrisson. Les seins se tuméfient donc, durcissent, deviennent le siège de picotements, d'une vive sensibilité, et se remplissent de lait.

La *sécrétion laiteuse* de la première poussée est ordinairement

(1) Matières visqueuses verdâtres qui, comme il vient d'être dit ci-dessus, s'accumulent dans l'intestin du fœtus pendant la gestation, et que l'enfant rend presque immédiatement après sa naissance.

précédée par un frisson plus ou moins prolongé et fort, auquel succèdent bientôt chaleur, fréquence du pouls et sueur, phénomènes caractéristiques de la *fièvre de lait*. Celle-ci dure vingt-quatre ou trente
heures ; elle manque dans beaucoup de cas. Quand elle a lieu, la
patiente éprouve des bouffées de chaleur qui lui font dire que le *lait
monte* et en même temps les lochies diminuent ou cessent de couler ;
mais elles reparaissent quelques jours après. Lorsque la femme
nourrit, donne le sein, la succion de l'enfant sollicite de bonne
heure la première sécrétion laiteuse ; alors ses seins se dégorgent au
fur et à mesure, et la réaction fébrile fait défaut. Par contre, si
l'allaitement n'a pas lieu, les mamelles, très tuméfiées et doulou-
reuses au moment de la montée du lait, se dégorgent d'elles-mêmes
plus ou moins lentement, et il convient de les tenir couvertes d'une
légère couche de ouate pour faciliter l'écoulement laiteux. Mais
quand aucun dégorgement n'a lieu et que l'on néglige de recourir aux
précautions, émollients, etc., les seins peuvent s'enflammer, devenir
le siège d'un ou plusieurs abcès successifs. Une sueur abondante,
d'une odeur fétide, est la crise ordinaire de l'excitation fébrile causée
par la sécrétion laiteuse. On modère l'une et l'autre par la diète, des
boissons délayantes, la liberté du ventre ou par un purgatif.

Quant au *lait*, nous en étudierons la composition et les propriétés
dans l'Hygiène.

Nous terminons ici l'histoire physiologique des fonctions de Génération. Nous nous sommes attaché à en reproduire les traits les
plus constants et les plus frappants. Nous avons essayé de faire
comprendre le mécanisme de la reproduction de l'espèce et d'en
exposer la partie théorique. Dans le tome II, nous envisagerons le
côté pratique ; nous indiquerons les précautions à prendre pour assurer l'intégrité des organes et des fonctions ; pour faire concourir
celles-ci à l'amélioration de la santé générale du père et de la mère ;
pour secourir efficacement la mère avant, pendant et après l'accouchement ; enfin pour prodiguer au nouvel être les soins qu'exige son
état de faiblesse et de dénuement au moment de sa naissance.

CHAPITRES COMPLÉMENTAIRES DE LA PHYSIOLOGIE

Après l'étude des fonctions de Relation, de Nutrition et de Génération, il reste à examiner certains chapitres qui n'ont pu trouver

une place convenable dans ce qui précède, et qui cependant doivent compléter l'histoire des phénomènes physiologiques du corps humain. Ces chapitres sont intitulés : *Connexions organo-physiologiques ; Sympathies , Idiosyncrasies ; Constitutions ; Tempéraments ; Périodes de la vie ; Génération ; Génération spontanée ; Mort.*

CHAP. 1er. — CONNEXIONS ORGANO-PHYSIOLOGIQUES.

Jusqu'ici notre attention ne s'est fixée que sur des groupes de fonctions isolés. Nous avons étudié, les uns après les autres, les rouages et les mouvements de la machine humaine ; nous en saisissons maintenant les détails, mais nous n'avons pas encore envisagé l'ensemble, ni cherché à découvrir le lien mystérieux qui les unit et en établit la solidarité. Cet ensemble a pour condition essentielle ce que nous nommons le *consensus unus*, lequel assure l'existence active de l'individu, le principe d'ordre et d'harmonie de l'organisme, et qui entretient le flambeau de la vie au milieu des causes perturbatrices qui tendent sans cesse à l'éteindre.

Les organes sont donc liés les uns aux autres par des forces de trois ordres : mécaniques, fonctionnelles, sympathiques, qui portent le nom commun de *connexions*.

Connexions d'ordre mécanique.

Certains organes exercent sur ceux qui les avoisinent des influences purement physiques, matérielles. Citons comme exemples : les muscles qui, par des contractions et des pressions répétées, favorisent le cours du sang veineux, que souvent l'action vitale seule ne parviendrait pas à faire progresser dans le sens contraire aux lois de la pesanteur, comme aux membres inférieurs ; l'estomac qui, quand il est plein, refoule les organes voisins, le diaphragme en particulier, et trouble les mouvements du cœur, le jeu des poumons, etc., citons encore l'utérus développé par la grossesse, il devient cause de varices, d'œdème, d'hémorroïdes, de constipation par suite de la compression qu'il exerce sur les vaisseaux cruraux, hypogastriques, le rectum, etc.

Connexions fonctionnelles.

A. Certains actes organiques se manifestent par cela seul que d'autres fonctions s'exercent. Ils provoquent d'autres appareils à agir par une influence fonctionnelle plus ou moins directe. Exemples : la vessie n'entre en fonction que sous l'influence de la sécrétion rénale qui lui envoie l'urine ; la chymification provoque la chylification et la sécrétion biliaire ; la grossesse réagit sur les glandes mammaires, la pensée voluptueuse sur la sécrétion spermatique, etc. Réciproquement, l'excitation des seins retentit sur les parties génitales ; la plénitude des vésicules séminales surexcite le cerveau et allume le feu de la concupiscence. Les pertes sanguines, les sueurs, toutes les déperditions séreuses considérables, en diminuant la masse des humeurs, font naître la soif, l'irritation et la phlegmasie des muqueuses du pharynx, de l'estomac, etc.

B. Mais de toutes les connexions fonctionnelles il n'en est pas de plus remarquables que celles qui rendent *solidaires le cerveau, les poumons et le cœur.* Les fonctions de ces trois viscères marchent de concert ; elles sont tellement unies, solidaires, quoique distinctes, qu'elles ont été considérées, avec raison, comme le *trépied de la vie.* C'est au génie de Bichat que l'on doit la mise en lumière de ce fait qui marque un des plus grands progrès accomplis en physiologie. En effet, le cerveau, foyer principal de l'innervation, cesserait d'animer les divers organes, si le cœur ne lui envoyait le sang dont il a besoin pour entrer en action ; d'autre part, l'intervention du cœur serait nulle, si le sang qu'il est chargé de distribuer au cerveau ne se renouvelait par l'action vivifiante des poumons et de l'air ; les poumons seraient eux-mêmes sans influence sur l'acte de l'hématose, s'ils ne recevaient de l'encéphale l'influx nerveux, et du cœur le sang qui leur sont nécessaires.

C. Si maintenant, partant de ce triple foyer de la vie, nous examinons les relations que toutes les autres fonctions entretiennent avec lui, nous voyons que ces relations sont toujours plus ou moins étroites, car tous les organes font avec le cerveau, le poumon et le sang, de continuels échanges. En effet, à quoi aboutirait la respiration, si la digestion ne fournissait au sang l'aliment réparateur ? Et la digestion, comment aurait-elle lieu, si ses organes étaient privés de l'influence nerveuse ? La nutrition peut-elle s'effectuer sans l'aide du sang, des propriétés vitales et de l'action moléculaire des tissus ? Non. La matière organique se décomposerait partout, si ses éléments n'étaient enchaînés par le principe vital, dont la source est collectivement au cerveau, aux poumons et au cœur. Comme conséquence, et pour le dire par anticipation, *l'écroulement de l'édifice du corps humain survient fatalement par la destruction de l'une des trois colonnes de la vie, quoique la cause apparente en soit quelquefois très éloignée.* (V. *Mort.*)

Connexions sympathiques ou actions réflexes.

A. En physiologie, on nomme *sympathies* les rapports qui existent entre les actions de deux ou plusieurs organes plus ou moins éloignés les uns des autres, rapports tels que l'affection de l'un se transmet aux autres par des correspondances d'ailleurs mal appréciées. Quoique réelles et d'une manifestation indéniable, les sympathies sont encore enveloppées d'obscurité.

Toutefois si leur nature ou essence est inconnue, leurs instruments sont certainement les nerfs. En effet, considérés à ce point de vue, le système cérébro-spinal et le grand sympathique, communiquant à tous les organes, au moyen de leurs divisions capillaires, le sentiment et le mouvement, sont merveilleusement disposés pour établir des relations sympathiques entre tous les organes.

Les phénomènes d'ordre sympathique peuvent être ramenés aux mouvements par *action réflexe*, dont nous avons déjà parlé (p. 171, *B*). Mais une distinction est à faire : il y a des sympathies de sensation, de mouvement, de sécrétion, de sentiment même, qui diffèrent des actions réflexes proprement dites, et qui doivent conserver leur nom de *sympathie*.

B. Les sympathies sont plus manifestes entre certains organes qu'entre certains autres. Les parties qui ont des rapports de fonction, d'organisation, de continuité ou de contiguïté, offrent des liens plus étroits et plus apparents. C'est ainsi que les membranes s'influencent mutuellement par continuité de tissus, que la peau sympathise avec les muqueuses ; celles-ci avec les séreuses, par analogie de fonctions. C'est ainsi que l'irritation de l'estomac provoque la salivation, celle de l'œil le larmoiement, celle de la vessie une démangeaison à l'extrémité du gland, celle du conduit auditif un chatouillement au pharynx, etc. Mais il est des effets sympathiques qui se produisent en dehors de ces conditions . tel est par exemple le vomissement dans la migraine, la convulsion du diaphragme dans l'irritation de la muqueuse olfactive (éternuement), telles sont les douleurs contuses des membres dans la fièvre, la douleur de l'épaule dans l'inflammation du foie, celle du genou dans la coxalgie ; tels sont les mille accidents nerveux qu'éprouvent les femmes enceintes ou affectées de maladies de matrice, etc., etc. Or, ces diverses manifestations tant *sympathiques* que *réflexes* appartiennent à la pathologie plutôt qu'à l'état physiologique.

C. C'est par un phénomène de *réaction*, portant sur les tuniques contractiles des vaisseaux, que la nutrition et les sécrétions se trouvent modifiées sur des points plus ou moins éloignés de l'organe malade, et que l'inflammation se propage.

Faibles et à peine sensibles dans l'état normal, les sympathies se manifestent avec force dans les dérangements de la santé ; pourquoi ? parce que la cause morbigène, dans ces cas, provoque une insurrection plus ou moins générale des forces vitales. En somme, étudier les sympathies, ce serait passer en revue tous les organes et leurs fonctions. Cela, d'ailleurs, sera fait dans la Pathologie, où la plupart des *symptômes* ne sont autre chose que des effets *d'influences sympathiques*.

D. Non seulement il existe des sympathies entre les tissus, les organes, les appareils, entre les propriétés et les phénomènes d'une même économie vivante, mais on peut en découvrir encore, dans l'ensemble fonctionnel, entre l'économie animale et les objets de ses rapports, en un mot entre l'homme et les corps qui l'environnent. Mais ce vaste sujet nous conduirait trop loin ; il rentre d'ailleurs dans le chapitre des idiosyncrasies, dont suit mention.

CHAP. II. — IDIOSYNCRASIES.

A. L'*idiosyncrasie* (d'*idios*, propre, et *crasis*, tempérament) est la disposition particulière de l'économie en vertu de laquelle chaque individu est influencé d'une manière qui lui est propre par les objets de ses rapports. Elle résulte évidemment de la mise en jeu de la *sympathie* et de l'*antipathie*, c'est-à-dire de la manière dont s'impressionnent les organes et fonctionnent les appareils. Dire que telle personne sent et vit à sa manière, c'est exprimer le fait général de l'idiosyncrasie. En effet, nous voyons tous les jours que ce qui convient à l'un déplaît à l'autre ; celui-ci a de la répugnance pour tel aliment, qui est au contraire du goût de celui-là ; cet individu affectionne une odeur, une couleur, un son, qui impressionnent désagréablement cet autre ; la vue d'un insecte suffit pour jeter en défaillance la femme nerveuse. On a vu bien des fois d'anciens militaires pâlir à la vue de la lancette, lors des préparatifs d'une saignée.

B. Quand il s'agit de la santé troublée, les mêmes effets s'observent. Une même cause de maladie vient-elle à agir sur plusieurs personnes à la fois, aucune ne présente des symptômes identiques à ceux des autres. Supposez une submersion de plusieurs individus placés dans des circonstances à peu près semblables, l'un sortira de l'eau avec un rhumatisme, l'autre avec une angine, celui-ci avec un mal de tête, celui-là avec une fluxion de poitrine, cet autre sans le moindre dérangement de la santé : il n'y en aura pas deux qui accuseront la même indisposition ou maladie. La différence de ces effets est relative à la susceptibilité particulière des organes, c'est-à-dire à l'*idiosyncrasie*. Elle est donc la source des prédispositions morbides ; elle détermine le caractère particulier des maladies chez les divers sujets. Que de variétés, en effet, dans la manière de sentir des organes, que de modifications dans les impulsions sympathiques ! Comme conséquence, quelle diversité de phénomènes, de sympathies, dans les maladies de même nom, suivant les individus !

C. L'inconstance des effets thérapeutiques des médicaments, si ordinaire et qui décourage si souvent le médecin, dépend également de la manière de sentir des organes ; car du moment que l'on connaît les bizarreries des phénomènes de sympathie et d'antipathie, l'on ne doit, l'on ne peut compter avec certitude sur l'effet d'un traitement ou d'un remède, alors même que l'expérience aurait prouvé cent fois son efficacité. Aussi, les idiosyncrasies sont-elles responsables du *scepticisme* médical qui s'empare des vieux médecins.

Nous engageons les gens du monde à méditer sur ce sujet, que nous ne faisons qu'indiquer ici, mais sur lequel nous reviendrons en Pathologie générale. Ils trouveront là l'explication d'une foule de contradictions physiologiques, pathologiques et thérapeutiques, qui les rendront plus circonspects dans les jugements qu'ils se permettent si souvent de porter sur la médecine et les médecins, et se débarrasseront de cette croyance erronée que, dans la maladie, le médicament est tout, alors au contraire qu'il ne forme qu'un appoint dans l'ensemble des moyens hygiéniques qui concourent à constituer le traitement le plus efficace.

CHAP. III. — CONSTITUTIONS ET TEMPÉRAMENTS.

Les tissus se combinent pour former les organes, les organes s'assemblent, s'arrangent pour constituer les appareils, et c'est la prédominance de ceux-ci qui donne lieu aux CONSTITUTIONS. La constitution peut être définie : *organisation particulière de chaque individu, d'où résultent son degré de force physique, la régularité plus ou moins parfaite avec laquelle ses fonctions s'exécutent, la somme de résistance qu'il oppose aux causes de maladie, la dose de vitalité dont il est doué et les chances de vie qu'il possède.* Quant au TEMPÉRAMENT, on peut le considérer comme le résultat général de la prédominance d'action d'un organe ou d'un système; et ce mot est à peu près synonyme de *constitution*, depuis qu'on rapporte les dispositions morales, instinctives et intellectuelles aux dispositions cellulaires de l'encéphale.

Cependant, nonobstant l'exactitude de ce fait, les plus simples observations font apercevoir une corrélation entre les formes extérieures du corps, le caractère de ses mouvements, la nature et la marche de ses maladies, la direction des penchants et la formation des habitudes de l'individu. L'on peut reconnaître autant de tempéraments qu'il y a de prédominances organiques; mais, réservant ce nom aux appareils qui exercent le plus d'influence sur l'ensemble, on en compte six principaux : le *sanguin*, le *bilieux*, le *nerveux*, le *lymphatique*, le *musculaire* et le *génital*. « Quand on compare l'homme avec les autres animaux, on voit qu'il en est distingué par des traits caractéristiques qui ne permettent pas de le confondre avec eux. Quand on compare l'homme avec l'homme, on voit que la nature a mis entre les individus des différences analogues et correspondantes, en quelque sorte, à celles qui se remarquent entre les espèces. Les individus n'ont pas tous la même taille, les mêmes formes extérieures; les fonctions de la vie ne s'exécutent pas chez tous avec le même degré de force ou de promptitude; leurs penchants n'ont pas la même intensité, ne prennent pas toujours la même direction. »

Les tempéraments (ou constitutions, c'est la même chose) ne se reconnaissent donc pas seulement à des signes physiques, à des modifications de la matière, à certaines dispositions organiques, ils impriment en même temps un cachet particulier à la manière de sentir des individus, ils façonnent le moral et le mettent en harmonie avec eux. Si l'on ne comprend pas comment l'esprit peut fournir des caractères à la matière, et réciproquement, on n'a pas saisi ce que nous avons dit ailleurs touchant les rapports du physique et du moral; or, il faut lire les beaux mémoires de Cabanis, où sont accumulées les preuves sur ce point de physiologie générale et philosophique, notamment le mémoire concernant l'influence des tempéraments sur la formation des idées et des affections morales; bien que toutes les propositions n'y soient pas conformes à l'opinion que nous professons, à savoir : que les tempéraments ne donnent pas lieu à des qualités morales déterminées; qu'ils concourent seulement à rendre ou plus saillantes ou plus obscures les qualités préexistantes, lesquelles sont dues, selon Gall, à des organes particuliers de l'encéphale, et que nul organe n'a le pouvoir de créer.

Comme les divers tempéraments ont des relations intimes avec la constitution du sang, nous renvoyons d'abord le lecteur au chapitre intitulé : *le sang* (p. 363).

Tempérament sanguin.

Le *tempérament sanguin* est caractérisé par la prédominance des fonctions de circulation et de respiration : une grande capacité pectorale, l'énergie des organes de la génération, la souplesse des solides, et l'exacte proportion des humeurs. Joignez à ces caractères une peau douce, vermeille, sillonnée de veines où circule aisément le sang, des cheveux châtains ou blonds ; une hématose active, des sécrétions abondantes, l'exercice facile de toutes les fonctions, une chaleur propre assez prononcée et constante, etc.

Au moral, les sujets sanguins sont en général francs, enjoués, légers, souvent inconstants ; ils ont une imagination vive, des idées heureuses, mais généralement plus d'esprit que de jugement et de génie. On les voit aussi préférer les arts aux sciences, le brillant au modeste et solide. Ils aiment le luxe, recherchent le beau sexe, auprès duquel ils réussissent assez bien, grâce à leur gaieté et leur amabilité naturelles.

Tempérament bilieux.

La prépondérance de l'appareil biliaire et des organes digestifs donne lieu au *tempérament bilieux*. Il joint à la grande capacité du thorax et à l'influence énergique des organes de génération le volume plus considérable et l'activité plus grande du foie, la rigidité des parties solides de tout le corps. Les individus bilieux ont en général la taille moyenne, peu d'embonpoint, la peau brune, sèche, chaude et velue, les empreintes musculaires bien marquées. Ils sont doués d'une énergie physique et morale peu commune. Leur physionomie expressive brille par un regard vif et un air de supériorité et d'assurance.

Ils ont une imagination belle, sublime ; différents des sujets sanguins, ils se distinguent davantage par la profondeur de la conception que par l'esprit. Hardis, ambitieux, avides de gloire, ils ne craignent pas d'entreprendre les plus grandes choses et s'irritent contre les obstacles, qui, loin de les rebuter, semblent redoubler leurs efforts. C'est chez les hommes de ce tempérament qu'on trouve ordinairement les grands bienfaiteurs de l'humanité, comme les grands coupables. Les savants, les conquérants, les législateurs illustres, comme les scélérats et les tyrans, ont offert dans tous les temps et dans tous les lieux des exemples de cette constitution.

Tempérament nerveux.

Le *tempérament nerveux*, l'un des mieux dessinés chez l'homme et chez la femme surtout, est caractérisé par la prédominance du système sensitif sur les autres systèmes, particulièrement sur le musculaire. Les personnes qui l'offrent ont peu d'embonpoint, une peau décolorée, plutôt sèche, aride qu'humide, des formes grêles, la fibre irritable ; elles ont le pouls vif, fréquent, concentré, le sommeil léger et tourmenté par des chimères ; leurs impressions sont toujours vives, profondes ; leurs digestions se font lentement et s'accompagnent d'un développement de gaz.

La tristesse, l'ennui, la méfiance, la jalousie, causent le malheur de ces âmes susceptibles, irritables, grondeuses au dedans, mais aimables au dehors. Si la constitution nerveuse s'allie au tempérament bilieux ou au sanguin, il peut en résulter des hommes de génie, comme Pascal, Rousseau, ou des hypocrites et des monstres, tels que Louis XI, Tibère, etc. Le tempérament nerveux est souvent le fruit des habitudes sociales, des émotions de toute espèce, des plaisirs, des spectacles, du luxe, enfin de tout ce qui tend à développer l'activité du système sensitif et intellectuel au détriment des fonctions motrices et digestives.

Tempérament lymphatique.

Dans le *tempérament lymphatique* les liquides blancs, lymphe et sérosité, prédominent sur le sang, dans lequel la proportion des globules blancs prédomine ; le système cellulaire l'emporte aussi sur les autres appareils. « Le système génital et le foie sont inertes, les solides lâches, la quantité des fluides considérable, et par suite, malgré le grand volume des poumons, la circulation se fait lentement et faiblement, la chaleur produite est moins abondante, les dégénérations muqueuses sont habituelles et communes à tous les organes. » Une peau blanche, fine, peu garnie de poils blonds ou cendrés, des chairs molles, le visage bouffi, des lèvres décolorées, des yeux bleus, éteints, etc., caractérisent l'individu lymphatique, dont les fonctions sont généralement languissantes, et que l'on caractérise d'*anémique*.

Au moral, même inertie : l'imagination est froide, la conception lente, la mémoire peu heureuse, quoique dans l'enfance elle se montre active et que l'intelligence paraisse devoir être précoce. Mais à cet égard quelle désillusion est réservée plus tard aux parents qui s'applaudissent de *l'esprit du bébé!* Ce n'est le plus souvent qu'un éclair qui s'éteint bientôt. Du reste, les personnes lymphatiques sont douces de caractère, affables, paisibles, incapables de grands crimes comme d'actions sublimes, et se contentent de peu pour se trouver heureuses. — L'exagération de cette constitution confine au *lymphatisme*, qui est un état morbide.

Tempérament musculaire.

La prédominance du système moteur sur le système sensitif caractérise le *tempérament musculaire*, faussement établi, parce que le développement plus ou moins considérable des muscles n'a aucun rapport avec l'état des liquides, du foie et des nerfs. Ce soi-disant tempérament peut être le produit accidentel de l'exercice gradué et longtemps prolongé des muscles. L'homme qui le présente a le cou épais et court, les épaules larges, ce qui fait paraître sa tête petite ; sa stature est ramassée, ses muscles se dessinent en saillies et dépressions très marquées, et sa peau est dure et épaisse.

Le moral offre des modifications inverses. Les athlètes sont presque tous impropres à la méditation ; ils sont dépourvus de ces élans de facultés cérébrales qu'on remarque souvent chez les sujets les plus faibles, et qui les rendent capables d'efforts physiques extraordinaires, mais peu durables. Leur force est relative à leur puissance musculaire ; la surexcitation morale, qui n'est jamais portée à un haut degré chez eux, y ajoute peu de chose.

Tempérament mélancolique

Le *tempérament mélancolique* comporte une exagération du tempérament bilieux, avec les singularités des sensations et des instincts auxquelles il donne lieu. C'est « celui dans lequel les organes de la génération conservent beaucoup d'énergie, où la poitrine est serrée, où tous les solides sont d'une rigidité extrême, le foie et tout le système épigastrique dans un état de constriction. »—« Ainsi, les appétits ou les désirs du mélancolique prendront plutôt le caractère de la passion que celui du besoin ; souvent même le but véritable semblera totalement perdu de vue : l'impulsion sera donnée avec force pour un objet, elle se dirigera vers un objet différent. C'est ainsi, par exemple, que l'amour, qui est toujours une chose sérieuse pour le mélancolique, peut prendre chez lui mille formes diverses qui le dénaturent, et devenir entièrement méconnaissable pour des yeux qui ne sont pas familiarisés à le suivre dans ses métamorphoses. Cependant le regard observateur sait le reconnaître partout; il le reconnaît dans l'austérité d'une morale excessive, dans les extases de la superstition, dans ces maladies extraordinaires qui ont fait de certains individus de l'un et de l'autre sexe des prophètes, des augures ou pythonisses, et qui n'ont pas encore cessé entièrement d'attirer autour de leurs tréteaux le peuple ignorant de toutes les classes; il le retrouve dans les idées et les penchants qui paraissent les plus étrangers à ses impulsions primitives; il le signale jusque dans les privations superstitieuses et sentimentales qu'il s'impose lui-même. Chez le mélancolique, c'est l'humeur séminale, elle seule, qui communique une âme nouvelle aux impressions, aux déterminations, aux mouvements; c'est elle qui crée, dans le sein de l'organe cérébral, ces forces étonnantes, trop souvent employées à poursuivre des fantômes, à systématiser des visions. »

Il s'ensuivrait, d'après ce tableau, que si l'on prive l'homme le mieux organisé des organes producteurs de l'humeur séminale, on arrête par là même, en sa personne, le développement *exagéré* de ses impulsions, autant dans le bien que dans le mal, dans la vertu que dans le crime, dans la foi que dans l'incrédulité. Que chacun réfléchisse sur ce point et estime le degré de vérité que cela comporte! Les couleurs nous semblent un peu *exagérées*.

Tempérament génital.

Le *tempérament génital* est-il distinct, isolé; existe-t-il? Il est aisé de voir, d'après ce qui précède, qu'il faut en chercher le type dans l'alliance des constitutions sanguine, bilieuse et mélancolique. Le développement du cervelet ne peut suffire pour le caractériser, car s'il donne le désir, il refuse les moyens de le satisfaire, moyens qui ne peuvent être fournis que par l'énergie des fonctions nutritives. Le développement des organes génitaux est également insignifiant, car ces organes peuvent être peu apparents, quoique pourvus d'une puissance génésique très grande. Le vrai tempérament érotique exige que les forces répondent aux désirs. Or, quand cette condition se manifeste, c'est pour peu de temps ordinairement, car l'attrait du plaisir entraîne bientôt l'abus des facultés, et leur détérioration ne tarde pas à créer le dégoût et la froideur.

Quoi qu'il en soit, l'homme d'un tempérament génital est en général maigre, velu, barbu, vigoureux. Sa voix est forte, sonore, son regard lascif. Toutes ses fonctions sont faciles, mais la sécrétion testiculaire est surtout active, et elle provoque des désirs et des érections fréquentes. Cet homme est bon, humain, généreux, souvent léger et inconstant. Quand au défaut d'éducation première se joignent des appétits brutaux, il viole, il assassine même pour satisfaire sa passion indomptée et criminelle. — La femme constituée génitalement est brune, bien développée ; elle a les cheveux noirs, la bouche large, garnie de lèvres épaisses, les seins fermes et hauts ; sa matrice, volumineuse, est gorgée de sang et exhale des règles abondantes, etc. Mais que d'exceptions ! ! !

Tels sont les principaux tempéraments. « Ils se mélangent et se compliquent les uns avec les autres. Les proportions de ces mélanges sont aussi diverses que les combinaisons et les complications elles-mêmes ; et celles-ci peuvent être aussi multipliées que les divers degrés d'intensité et les nuances dont chaque tempérament est susceptible, ou, pour ainsi dire, à l'infini. Mais on ramènera facilement à ces chefs principaux tous les cas physiologiques que l'observation présente. Chacun de ces cas pourra être considéré par deux côtés, qui se correspondront avec exactitude, je veux dire par le côté physique et par ce que l'on appelle le côté moral. Et j'ajoute que la connaissance et la juste évaluation de leurs rapports mutuels ne demandent que l'application méthodique des règles générales qui résultent de ce qui précède. Mais ici, pour descendre aux exemples, surtout pour le faire utilement, il faudrait se perdre dans les détails. Ces exemples, au reste, s'offriront en foule aux esprits observateurs et réfléchis.

CHAP. IV. — PÉRIODES DE LA VIE.

La *vie*, considérée comme durée, est le laps de temps qui sépare la naissance de la mort. Ce temps est très variable, suivant que la mort arrive d'une manière prématurée, ou par les progrès de l'âge et l'usure sénile. Dans ce dernier cas la vie comprend trois *périodes* distinctes : période d'accroissement ; période de station ou de force ; période de décroissement. — Ajoutons à cela la *durée de la vie* et les considérations médico-légales que comporte la question de viabilité, et nous aurons épuisé ce chapitre.

Période d'accroissement.

4. L'homme, considéré au double point de vue physique et moral, est en voie de progrès jusqu'à vingt-cinq ans environ. Avant d'arri-

ver à cet âge de force, il passe par trois phases (enfance, adolescence, puberté) qui se distinguent par des caractères essentiels, comme nous le verrons tout à l'heure. Dans cette période, la nutrition se montre extrêmement active, parce que le corps, qui perd beaucoup par les sécrétions et les exhalations et qui consomme encore plus pour subvenir aux dépenses de son accroissement, a besoin de ma-tériaux promptement et incessamment élaborés; aussi, proportion gardée, les enfants mangent-ils bien plus souvent et davantage que les adultes. Il n'en est pas de même quant à ce qui concerne les sens et l'intelligence : car ces facultés, étant moins nécessaires à l'existence individuelle, peuvent attendre le développement complet des organes, avant de prendre leur essor.

B. Enfance. — Elle comprend les treize premières années, et se distingue en première et seconde enfance. La *première enfance* va jusqu'à sept ans ; la prédominance des systèmes nerveux et lympha-tique la caractérise. A cet âge le développement relativement énorme du cerveau et des nerfs rend les impressions vives et les mouvements incessants; mais comme la pulpe nerveuse n'est pas dans des condi-tions d'organisation parfaite, ces impressions sont fugaces et ne laissent d'abord presque rien à l'intelligence, qui reste à l'état rudi-mentaire; les mouvements sont aussi facilement troublés, éloignés de leurs conditions normales, comme le prouvent les convulsions auxquelles les jeunes enfants sont exposés. La prépondérance de la lymphe rend la fibre molle, les engorgements des ganglions lympha-tiques fréquents, de là les gourmes, les scrofules, etc. Les fonctions digestives sont très actives; elles ne s'exercent d'abord que sur un seul aliment très doux, le lait; aussi les produits des digestions n'ont-ils qu'un faible degré d'animalisation; et le foie, quoique très volu-mineux et sécrétant beaucoup de bile, ne donne pas à ce liquide l'énergie qu'il acquerra plus tard.

Chaque phase de la vie a son temps critique : celui de la première enfance correspond à la dentition, qui est souvent orageuse à cause des sympathies ou actes réflexes qu'elle éveille dans les divers sys-tèmes, le système nerveux principalement, lequel prédomine sur les autres appareils, qui sont rendus plus faibles chez l'enfant par l'état gélatineux, albumineux, peu animalisé, de ses humeurs et tissus.

C. La *seconde enfance* s'annonce par une nouvelle dentition, qui cause beaucoup moins de troubles que la première, parce qu'à sept ans les divers systèmes sont moins éloignés de l'état d'équilibre auquel ils tendent. Cependant le cerveau prédomine encore beaucoup, moins comme volume pourtant que par les impressions nombreuses qu'il reçoit et sur lesquelles il réagit. Les idées et les sentiments les plus généreux de la nature humaine s'étaient développés déjà comme à l'insu de l'enfant ; mais voici que les progrès de l'intelligence sont sensibles ; la mémoire surtout est active. Comme elle est neuve, vierge de souvenirs qui puissent affaiblir les empreintes qu'elle reçoit, elle se montre aussi facile que durable. Toutefois, le raisonnement et le jugement, fruits d'une longue éducation des sens et du complet développement du centre sensible, se font encore attendre longtemps.

D. Adolescence. — Elle commence entre douze et quinze ans. Elle introduit dans l'économie des changements remarquables. Sans parler du développement du corps, qui se montre parfois d'une rapidité extraordinaire, la contexture des solides et des liquides devient plus animalisée, leur réparation plus complète, leur vitalité plus grande. Dans l'enfance, la tendance des humeurs était vers la tête ; mais à mesure que le sujet approche de l'adolescence, cette direction première s'affaiblit ; la poitrine devient de plus en plus le point principal des congestions. Aussi le cœur est-il généralement gros, doué de battements énergiques, à cet âge ; les hémorragies nasales sont fréquentes, ainsi que les crachements de sang. Des relations sympathiques se manifestent entre les organes de la génération et ceux de la poitrine ; introduisant dans le sang un nouveau principe extrêmement actif, une sorte de levain qui embrase les sens, l'adolescent se sent tout à coup dominé par d'autres idées et d'autres penchants, dont l'ascendant augmente avec les qualités stimulantes de la liqueur séminale.

« Cette époque est la plus décisive pour la culture du jugement : c'est alors que les impressions commencent à se rasseoir, à se régler ; que la mémoire, sans avoir perdu de sa facilité à les retenir, commence à mettre mieux en ordre la multitude de celles qu'elle a recueillies, et devient tout ensemble plus systématique et plus tenace ; que l'attention, sans avoir encore tous les motifs qui, plus tard, la rendent souvent passionnée, acquiert un caractère remarquable de force et de suite ; c'est alors aussi qu'il s'établit entre l'enfant et les êtres sensibles qui l'environnent des rapports véritablement moraux, que son jeune cœur s'ouvre aux affections touchantes de l'humanité. Heureux lorsqu'une excitation précoce ne lui donne pas des idées qui ne sont point de son âge, et n'éveille pas en lui des passions qu'il ne peut encore diriger convenablement ni même sentir et goûter ! »

E. Puberté. — C'est l'âge qui succède à l'adolescence, c'est vers quinze ans pour les femmes, dix-huit ans pour les hommes, que s'opère ce passage. Dans l'un et l'autre sexe, la vie, à cette époque, manifeste des phénomènes importants. Le plus remarquable, chez la femme, est la *menstruation*, qui apparaît plus ou moins tôt, suivant la constitution, l'éducation et les climats. Lorsque cette fonction se prépare et s'établit pour la première fois, la *jeune fille* éprouve des sensations qu'elle ne saurait exprimer : son âme est assaillie de désirs indéfinis qu'elle veut éloigner, mais qu'elle chérit malgré elle ; elle se trouble, rougit à la vue des hommes, qui naguère lui étaient indifférents. Sa voix perd son timbre enfantin, sa taille s'élance, ses formes s'harmonisent, ses mamelles se développent, et tout annonce que le moment est arrivé où la nature la destine au grand acte de la conception. — Le *jeune homme* ne présente pas moins de changement : sa figure revêt une expression particulière, ses yeux brillent d'un nouvel éclat, sa taille et sa tournure sont plus décidées, sa voix prend un timbre plus grave et plus sonore ; des poils durs remplacent le duvet qui existait au menton et sur d'autres parties.

F. « La *jeunesse* proprement dite commence au temps où la force et la souplesse des solides, la densité, les propriétés stimulantes et la vivacité dans le mouvement des humeurs commencent elles-mêmes à se trouver réunies et portées au plus haut degré. Le système nerveux et les organes musculaires sont montés alors à leur plus haut ton. Rien ne résiste à l'énergie du cœur et des vaisseaux artériels. Les différentes circulations, et toutes les fonctions vitales qui en dépendent, s'exécutent avec une véhémence qui ne connaît point d'obstacles : aussi cet âge est-il tout à la fois celui des maladies éminemment aiguës, des passions impétueuses et des idées hardies, animées par tous les sentiments de l'espérance. »

Période de station ou de force.

Cette période de la vie comprend l'âge de vingt-cinq ans jusqu'à quarante-cinq ou cinquante. C'est l'*âge viril*, l'âge *mûr*. C'est le temps où le tempérament est dans toute sa force, où il exerce le plus d'influence sur la destinée de l'homme ; c'est l'époque de la réflexion et de l'énergie physique et morale, le moment où l'éclair du génie brille, mais au delà duquel rien de grand ou de sublime n'est créé. Au fur et à mesure qu'on s'éloigne des vingt-cinq premières années, les illusions se détruisent une à une, l'on commence à voir le monde tel qu'il est, et les idées d'ambition remplacent les sentiments généreux, etc.

Il faut distinguer, dans cette longue période, la *jeunesse*, qui va jusqu'à trente et trente-cinq ans ; l'*âge mûr*, qui commence à cette époque. Nous venons de caractériser la première ; son passage à le seconde période amène de notables modifications dans le physique et le moral de l'homme.

« Jusqu'à ce moment, l'activité du système nerveux, l'énergie du cœur et des artères, la vie et l'impétuosité des humeurs ont surmonté facilement toutes les résistances que la force et le ton toujours croissant des solides opposent au mouvement circulatoire et à l'exercice des diverses fonctions dont ce mouvement lui-même fait une partie essentielle. Beaucoup de vaisseaux se sont successivement oblitérés ; les parois et les extrémités des autres, en s'étendant et devenant de jour en jour plus denses et plus fermes, ont perdu par degrés de leur souplesse ; elles sont devenues de plus en plus incapables de créer. Mais l'énergie vitale s'est accrue dans une grande proportion ; elle peut surmonter sans peine tous ces premiers obstacles ; et les actes de la vie ne sont encore accompagnés d'aucun sentiment de gêne et de travail : aussi, la conscience de sa force pousse-t-elle le jeune homme hors de lui-même ; elle n'inspire à son cœur et à son cerveau que des affections et des idées de confiance et de bonheur.

» Tout le temps que dure ce premier état respectif des vaisseaux et des forces vitales, la pléthore sanguine est dans le système artériel, c'est-à-dire que les artères contiennent une plus grande abondance relative de sang, et les hémorragies sont fournies directement par leurs extrémités ; mais au moment où la résistance des solides commence à contre-balancer l'action du système nerveux et l'impulsion des humeurs, il se fait une révolution presque subite dans la distribution du sang ; la pléthore passe des artères aux veines : alors paraissent les hémorragies variqueuses.

» Quand l'action de la vie commence à rencontrer de fortes résistances et le mouvement des fluides à se faire avec moins de facilité, ce sentiment de force et de bien-être (1) qui caractérise la jeunesse ne disparaît pas tout à coup, mais il diminue de jour en jour d'une

---

(1) Le bien-être n'est cependant pas toujours dans un rapport direct avec l'énergie vitale. Celle-ci peut être quelquefois si forte, qu'elle occasionne, par cela même, un sentiment habituel d'inquiétude et de malaise. Le bien-être ne vient alors qu'avec l'âge, ou ne paraît que dans les temps de faiblesse. Cardan raconte que lorsqu'il se portait bien, non seulement il était tourmenté de l'activité la plus malheureuse, mais qu'il se trouvait alors presque incapable de l'attention qu'exigent les travaux de l'esprit. Pour jouir de toutes ses facultés morales, il avait besoin d'être malade ou de fixer cette inquiétude dévorante par des douleurs artificielles.

manière remarquable. L'homme commence à ne plus se croire invincible : il s'aperçoit que ses moyens sont bornés ; ses idées et ses affections ne s'élancent plus avec la même hardiesse ; il n'a plus cette confiance sans bornes dans lui-même ; et, par une conséquence nécessaire, bientôt il perd une grande partie de celle qu'il avait dans les autres.

» La sagesse et la circonspection tiennent, en effet, à l'insuffisance présumée des moyens dont on dispose. Tant qu'on ne suppose même pas l'impossibilité de cette insuffisance, on marche directement et sans hésiter vers chaque but que le désir indique ; mais sitôt qu'on se défie de ses moyens, on sent la nécessité de n'en négliger aucun, d'augmenter leur puissance par un meilleur usage ; on cherche à les fortifier de tous les secours extérieurs que l'observation et l'expérience peuvent fournir. La situation présente de l'homme commence à l'occuper sérieusement, et ses regards ne se portent pas sans inquiétude vers l'âge qui s'avance. C'est le moment d'économiser, d'étendre tous les moyens actuels, de se créer des ressources pour l'avenir : aussi l'âge mûr est-il caractérisé, chez tous les grands peintres de la nature humaine, par des déterminations plus mesurées et plus réfléchies, par le soin de ménager les hommes avec lesquels on a des rapports, et de cultiver l'opinion publique par une plus grande attention donnée à tous les moyens de fortune. »

Période de décroissance.

A cinquante ans commence le déclin de la vie, même pour les meilleures constitutions. Les facultés physiques et morales s'affaiblissent peu à peu, les sens s'émoussent, les sécrétions diminuent ; les tissus deviennent plus durs, moins souples, et la circulation moins facile ; les os perdent de leurs parties organiques et se remplissent de plus en plus de matière terreuse ; tout enfin annonce la future cessation de l'existence. L'esprit devient indécis ; et si l'intelligence brille encore, c'est de son éclat passé. Le vieillard se méfie de lui-même, devient de plus en plus circonspect ; son caractère timide est ennemi de toute entreprise hasardeuse, car il n'a de forces vitales que ce qu'il en faut pour s'attacher au présent, sans s'élancer dans l'avenir : aussi professe-t-il une invincible répugnance pour le changement. Par une nécessité fatale, il se replie sur lui-même, ne considère que son être, et devient égoïste, avare, personnel.

La femme entre dans la *vieillesse* au sortir de l'âge critique. Quand elle traverse cette époque orageuse sans que son organisation en conserve de trace profonde, elle pousse sa carrière ordinairement plus loin que l'homme, parce que ses actions et ses travaux se succèdent avec plus de régularité.

« On a remarqué depuis longtemps que, dans la vieillesse, les impressions les plus récentes s'effacent facilement; que celles de l'âge mûr s'affaiblissent, mais que celles du premier âge redeviennent au contraire plus vives et plus nettes. Ce phénomène, très constant et très général, est en effet bien digne d'attention : il a dû fixer particulièrement celle des métaphysiciens et des moralistes. D'après notre manière de voir, il peut, je crois, s'expliquer facilement.

» Dans l'enfance, la mollesse du cerveau le rend susceptible de toutes les impressions : sa mobilité les multiplie et les répète indéfiniment et sans cesse ; j'entends celles qui sont relatives aux objets que l'enfant a sous les yeux et qui intéressent sa curiosité. Or, ces objets sont bornés quant à leur nombre, et les rapports sous lesquels il les considère sont très simples; de sorte que la puissance de l'habitude se joint, pour lui, bientôt à l'influence des premiers et des plus pressants besoins, à l'attrait de la plus vive nouveauté. Tout concourt donc à donner alors aux combinaisons qu'opère l'intelligence naissante un caractère durable, à les identifier en quelque sorte avec l'organisation, à les rapprocher des opérations automatiques de l'instinct.

» Mais à mesure que le cerveau devient plus ferme, et que les extrémités sentantes, garanties par des enveloppes plus denses, se trouvent moins immédiatement exposées à l'action des corps extérieurs, les impressions deviennent moins vives, leur répétition moins facile, la communication des divers centres de sensibilité moins rapide; en un mot, tous les mouvements prennent plus de lenteur. En même temps, le nombre des objets à considérer augmentant de moment en moment, leurs rapports se compliquent et l'univers s'agrandit.

» Or, si la rigidité des organes rend les impressions difficiles, embarrassées, il est impossible qu'elle ne les rende pas incomplètes : car leur perfection tient surtout à la liberté des mouvements qui les produisent ou qui les accompagnent; et leur trace n'est forte et durable qu'autant qu'elles sont elles-mêmes vives, nettes et profondes.

» Et si, d'autre part, la grande variété des objets multiplie et diversifie les impressions, elle les rend aussi, par là même, faibles et confuses : leur souvenir, auquel d'ailleurs l'influence d'une entière nouveauté ne donne plus cette vivacité native, exclusivement réservée au premier âge, n'a pas le temps de se graver profondément dans le cerveau ; elles n'y laissent que des empreintes en quelque sorte équivoques, et dont la durée dépend de celle du système d'idées et d'affections auxquelles on est alors livré.

» Ainsi donc, au moment où le besoin de recevoir et de combiner des impressions nouvelles cesse de se faire sentir ; au moment où, pour ainsi dire, aucun objet n'excite plus la curiosité des organes, ni celle d'un esprit rassasié, l'on doit voir, et l'on voit en effet les souvenirs s'effacer dans l'ordre inverse où les impressions ont été reçues, en commençant par les plus récentes qui sont les plus faibles, et remontant jusqu'aux plus anciennes, qui sont les plus durables. Et, à mesure que celles dont la mémoire était comme surchargée s'évanouissent, les précédentes, qu'elles offusquaient, reparaissent. Bientôt tous les intérêts, toutes les pensées qui nous ont le plus occupé dans le cours des âges postérieurs, n'existant plus pour nous, les moments où nous avons commencé de sentir peuvent seuls rappeler encore vers eux nos regards ; ils peuvent seuls ranimer notre attention défaillante, jusqu'à ce qu'enfin nous cessions d'être, en perdant presque à la fois et les impressions du moment présent, et les traces de ces images brillantes et magiques que laissent dans notre cerveau les premières lueurs de la vie.

» Il n'est pas rare de voir les vieillards tomber dans une véritable enfance. Non seulement leurs idées et leurs passions se rapportent alors uniquement aux mêmes appétits directs que celles de l'animal qui vient de naître, mais ils reprennent encore cette même mobilité qui caractérise les enfants [1]. Le cerveau, perdant le point d'appui que lui prêtaient la force des muscles et l'ensemble des habitudes acquises pendant la vie, se retrouve, pour ainsi dire, au même point que lorsque la mollesse des organes ne lui opposait aucune résistance. Comme son énergie particulière s'est affaiblie en même temps et dans la même proportion, cette dernière circonstance de la vie qui s'éteint compense amplement la souplesse qui n'existe plus dans l'organe du cerveau, et la ressemblance des deux extrémités de l'existence humaine se trouve complète, relativement à la mobilité du système cérébral ; ce qui, pour le dire en passant, prouve que le défaut de consistance dans les déterminations tient moins au défaut de fermeté des fibres musculaires qu'à la faiblesse de l'organe ner-

---

(1) Le célèbre duc de Marlborough, que l'on ne peut pas soupçonner d'avoir manqué de fermeté dans la jeunesse et dans l'âge mûr, devint, dans la vieillesse, sujet à toutes les petites passions d'un enfant. Il s'attendrissait à la plus légère émotion ; il se mettait en colère ou pleurait au moindre refus.

veux, à l'impuissance des opérations qui lui donnent le sentiment de la vie. »

Durée de la vie.

Placé au premier rang, sous le rapport de l'intelligence, l'homme a été doué aussi du privilège d'une longue existence ; malheureusement, ses passions, ses vices ou ses mauvaises habitudes, dont les progrès sont parallèles à ceux de la civilisation et au nombre des besoins factices qui en résultent, abrègent trop souvent son existence, en minant peu à peu sa constitution, ou rompant brusquement le ressort de la vie. Il paraît positif, en effet, que les exemples de longévité sont beaucoup plus rares de nos temps que dans les premiers âges du monde. Les conditions d'une longue vie, c'est d'abord de jouir d'une bonne constitution, c'est qu'il existe un équilibre parfait entre les appareils et les fonctions, c'est de posséder le calme des passions, de mener une vie régulière, d'habiter un climat tempéré, en un mot d'observer les principes hygiéniques que nous donnerons dans la troisième partie de cet ouvrage. On a des exemples d'individus qui ont vécu 100, 110, 120 ans et plus même. La latitude n'est pas sans influence. Il existerait, a-t-on dit, un centenaire sur 1,500 habitants dans les pays du nord, tandis qu'un seul sur 5,000 environ en France. « Les calculs de Buffon sur les différentes probabilités de la vie nous fournissent, comme principaux résultats, les données suivantes : sur un nombre déterminé de sujets il en meurt le *quart* avant cinq ans ; le *tiers* avant dix ans ; la *moitié* avant trente-cinq ans ; les *deux tiers* avant cinquante-deux ; les *trois quarts* avant soixante et un. Sur sept enfants d'un an, aucun neparvient à 70. Il en arrive seulement : un à 75 sur 11 ; à 80 sur 17 ; à 85 sur 73 ; à 90 sur 103 ; à 95 sur 130 ; à 100 sur 8,179. La vie moyenne pour le sujet d'un ou de vingt et un ans est de 33 ans ; pour celui de cinquante et un ans, de 16 ; pour le vieillard, de 6, comme pour l'enfant naissant. De sept à vingt et un ans les chances deviennent plus favorables que dans toute autre période. Il reste d'existence probable : à dix ans, 40 ans ; à vingt, 33 ; à trente, 28 ; à quarante, 22 ; à cinquante, 16 1/2 ; à soixante, 11 ; à soixante-dix, 6 ; à soixante-quinze, 4 1/2 ; à quatre-vingt-cinq, 3. »

Mais tous ces calculs n'ont rien de fixe. Les climats, les mœurs, les progrès de la civilisation, de l'hygiène publique, etc., doivent nécessairement modifier ces chiffres. Il résulte d'une statistique récente qu'à Paris, par exemple, depuis l'assainissement des égouts, l'élargissement des rues et l'établissement des squares et des jardins publics, la moyenne de la durée de la vie s'est élevée d'une notable façon.

Sous Louis XIV, la mortalité était de 1 sur 28 habitants; en 1830, elle atteint la proportion de 1 sur 36; en 1851, 1 sur 37; actuellement (1892), elle est de 1 sur 41 habitants. (Levasseur.)

Les départements qui se distinguent par la durée de la vie sont : le Calvados, Eure-et-Loir, l'Orne, la Sarthe, l'Eure, le Lot, Lot-et-Garonne, Deux-Sèvres, Indre-et-Loire, Basses-Pyrénées, Maine-et-Loire, Ardennes, Gers, Aube, Hautes-Pyrénées, Loiret.

C'est dans la Seine, les Landes, le Finistère, le Rhône et les Bouches-du-Rhône que l'on vit le moins longtemps.

D'après un travail de Levasseur, la mortalité moyenne des peuples civilisés est, aujourd'hui, environ de 26 décès par 1,000 habitants. La Hongrie et les pays slaves, Serbie, Russie, Croatie, ont un taux de mortalité élevé de 32 à 42, tandis que dans les États scandinaves il varie entre 19 et 17, et que les relevés statistiques de 99 États d'Amérique accusent 19 à 16.

Voici comment, à peu près, se soutient une génération dans la vie. Prenons 1,000 naissances. A la fin de la première année, il y a environ 800 survivants; à la fin de la cinquième année, 700; à vingt ans, 650; à cinquante ans, 450; à soixante-quinze ans, 220; à cent ans, sauf comme très rare exception, il n'y a plus de survivants.

Considérations médico-légales relatives à la viabilité.

De la viabilité chez les nouveau-nés. — La loi considère comme légitime l'enfant né après le 180e jour du mariage, ou avant le 300e jour à dater de la séparation des conjoints ou de la dissolution de leurs liens. Mais pour qu'un enfant jouisse de tous ses droits, pour qu'il soit apte à les transmettre à ses héritiers, il ne suffit pas qu'il soit légitime ou que sa conception soit présumée antérieure à la donation ou au décès du testateur, il faut encore qu'il naisse *vivant* et *viable* (art. 725 et 906 du Code civil).

A. Or, aussitôt après sa naissance, le nouveau-né montre qu'il est vivant par ses cris et ses mouvements. Toutefois, s'il est certain qu'il est en vie parce qu'il a crié, les mouvements sont loin d'en être une preuve certaine. Encore ne faut-il pas se méprendre sur le véritable caractère de ces cris; car il peut se faire que le nouveau-né pousse des cris en naissant et même avant d'être né (*vagissements*), sans que pour cela la vie s'établisse. Suivant Merlin, c'est la *respiration complète* qui constitue la vie, rien de plus. Or, nous verrons ailleurs comment l'on acquiert la preuve que l'enfant a respiré. (V. *Infanticide.*)

B. La *viabilité* est l'aptitude à la vie extra-utérine. L'enfant n'est pas légalement viable, lorsqu'il est né avant le 180ᵉ jour de la conception ; mais sur ce point il y a de grandes difficultés de droit dont nous n'avons pas à nous occuper. Pour le médecin, ce sont les considérations anatomiques, physiologiques et pathologiques qui fournissent les caractères de la viabilité. Pour admettre la viabilité, il faut qu'il y ait non seulement développement suffisant des organes et exercice suffisamment régulier des fonctions essentielles de la vie, mais que ces organes ne soient le siège d'aucune maladie qui compromette immédiatement l'existence, et qu'il n'y ait point de vices de conformation qui puissent exclure l'aptitude à vivre.

La science est souvent invoquée pour décider si un enfant qui meurt peu d'heures après sa naissance a plus ou moins de 180 jours. Les jurisconsultes regardent comme certain que l'anatomie donne les moyens de résoudre la question. Les signes physiques, anatomiques et physiologiques de la viabilité sont en effet nombreux, nous ne pouvons les énumérer ; mais le plus important est celui-ci : *la moitié de la longueur totale du corps doit aboutir à peu de distance au-dessus du point où s'insère le cordon ombilical.* — Au contraire, l'enfant est *non viable, si la longueur totale du corps ne répond encore qu'à un point plus ou moins élevé de l'appendice xiphoïde (creux de l'estomac).* En outre, l'enfant non viable a la peau encore fine et d'un rouge vif, les os du crâne mous, très écartés, les cheveux rares, courts, argentins, les paupières encore agglutinées et un peu diaphanes, les ongles sans consistance ni largeur. De plus, l'autopsie fournit des indices importants, tirés de l'état du cerveau, des poumons, du cœur, du foie, de la couleur du méconium, etc. Cependant, bien que généralement on puisse se former une opinion pour ou contre la viabilité, il peut se présenter des circonstances qui jettent du doute dans la conscience de l'homme de l'art. Alors, si de la déclaration de la viabilité doit résulter un désaveu de paternité, le repos et le bonheur d'une famille veulent que le doute soit interprété dans le sens de la non-viabilité.

C. Un enfant atteint, dans le sein maternel, d'une maladie qui, d'après les lois de la science, doit nécessairement le faire périr après sa naissance, doit-il être considéré comme *non viable ?* Oui, si cette maladie est évidente et telle qu'on ne puisse la méconnaître. Mais si, en venant au monde, le sujet présente une apparence de bonne santé, on ne doit pas le regarder comme non viable, attendu que l'affection présumée mortelle peut n'avoir pas été sûrement diagnostiquée, et que d'ailleurs elle peut se guérir.

Il n'en est pas de même pour ces êtres imparfaits qui se sont développés anormalement avec des sens, des membres défectueux, supplémentaires ou manquants, etc., et auxquels on a donné le nom de *monstres*. Ils doivent être déchus de viabilité. Mais encore faut-il distinguer, car les vices de conformation présentent chez les monstres des degrés extrêmes qu'il ne faudrait pas placer tous au même rang d'importance.

CHAP. V. — GÉNÉRATION DANS LA SÉRIE ANIMALE.

Dans ce chapitre il s'agit de jeter un coup d'œil d'ensemble sur la génération considérée en général.

Tout être organisé, végétal ou animal, provient d'un germe (spore ou œuf). Or, laissant de côté le règne végétal, nous distinguerons dans les animaux, comme première division, les vertébrés et les invertébrés.

Génération des vertébrés.

Cette classe comprend les mammifères, les oiseaux, les reptiles et les poissons.

A. *Mammifères* (1). — Les divers actes de la génération diffèrent peu, chez les mammifères en général, de ce qu'ils sont chez l'homme, sauf la durée de la parturition, le nombre des petits, la fréquence des actes, etc. Dans la plupart, l'utérus n'est pas, comme chez la femme, formé d'une simple cavité ; au contraire celle-ci se prolonge sur les côtés (*cornes* de l'utérus), ou est divisée en deux jusqu'à l'orifice vaginal.

B. *Oiseaux*. — Ces animaux manquent d'organes de copulation. Les testicules sont placés près des reins, les canaux spermatiques s'ouvrent à l'extrémité du tube digestif (*cloaque*). C'est par l'application de l'anus du mâle contre l'anus de la femelle que s'opère la fécondation. Cependant l'autruche, le canard, l'oie, ont un pénis rudimentaire placé dans le cloaque.

Le produit de la génération, dans les oiseaux, sort des organes femelles à l'état d'œuf. La partie fondamentale de l'œuf est le jaune.

---

(1) Il va sans dire que l'homme et la femme, dont le mode de génération est décrit ci-dessus, sont distraits de cette classe, où ils figureraient au premier rang.

Celui-ci se forme dans l'ovaire de la femelle, s'entoure d'une couche albumineuse épaisse et d'une coquille calcaire. C'est à cet état qu'il est expulsé au dehors, portant en lui les matériaux nécessaires à son développement, qui devra ensuite se faire par incubation sous l'influence d'une température convenable. Donc, le jaune se forme dans l'ovaire, étant entouré de la capsule ovarienne, qui se rompt bientôt ; il passe dans la trompe ou oviducte, et le pavillon de celle-ci s'applique sur l'ovaire pour le recevoir ; là il rencontre la liqueur du mâle qui le féconde, et chemin faisant s'enveloppe d'une couche d'albumine. Lorsque le mâle fait défaut, nos oiseaux de basse-cour pondent encore, mais alors leurs œufs sont inféconds.

Le jaune encore contenu dans l'ovaire présente dans son intérieur, et voisine de sa surface, la vésicule germinative, qui disparaît peu à peu, après que l'œuf est sorti de l'ovaire ; et six heures environ après cette sortie chez la poule, la couche albumineuse s'enveloppe d'une membrane qui se dédouble bientôt en deux feuillets, dont l'externe s'incruste peu à peu de cristaux calcaires.

La segmentation du jaune s'opère partiellement (cicatricule), et cette petite portion du jaune segmentée est l'analogue de la masse entière du jaune de l'œuf des mammifères. La masse du jaune qui n'a point subi la segmentation servira à la nutrition de l'oiseau.

L'œuf, arrivé au dehors, offre bientôt du côté du gros bout, entre la coquille et la membrane de l'albumine, un espace appelé *chambre à air* ; et comme la coquille est poreuse dans toute sa surface, il se fait un échange de gaz : l'œuf qui croît respire à travers la paroi calcaire qui l'entoure. Les organes de l'oiseau se développent aux dépens du jaune, de l'albumine surtout. La durée de l'incubation varie suivant les espèces. La chaleur est nécessaire au développement de l'œuf ; on peut remplacer celle de la couveuse par une température de 30 à 40 degrés (incubation artificielle).

C. Reptiles. — Les organes de génération diffèrent ici suivant les espèces, mais dans les batraciens il n'y a pas de copulation proprement dite. Les organes spermatiques, qui font suite aux testicules, s'ouvrent dans le cloaque, et la fécondation a lieu comme chez les oiseaux. Mais dans les autres ordres il y a un véritable accouplement ; les canaux spermatiques s'ouvrent dans une verge, qui est fourchue ou double chez les ophidiens et les sauriens. Les reptiles femelles ont deux ovaires et deux oviductes qui s'ouvrent séparément dans le cloaque. Quant aux batraciens, ce sont les plus féconds des reptiles. Le mâle embrasse étroitement la femelle au moment où celle-ci émet ses œufs, et il les féconde au moment de leur sortie.

Quelques reptiles (vipères, couleuvres) n'expulsent leurs œufs que quand ils sont sur le point d'éclore, alors que les petits brisent leur enveloppe dans l'oviducte et sortent vivants (*ovo-vivipares*).

Poissons. — Les grenouilles, les crapauds, pondent, souvent avant la fécondation, plusieurs centaines d'œufs, mous et dépourvus d'enveloppe calcaire. Les petits sortent de l'œuf non à l'état parfait, mais à l'état de *têtards*, n'ayant point de membres, mais une queue. Les têtards respirent par des branchies placées sur les côtés du cou, sous la peau ; l'eau entre par la bouche, passe par les branchies et sort au dehors par une ou deux ouvertures aux côtés du cou. Les pattes de derrière se développent rapidement, celles de devant sous la peau et la percent ensuite ; la queue s'atrophie progressivement, ainsi que les branchies, et l'animal respire bientôt par les poumons, qui se sont simultanément développés. Les salamandres, elles, ne perdent point leur queue ; les sirènes, tritons, protées, gardent leurs branchies.

D. Poissons. Les testicules, chez le mâle, forment deux glandes très volumineuses, et les canaux spermatiques s'ouvrent soit dans le cloaque, soit dans le voisinage de l'anus par une ouverture spéciale. Les ovaires des poissons femelles sont deux glandes volumineuses qui remplissent en grande partie l'abdomen, au moment de la ponte. Les oviductes sont continus avec les ovaires dans la plupart des poissons osseux ; chez les cartilagineux en général, l'extrémité de la trompe est libre comme chez les mammifères, les reptiles et les oiseaux ; les deux oviductes s'ouvrent dans le cloaque.

Dans la plupart des poissons, le gage de la génération sort à l'état d'œuf, et la fécondation n'a lieu qu'après la ponte. Les œufs sont déposés par la femelle dans des endroits abrités ou le long du rivage, et le mâle répand ensuite sur ces œufs, enveloppés par une membrane molle, sa liqueur fécondante, nommée *laite*. Le nombre d'œufs est de plusieurs milliers, voire même millions dans quelques espèces, précaution de la nature contre les causes de destruction, qui sont nombreuses.

E. Cependant chez quelques poissons cartilagineux (squales, marteaux, scies), la fécondation est intérieure ; il y a un véritable accouplement, analogue à celui des oiseaux, et l'œuf fécondé sort recouvert d'une enveloppe cornée. Chez d'autres espèces (raies), les œufs fécondés séjournent dans l'intérieur des oviductes, s'y développent, et l'animal produit des petits vivants.

Génération des invertébrés.

Les invertébrés se reproduisent suivant des modes très divers : les uns à l'aide d'œufs, d'autres par génération scissipare ou gemmipare.

A. Génération des invertébrés à l'aide d'œufs. — C'est celle des insectes des arachnides et des crustacés, les sexes sont séparés et la fécondation s'opère par accouplement. Le testicule du mâle consiste en tubes simples ou ramifiés, sécrétant un liquide fécondant pourvu de spermatozoïdes. Chez la femelle les ovaires consistent en tubes allongés occupant souvent une grande partie de l'abdomen ; dans ces tubes se forment les œufs, qui se rendent à l'extérieur par les oviductes. Le pénis des insectes est souvent armé de crochets qui, au moment de l'érection, rendent l'adhérence si intime qu'on ne parvient pas à les séparer sans arrachement (hanneton). Chez quelques femelles d'insectes il existe une *poche copulatrice* dans laquelle s'accumule le sperme du mâle, lequel sperme peut féconder plusieurs générations d'œufs.

B. Abeilles, fourmis. Il en existe des femelles stériles, dites *neutres, ouvrières,* dont les organes tubuleux correspondent aux ovaires et aux testicules, mais qui ne produisent ni œufs ni sperme. Cependant si, peu après leur naissance, on leur donne une nourriture abondante, si on les place dans des cellules plus grandes, on peut transformer ces neutres en mâles et en femelles. Les femelles stériles des fourmis sont dépourvues d'ailes.

C. Vers intestinaux. Un grand nombre ont des organes sexuels séparés : ascarides, strongles, oxyures.

D. Mollusques. Certaines espèces sont à sexes séparés.

« Chez les insectes, le nouvel être qui sort de l'œuf n'est pas toujours arrivé à son développement complet qu'il doit subir encore de nouvelles métamorphoses. Les insectes ailés passent généralement par une forme intermédiaire avant de prendre leurs ailes. Le nouvel être se nomme *larve ;* les larves de lépidoptères ont reçu le nom spécial de *chenilles.* Les chenilles, après différentes mues ou changements de peau, s'entourent d'une coque ou *cocon* plus ou moins résistant et passent à l'état de *chrysalides* ou de mort apparente. C'est dans ce cocon que les chrysalides ou nymphes se métamorphosent aux dépens de leur propre substance, où elles ne prennent point de nourriture. Lorsque les ailes ont poussé et qu'en même temps les organes de la génération ont acquis un développement complet, la chrysalide, devenue insecte parfait, perfore sa coque et devient apte à se reproduire. »

Invertébrés hermaphrodites.

A. Invertébrés hermaphrodites.—Presque tous les annélides qui se reproduisent à l'aide d'œufs sont hermaphrodites ; beaucoup de mollusques et d'helminthes sont dans le même cas. Chez ces animaux il y a sur le même individu réunion des ovaires et des testicules, glandes placées dans l'abdomen, sous l'apparence de tubes ramifiés, et de telle sorte que quand l'œuf est expulsé de l'ovaire, le sperme chassé du testicule rencontre l'œuf dans le canal terminal et le féconde avant qu'il s'échappe au dehors.

Les limaçons, limnées, etc., ont des organes de copulation, et l'accouplement est réciproque, c'est-à-dire que le pénis de l'un s'engage dans les organes femelles de l'autre, l'organe femelle du premier recevant le pénis du second de la même espèce, d'où fécondation simultanée double. Les hermaphrodites forment ainsi souvent de longues chaînes au moment de l'accouplement.

B. Génération gemmipare. Elle est propre aux zoophytes. Elle consiste en général en ce que, sur un certain point du corps, il se forme une sorte de tubercule arrondi. Ce tubercule, d'abord plein, se creuse ordinairement d'une cavité, puis il se transforme peu à peu en un individu semblable à celui qui lui a donné naissance. Dans les annélides, où se forment plusieurs bourgeonnements, l'individu manque d'organe de reproduction, tandis que les produits de la gemmiparité en sont pourvus, et pondent des œufs d'où sortent des individus non sexués (génér. *alternante*).

C. Génération scissipare. Coupez un ver de terre en deux parties, l'une et l'autre de celles-ci donne naissance à un animal entier. Chez les entozoaires, les hydres, les actinies (zoophytes), le même fait s'observe, et même il suffit d'un fragment peu considérable du corps pour reproduire l'animal entier. Les salamandres, grenouilles, crapauds très jeunes, peuvent reproduire leurs pattes ; la queue des lézards repousse avec une étonnante facilité, etc.

De la génération spontanée.

Lorsqu'on met dans l'eau des substances animales ou végétales, et qu'on abandonne le vase qui les contient à l'air libre, il se développe bientôt dans la macération des animalcules microscopiques : bactéries, vibrions, monades, kolpodes, paramécies, etc., êtres auxquels on donne souvent le nom commun d'*infusoires*.

Ces animaux (?) naissent-ils *spontanément* par désagrégation et organisation de débris d'animaux ou végétaux, ou bien proviennent-ils de germes préexistants et apportés par l'air? Telle est la question qui divisait naguère encore les naturalistes.

Pouchet a cru pouvoir résoudre cette question en faveur de la génération spontanée. Suivant lui, le *penicilium glaucum*, le *trachelius trichophorus*, la *monas elongata*, le *vibrio lineola*, etc., peuvent prendre naissance dans de la matière organique mise dans de l'eau après qu'elle a été soumise à l'ébullition, et qu'on ne laisse pénétrer dans le ballon qui la contient que de l'air qui a traversé un flacon d'acide sulfurique. Mais ses contradicteurs, et en particulier Pasteur, ont montré qu'il ne suffit pas de faire chauffer jusqu'à l'ébullition le liquide sur lequel on opère pour détruire en lui tous les éléments germinatifs qu'il peut renfermer, qu'il faut pousser beaucoup plus haut l'élévation de température (130° à 140°). Il paraît bien établi, maintenant, que lorsqu'on place la substance organique dans de l'eau, après avoir soumis le tout à une température suffisamment élevée pour détruire tous les germes d'animalcules qu'elle pourrait contenir, et qu'on agit de façon que le renouvellement de l'air se trouve supprimé par la fermeture hermétique du vase, il ne se développe pas d'animalcules, pas de microbes. (V. *Microbisme.*)

Les partisans de l'*hétérogénie* (génération spontanée) objectent que l'ébullition, l'action d'une haute température a eu pour effet d'enlever à la substance organique le pouvoir de s'organiser plus tard ; que, d'un autre côté, si rien ne se produit en l'absence de l'air, ce n'est pas parce que les germes, spores ou œufs des animalcules manquent, mais bien plutôt parce que rien ne saurait vivre ni se reproduire, dans la nature, en dehors du milieu atmosphérique.

Il est certain, disent les *panspermistes* (ceux qui admettent la diffusion des germes), qu'il y a dans l'air une multitude innombrable de germes microscopiques, spores végétaux et animaux, bactéries, bacilles. « Les poussières qui se déposent à la surface des corps sont capables, quand elles se trouvent dans des conditions convenables d'humidité et de température, de donner naissance à des *mousses végétales* ou moisissures, et à des *infusoires*. » — Mais, répliquent les hétérogénistes, d'abord l'existence de ces germes n'est pas objectivement démontrée ; ensuite, par quelle mystérieuse loi d'élection ces germes d'espèces si nombreuses et si mélangées dans l'atmosphère vont-ils se déposer et éclore sur tel ou tel terrain plutôt que sur tel autre ? Ces germes, nous les respirons donc par millions de millions, etc.

Abandonnant les germes, c'est-à-dire les œufs proprement dits, et descendant jusqu'à la cellule, le docteur Onimus a prétendu expliquer la genèse des *organites* par une expérience curieuse. Dans une poche de baudruche, remplie de sérosité empruntée à un vésicatoire et placée sous la peau d'un lapin vivant, on trouve des leucocytes quelques heures après. Ces leucocytes ne préexistaient pas dans la sérosité. Ils ne viennent pas du lapin : donc ils se sont formés de toutes pièces, et ont été spontanément engendrés dans la sérosité renfermée dans la baudruche.

Cette expérience, répétée dans les mêmes conditions par un autre expérimentateur, n'a pas donné les mêmes résultats. Mais en fût-il autrement, que nous n'en conclurions nullement que la vie dépend seule des forces physico-chimiques, et qu'elle peut se manifester sans le concours d'un facteur ou germe doué de vie lui-même. (V. *Bactériologie.*)

CHAP. VI. — MORT.

« Il n'y a point de mort pour la nature ; sa jeunesse est éternelle comme son activité et sa fécondité ; la mort est une idée relative aux êtres périssables, à ces formes fugitives sur lesquelles luit successivement le rayon de la vie, et ce sont ces transmutations ininterrompues qui constituent l'ordre et la marche de l'univers. » En naissant l'homme marche vers la mort, « chaque instant dans la vie est un pas vers la mort. » La cessation des fonctions dont l'ensemble constitue la vie organique, voilà ce que nous appelons *mort*. Celle-ci est naturelle ou accidentelle.

.1. La *mort naturelle* devrait être la règle, elle est l'exception. Quoi qu'il en soit, elle est la conséquence de l'usure des organes, effet de la prédominance toujours croissante de la décomposition sur la composition, de la matière sur les propriétés vitales. Elle arrive à un âge plus ou moins avancé, suivant une foule de circonstances d'hygiène, de tempérament, d'habitude, et surtout suivant les conditions organiques naturelles de la santé. L'homme vit au milieu de mille causes de destruction, provenant du manque de précaution, de l'air qu'il respire, des aliments dont il se nourrit, d'accidents divers qui sont une suite nécessaire de la vie sociale, de ses propres passions surtout, etc.

Dans la mort naturelle, la vie semble disparaître de la périphérie au centre ; elle s'éteint d'abord aux extrémités, qui deviennent pâles, froides, insensibles, qui même peuvent se décomposer avant que la mort soit générale, comme la gangrène sénile en offre un exemple ; les sens se paralysent, les mouvements deviennent lents, impossibles, la respiration s'embarrasse, et la circulation n'offre plus qu'un mouvement centripète, ainsi que le reste des forces vitales, qui semblent se réunir et se concentrer au dedans afin de résister encore à l'empire des lois physiques qui attaquent et démolissent l'édifice organique pièce à pièce. Prête à succomber, la vie fait un dernier et vain effort, mais un effort étonnant! les sens et l'intelligence semblent se réveiller ou renaître : tout à coup le moribond, jusqu'alors sans voix et sans connaissance, appelle ses amis, ses parents, et leur adresse des discours marqués au coin de la sagesse et de l'élévation. Apparences trompeuses ! On croit à une amélioration, à une crise favorable, à une sorte de résurrection ; mais ce dernier rayon de lumière ne dure qu'un instant, l'ombre de la mort lui succède presque aussitôt.

Mille modis morimur mortales, nascimur uno :
Una via est vitæ, moriendi mille figuræ.

B. La *mort accidentelle* est celle qu'occasionne toute autre cause que la vieillesse. Elle est lente ou subite, suivant que la dépression des phénomènes vitaux s'effectue peu à peu, progressivement, ou brusquement. — Quand la mort accidentelle est *lente*, elle envahit l'économie comme dans le cas précédent, en allant de la circonférence au centre et des phénomènes fonctionnels secondaires aux phénomènes principaux ; tandis que c'est généralement le contraire, lorsque la vie cesse subitement. La mort lente et graduée est due aux maladies qui produisent, dans un temps assez limité, les ravages effectués par l'usure de l'organisme dans un temps beaucoup plus long. Dans les progrès de la décrépitude prématurée, les jours comptent pour des mois, les mois pour des années. Les sens s'affaiblissent, les facultés cérébrales s'émoussent, et la vie s'échappe peu à peu comme dans le cas de mort sénile.

C. La *mort subite* est le résultat de la suspension brusque et définitive des fonctions. La cause destructive attaque l'organisme, en procédant du centre à la périphérie, et sévit d'abord sur les fonctions les plus importantes, pour s'étendre ensuite aux secondaires. C'est presque toujours l'une des trois colonnes de l'édifice (cerveau, cœur ou poumon) qui est ébranlée ou renversée ; et comme elles se tiennent étroitement liées (p. 497, *A*), la chute de l'une entraîne nécessairement celle des deux autres. Ayant donc commencé par détruire les trois grandes fonctions de la vie, le principe destructeur s'étend ensuite aux phénomènes vitaux secondaires, qu'il annihile aussi graduellement. C'est chose assez étonnante, sans doute, que la survivance de quelques actes organiques après l'extinction des trois principaux foyers de la vie (l'innervation, la circulation et l'hématose), mais c'est chose réelle. En effet, on constate plutôt qu'on ne l'explique l'émission de l'urine et des matières fécales, l'accroissement de la barbe et la persistance de la chaleur, après la cessation des phénomènes supérieurs de la vie. Toutefois, comme la vie végétative est sous l'influence d'un système nerveux spécial (le grand sympathique), indépendant jusqu'à un certain point du système cérébral, on comprend qu'elle continue alors que la vie animale a disparu. Quant au retour de la chaleur à la périphérie du corps qui a cessé de vivre, il a lieu par un effet mécanique ou physique ; en effet, dans les derniers moments de l'existence, l'organisme appelle à son aide toutes les forces vitales, elles se concentrent vers l'intérieur ; mais la mort venant faire cesser ces effets, le sang, qui n'a pu encore se refroidir complètement, revient à la peau par une sorte de réaction physique. Et c'est ainsi que les cadavres glacés des cholériques peuvent se réchauffer quelques instants après que toutes les manifestations vitales ont disparu.

D. En résumé, la mort survient par syncope ou par asphyxie ; par *syncope*, quand il y a une lésion organique ou fonctionnelle du cerveau, du cœur ou des poumons. Les lésions cérébrales mortelles retentissent sur les poumons ou sur le cœur. C'est moins par défaut d'innervation cérébrale que par défaut de fonctionnement de ces organes (*asphyxie*) que l'on meurt. Car le sang et l'oxygène sont les deux agents, le dernier surtout, vraiment indispensable à tous les instants de la vie chez l'homme et les animaux.

Tel est le mécanisme de la mort : « Elle n'a rien de redoutable aux yeux de la raison : tout ce qui peut la rendre douloureuse est de quitter des êtres chéris ; et c'est bien là en effet la véritable mort.... Pour un esprit sage, pour une conscience pure, la mort n'est que le terme de la vie : *C'est le soir d'un beau jour.* »

Signes de la mort. — Mort apparente.

Il semble *à priori* que rien ne soit plus facile à reconnaître que la mort ; il en est autrement, cependant, et ce qui le prouve, c'est que plusieurs fois, trompés par les apparences, des vivants ont été enterrés crus morts. Bruhier, dans son traité sur l'incertitude des signes de la mort, a rassemblé 181 cas de méprises, parmi lesquels 52 individus enterrés vifs, 4 ouverts avant leur mort, 53 revenus spontanément à la vie après avoir été enfermés dans un cercueil, et 72 réputés morts sans l'être. Voici quelques exemples de ce genre. Une femme, après un accouchement laborieux, est crue morte, et on l'inhume. Les fossoyeurs, sachant qu'elle avait des bagues aux doigts, procèdent pendant la nuit à l'exhumation. Mais quelle ne fut pas leur surprise et plus encore leur frayeur en voyant le cadavre exécuter des mouvements ! Ils prennent la fuite, et l'enterrée se lève, se dirige vers sa demeure en se servant de la lanterne qu'ils ont abandonnée ; elle devint, depuis, deux fois mère. — En 1744, M. Boutron, prêtre, éprouve un grand accablement à la fin d'une pneumonie. Il est cru mort et mis sur la paillasse, couvert d'un drap. La garde croit apercevoir quelques mouvements ; on remet le corps dans le lit, on le réchauffe et on finit par le rappeler à la vie. — En 1833, à Cognac, une jeune fille tombe en léthargie. On l'enterre ; mais à peine les derniers devoirs lui sont-ils rendus que des cris plaintifs se font entendre. On procède immédiatement à l'exhumation, mais les soins les plus empressés ne peuvent sauver cette personne, qui meurt neuf heures après. — Le célèbre Vésale, croyant la mort certaine chez un gentilhomme espagnol qu'il avait soigné pendant sa maladie, se dispose à en faire l'autopsie. A peine l'abdomen est ouvert que des contractions musculaires se manifestent. Condamné à périr par le tribunal de l'Inquisition, Vésale eut sa peine commuée en un pèlerinage à la Terre sainte ; mais jeté plus tard dans l'île de Zante, il y mourut de chagrin.

Les *signes de la mort* sont plus ou moins probants ou illusoires, aucun n'est certain, sauf la décomposition, car la pâleur, la lividité, l'immobilité, le froid, la fixité des yeux, l'imperceptible battement du pouls, etc., ne sont que des signes trompeurs ; la raideur cadavérique, l'impuissance des agents électrique et magnétique pour la détermination des contractions musculaires, enfin la *putréfaction*, qui vaut à elle seule tous les autres signes réunis, tels sont les signes qui méritent confiance.

Nous avons indiqué les phénomènes chimiques de la décomposition cadavérique (p. 18).

Considérations médico-légales relatives à la mort.

De nombreuses questions médico-légales se rattachent au sujet dont nous venons de nous occuper. La mort est-elle due au suicide ou à un homicide ; a-t-elle été subite ou lente? Voilà ce qu'il importe d'abord de décider lorsqu'on trouve un cadavre gisant ; mais ces questions en provoquent beaucoup d'autres dont nous dirons un mot à cette occasion.

A. La mort a-t-elle été subite ? La mort a lieu, soit par les poumons, le cerveau ou le cœur. — Lorsqu'elle arrive *par les poumons* (V. *Asphyxies*), on trouve, à l'ouverture du cadavre, un engorgement par arrêt de la circulation dans ces organes : l'artère pulmonaire, les cavités droites du cœur et les veines caves sont gorgées d'un sang noir et liquide ; tandis que les veines pulmonaires, le cœur gauche et l'aorte sont vides. — La mort arrive-t-elle *par les poumons et le cœur ?* On découvre sans peine, en sus des caractères ci-dessus, quelqu'une des lésions mentionnées à l'article qui concerne les maladies du cœur. — Est-elle due à *une lésion cérébrale,* la cessation de la vie se trahit par une congestion sanguine des méninges et des sinus veineux, par une injection pointillée de la pulpe cérébrale et des traces d'épanchement apoplectique. — Si c'est par le cœur que vient la mort, l'une des cavités de cet organe offre une lésion grave, consistant presque toujours dans une rupture de ses parois ou un épanchement considérable de sang dans la poitrine, sauf les cas où il y a eu suspension subite de l'innervation de l'organe central de la circulation, comme cela n'est pas rare chez les vieillards. (V. *Apoplexie nerveuse, Syncope.*)

B. S'agit-il d'un homicide ou d'un suicide ? — Lorsqu'on soupçonne un *homicide,* le médecin appelé à faire un rapport doit noter toutes les circonstances relatives à la position du cadavre, aux vêtements, aux plaies ou marques de sévices qu'il présente. Il doit tout décrire minutieusement et aussi exactement que possible. (V. *Contusions et Plaies.*) Il ne faut pas oublier que, pour dépister la justice, l'assassin peut avoir placé une arme dans la main de sa victime, afin de faire croire au suicide. Dans ce cas, on comparerait la forme et la direction de la blessure avec celle supposée volontaire ; on constaterait le degré de force avec lequel l'arme meurtrière est tenue. Les suicidés la serrent avec énergie, tandis que les victimes entre les mains desquelles l'arme a été placée après la mort la tiennent lâchement. D'ailleurs, à moins d'avoir été tuée à l'improviste, la victime aura opposé, avant de succomber, une résistance qui se reconnaîtra au désordre et aux déchirures de ses vêtements, aux meurtrissures, et surtout aux blessures de ses mains attestant les efforts qu'elle a faits pour saisir ou détourner l'instrument vulnérant.

Il est difficile de distinguer le suicide de l'homicide, quand le sujet a péri en *tombant d'un lieu élevé*. Si le cadavre présentait des fractures, un délabrement plus ou moins grand, *sans ecchymoses,* on pourrait affirmer que la mort n'est due ni à un suicide ni à un accident, qu'elle est l'effet d'un assassinat consommé avant la chute, attendu que cette absence d'ecchymoses prouverait que le corps était déjà privé de vie lorsqu'on l'a précipité. Cependant, si le corps avait été précipité immédiatement après avoir reçu le coup mortel, on pourrait rencontrer de véritables ecchymoses. En supposant que l'individu se soit précipité accidentellement, il faut rechercher s'il n'était point ivre, s'il n'a pas été frappé d'apoplexie, et cela en examinant les voies digestives et le cerveau.

Quand il s'agit du cadavre d'une femme, on doit visiter les organes génitaux et les mamelles, afin de s'assurer s'il existe ou non des signes d'accouchement, d'avortement ou de viol. (V. ces mots.)

C. Dans beaucoup d'autres cas, le suicide se distingue difficilement de l'homicide, car les blessures les plus profondes, les plus étendues, les plus multipliées, peuvent avoir été faites dans l'une et l'autre hypothèse. Cependant certaines circonstances ou particularités sont à noter : dans le *suicide,* l'instrument tranchant (couteau, rasoir) est presque toujours porté sur la gorge, et dirigé de gauche à droite et un peu de haut en bas, à moins que l'individu ne soit gaucher ; on reconnaît à l'irrégularité de la plaie l'hésitation de la main. Or, le contraire a lieu dans l'*homicide.* — Si le suicide a lieu au moyen d'un instrument acéré, tel que le poignard ou l'épée, il est plongé ordinairement dans la poitrine ou dans l'abdomen, et la blessure a une direction oblique de droite à gauche ; tandis que le poignard de l'assassin pénètre de gauche à droite. — Les armes à feu, dans le cas de suicide, sont presque toujours dirigées dans la bouche, sous le menton, contre l'une des tempes, contre le front ou contre la région du cœur ; mais, en général, les signes se tirent plutôt de l'examen de la bourre et de l'arme elle-même que de la blessure.

« Les cadavres des individus suicidés, dit Fodéré, ont les muscles du visage contractés, le sourcil froncé, l'œil hagard ; leur attitude exprime encore le désespoir. Chez l'individu assassiné, au contraire, les muscles sont dans un relâchement complet, et la physionomie porte l'empreinte de l'épouvante. » Mais ces signes, disons-le, sont de peu d'importance à cause des exceptions. C'est comme si on affirmait qu'un individu qui paraissait, avant d'être trouvé baigné dans son sang, calme et occupé de ses affaires, a dû être nécessairement victime d'un attentat, ou que celui qui a pris des précautions pour mieux réussir dans son funeste projet ne s'est pas donné volontairement la mort. Le médecin expert doit le plus souvent conclure d'une manière dubitative, parce que les circonstances sont diverses, les éléments du problème nombreux et variables.

Nous avons indiqué les principaux caractères anatomiques de la mort, selon qu'elle arrive par les poumons, le cerveau ou le cœur; mais nous n'avons pas parlé de ceux que les poisons produisent dans le tube intestinal, et qui appartiennent aussi bien au suicide qu'à l'homicide. Pour ce sujet nous renvoyons à l'article *Empoisonnement*. Nous dirons seulement qu'il est difficile de se prononcer d'une manière certaine sur les véritables causes et caractères des lésions de la muqueuse stomacale. Elles consistent, ces lésions, dans une teinte d'un rose vif (phlegmasie récente), d'un rouge brunâtre (phlegmasie ancienne); dans une augmentation ou une diminution d'épaisseur des parois, etc., et elles peuvent résulter aussi bien de l'abus des aliments excitants ou même d'un phénomène de décomposition, que de l'ingestion de substances vénéneuses ; encore une fois, un état pathologique qu'on serait disposé à regarder comme l'indice d'un attentat tient souvent à une cause toute naturelle. Le problème est donc toujours complexe; il faut découvrir le poison dans les tissus, ou examiner avec soin toutes les circonstances physiologiques, pathologiques, morales, etc., au milieu desquelles l'attentat a dû ou pu être commis.

D. Il n'est pas rare que des assassins, pour faire prendre le change, produisent sur le cadavre des lésions, plus apparentes que celles qui ont réellement causé la mort. Il faut donc distinguer les lésions premières de celles qui leur sont postérieures. Or, la chose est d'autant plus difficile que ces dernières ont été faites à une époque plus rapprochée de la cessation de la vie. — Les contusions opérées pendant la vie s'accompagnent d'une infiltration d'un sang dense, épais, *coagulé* dans le derme et le tissu cellulaire, tantôt avec gonflement des tissus, tantôt avec une simple tache uniformément violacée. Au contraire, c'est une infiltration de sang *liquide*, sans gonflement rénitent des tissus, qu'on observe dans les contusions produites après la mort. — Il faut distinguer aussi des ecchymoses les lividités cadavériques résultant de la stase du sang qui, abandonné aux lois de la pesanteur, s'accumule dans les capillaires des parties déclives, et forme des plaques violacées entrecoupées de sillons blanchâtres (vergetures) aux endroits comprimés par les vêtements, les ligatures, le plissement de la peau, etc. — Quant aux plaies, l'écartement de leurs bords saignants, l'épanchement et la *coagulation* du sang à la surface des tissus, attestent qu'elles ont été occasionnées pendant la vie; tandis que les lésions de continuité opérées après la mort offrent des lèvres pâles, sans gonflement et sans rétraction. — Enfin, les brûlures faites sur le vivant se distinguent par ceci qu'une ligne étroite, rouge, non susceptible de disparaître par la pression, entoure la partie soumise à l'action du calorique, et persiste sur le cadavre. Or cette ligne manque, ainsi que les phlyctènes, dans les brûlures qui ont lieu après la mort.

E. Depuis combien de temps la mort a-t-elle eu lieu ? — Cette question est fort difficile à résoudre. On distingue bien plusieurs périodes de putréfaction, mais on ne peut dire combien de temps chacune d'elles dure, parce que la décomposition est hâtée ou retardée par une foule de causes tenant à l'âge et à la constitution du sujet, au genre de mort, à la température et au degré d'humidité de l'air, à la nature du milieu dans lequel le cadavre a séjourné, etc. Cependant voici comment il est possible d'apprécier les choses d'une manière approximative. Si le corps d'un individu qui a succombé à une mort violente conserve encore quelque *chaleur*, on peut affirmer qu'il y a moins de vingt-quatre heures qu'il a cessé de vivre. Si la *rigidité cadavérique* existe, la mort ne date que d'un à trois jours, attendu qu'après ce laps de temps la rigidité disparaît. Quand il n'y a ni chaleur, ni rigidité, ni commencement de *putréfaction*, il peut y avoir de quatre à cinq jours que le corps est privé de vie. Il faut tenir compte surtout de l'état maladif du sujet et de la température chaude de l'atmosphère, qui hâtent la putréfaction d'une manière remarquable. Celle-ci est d'autant plus facile, dans la terre, que la fosse est plus près de la surface du sol, que le milieu est plus argileux et humide ou qu'il présente une couche épaisse de terre végétale ; elle est plus lente dans l'eau (V. *Submersion*) qu'au contact de l'air. L'eau des fosses d'aisances est celle qui retarde le plus tous les phénomènes de décomposition.

Ces phénomènes consistent, comme nous l'avons déjà dit, dans le refroidissement, la rigidité suivie du relâchement des tissus; du sixième au douzième jour commence la putréfaction, c'est-à-dire la coloration en vert des parois abdominales, successivement celle du cou, de la face et des membres; puis vient l'état emphysémateux général, et enfin la fonte putride des parties molles, lesquelles se convertissent, en dernier lieu, en une espèce de *cambouis* ou matière noire et graisseuse. Il ne faut pas confondre ce produit de la putréfaction avec cet autre qu'on nomme *gras de cadavre*, et qui consiste dans la conversion des parties grasses en une substance

savonneuse et onctueuse au toucher, d'un blanc jaunâtre ou brunâtre.

F. Identité d'un cadavre ou d'un squelette — S'il s'agit d'un individu frappé de mort depuis très peu de temps, les signes au moyen
desquels on peut parvenir à établir son identité sont ceux qui résultent de son signalement complet. Mais si le cadavre est déjà dans un
certain degré de décomposition, il faut indiquer approximativement
depuis combien de temps on présume que la mort a eu lieu, et cela
par l'appréciation du genre de mort, de la température de l'atmosphère et du milieu dans lequel le corps a séjourné, etc.

Orfila, d'après des recherches faites sur cinquante et un cadavres,
a dressé un tableau des mesures respectives des diverses parties, et
à l'aide de ce tableau il a pu arriver à la détermination de la taille
des individus dont on ne retrouve qu'une partie du corps. Nous ne
pouvons donner place à ce travail.

Même lorsqu'il ne reste que le squelette, l'identité peut être cons-
tatée ; l'on peut reconnaître encore le sexe et l'âge à la conformation
des os, et souvent on découvre d'autres indices, résultant de certaines particularités de conformation, de maladie, de fractures, de
vêtements, de cheveux propres à l'individu, etc.

G. Nous ne pouvons entrer dans les détails que ce sujet comporte.
Seulement nous dirons, quant au *sexe*, que le squelette de la femme
est plus petit, plus grêle que celui de l'homme ; que le milieu de sa longueur ne correspond pas au pubis, mais un peu au-dessous ; la tête est
plus allongée d'avant en arrière et moins large ; les corps des vertèbres ont moins de largeur ; les épaules sont plus basses et plus rapprochées l'une de l'autre ; les mains et les pieds plus petits, etc. Le
bassin de la femme diffère surtout de celui de l'homme : les crêtes
iliaques sont plus évasées, partant les hanches plus larges ; la symphyse du pubis est moins épaisse et moins haute ; l'arcade pubienne
est plus arrondie, etc.

C'est au degré d'ossification qu'on peut reconnaître l'*âge*. Mais
quand l'ossification est complète, de vingt-cinq à vingt-huit ans, et
que les épiphyses ont disparu, on est alors embarrassé ; cependant
on saura que, pendant une partie de l'âge adulte, le tissu osseux acquiert de plus en plus de densité. Dans la vieillesse, le squelette
perd de son poids et, à grandeur égale, il pèse moins que celui de
l'adulte ; le tissu osseux est plus dense, plus sec, plus fragile, à mesure qu'on avance dans la vie.

Pour reconnaître la *taille*, rien de plus facile si les os ne sont pas
désarticulés : il suffit d'ajouter à la longueur totale du squelette un

pouce et demi (0,040), représentant l'épaisseur des parties molles. Lorsque les os sont séparés, désunis, il faut recourir au tableau qui indique la proportion naturelle entre la longueur du squelette et celle de chacune de ses parties, tableau dressé, nous le répétons, par Orfila. (V. *Traité de médecine légale.*)

FIN DE LA DEUXIÈME PARTIE ET DU TOME PREMIER.

ORDRE DES MATIÈRES

DU TOME PREMIER

Voir la table générale alphabétique détaillée des trois volumes à la fin
du tome III.

PREMIÈRE PARTIE

PREMIÈRE CLASSE D'ORGANES

DEUXIÈME CLASSE D'ORGANES

BESANÇON. — IMPR. ET STÉRÉOT. DE PAUL JACQUIN.

OUVRAGES DU MÊME AUTEUR

(ORDRE CHRONOLOGIQUE)

Nouveau compendium médical à l'usage des médecins praticiens. 1 vol. grand in-18 de 700 pages. Cinq éditions de 1842 à 1880. (*Epuisé.*)

Anthropologie. Etude des organes, fonctions et maladies de l'homme, de la femme et de l'enfant, etc. 3 vol. in-8° et atlas d'anatomie, etc. Treize éditions de 1846 à 1893. (En cours de vente.)

Traité des plantes médicinales indigènes, précédé d'un *Cours de botanique.* 1 vol. in-8° accompagné d'un atlas de 60 planches, etc. (*Epuisé*).

Nouveau dictionnaire d'histoire naturelle, etc. 3 vol. grand in-8° à 2 colonnes, illustré de 1,500 dessins, 1860. (*Epuisé.*)

Lois et mystères des fonctions de reproduction dans la série des êtres organisés, spécialement chez l'homme et chez la femme. 1 vol. in-12 avec 2 planches en couleur. Prix : **5** fr. (En cours de vente.)

Botanique et plantes médicinales. Organographie, physiologie, classification, familles, genres, etc. Dictionnaire des plantes. 1 vol. in-18 orné de 1,029 figures. Prix : **7** fr. **50.** (En cours de vente.)

Petit compendium médical. Mémento de poche. Deuxième édition, 1891. In-32. Prix : **1** fr. **25.** (En vente.)

Abeille médicale (l'), journal de médecine; hebdomadaire (a été dirigé par le docteur A. Bossu, de 1855 à 1880).

Agenda formulaire des médecins praticiens, fondé par le docteur A. Bossu, qui l'a publié sans interruption, chaque année, de 1851 à 1885.

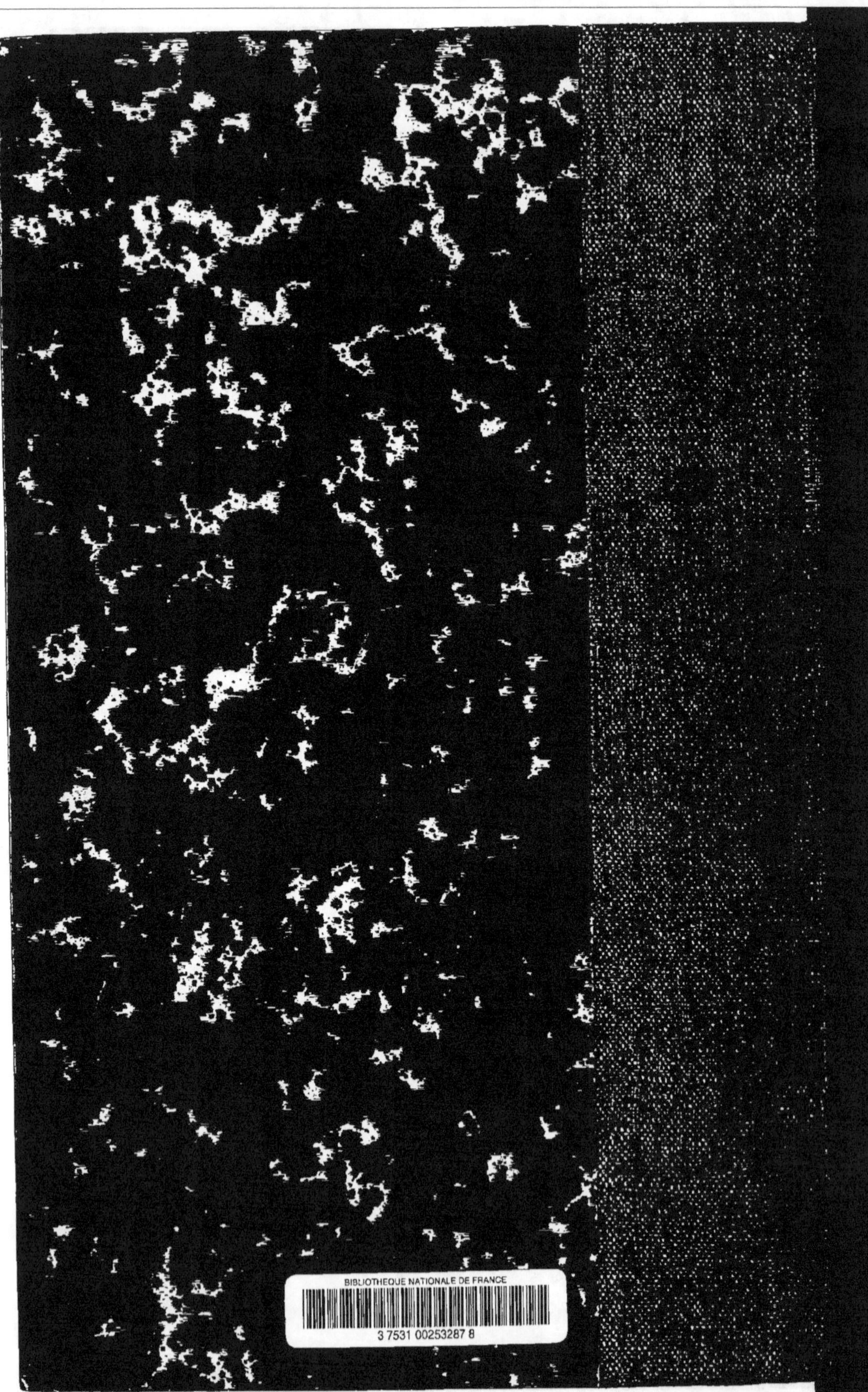
BIBLIOTHEQUE NATIONALE DE FRANCE
3 7531 00253287 8